CB013590

Emergências
Cardiovasculares

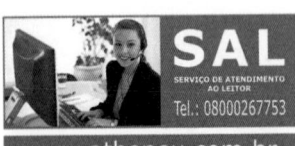

Manual de

Emergências Cardiovasculares

Elizabete Silva dos Santos

Luiz Minuzzo

Humberto Graner Moreira

Pedro Henrique Duccini Mendes Trindade

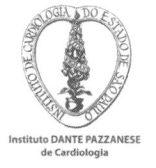

Instituto DANTE PAZZANESE
de Cardiologia

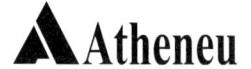

EDITORA ATHENEU

São Paulo —	*Rua Avanhandava, 126 – 8º andar* *Tel.: (11) 2858-8750* *E-mail: atheneu@atheneu.com.br*
Rio de Janeiro —	*Rua Bambina, 74* *Tel.: (21)3094-1295* *E-mail: atheneu@atheneu.com.br*

PLANEJAMENTO GRÁFICO/DIAGRAMAÇÃO: Triall Editorial Ltda.
PRODUÇÃO EDITORIAL/CAPA: Triall Editorial Ltda.
ILUSTRAÇÕES: Sthar Mar Vasconcelos

CIP-BRASIL. CATALOGAÇÃO NA PUBLICAÇÃO
SINDICATO NACIONAL DOS EDITORES DE LIVROS, RJ

M251

Manual de emergências cardiovasculares / Elizabete Silva dos Santos ... [et al.]. - 1. ed. - Rio de Janeiro : Atheneu, 2019.

Inclui bibliografia
ISBN 978-85-388-0999-9

1. Emergências cardiológicas. I. Santos, Elizabete Silva dos. II. Título.

19-56746

CDD: 616.1025
CDD: 616.12-083.98

Leandra Felix da Cruz - Bibliotecária - CRB-7/6135
30/04/2019 30/04/2019

SANTOS, E.S.; MINUZZO, L.; GRANER, H.; TRINDADE, P.H.D.M.
Manual de Emergências Cardiovasculares

Sobre os editores

Elizabete Silva dos Santos

Cardiologista. Especialista em Emergências Cardiovasculares pelo Instituto Dante Pazzanese de Cardiologia (IDPC). Doutora em Cardiologia pela Faculdade de Medicina da Universidade de São Paulo (FMUSP). Coordenadora do Centro de Treinamento e Simulação em Cardiologia da Faculdade de Ciências Médicas da Santa Casa de São Paulo (FCMSCSP). Professora da FCMSCSP. Chefe do Pronto-Socorro do IDPC (fevereiro de 1992 a maio de 2018). Coordenadora do Centro de Treinamento e Simulação em Cardiologia do IDPC (agosto de 2009 a agosto de 2018).

Luiz Minuzzo

Cardiologista. Doutor em Ciências pela Faculdade de Medicina da Universidade de São Paulo (FMUSP). Especialista em Emergências Cardiovasculares pelo Instituto Dante Pazzanese de Cardiologia (IDPC) e em Terapia Intensiva pela Associação de Medicina Intensiva Brasileira (AMIB). Médico-Assistente do Setor de Emergências do IDPC (1995 a 2018). Professor da Faculdade de Medicina da Universidade Nove de Julho (UNINOVE) desde 2009.

Humberto Graner Moreira

Cardiologista. Especialista em Cardiologia pela Sociedade Brasileira de Cardiologia (SBC) e em Medicina Intensiva pela Associação de Medicina Intensiva Brasileira (AMIB). Doutor em Cardiologia pela Faculdade de Medicina da Universidade de São Paulo (FMUSP). *Fellow* em Coronariopatias Agudas pelo Instituto do Coração (InCor) do Hospital das Clínicas da FMUSP. Professor Adjunto de Emergências Clínicas da Faculdade de Medicina da Universidade Federal de Goiás (UFG). Professor Auxiliar de Cardiologia e Emergências Clínicas da Faculdade de Medicina UniEvangélica. Coordenador da UTI Cardiológica do Hospital do Coração Anis Rassi.

Pedro Henrique Duccini Mendes Trindade

Cardiologista e Arritmologista. Especialista em Cardiologia pela Sociedade Brasileira de Cardiologia (SBC) e em Arritmia Clínica pela Sociedade Brasileira de Arritmias Cardíacas (SOBRAC). Chefe de Plantão do Setor de Emergência do Instituto Dante Pazzanese de Cardiologia (IDPC) (2010 a 2012). Presidente da Sociedade de Cardiologia do Estado de São Paulo (SOCESP), Regional Vale do Paraíba, biênio 2018/2019. Professor de Urgências e Emergências da Universidade Brasil. Diretor de Cursos de *Advanced Cardiovascular Life Support* e *Basic Life Support* pela American Heart Association. Diretor-Técnico da Viva Coração.

Sobre os colaboradores

Alexandre Costa Souza

Residência em Cardiologia e Ecocardiografia no Instituto Dante Pazzanese de Cardiologia (IDPC). Título de Especialista em Cardiologia e Ecocardiografia pela Sociedade Brasileira de Cardiologia (SBC).

Alexandre Pieri

Especialista, Mestre e Doutor em Neurologia Vascular pela Universidade Federal de São Paulo (Unifesp). Neurologista Vascular do Grupo Coração & Cérebro do Instituto Dante Pazzanese de Cardiologia (IDPC).

Alexandre Roginski Mendes dos Santos

Residência em Clínica Médica no Hospital de Clínicas da Universidade Federal do Paraná (UFPR). Residência em Cardiologia pelo Instituto Dante Pazzanese de Cardiologia (IDPC). Residência em Ecocardiografia pelo IDPC. Título de Especialista em Cardiologia pela Sociedade Brasileira de Cardiologia (SBC). Título de Especialista em Ecocardiografia pelo Departamento de Imagem Cardiovascular (DIC) da SBC.

Alexandre Vianna Cedro

Cardiologista pelo Instituto Dante Pazzanese de Cardiologia (IDPC). Cardiologista Intervencionista formado pelo IDPC. Médico do Setor de Emergência do Hospital Israelita Albert Einstein (HIAE). Cardiologista Intervencionista do Hospital InCardio-BA.

Amably Pessoa Correa

Graduação em Medicina pela Universidade Federal do Maranhão (UFMA). Residência em Clínica Médica pela Irmandade da Santa Casa de Misericórdia de São Paulo (SCMSP). Residência em Cardiologia e Ecocardiografia pelo Instituto Dante Pazzanese de Cardiologia (IDPC).

Anderson Correa Ribeiro

Formado em Medicina pela Universidade Federal do Triângulo Mineiro (UFTM). Formado em Cardiologia e Ecocardiografia pelo Instituto Dante Pazzanse de Cardiologia (IDPC). Título de Especialista em Cardiologia e Ecocardiografia pela Sociedade Brasileira de Cardiologia (SBC).

Bento Gomes de Moraes Neto

Especialista em Cardiologia e Eletrofisiologia Clínica Invasiva pelo Instituto Dante Pazzanse de Cardiologia (IDPC). Especialista em Clinica Médica e Medicina Intensiva pela Associação Médica Brasileira (AMB).

Bruno Toscani

Fellowship em Eletrofisiologia e Marcapasso pela McGill University Health Center, Montreal, Canadá. Especialista em Arritmia Invasiva pela Universidade Federal de São Paulo (Unifesp). Especialista em Eletrofisiologia Certificado pela Sociedade Brasileira de Arritmias Cardíacas (Sobrac). Especialização em Cardiologia pelo Instituto Dante Pazzanese de Cardiologia (IDPC) e titulado pela Sociedade Brasileira de Cardiologia (SBC). Autor e Professor do Curso ECG em 7 Passos.

Caetano Nigro Neto

Professor Colaborador do Programa de Pós-Graduação no Instituto Dante Pazzanese de Cardiologia (IDPC).

Carla de Almeida

Estágio em Cardiologia pelo Instituto Dante Pazzanese de Cardiologia (IDPC). Estágio em Eletrofisiologia Clínica e Invasiva pelo IDPC. Título de Especialista em Cardiologia pela Sociedade Brasileira de Cardiologia (SBC).

Carolina de Paulo Maldi

Especialista em Cardiologia pela Sociedade Brasileira de Cardiologia (SBC). Subespecialidade Doença Coronária. Médica Assistente da Enfermaria de Coronária do Instituto Dante Pazzanese de Cardiologia (IDPC).

Daniel Araújo Marotta

Título de Especialista em Cardiologia pela Sociedade Brasleria de Cardiologia (SBC). Especialização em Eletrofisiologia Clínica e Invasiva pelo Instituto Dante Pazzanese de Cardiologia (IDPC).

Diandro Marinho Mota

Título de Especialista em Clínica Médica pela Sociedade Brasileira de Clínica Médica/Associação Médica Brasileira (SBCM/AMB) e de Cardiologia pela Sociedade Brasileira de Cardiologia/ Associação Médica Brasileira (SBC/AMB). Certificado de Atuação em Ecocardiografia pelo Departamento de Imagem Cardiovascular (DIC) SBC/AMB. Residência em Cardiologia e Ecocardiografia pelo Instituto Dante Pazzanese de Cardiologia (IDPC). Doutorando em Ciências Médicas pelo Programa da Universidade de São Paulo/ Instituto Dante Pazzanese de Cardiologia (USP/IDPC). Residência em Clínica Médica pelo Conjunto Hospitalar do Mandaqui, SP. Graduação em Medicina pela Faculdade de Medicina da Universidade Federal do Pará (UFPA).

Diego Albernaz Pimenta

Graduação pela Faculdade de Medicina de Itajubá, MG (FMIT), Clínica Médica pela FMIT, Cardiologia pelo Instituto Dante Pazzanese de Cardiologia (IDPC). Eletrofisiologia Clínica pelo IDPC. Doutorando no Programa da Universidade de São Paulo/IDPC.

Edvagner Sergio Leite de Carvalho

Graduação em Medicina pela Universidade Federal de Roraima (UFRR). Residência em Clínica Médica no Hospital Santa Marcelina, SP. Residência de Cardiologia pelo Instituto Dante Pazzanese de Cardiologia (IDPC). Especialização em Estimulação Cardíaca Artificial e Arritmia Clínica do IDPC. Título de Especialista em Cardiologia pela Sociedade Brasileira de Cardiologia (SBC). Chefe de Plantão do IDPC. Médico da Unidade de Alto Risco do Hospital Sarah Kubitscheck, Brasília, DF.

Fábio Bruno da Silva

Mestre em Saúde Pública pela Faculdade de Saúde Pública da Universidade de São Paulo (FSP-USP). Médico Cardiologista da Seção de Cardiologia e Gravidez do Instituto Dante Pazzanese de Cardiologia (IDPC).

Francisco José Lucena Bezerra

Médico formado pela Universidade Federal de Pernambuco (UFPE), Campus I (Universidade Federal da Paraíba [UFPB], Campus I, João Pessoa). Especialista em Anestesiologia pela Irmandade da Santa Casa de Misericórdia de São Paulo (ISCMSP). Mestre em Ciências Farmacêuticas pela Universidade Federal do Rio Grande do Norte (UFRN). Anesthesiology Internship Henry Ford Hospital, Detroit, EUA. Anestesiologista pelo Centro de Estudos Aneste-Z.

Freddy Antonio Brito Moscoso

Especialista em Cardiologia Clínica e Intervencionista pelo Instituto Dante Pazzanese de Cardiologia (IDPC).

Gabriela Miana de Mattos Paixão

Graduação em Medicina pela Universidade Federal de Minas Gerais (UFMG). Residência Médica em Clínica Médica pelo Hospital das Clínicas da UFMG. Residência Médica em Cardiologia pelo Instituto Dante Pazzanese de Cardiologia (IDPC). Especialização em Arritmologia Clínica pelo Instituto do Coração de São Paulo da Universidade de São Paulo (InCor/USP). Especialista em Cardiologia pela Sociedade Brasileira de Cardiologia (SBC). Especialista em Arritmologia pela Sociedade Brasileira de Arritmias Cardíacas (Sobrac). Mestre em Ciências da Saúde pela Faculdade Medicina da Universidade Federal de Minas Gerais (UFMG).

Helbert Pereira Tomé

Cardiologista e Eletrofisiologista Clínico e Invasivo. Especialista em Estimulação Cardíaca Eletrônica. Médico Assistente do Pronto-Socorro do Instituto Dante Pazzanese de Cardiologia (IDPC).

Hugo Bellotti

Especialista em Eletrofisiologia Clínica e Invasiva pela Sociedade Brasileira de Arritmias Cardíacas (Sobrac). Membro do Departamento de Estimulação Cardíaca Artificial (DECA).

Hugo Ribeiro Ramadan

Especialização em Eletrofisiologia pelo Instituto Dante Pazzanese de Cardiologia (IDPC). Residência em Cardiologia pelo IDPC. Residência em Clínica Médica pela Santa Casa de Misericórdia de São Paulo (SCMSP).

José Nunes de Alencar Neto

Cardiologista pelo Instituto Dante Pazzanese de Cardiologia (IDPC). Eletrofisiologista pela Universidade Federal de São Paulo (Unifesp) e Hospital de Santa Cruz (Lisboa).

Marcela Cerqueira Cesar Bertonha

Faculdade de Medicina de Jundiaí (FMJ). Residência em Cardiologia pelo Instituto Dante Pazzanese de Cardiologia (IDPC). Especialização em Eletrofisiologia Clínica pelo IDPC. Título de Especialista em Cardiologia pela Sociedade Brasileira de Cardiologia (SBC).

Mauro Atra

Mestre em Neurologia pela Escola Paulista de Medicina da Universidade Federal de Sçao Paulo (EPM/Unifesp). Neurologista do Instituto Dante Pazzanese de Cardiologia (IDPC).

Rafael Araújo Teixeira

Cardiologista pelo Instituto Dante Pazzanese de Cardiologia (IDPC). Título em Cardiologia pela Sociedade Brasileira de Cardiologia (SBC). Especialização em Estimulação Cardíaca Artificial.

Raoni de Castro Galvão

Graduação em Medicina pela Faculdade de Ciências Médicas da Santa Casa de Misericórdia de São Paulo (SCMSP). Residência em Cardiologia pelo Instituto Dante Pazzanese de Cardiologia (IDPC). Especialista em Cardiologia pela Sociedade Brasileira de Cardiologia (SBC). Especialista em Eletrofisiologia Invasiva pela Sociedade Brasileira de Arritmia Cardíaca/Sociedade Brasileira de Cardiologia (Sobrac/SBC). Especialista em Estimulação Cardíaca Artificial pelo ABEC/Departamento de Estimulação Cardíaca Artificial (DECA) da Sociedade Brasileira de Cirurgia Cardiovascular (SBCCV).

Renato de Aguiar Hortegal

Médico do Setor de Pronto-Socorro do Instituto Dante Pazzanese de Cardiologia (IDPC). Título de Especialista em Cardiologia pela Sociedade Brasileira de Cardiologia (SBC). Habilitação em Ecocardiografia pela Associação Médica Brasileira (AMB) e pelo Departamento de Imagem da SBC.

Renato Haviaras Cancellier

Residência em Clínica Médica no Hospital Universitário da Universidade Federal de Santa Catarina (UFSC). Residência em Cardiologia e Ecocardiografia no Instituto Dante Pazzanese de Cardiologia (IDPC). Especialista em Cardiologia e Ecocardiografia pela Associação Médica Brasileira/Sociedade Brasileira de Cardiologia (AMB/SBC). Médico Assistente do Pronto-Socorro do Instituto Dante Pazzanese de Cardiologia (IDPC).

Rodrigo Marques Gonçalves

Cardiologista do Instituto Dante Pazzanese de Cardiologia (IDPC). Diretor de Inovação da Active Metodologias Ativas de Ensino.

Rogério Braga Andalaft

Médico Assistente da Seção Médica de Eletrofisiologia Clínica e Arritmias Cardíacas do Instituto Dante Pazzanese de Cardiologia (IDPC). Médico do Centro de Arritmias do Hospital Israelita Albert Einstein (HIAE). Faculty do Pediatric Advanced Life Support da American Heart Association pelo Centro de Treinamento e Simulação do IDPC. Título de Especialista em Pediatria pela Sociedade Brasileira de Pediatria (SBP). Título de Especialista em Cardiologia pela Sociedade Brasileira de Cardiologia (SBC). Título de Especialista em Eletrofisiologia Clínica Invasiva pela Sociedade Brasileira de Arritmias Cardíacas (Sobrac). Coordenador do Grupo de Eletrofisiologia Pediátrica (GEP). Membro da Comissão de Tradução da American Heart Association para Suporte Avançado de Vida em Pediatria. Membro da Pediatric and Congenital Electrophysiology Society.

Thiago Marinho Florentino

Formação em Medicina pela Universidade Federal de Juiz de Fora (UFJF). Residência em Clínica Médica pela Santa Casa de Misericórdia de São Paulo (SCMSP). Residência em Cardiologia pelo Insituto Dante Pazzanese de Cardiologia (IDPC). Residência em Cardiologia Intervencionista e Hemodinâmica pelo IDPC.

Virginia Braga Cerutti Pinto

Graduada em Medicina pela Universidade Federal do Espírito Santo (UFES). Residência Médica em Clínica Médica na UFES e de Cardiologia no Instituto Dante Pazzanese de Cardiologia (IDPC). Aperfeiçoamento em Eletrofisiologia Clínica e Arritmias Cardíacas no IDPC. Título de Especialização em Cardiologia pela Associação Médica Brasileira e Sociedade Brasileira da Cardiologia (AMB/SBC) e Título de Especialização em Atuação na Área de Arritmia Clínica pela Sociedade Brasileira de Arritmias Cardíacas (Sobrac). Médica do IDPC e Professora da Universidade Nove de Julho (Univove).

Dedicatória

A Deus, que com seu infinito amor se faz
presente em todos os momentos da minha vida.
Ao meu amado filho, Bruno, meu maior
sonho que se tornou realidade e o verdadeiro
amor da minha vida, fonte viva de carinho e inspiração.
ELIZABETE SILVA DOS SANTOS

A Deus, pela oportunidade de aprender a arte
de aliviar um pouco o sofrimento humano.
À minha grande família, pelo apoio em toda
a minha trajetória de vida.
À minha querida esposa, Elisângela, por
todos os momentos que vivemos juntos.
À minha filha, Carolina, fruto de um
grande amor e que ilumina cada dia da minha vida.
LUIZ MINUZZO

A Liz e Júlia, amores incondicionais, que me
estimulam a ser melhor a cada dia.
HUMBERTO GRANER MOREIRA

À minha família, inspiração e alicerce da vida.
Às minhas amadas filhas, Isabella e Júlia, amor sem
limites e sem precedentes, fonte inesgotável de doçura e paz.
PEDRO HENRIQUE DUCCINI MENDES TRINDADE

Prefácio

A extraordinária evolução da Medicina, desde a segunda metade do século passado, tem se consolidado no início deste novo século.

A compreensão mais profunda sobre os mecanismos das doenças, o desenvolvimento tecnológico, permitindo acurácia e rapidez diagnóstica, e os avanços científicos nas áreas de pesquisa básica e clínica, com a elaboração de novos e potentes medicamentos e estratégias terapêuticas, têm possibilitado um aprimoramento na arte de tratar, com o alívio dos sintomas, o prolongamento da vida e, muitas vezes, a cura da doença.

As situações de emergências na Medicina exigem rapidez no atendimento, precisão no diagnóstico e eficiência no tratamento. Para tanto, se faz necessária a educação da população acerca dos sintomas e sinais de afecções que colocam em risco a integridade física e mental e a sobrevivência dos pacientes acometidos, para que se busque socorro com maior brevidade. Também é fundamental a educação continuada dos profissionais de saúde, para que possam propiciar o melhor atendimento, com as técnicas e os medicamentos mais adequados, de maneira rápida e sistematizada.

É nesse cenário que se insere a obra *Manual de Emergências Cardiovasculares*, sob os auspícios da Editora Atheneu.

A publicação deste livro é dedicada ao leitor que busca uma obra de caráter prático no manejo de emergências cardiovasculares. Com 30 capítulos que abrangem temas relevantes sobre as afecções agudas, escritos por autores e editores com vasta experiência na área, esta obra, sem dúvida, compõe um material de consulta fácil e prática.

ARI TIMERMAN
Outono de 2019

Sumário

Introdução

Em meio à era do *big data*, da internet super-rápida e dos *smartphones* com inteligência artificial, onde a informação atualizada se encontra na ponta dos dedos e a poucos cliques de distância, um manual prático impresso pode parecer bastante ultrapassado.

O processo de produção, revisão, edição e publicação de qualquer livro ainda consome certo tempo e, não raro, algumas informações nele contidas podem ficar rapidamente defasadas.

Contudo, não se pode olvidar as armadilhas que as aparentes "facilidades" no acesso à informação também oferecem. Se, por um lado, há um excesso sobre-humano na geração de conhecimento nos dias atuais; por outro, buscar fontes confiáveis que sintetizem esses dados ainda é desafiador mesmo para o mais experiente profissional. Para se ter uma ideia, apenas nos três primeiros meses do ano de 2019, mais de 1.300 novos artigos sobre "infarto agudo do miocárdio" foram registrados na base de dados MEDLINE.

E para o médico que se encontra no departamento de emergência diante de um paciente com dor torácica, o que realmente importa em meio a tanta informação? O que efetivamente vai fazer a diferença na qualidade da assistência àquele indivíduo? Em situações de urgência, o tempo para estabelecimento do diagnóstico e do tratamento pode ser crucial no prognóstico desses pacientes.

É nesses casos em que manuais como este em vossas mãos ainda mostram seu valioso papel. Procuramos aqui condensar o que há mais atual no manejo das principais condições cardiovasculares agudas, oferecendo ao leitor uma fonte de consulta prática e, sobretudo, confiável. Pode ser utilizado tanto como um guia de consulta rápida à beira do leito quanto como uma fonte de atualização e reciclagem entre um plantão e outro.

Esperamos que aproveitem esta ferramenta, atenuando o peso que a tomada de decisão em situações críticas muitas vezes oferece.

Boa leitura!

OS EDITORES

capítulo 1

Anderson Correa Ribeiro

Abordagem da Dor Torácica na Unidade de Emergência

INTRODUÇÃO

A dor torácica é um dos sintomas mais comuns no atendimento nas unidades de emergência e representa um desafio para o médico emergencista devido à ampla lista de diagnósticos diferenciais que inclui tanto doenças benignas como doenças com risco iminente de morte. Um modelo sistematizado de atendimento, utilizando um fluxograma ou algoritmo, é crucial para a adequada seleção dos pacientes com risco iminente de óbito.

DIAGNÓSTICO DIFERENCIAL DA DOR TORÁCICA NO PRONTO-SOCORRO

O diagnóstico diferencial da dor torácica abrange doenças cardiovasculares, pulmonares, gastrointestinais e musculoesqueléticas, e até psiquiátricas.

A anamnese detalhada da dor é instrumento básico e mais relevante na formulação de uma hipótese diagnóstica que, somado ao exame físico e aos fatores de risco, permitirá a elaboração das hipóteses diagnósticas, definir exames complementares mais pertinentes, evitar exames desnecessários, além de alta precoce em casos mais graves, e, por fim, uma terapêutica adequada. A seguir, são listadas as principais causas de dor torácica (Tabela 1.1).

Tabela 1.1 Principais etiologias de dor torácica.

Doenças cardíacas isquêmicas	Doenças gastrointestinais
Angina estável	Doença ulcerosa péptica
Angina instável*	Colelitíase, colecistite
IAM sem supradesnivelamento do segmento ST*	Coledocolitíase, colangite
IAM com supradesnivelamento do segmento ST*	Pancreatites aguda e crônica
Doenças cardíacas não isquêmicas	**Doenças da parede torácica**
Dissecção aguda da aorta*	Mialgia
Doença cardíaca valvar	Costocondrite, síndrome de Tietze
Cardiomiopatia hipertrófica	Lesões ósseas (fraturas, metástases)
Pericardite	Doença discal cervical
Miocardite	Fibromialgia
Cardiomiopatia induzida por estresse (Takotsubo)	Herpes-zóster e neuralgia pós-herpética
Doenças pleuropulmonares	**Doenças psiquiátricas**
Tromboembolismo pulmonar*	Crise de pânico, transtorno de pânico
Hipertensão pulmonar	Transtorno de ansiedade generalizada
Pneumotórax hipertensivo*	Depressão
Doenças esofágicas	
Doença por refluxo gastroesofágico	
Espasmo esofágico	
Esofagite	
Ruptura esofágica e mediastinite*	

*Doenças com risco iminente de morte.

As causas mais comuns de dor torácica com suas respectivas apresentações clínicas serão discutidas a seguir.

Doença cardíaca isquêmica

A isquemia miocárdica ocorre quando existe um desequilíbrio entre a oferta e a demanda de oxigênio para satisfazer um metabolismo adequado, sendo a aterosclerose a causa mais comum. As características da dor anginosa são sensação de aperto, peso ou queimação na região retroesternal ou precordial e pode irradiar-se para pescoço, mandíbula, ombros ou braços e vir acompanhada de náuseas, vômitos, diaforese e palidez. A dor costuma aumentar com o exercício físico e/ou estresse emocional e aliviar com repouso e o uso de nitratos.

Doença cardíaca valvar e cardiomiopatia hipertrófica

A doença valvar aórtica (estenose ou insuficiência) e cardiomiopatia hipertrófica podem provocar isquemia miocárdica pelo aumento do consumo de oxigênio, podendo cursar com angina devido ao importante aumento na massa do ventrículo esquerdo.

Pericardite e miocardite

A pericardite manifesta-se com um quadro de dor aguda ou subaguda, tem localização retroesternal ou precordial, pode ter irradiação para pescoço, ombro, piora com inspiração profunda, tosse e decúbito dorsal, e melhora na posição sentada com inclinação para frente.

Dissecção aguda da aorta

A principal manifestação clínica da dissecção aguda da aorta é a dor torácica de forte intensidade, de início súbito, geralmente descrita como dilacerante e acompanhada de diaforese com irradiação para dorso.

Embolia pulmonar

A dor decorrente da embolia pulmonar é pleurítica, localiza-se na região ipsilateral do tórax acometido, tem início súbito e apresenta piora com inspiração profunda, tosse e mudança da posição corporal. A dor torácica geralmente ocorre nos casos de embolia com infarto pulmonar, podendo este também estar associado a febre, hemoptise, atrito pleural e dispneia. Em casos em que os êmbolos estão alojados na porção proximal das artérias pulmonares direita ou esquerda (ou ambas), a dor torácica é semelhante à isquemia miocárdica, devido injúria do ventrículo direito abaulado.

Pneumonia e pneumotórax

A pneumonia pode apresentar dor pleurítica ipsilateral associada a sintomas como febre e tosse com expectoração purulenta, e ausculta pulmonar com estertores subcrepitantes e sopro brônquico. Já o pneumotórax espontâneo apresenta dor pleurítica e dispneia de início súbito, mostrando no exame físico murmúrio vesicular diminuído e percussão timpânica no hemitórax acometido.

Doenças esofágicas e gastrointestinais

A epigastralgia é um importante sintoma no diagnóstico diferencial de síndrome coronariana aguda na população de idosos, mulheres e diabéticos. A doença por refluxo gastroesofágico costuma provocar esofagite de refluxo e pirose que se caracteriza por dor retroesternal em aperto ou queimação, com duração habitual de dois a trinta minutos e irradiação para pescoço, costas ou braços em alguns casos.

Ruptura esofágica e mediastinite

A ruptura esofágica pode ser secundária ao aumento rápido da pressão intraesofágica nas situações de vômitos ou esforço de vômito (ruptura espontânea ou síndrome de Boerhaave), secundária ao trauma esofágico, iatrogênica (perfuração durante esofagoscopia ou durante a passagem do tubo de Sengstaken-Blakemore) ou ainda associada a doenças esofágicas (neoplasia, úlcera esofágica e esofagite corrosiva). A ruptura esofágica costuma causar dor retroesternal intensa agravada por deglutição e inspiração profunda, complicando-se rapidamente com mediastinite e sepse, podendo apresentar dispneia, febre, taquicardia e hipotensão.

Doenças psiquiátricas

Os transtornos do pânico correspondem a cerca de um terço dos pacientes que chegam ao pronto-socorro com dor torácica aguda que podem apresentar ou não doença isquêmica aguda. A avaliação clínica das características da dor e a atenção aos aspectos emocionais dos pacientes são fundamentais para o diagnóstico correto dessas situações. Na maioria das vezes, a dor associada a transtornos psiquiátricos tem início súbito, duração aproximada de trinta minutos a uma hora, é mal caracterizada, podendo ocorrer episódios anteriores de problemas emocionais, uso abusivo de álcool ou sedativos. As etiologias mais comuns são a crise de pânico, o transtorno de ansiedade generalizada, a depressão e os transtornos somatoformes.

Doenças musculoesqueléticas e herpes-zóster

As doenças musculoesqueléticas costumam provocar dor contínua com duração de horas a dias, geralmente de início insidioso e localizada em regiões específicas, sendo a história clínica e o exame físico determinantes no seu diagnóstico.

A Tabela 1.2 mostra resumidamente as características clínicas das principais etiologias de dor torácica.

ABORDAGEM DO PACIENTE COM DOR TORÁCICA NO PRONTO-SOCORRO

A dor torácica é um dos sintomas mais comuns de atendimento nas unidades de emergência, que corresponde a cerca de 5% a 10% das consultas em pronto-socorro, sendo as síndromes coronárias agudas (SCA) responsáveis por quase 1/5 das causas de dor torácica.

Cerca de 2% a 10% dos pacientes com SCA são erroneamente liberados do pronto-socorro, podendo apresentar evolução clínica desfavorável com o dobro da mortalidade e dos eventos adversos cardiovasculares, envolvendo o médico emergencista em ações legais por má prática de sua profissão.

Dessa forma, torna-se imperativo o estabelecimento de uma estratégia sistematizada a fim de se obter uma alta acurácia diagnóstica, objetivando primordialmente o reconhecimento e o tratamento das condições mais graves e evitando as internações e os exames complementares inapropriados para os pacientes de baixo risco.

ABORDAGEM INICIAL

Os pacientes com dor torácica aguda devem passar rapidamente por atendimento médico, sendo avaliados, a princípio, os sinais vitais (frequência cardíaca, pressão arterial e frequência respiratória) para identificar as condições que implicam risco imediato de morte, como instabilidade hemodinâmica e insuficiência respiratória aguda.

Nos pacientes hemodinamicamente estáveis, é imprescindível a caracterização minuciosa da dor, avaliação dos fatores de risco e exame físico detalhado. Um eletrocardiograma (ECG) deve ser realizado em até dez minutos da admissão na unidade de emergência e posteriormente

Tabela 1.2 Manifestações clínicas das principais etiologias de dor torácica.

Doença	Duração	Qualidade e localização	Aspectos importantes
Angina estável	2-10 min; em "crescendo"	Queimação ou aperto em região retroesternal ou precordial, podendo irradiar-se para pescoço, ombros ou braços	Desencadeada por exercício físico, estresse emocional, exposição ao frio e após grandes refeições Pode estar acompanhada de náuseas, vômitos, diaforese e dispneia
Angina instável	< 20 min; em "crescendo"	Semelhante à angina estável, porém mais intensa	Pode iniciar-se em repouso ou com pequenos esforços; piora com pequenos esforços Geralmente pode estar acompanhada de náuseas, vômitos, diaforese e dispneia
Infarto agudo do miocárdio	> 30 min; em "crescendo"; início súbito	Semelhante à angina estável, porém mais intensa	Inicia-se quase sempre em repouso sem fatores desencadeantes; piora com pequenos esforços Geralmente pode estar acompanhada de náuseas, vômitos, diaforese, dispneia e tontura Pode haver sinais de insuficiência cardíaca e arritmias
Estenose aórtica	2-10 min; em "crescendo"	Semelhante à angina estável	Desencadeada pelo exercício físico Ausculta cardíaca mostra sopro sistólico em foco aórtico com irradiação para as carótidas
Pericardite	Geralmente de horas a dias	Dor aguda e pleurítica na região retroesternal ou precordial, podendo irradiar-se para pescoço, ombro ou braço esquerdo	Piora com inspiração profunda, tosse e decúbito dorsal; melhora na posição sentada com inclinação para frente Atrito pericárdico no exame físico
Miocardite	Geralmente de horas a dias	Semelhante à pericardite, mas também pode lembrar o infarto agudo do miocárdio	Atrito pericárdico, insuficiência cardíaca e arritmias ventriculares podem estar presentes

Dissecção aguda da aorta	Geralmente horas; início súbito	Dor de forte intensidade, dilacerante, geralmente na região anterior do tórax com irradiação para o dorso	A dor pode ser migratória Pode estar associada a sopro de insuficiência aórtica, tamponamento cardíaco, acidente vascular encefálico e assimetria dos pulsos periféricos
Embolia pulmonar	Geralmente horas a dias; início súbito	Dor pleurítica na região ipsilateral do tórax, acompanhada de dispneia	Dispneia com ausculta pulmonar normal Pode haver sinais de hipertensão pulmonar e insuficiência cardíaca direita
Hipertensão pulmonar	Geralmente de 2-10 min	Aperto retroesternal desencadeado por esforços	Pode estar acompanhada de dispneia, fadiga e sinais de hipertensão pulmonar
Pneumonia	Geralmente de horas a dias	Dor pleurítica na região ipsilateral do tórax	Associada a febre e tosse com expectoração Ausculta pulmonar com estertores subcreptantes e sopro brônquico
Pleurite	Geralmente de horas a dias	Dor pleurítica na região ipsilateral do tórax	Pode estar associada à febre Ausculta pulmonar com atrito pleural
Pneumotórax	Geralmente horas; início súbito	Dor pleurítica na região ipsilateral do tórax, acompanhada de dispneia	Ausculta pulmonar com murmúrio vesicular diminuído no hemitórax acometido, associada à percussão timpânica
Doença por refluxo gastroesofágico	10-60 min	Queimação retroesternal ascendente, podendo estar acompanhada de regurgitação	Piora após grandes refeições e com o decúbito dorsal; melhora com antiácidos
Espasmo esofágico	2-30 min	Aperto ou queimação retroesternal, podendo irradiar-se para pescoço, costas ou braços Pode ser semelhante à angina	Frequentemente inicia-se em repouso; pode ser desencadeado por deglutição, exercício físico e estresse emocional; melhora com nitratos Presença de disfagia deve levantar suspeita de etiologia esofágica
Ruptura esofágica e mediastinite	Geralmente horas; início súbito	Dor retroesternal intensa	Piora com deglutição e inspiração profunda Associada a sintomas e sinais de mediastinite, como dispneia, febre, taquicardia e hipotensão

decidir sobre os exames complementares a serem solicitados, a terapia a ser instituída e o local do tratamento do paciente.

Discutiremos a seguir, de forma sucinta, a abordagem específica das principais patologias com risco iminente de morte (síndromes coronárias agudas, dissecção aguda da aorta, tromboembolismo pulmonar, pneumotórax hipertensivo e ruptura esofágica espontânea), apresentando no final deste capítulo os principais algoritmos utilizados no pronto-socorro do Instituto Dante Pazzanese de Cardiologia para os pacientes com dor torácica.

Síndrome coronária aguda

PASSO 1 — História clínica, exame físico e fatores de risco

O primeiro passo na abordagem de um paciente com dor torácica é a anamnese detalhada das características da dor, a obtenção dos fatores de risco para a doença arterial coronária e a realização do exame físico.

Os principais fatores de risco para doença arterial coronária (DAC) são citados na Tabela 1.3.

PASSO 2 — Realização do eletrocardiograma inicial

O eletrocardiograma é uma importante ferramenta diagnóstica e prognóstica, sendo considerado simples, prático e custo-efetivo. Devido à sua alta especificidade (> 90%), o ECG deve ser o primeiro exame realizado em até 10 minutos da admissão na unidade de emergência para identificação dos pacientes com síndrome coronária aguda com supradesnivelamento do segmento ST (SST) (Figura 1.1), e, assim, instituir a terapia de reperfusão farmacológica ou mecânica.

O ECG normal reduz sensivelmente a probabilidade de infarto agudo do miocárdio (IAM), porém não a exclui. A sensibilidade do ECG inicial para o IAM é de 45% a 60% quando se utiliza o SST como critério diagnóstico; desse modo, metade dos pacientes com infarto agudo do miocárdio não é diagnosticada com um único ECG, sendo importante a sua realização de forma seriada.

Tabela 1.3 Principais fatores de risco para doença arterial coronária.
Homens > 45 anos e mulheres > 55 anos
Tabagismo
Hipertensão arterial sistêmica
Dislipidemia
Diabetes mellitus, glicemia em jejum alterada e/ou intolerância à glicose
Sobrepeso, obesidade, síndrome metabólica
Nefropatia, microalbuminúria
Inatividade física
História familiar de DAC prematura*
PCR-us ≥ 2 mg/L (na ausência de etiologia não aterosclerótica)

*Parente de 1º grau: homem < 55 anos e mulher < 65 anos.
DAC: Doença arterial coronária; PCR-us: Proteína C reativa ultrassensível.

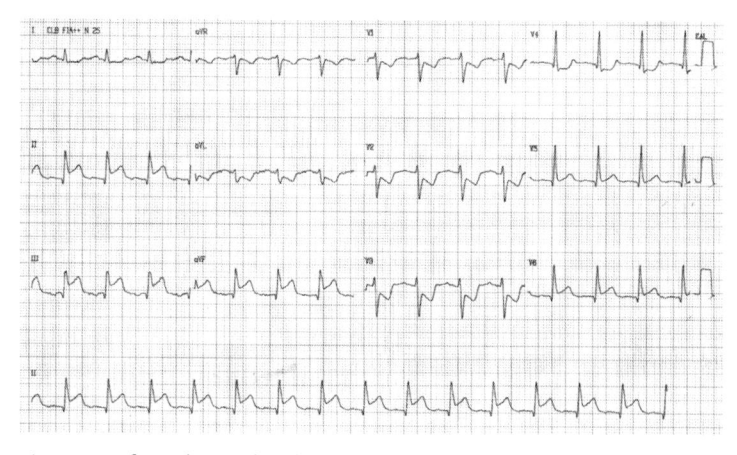

Figura 1.1 Infarto de parede inferior (supradesnivelamento do segmento ST nas derivações DII, DII e AVF).

PASSO 3 Estratificação do risco de eventos adversos

Uma vez suspeitado de uma SCA sem SST e avaliada a sua probabilidade pré-teste, o próximo passo é a estratificação do risco de eventos adversos. Esse passo pode ser realizado em duas etapas; a primeira por meio da investigação do IAM e da isquemia em repouso, e, se necessário, a segunda etapa, com a investigação de isquemia induzida por estresse. Os principais modelos de estratificação de risco utilizados no nosso serviço são o de Braunwald, o escore de risco de TIMI (Tabela 1.4), escore de risco GRACE e escore de risco Dante Pazzanese.

PASSO 4 — Terapia adjuvante das SCAs

Conforme discutido anteriormente, todo paciente com suspeita de SCAs deve realizar um ECG de doze derivações e ter seu risco de eventos adversos estratificado para se determinar a terapia inicial e o local mais apropriado para o atendimento hospitalar (esse tema será discutido com mais detalhes no capítulo específico de SCA).

Tabela 1.4 Escore de risco de TIMI para morte, (re)infarto e revascularização de urgência em catorze dias nas síndromes coronárias agudas sem supradesnivelamento do segmento ST.

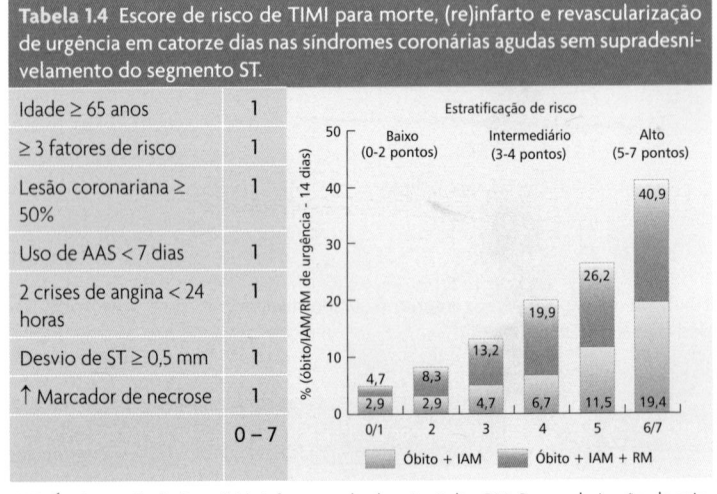

Idade ≥ 65 anos	1
≥ 3 fatores de risco	1
Lesão coronariana ≥ 50%	1
Uso de AAS < 7 dias	1
2 crises de angina < 24 horas	1
Desvio de ST ≥ 0,5 mm	1
↑ Marcador de necrose	1
	0 – 7

AAS: Ácido acetilsalicílico; IAM: Infarto agudo do miocárdio; RM: Revascularização do miocárdio.

EXAMES COMPLEMENTARES NAS SÍNDROMES CORONÁRIAS AGUDAS

Radiografia de tórax

A radiografia de tórax não tem papel diagnóstico nas síndromes coronárias agudas, tendo valor no diagnóstico diferencial da dor torácica (dissecção da aorta, tromboembolismo pulmonar, pneumotórax e pneumomediastino) e na identificação de complicações do infarto do miocárdio (Figura 1.2).

Marcadores de necrose miocárdica

A necrose do músculo cardíaco promove a liberação de enzimas e proteínas estruturais dos miócitos que podem ser quantificadas por técnicas específicas no sangue dos pacientes com IAM. Os principais marcadores séricos de necrose miocárdica são a mioglobina, a creatinoquinase isoenzima MB (CK-MB), a CK-MB massa e as troponinas I e T. No entanto, as diretrizes brasileiras e americanas recomendam a utilização das troponinas I e T, e, se não disponível, a CK-MB massa para o diagnóstico de IAM (Tabela 1.5).

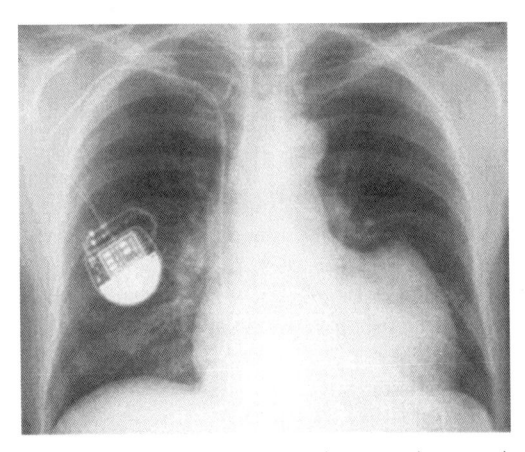

Figura 1.2 Paciente com aneurisma verdadeiro do ventrículo esquerdo secundário ao infarto agudo do miocárdio.

Tabela 1.5 Cinética dos marcadores de necrose miocárdica após o IAM.			
Marcador	**Início**	**Pico**	**Duração**
Mioglobina	1-4h	6-7h	24h
CK-MB	3-12h	18-24h	36-48h
Troponina I	3-12h	24h	5-10 dias
Troponina T	3-12h	12-48h	5-14 dias

IAM: Infarto agudo do miocárdio; CK-MB: Creatinoquinase isoenzima MB.

Métodos diagnósticos não invasivos

Os pacientes com SCA sem SST, que na admissão e durante o tempo de observação não apresentaram alterações eletrocardiográficas e dos marcadores de necrose miocárdica, pertencem a um grupo de pacientes que requerem adequada estratificação de risco para se escolher a estratégia de tratamento mais segura e custo-efetiva.

Teste ergométrico

O teste ergométrico é recomendado nas unidades de dor torácica como exame complementar seguro em pacientes de riscos baixo e intermediário, com o objetivo de investigar a isquemia induzida por estresse e apresentando importante valor diagnóstico e prognóstico. É um exame simples, amplamente disponível, de baixo custo e de alto valor preditivo negativo (> 95%) para eventos cardíacos adversos.

Ecocardiografia

A ecocardiografia pode ser utilizada nas SCAs para avaliar a etiologia isquêmica em pacientes com dor, para investigar isquemia induzida por estresse em pacientes nos quais foram excluídos o IAM e a isquemia em repouso, para avaliação prognóstica e na suspeita de complicações das SCAs.

Cintilografia de perfusão miocárdica

Para avaliação da dor torácica na sala de emergência, pode-se utilizar a cintilografia de perfusão miocárdica (CPM) em repouso e sob estresse. A CPM em repouso está indicada nos pacientes com suspeita de SCA e ECG não diagnóstico com o objetivo de confirmar ou afastar precocemente esse diagnóstico. Os pacientes com exame normal apresentam baixíssimo risco para eventos cardíacos adversos nos próximos meses, podendo ser liberados imediatamente das unidades de emergência com redução dos custos hospitalares.

Angiotomografia computadorizada de coronárias

A angiotomografia de coronárias é capaz de avaliar, de modo não invasivo, a anatomia coronária por meio de sua análise luminal e parietal, identificando a presença de placas ateroscleróticas e classificando o seu grau de estenose. Esse exame tem alta acurácia na identificação de estenoses coronárias significativas ($\geq 50\%$), apresentando elevados valores preditivos negativos e positivos, sendo hoje bem difundido em nosso meio, e fazendo parte da triagem de pacientes com dor torácica aguda nas unidades de emergência de hospitais de referência em cardiologia.

Cineangiocoronariografia (cine)

A cine é considerada o padrão-ouro na avaliação da anatomia coronária e de lesões estenóticas obstrutivas, sendo fundamental para se decidir sobre o tratamento de revascularização miocárdica dos pacientes com SCA.

A cine associada à intervenção coronária percutânea primária está indicada no contexto do IAM com SST ou bloqueio do ramo esquerdo presumivelmente novo nos pacientes com até doze horas do início da dor torácica, tendo como meta o tempo porta-balão de 90 minutos.

No caso das SCAs sem SST, a estratégia invasiva por meio da cine é a de preferência naqueles pacientes estratificados como de alto risco.

SÍNDROMES AÓRTICAS AGUDAS

As síndromes aórticas agudas são compostas pela dissecção aguda da aorta, hematoma intramural, úlcera aterosclerótica penetrante e ruptura da aorta, e estão associadas à alta letalidade, apesar de pouco frequentes.

A dissecção da aorta é caracterizada por uma laceração da íntima e pela dissecção do sangue entre os planos laminares da camada média com a formação de uma luz falsa. A dissecção pode se propagar ao longo da aorta tanto no sentido distal como no proximal, e em alguns casos levando à ruptura distal da íntima e à reentrada do sangue para a luz verdadeira.

A dissecção da aorta pode ser dividida, conforme a classificação de Stanford, como do tipo A, em que a aorta ascendente está envolvida independentemente do local da laceração da íntima, e do tipo B, em que a dissecção se limita à aorta descendente (Figura 1.3). Ela manifesta-se com dor torácica de forte intensidade, de início súbito e acompanhada de diaforese, e a do tipo B causa dor habitualmente na porção posterior do tórax e no abdome.

Na avaliação diagnóstica de pacientes com suspeita de dissecção da aorta, o ECG pode ser útil na diferenciação com o infarto agudo do miocárdio. Entre os exames de imagem utilizados para confirmação, estão a ecocardiografia transesofágica (usada preferencialmente em pacientes instáveis na sala de emergência) e a tomografia computadorizada (Figura 1.4).

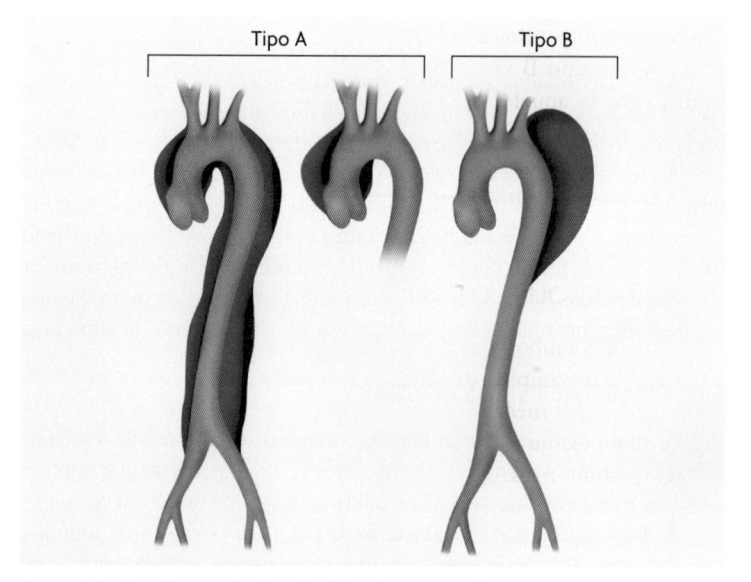

Figura 1.3 Classificação de Stanford das dissecções da aorta.

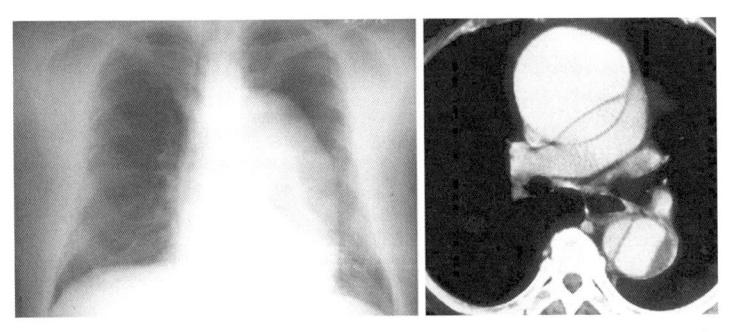

Figura 1.4 Paciente com aneurisma de aorta torácica associado à dissecção de aorta ascendente estendendo-se até a aorta descendente.

A próxima etapa terapêutica é a definição pela cirurgia ou pelo tratamento clínico. Devido à alta mortalidade de 1% a 2% por hora após o início dos sintomas em pacientes com dissecção do tipo A, estes devem ser submetidos à cirurgia de emergência. Já os pacientes com dissecção do tipo B são melhor conduzidos por meio do tratamento clínico, exceto aqueles que apresentam complicações, como dor persistente ou recorrente, propagação da dissecção, aumento da dilatação da aorta, oclusão dos ramos aórticos principais e ruptura iminente, em que a cirurgia de emergência ou o tratamento endovascular em casos selecionados devem ser indicados.

TROMBOEMBOLISMO PULMONAR

O tromboembolismo pulmonar (TEP) tem sua prevalência subestimada pela sua ampla variedade de apresentações clínicas e pela falta de suspeição dos médicos atendentes. A probabilidade clínica pré-teste baseia-se no escore de Wells (Tabela 1.6).

O sintoma mais frequente no TEP é a dispneia, na maioria das vezes de início súbito; entretanto, o quadro clínico pode ser desde assintomático até sintomas e sinais, como hipoxemia grave, síncope, hipotensão, dor torácica, choque e parada cardiorrespiratória.

Tabela 1.6 Escores clínicos para avaliação da probabilidade pré-teste em pacientes com suspeita de TEP.

Escore de Wells

Critérios	Pontos
Sinais e sintomas de TVP	3
TEP como diagnóstico mais provável	3
FC > 100 batimentos por minuto	1,5
TVP ou TEP prévios	1,5
Imobilização ou cirurgia nas últimas quatro semanas	1,5
Hemoptise	1,0
Câncer (em tratamento, tratado nos últimos seis meses ou em cuidados paliativos)	1,0
Probabilidade clínica	**Total**
Baixa	0-1 (1,3%)
Intermediária	2-6 (16,2%)
Alta	$\geq$ 7 (37,5%)
Dicotomização do escore de Wells	**Total**
TEP improvável	0-4
TEP provável	$\geq$ 4

Escore de Geneva original

Critérios	Pontos
Idade entre 60 e 79 anos	1
Idade maior ou igual a 80 anos	2
TVP ou TEP prévios	2
Cirurgia recente	3
FC > 100 batimentos por minuto	1
Gasometria com $PaCO_2$ < 36,2 mmHg	2
Gasometria com $PaCO_2$ entre 36,2 e 38,9 mmHg	1
Gasometria com PaO_2 < 48,8 mmHg	4
Gasometria com PaO_2 entre 48,8 e 59,9 mmHg	3
Gasometria com PaO_2 entre 60 e 71,2 mmHg	2

(continua)

Tabela 1.6 Escores clínicos para avaliação da probabilidade pré-teste em pacientes com suspeita de TEP. *(continuação)*	
Gasometria com PaO$_2$ entre 71,3 e 82,4 mmHg	1
Radiografia de tórax com atelectasia	1
Radiografia de tórax com elevação de uma cúpula diafragmática	1
Probabilidade clínica	**Total**
Baixa	0-4 (10%)
Intermediária	5-8 (38%)
Alta	≥ 9 (81%)
Escore de Geneva revisado	
Critérios	**Pontos**
Idade maior que 65 anos	1
TVP ou TEP prévios	3
Cirurgia ou fratura de membro inferior no último mês	2
Câncer ativo	2
Dor em membro inferior unilateral (sintoma)	3
Hemoptise	2
FC entre 75 e 94 batimentos por minuto	3
FC ≥ 95 batimentos por minuto	5
Dor a palpação de membro inferior ou edema unilateral (sinal)	4
Probabilidade clínica	**Total**
Baixa	0 a 3 (8%)
Intermediária	4 a 10 (28%)
Alta	≥ 11 (74%)

TEP: Tromboembolismo pulmonar; TVP: Trombose venosa profunda; FC: Frequência cardíaca; PaCO$_2$: Pressão parcial de dióxido de carbono no sangue arterial; PaO$_2$: Pressão parcial de oxigênio no sangue arterial.

Entre os exames complementares, o ECG costuma mostrar taquicardia sinusal e pode mostrar sinais compatíveis com a sobrecarga das câmaras direitas, como bloqueio no ramo direito, onda P pulmonale, S1Q3T3 (onda S em DI e onda Q e inversão da onda T em DIII), desvio do eixo do QRS para direita. A radiografia de tórax apresenta quase sempre alterações inespecíficas.

O D-dímero é um exame de alta sensibilidade e baixa especificidade, indicado para excluir TEP pelo seu alto valor preditivo negativo.

A tomografia computadorizada com multidetectores apresenta altas sensibilidade e especificidade, sendo hoje o exame de escolha para a investigação do TEP.

O tratamento dos pacientes envolve o início de heparina não fracionada intravenosa assim que houver a suspeita clínica de TEP, suportes hemodinâmico e respiratório. A fibrinólise deve ser realizada tão logo o diagnóstico de choque cardiogênico seja confirmado, podendo ser realizada até catorze dias do início dos sintomas. Caso seja contraindicada, deve-se optar pela embolectomia cirúrgica ou por cateter.

PNEUMOTÓRAX HIPERTENSIVO

O pneumotórax espontâneo costuma causar dor pleurítica ipsilateral de início súbito acompanhada de dispneia, e no exame físico encontram-se expansibilidade e murmúrio vesicular diminuídos acompanhados de percussão timpânica no hemitórax acometido.

Diante do diagnóstico clínico de pneumotórax hipertensivo, não se deve esperar pela radiografia de tórax, e a toracocentese com agulha na linha hemiclavicular do segundo espaço intercostal do hemitórax acometido deve ser realizada imediatamente. A agulha deve ser mantida até a drenagem torácica com dreno tubular.

RUPTURA ESOFÁGICA ESPONTÂNEA (SÍNDROME DE BOERHAAVE) E MEDIASTINITE

A ruptura esofágica espontânea ocorre mais comumente nas situações de vômitos ou esforço de vômito, em que o aumento rápido da pressão intraesofágica, associado à pressão intratorácica negativa, leva à ruptura de todas as camadas do esôfago e ao extravasamento de ar e conteúdo gástrico para o mediastino.

O quadro clínico é marcado por dor retroesternal intensa que piora com a deglutição, sinais de mediastinite (febre, taquicardia e hipotensão) e tardiamente por sinais compatíveis com outras complicações (derrame pleural, pneumotórax e enfisema subcutâneo).

A radiografia de tórax encontra-se alterada na maioria dos pacientes; a princípio com pneumomediastino e/ou pneumoperitônio. A confirmação diagnóstica pode ser realizada com a tomografia computadorizada que demonstra edema da parede do esôfago associada a ar e líquido no mediastino.

O tratamento inicial consiste de antibióticos de largo espectro, jejum via oral, sondagem nasogástrica e nutrição parenteral. A cirurgia deve ser realizada dentro de 24 horas, pois após esse período está associada à maior mortalidade e consiste, na maioria das vezes, de reparo da laceração e drenagem.

No Algoritmo 1.1 observam-se os diagnósticos que devem ser lembrados na abordagem da dor torácica na sala de emergência.

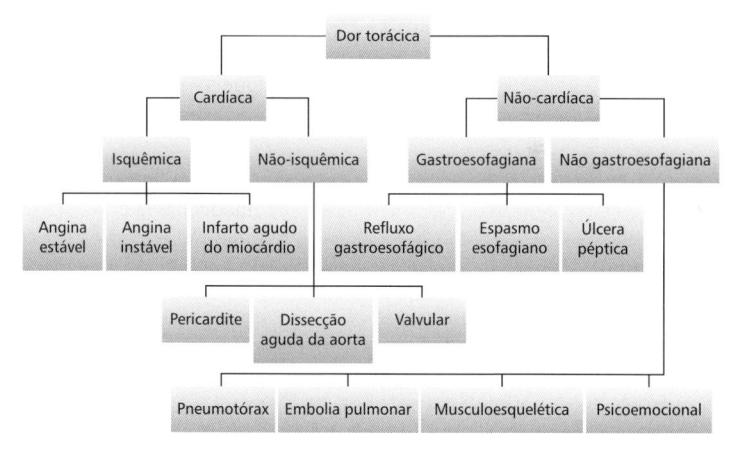

Algoritmo 1.1 Algoritmo de atendimento.

BIBLIOGRAFIA

1. Akashi YJ, Goldstein DS, Barbaro G, Ueyama T. Takotsubo cardiomyopathy: a new form of acute, reversible heart failure. Circulation. 2008; 118(25):2754-62.

2. Anderson JL, Adams CD, Antman EM, et al. ACC/AHA 2007 guidelines for the management of patients with unstable angina/non–ST-elevation myocardial infarction: a report of the American College of Cardiology/American Heart Association Task Force on Practice Guidelines (Writing Committee to Revise the 2002 Guidelines for the Management of Patients With Unstable Angina/Non–ST-Elevation Myocardial Infarction). Circulation. 2007; 116(7):e148-304.

3. Awtry EH, Loscalzo J. Doença cardíaca coronariana. In: Carpenter CJ, Griggs RC, Loscalzo J, editores. Cecil medicina interna básica. 6 ed. Rio de Janeiro: Elservier; 2005. p. 89-111.

4. Braunwald E. Biomarkers in heart failure. N Engl J Med. 2008; 358(20):2148-59.

5. Ewy GA, Ornato JP. 31st Bethesda Conference. Emergency cardiac care (1999). J Am Coll Cardiol 2000; 35(4):832-46. Review.

6. Fonseca FAH, Monteiro CAC, Izar MCOI. Proteína C-reativa de alta sensibilidade. in: Fonseca FAH. Doenças cardiovasculares–apoio ao diagnóstico. São Paulo: Planmark; 2008. p. 207-12. v.3.

7. Goyal RK. Doenças do esôfago. In: Fauci AS, Braunwald E, Kasper DL, Hauser SL, et al. 17a ed. Harrison Medicina Interna. 17 ed. Philadelphia: McGraw Hill; 2009. p.1846-55.

8. Haro LH, Decker WW, Boie ET, Wright RS. Initial approach to the patient who has chest pain. Cardiol Clin. 2006; 24(1):1-17.

9. Isaac DL. Biomarkers in heart failure management. Curr Opin Cardiol. 2008; 3(2):127-33.

10. LeWinter MM. Pericardial diseases. In: Libby P, Bonow RO, Mann DL, Zipes DP, editors. Braunwald´s heart disease: a text book of cardiovascular medicine. 8th ed. New York: Elsevier; 2008. p.1829-53.

11. Light RW. Distúrbios da pleura e do mediastino. In: Fauci AS, Braunwald E, Kasper DL, et al. Harrison Medicina Interna. 17 ed. Philadelphia: McGraw Hill; 2009. p.1658-61.

12. Liu PP, Schultheiss HP. Myocarditis. In: Libby P, Bonow RO, Mann DL, Zipes DP, editors. Braunwald´s heart disease: a text book of cardiovascular medicine. 8th ed. New York: Elsevier; 2008. p.1775-92.

13. Mancia G, De Backer G, Dominiczak, et al. 2007 Guidelines for the Management of Arterial Hypertension. J Hypertens. 2007;25:1105-87.

14. Meisel JL. Differential diagnosis of chest pain in adults. [Internet] [acesso 2008 may 14]. Disponível em: http://www.uptodate.com

15. Minuzzo L. Estratégia diagnóstica no paciente com dor torácica: como conciliar rapidez e eficiência no diagnóstico diferencial? Rev Soc Cardiol Estado de São Paulo 2009;19(2):94-107.

16. Norell M, Lythall D, Coghlan G, et al. Limited value of the resting electrocardiogram in assessing patients with recent onset chest pain: lessons from a chest pain clinic. Br Heart J. 1992;67(1):53-6.

17. Otto CM, Bonow RO. Valvular heart disease. In: Libby P, Bonow RO, Mann DL, Zipes DP, editors. Braunwald´s Heart Disease: a text book of cardiovascular medicine. 8th ed. New York: Elsevier; 2008. p.1625-712.

18. Panju AA, Hemmelgarn BR, Guyatt GH, et al. The rational clinical examination. is this patient having a myocardial infarction? JAMA. 1998;280(14):1256-63.

19. Ridker PM, Danielson E, Fonseca FAH. Rosuvastatin to Prevent Vascular Events in Men and Women with Elevated C-Reactive Protein. N Engl J Med. 2008;359:2195-207.

20. Rybicki et al. 2015 ACR/ACC/AHA/AATS/ACEP/ASNC/NASCI/SAEM/SCCT/SCMR/SCPC/SNMMI/STR/STS Appropriate Utilization of Cardiovascular Imaging in Emergency Department Patients With Chest Pain. A Joint Document of the American College of Radiology Appropriateness Criteria Committee and the American College of Cardiology Appropriate Use Criteria Task Force. Vol .67, N° 7,2016.

21. Savonitto S, Ardissino D, Granger CB, et al. Prognostic value of the admission electrocardiogram in acute coronary syndromes. JAMA. 1999;281(8):707-13.

22. Swap CJ, Nagurney JT. Value and limitations of chest pain history in the evaluation of patients with suspected acute coronary syndromes. JAMA. 2005; 294(20):2623-9.

23. Tapson VF. Acute pulmonary embolism. N Engl J Med. 2008; 358(10):1037-52.

24. V Diretrizes Brasileiras de Hipertensão Arterial, 2006.

Abordagem da Dispneia Aguda

INTRODUÇÃO

Dispneia é um dos sintomas mais comuns nas unidades de emergência. A sua presença está associada a um acentuado aumento da mortalidade e morbidade, além de importante limitação funcional.

Dispneia é definida pela *American Thoracic Society* como uma experiência subjetiva de desconforto respiratório que consiste de sensações qualitativamente distintas, variáveis em sua intensidade. A experiência deriva de interações entre múltiplos fatores fisiológicos, psicológicos, sociais e ambientais, podendo induzir respostas comportamentais e fisiológicas secundárias.

Doenças cardiovasculares e pulmonares compreendem a maioria das causas de dispneia nos pacientes em situações de emergência. Outras condições incluem distúrbios eletrolíticos e ácido-básicos, processos infecciosos e quadros psicogênicos.

O objetivo principal do manejo do paciente dispneico no serviço de emergência é estabelecer a etiologia da dispneia para que se determine um tratamento adequado, visando à manutenção da vida. Para isso, na maioria das vezes, história clínica e exame físico definem o diagnóstico, utilizando-se de exames complementares em situações de dúvida diagnóstica.

FISIOPATOLOGIA

A fisiologia normal da mecânica respiratória envolve inúmeros mecanismos, os quais são responsáveis de modo interligado pelo controle da ventilação. Compreendendo tais mecanismos, podemos concluir como algumas doenças levam ao desenvolvimento do sintoma de dispneia nesses pacientes.

A Figura 2.1 ilustra os elementos constituintes dos sistemas de controle da ventilação.

- **Sensação de dispneia:** estímulo em receptor periférico com consequente ativação neurológica.

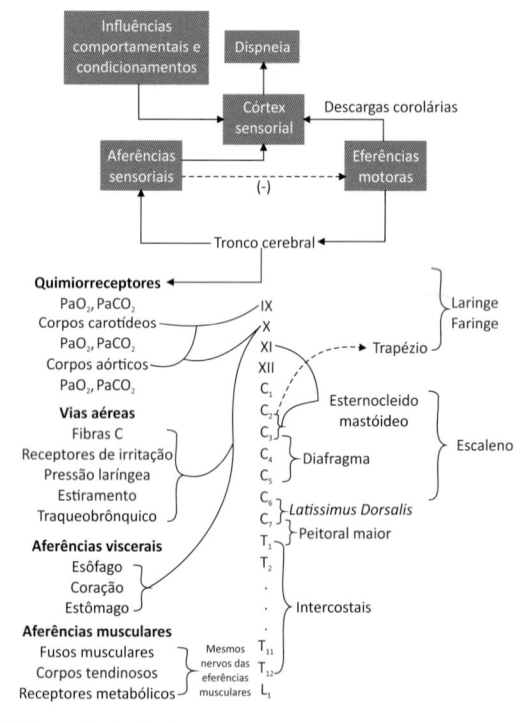

Figura 2.1 Fisiopatologia da dispneia.
Adaptada de Curley FJ *et al.*

- **Percepção de dispneia:** sistema nervoso central interpreta e processa os estímulos, além de associar as reações do indivíduo diante da sensação, influenciados por fatores culturais, psicológicos e ambientais.

A sensação de dispneia é provocada por um desequilíbrio ou dissociação entre a atividade de neurônios motores (SNC) e a informação sensorial aferente, captada pelos mecanorreceptores. O sistema de *feedback* aferente, a partir do qual o cérebro avalia a efetividade da resposta enviada aos músculos respiratórios, encontra-se alterado no paciente dispneico. Dessa maneira, quando as respostas aferentes não são proporcionais aos estímulos motores iniciais, a respiração torna-se consciente e desconfortável.

AVALIAÇÃO DO PACIENTE DISPNEICO

Anamnese e exame físico isoladamente são capazes de predizer o diagnóstico etiológico da dispneia em 70% a 80% dos casos. A Tabela 2.1 apresenta as denominações especiais dos vários tipos de dispneia e na Tabela 2.2 são listadas as inúmeras causas cardíacas e pulmonares de dispneia aguda, além de outras não relacionadas diretamente com o sistema cardiorrespiratório.

Tabela 2.1 Denominações especiais de dispneia.	
Ortopneia	Surgimento ou agravamento da sensação de dispneia em posição supina, e que melhora quando o paciente se senta. Sinal clássico em pacientes com insuficiência cardíaca esquerda devido à congestão pulmonar. Mecanismo: aumento da pressão hidrostática intravascular levando à queda da complacência pulmonar quando a posição deitada é assumida. Pode ser observada em pacientes com DPOC* e asma e também é característica de doenças que afetam a musculatura diafragmática. Nesses casos, o mecanismo é a elevação das vísceras abdominais que se opõem às incursões inspiratórias diafragmáticas em decúbito dorsal.
Dispneia paroxística noturna	Sensação de falta de ar que desperta o paciente durante o sono profundo, levando-o a sentar-se no leito ou levantar-se para obter alívio do sintoma. Presente em portadores de insuficiência cardíaca esquerda. Mecanismo: durante a fase profunda do sono, a reabsorção do edema periférico leva à hipervolemia com consequente piora da congestão pulmonar. Essa sobrecarga hemodinâmica ocorre principalmente na fase de movimentos rápidos dos olhos (REM), fase na qual ocorre grande estimulação simpática sobre o sistema cardiovascular.

(Continua)

Tabela 2.1 Denominações especiais de dispneia.	(Continuação)
Asma cardíaca	Termo utilizado na presença de sibilos em pacientes com insuficiência cardíaca esquerda. Mecanismo: estreitamento das pequenas vias aéreas por edema da mucosa e reflexos produzidos a partir de receptores nervosos localizados no interstício pulmonar, com consequente broncoespasmo.
Platipneia	Sensação de dispneia que surge ou se agrava quando o paciente assume a posição ortostática, e que é aliviada com a posição deitada (supina). Classicamente encontrada em pacientes com pericardite, shunts direito-esquerdo intracardíacos e shunt AV pulmonar (malformação arteriovenosa e síndrome hepatopulmonar).
Trepopneia	Sensação de dispneia que surge ou piora em uma posição lateral e que desaparece ou melhora com o decúbito lateral oposto. Presente em doenças que comprometem um pulmão mais intensamente do que o outro, como, por exemplo, o derrame pleural unilateral ou paralisia diafragmática unilateral.
Bendopneia	Sensação de dispneia descrita mais recentemente em pacientes com insuficiência ventricular esquerda, aparecendo quando o paciente se inclina para a frente, como no ato de calçar os sapatos. Mecanismo: aumento das pressões de enchimento ventricular esquerdo em posição inclinada em pacientes que já apresentam tais pressões elevadas em posição sentada, sobretudo em pacientes com baixo débito cardíaco.

*DPOC: Doença pulmonar obstrutiva crônica.

Tabela 2.2 Condições associadas ao surgimento de dispneia aguda.		
Pulmonares	Cardíacas	Outras
• Obstrução de vias aéreas (corpo estranho, reação alérgica) • Infecção pulmonar • Neoplasia • Atelectasia • Tromboembolismo pulmonar • Hipertensão pulmonar • Vasculites • Edema pulmonar não cardiogênico • Pneumotórax	• Isquemia miocárdica • Doença valvular • Cardiopatia congênita • Cardiomiopatias (dilatada, hipertrófica, restritiva) • Pericardite • Tamponamento cardíaco	• Anemia • Acidose metabólica • Hipertiroidismo • Ascite • Reflexo gastroesofágico • Ansiedade • Paralisias flácidas agudas (Síndrome de Guillain-Barré)

ANAMNESE

A dispneia de instalação súbita é comum em processos de instalação aguda, como pneumotórax espontâneo e embolia pulmonar. A dispneia de instalação progressiva é característica de processos evolutivos, como insuficiência cardíaca congestiva e doença pulmonar obstrutiva crônica.

Edema periférico e palpitações sugerem etiologia cardíaca, ao passo que sinais e sintomas como tosse produtiva, chiado e hemoptise direcionam para etiologia pulmonar.

Algumas escalas estão disponíveis para avaliação da intensidade da dispneia, sendo um instrumento importante na abordagem inicial do paciente com dispneia aguda e reavaliação após instituição de medidas terapêuticas. Algumas dessas escalas citadas são: analógico--visual, numérica e escala de Borg modificada (Figura 2.2).

A Tabela 2.3 contém os achados de exame físico e história clínica que auxiliam no diagnóstico diferencial entre as causas cardíacas e pulmonares de dispneia aguda.

EXAME FÍSICO

Alguns achados ao exame físico podem direcionar o diagnóstico etiológico:

Tabela 2.3 Características que auxiliam no diagnóstico diferencial entre as causas cardíacas e pulmonares de dispneia.

Causa cardíaca	Causa pulmonar
• Dispneia paroxística noturna	• Dor torácica tipo pleurítica
• Ortopneia	• Tosse produtiva
• Angina de peito associada	• Aumento do diâmetro anteroposterior do tórax
• Turgência jugular	• Murmúrio vesicular diminuído
• Edema periférico	
• Ascite	
• Cardiomegalia	
• Galope de B3	

Adaptada de Sherman DL, Ryan TJ. Differentiating cardiac and pulmonary causes of dyspnea. ACC Curr J rev 1995; 4:65.

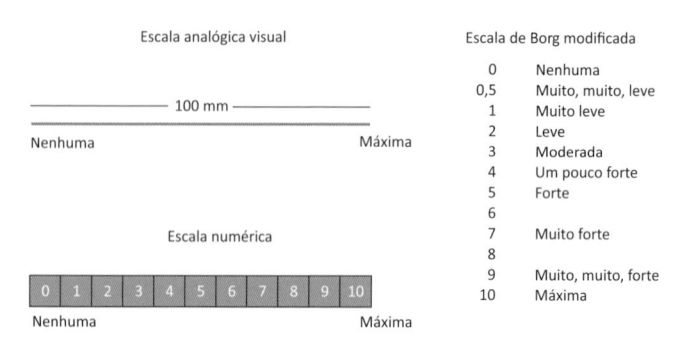

Figura 2.2 Algumas escalas usadas na avaliação da dispneia.

Adaptada de Martinez JAB *et al*.

- **Sibilos e tempo expiratório prolongado:** asma e DPOC;
- **Roncos e estertores crepitantes:** pneumonia, fibrose ou congestão pulmonar;
- Atrito pleural pode sugerir infarto pulmonar, porém o tromboembolismo pulmonar geralmente cursa sem alterações na ausculta pulmonar;
- **Ausculta cardíaca com terceira bulha ou ritmo de galope:** insuficiência ventricular esquerda;
- **Ausculta cardíaca com quarta bulha:** diminuição da complacência ventricular, podendo ser encontrada no infarto agudo do miocárdio, estenose aórtica, cardiomiopatia hipertrófica ou hipertensiva;
- **Abafamento de bulhas, turgência jugular e hipotensão arterial:** tamponamento cardíaco;
- **Sopros:** complicações valvares ou comunicações intercavitárias;
- **Sinais de trombose venosa profunda:** tromboembolismo pulmonar.

Um dos aspectos interessantes no exame físico do tórax é a presença de alterações do padrão do ritmo respiratório (Figura 2.3), e suas definições e possíveis causas na Tabela 2.4. Embora tais alterações não impliquem obrigatoriamente na presença da sensação de desconforto respiratório, elas podem associar-se a distúrbios fisiopatológicos específicos.

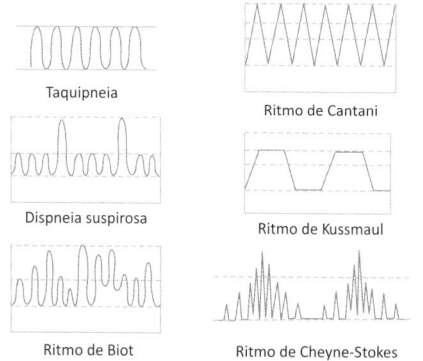

Taquipneia

Ritmo de Cantani

Dispneia suspirosa

Ritmo de Kussmaul

Ritmo de Biot

Ritmo de Cheyne-Stokes

Figura 2.3 Ritmos respiratórios.
Adaptada de Martinez JAB *et al.*

Tabela 2.4 Ritmos respiratórios.

Ritmos respiratórios	Definição	Causas
Taquipneia	Frequência respiratória maior que 20 incursões por minuto	Doenças pulmonares, febre, ansiedade
Hiperpneia	Aumento da ventilação alveolar secundário ao aumento da frequência respiratória e da amplitude dos movimentos respiratórios	Acidose metabólica, febre, ansiedade
Bradipneia	Frequência respiratória menor que 12 incursões por minuto	Lesões neurológicas, ação de medicamentos no SNC (opioides, benzodiazepínicos)
Apneia	Interrupção dos movimentos respiratórios por um período determinado	Síndrome da apneia obstrutiva do sono

(Continua)

Tabela 2.4 Ritmos respiratórios.		*(Continuação)*
Ritmos respiratórios	**Definição**	**Causas**
Dispneia suspirosa	Períodos de inspirações profundas em meio a um ritmo respiratório normal	Distúrbios psicológicos
Ritmo de Cantani	Aumento da amplitude dos movimentos respiratórios de modo regular	Condições que cursam com acidose metabólica (cetoacidose diabética, insuficiência renal)
Ritmo de Kussmaul	Alternância de apneias inspiratórias e expiratórias	Acidose metabólica grave
Ritmo de Biot	Amplitude das incursões e frequência respiratória totalmente irregulares	Hipertensão intracraniana e lesões do sistema nervoso central
Ritmo de Cheyne-Stokes	Alternância de períodos de apneia, hiperpneia crescente e decrescente até nova apneia	Insuficiência cardíaca grave, hipertensão intracraniana e lesões do sistema nervoso central

EXAMES COMPLEMENTARES

Os exames complementares devem ser realizados de acordo com a história clínica e o exame físico. Exames solicitados aleatoriamente, sem um diagnóstico diferencial claro, podem induzir a uma conduta inadequada. Na Tabela 2.5, podemos observar alguns diagnósticos com o uso da radiografia de tórax.

Tabela 2.5 Radiografia de tórax.	
Insuficiência cardíaca congestiva	Cardiomegalia, cefalização dos vasos sanguíneos, edema intersticial (p. ex., linhas B de Kerley, espessamento peribrônquico), congestão vascular, derrame pleural. Manifestações clínicas precedendo as alterações radiológicas ocorrem em 20% dos pacientes.

(Continua)

Tabela 2.5 Radiografia de tórax.	(Continuação)
Pneumonia	Infiltrado parenquimatoso. O diagnóstico etiológico geralmente não é possível, e as radiografias do início do curso clínico podem ser inespecíficas.
Pneumotórax	Geralmente é visível na radiografia de tórax, sobretudo quando a quantidade de ar entre as membranas que envolvem os pulmões é suficiente para desencadear dispneia.
DPOC e asma	Grandes volumes pulmonares e um diafragma rebaixado sugerem aprisionamento de ar. Aprisionamento de ar unilateral sugere um corpo estranho. Muitos pacientes com DPOC leve ou moderada e a maioria dos pacientes com asma têm uma radiografia de tórax normal.
Tromboembolismo pulmonar	Áreas de hipoperfusão pulmonar (sinal de Westermark), que são os achados mais específicos, imagens cuneiformes (sinal de Hampton), dilatação da artéria pulmonar direita (sinal de Palla), atelectasia, derrame pleural e elevação da hemicúpula diafragmática. Na maioria dos casos, a radiografia de tórax apresenta-se sem alterações específicas.

Eletrocardiograma

- **Isquemia miocárdica aguda:** alterações do segmento ST e onda T;
- **Doença estrutural de base:** alterações crônicas, como sobrecarga de câmaras;
- **Sinais de embolia pulmonar:** sobrecarga ventricular direita, inversão de onda T em derivações precordiais direitas e padrão S1Q3T3;
- **Sinais de tamponamento cardíaco:** baixa voltagem e alternância elétrica.

Oximetria de pulso

Medidor não invasivo do grau de saturação da hemoglobina (expressa em porcentagens) medida por pletismografia óptica e espectroscopia por transiluminação do leito capilar pulsátil. Pode ser aplicada na polpa digital e no lobo da orelha. São considerados normais os valores acima de 92%. Leituras incorretas ocorrem nas situações de intoxicação por carboxiemoglobina ou meta-hemoglobinemia. Artefatos devido ao posicionamento e à luz ambiente inadequados são comuns. Além disso, pode haver erros se o paciente estiver com esmalte de unha, anemia, vasoconstrição periférica, hipotensão arterial ou hipotermia, tornando-se necessária a confirmação com gasometria arterial.

Gasometria arterial

Fornece medidas do pH sanguíneo, da pO_2, da pCO_2, do excesso de base e do bicarbonato, tornando possível inferir o distúrbio ácido-básico e respiratório apresentado pelo paciente.

Marcadores de necrose miocárdica

A troponina e a CK-MB (massa) contribuem para o diagnóstico e prognóstico da dispneia como equivalente anginoso de uma síndrome coronária aguda.

Outras condições que podem cursar com marcadores de injúria miocárdica elevados são: embolia pulmonar (valor prognóstico), sepse, pericardite, miocardite e insuficiência renal.

D-dímero

Útil para afastar o diagnóstico de tromboembolismo pulmonar em situações de probabilidade clínica pré-teste baixa, apresentando alto valor preditivo negativo (97% a 100%). Situações como uso de anticoagulante oral e tromboembolismo pulmonar crônico podem cursar com D-dímero negativo, caracterizando um resultado falso negativo em vigência de embolia pulmonar.

A sensibilidade do D-dímero pelo método Elisa quantitativo para o diagnóstico de tromboembolismo pulmonar é de 95%, porém a especificidade é baixa, evidenciando o papel desse método para excluir o diagnóstico. Algumas condições clínicas podem cursar com elevações do D-dímero: idade avançada, gravidez, cirurgia recente, doenças malignas e estados inflamatórios.

Peptídeo natriurético do tipo B (BNP/NT-proBNP)

O peptídeo natriurético do tipo B (BNP) ou peptídeo natriurético cerebral é liberado na corrente sanguínea em resposta ao aumento das pressões de enchimento das câmaras cardíacas. Seus níveis séricos aumentam em uma relação direta com a sobrecarga de pressão e volume sobre os ventrículos. Esse mecanismo fisiopatológico explica sua utilidade no diagnóstico, prognóstico e na avaliação da resposta ao tratamento da insuficiência cardíaca.

O BNP é útil no diagnóstico diferencial da dispneia, distinguindo as causas cardiológicas das demais, sendo capaz de excluir as causas cardíacas em decorrência de seu elevado valor preditivo negativo.

Valores acima de 400 pg/mL tornam muito provável a causa cardíaca; abaixo de 100 pg/mL praticamente a exclui. Valores entre 100 e 400 pg/mL não permitem diferenciar entre insuficiência cardíaca congestiva e outras causas de elevação do BNP.

Entre as causas de falso-positivos (geralmente entre 100 e 400 pg/mL), podemos citar: embolia pulmonar, *cor pulmonale*, hipertensão pulmonar, insuficiências renal e hepática e fibrilação atrial.

Após a introdução dos inibidores de neprilisina associados a bloqueadores dos receptores da angiotensina (sacubitril/valsartana) no arsenal terapêutico de pacientes com insuficiência cardíaca, iremos observar a seguinte situação: uma vez que somente o BNP e não o NT-proBNP é substrato para a enzima neprilisina, seus níveis estarão altos, refletindo a ação do medicamento, ao contrário do NT-proBNP, que poderá estar baixo, refletindo o efeito cardioprotetor do medicamento. Desse modo, se indicado, deve-se utilizar somente o NT-proBNP para avaliação do estado cardíaco do paciente com insuficiência cardíaca.

Ecocardiograma

- **Síndromes isquêmicas agudas:** alterações de contratilidade segmentar.
- **Tamponamento cardíaco:** ausência de evidência ecocardiográfica de efusão pericárdica exclui o diagnóstico, ao passo que sinais como colapso de cavidades direitas são bastante sensíveis para o seu diagnóstico.

- **Tromboembolismo pulmonar:** o incomum achado de trombo nas artérias pulmonares confirma o diagnóstico de tromboembolismo pulmonar (TEP), porém a dilatação do ventrículo direito e a hipertensão pulmonar tornam o seu diagnóstico mais provável, aliado a um prognóstico mais sombrio. Vale lembrar que, nos trombos localizados no tronco da artéria pulmonar ou nos seus ramos principais, o ecocardiograma transesofágico apresenta sensibilidade de 98%.

O ecocardiograma, quando normal, torna menos provável uma etiologia cardíaca da dispneia.

Tomografia e angiotomografia de tórax

Útil no diagnóstico de embolia pulmonar como também na investigação de outros diagnósticos diferenciais, como dissecção de aorta e síndrome coronária aguda. Dentre suas limitações, encontram-se: nefropatia induzida por contraste, reação alérgica ao contraste e radiação.

Cintilografia pulmonar ventilação/perfusão

Utilizado no diagnóstico de tromboembolismo pulmonar, com base na presença de defeito perfusional com ventilação preservada. Indivíduos com alta probabilidade de tromboembolismo pulmonar são aqueles que apresentam dois ou mais defeitos de perfusão segmentares discordantes.

Os pacientes que se apresentam com alta probabilidade de tromboembolismo pulmonar à cintilografia associada à alta probabilidade clínica apresentam valor preditivo positivo de 96%.

Embolia pulmonar prévia não resolvida, abuso de substâncias endovenosas e envolvimento hilar ou mediastinal, como no carcinoma broncogênico, podem simular um padrão cintilográfico de embolia pulmonar aguda.

Pico de fluxo expiratório (PFE)

Medida simples, quantitativa e reprodutível, definida como o fluxo mais alto obtido na boca durante a expiração forçada, por meio de espirômetro ou sistema manual portátil. A taxa de PFE pode ser útil para distinguir as causas pulmonares e cardíacas de dispneia e determinar a gravidade do broncoespasmo em casos de asma grave. Na maioria das vezes, é maior em pacientes com uma causa cardíaca da dispneia.

Como o PFE depende do esforço e da técnica, sua utilização em situações de emergência é limitada.

TRATAMENTO

Indicações de internação hospitalar: hipoxemia (saturação arterial de oxigênio inferior a 90%), necessidade de suporte ventilatório e instabilidade hemodinâmica.

O tratamento da dispneia aguda vai depender da doença de base do paciente.

Pacientes com sinais de desconforto respiratório evidente ou insuficiência respiratória incipiente devem ser prontamente transferidos para uma sala de emergência. Caso se observe uma saturação arterial de oxigênio menor do que 90%, oxigênio suplementar deve ser fornecido por algum dos seguintes dispositivos:

- **Cateter nasal:** dispositivo de baixo fluxo;
  - 2 litros por minuto fornece fração inspirada de oxigênio por volta de 25%, e 6 litros por minuto, cerca de 41%.
- **Máscara facial:** 6 a 10 litros por minuto de oxigênio fornece uma fração inspirada de oxigênio de cerca de 35% a 60%.
- **Máscara de Venturi:** 4 a 8 litros por minuto fornece de 24% a 40% de fração inspirada de oxigênio; 10 a 12 litros por minuto, uma fração de oxigênio de 40% a 50%.
- **Máscara com reservatório de oxigênio:** 10 litros por minuto é capaz de fornecer oxigênio a quase 100%. Deve ser utilizada em pacientes graves, conscientes, com ventilação adequada que necessitem de altas frações de oxigênio e com reflexo de vômito preservado.

Caso o paciente não melhore com essas medidas e desde o início apresente sinais de insuficiência respiratória, deve-se utilizar:

- Ventilação não invasiva com pressão positiva contínua (CPAP) nas vias aéreas ou pressão positiva bifásica (BiPAP) nas vias aéreas;

- Ventilação mecânica, que não deve ser postergada quando as medidas anteriormente descritas não obtiverem sucesso.

FICHA DE ATENDIMENTO

Abordagem do paciente com dispneia aguda (Algoritmo 2.1):

Anamnese

1. Início dos sintomas;
2. Instalação súbita ou progressiva;
3. Característica da dispneia (sufocação, urgência para respirar, aperto no peito, respiração pesada etc.);
4. Intensidade dos sintomas (escalas);
5. Fatores desencadeantes ou agravantes;
6. Fatores de alívio;
7. Sintomas associados;
8. Episódios prévios e periodicidade;
9. Doenças e tratamento prévios.

Exame físico

1. Sinais vitais (pressão arterial não invasiva, frequência cardíaca, frequência respiratória) e saturação de oxigênio por oximetria de pulso;
2. Ectoscopia: cianose central ou periférica, baqueteamento digital, uso de musculatura acessória, tiragem intercostal;
3. Padrão do ritmo respiratório;
4. Ausculta cardíaca;
5. Ausculta pulmonar;
6. Sinais de trombose venosa profunda.

Exames complementares

1. Radiografia de tórax e eletrocardiograma;
2. Gasometria arterial (se saturação de oxigênio menor que 90% ou dificuldade técnica de mensuração pela oximetria de pulso);
3. BNP/NTproBNP/D-dímero/marcadores de necrose miocárdica;
4. Outros exames de imagem: ecodopplercardiograma, tomografia e angiotomografia de tórax, cintilografia pulmonar ventilação/perfusão.

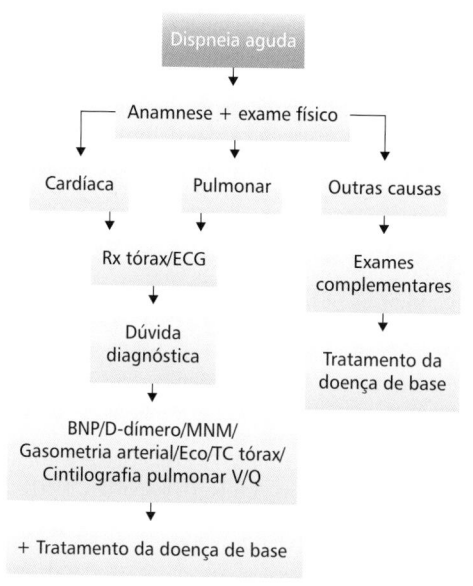

Algoritmo 2.1 Algoritmo de abordagem do paciente com dispneia aguda.

ECG: Eletrocardiograma; MNM: Marcadores de necrose miocárdica; TC: Tomografia computadorizada; V/Q: Ventilação/perfusão.

Tratamento

1. Avaliar gravidade (hipoxemia, insuficiência respiratória ou hemodinâmica, necessidade de suporte ventilatório).
2. Encaminhar à sala de Emergência de acordo com a avaliação inicial:
   - monitorização cardíaca e de pressão arterial não invasiva;
   - oximetria de pulso.
3. Oxigênio suplementar (se saturação de oxigênio for menor que 90% ou o paciente apresentar sinais de insuficiência respiratória).
4. Ventilação não invasiva com pressão positiva contínua (CPAP) ou pressão positiva bifásica (BiPAP) nas vias aéreas.
5. Ventilação mecânica.
6. Tratamento da doença de base.

BIBLIOGRAFIA

1. American Thoracic Society. Dyspnea: mechanisms, assessment, and management: A consensus statement. Am J Respir Crit Care Med. 1999; 159(1):321-40.

2. Anbar R, Jatene FB. Cuidados pré e perioperatório em cirurgia cardíaca. In: Schettino G, Cardoso LF, Mattar Jr J, et al. Paciente crítico: diagnóstico e tratamento - Hospital Sírio Libanês. Barueri(SP): Manole; 2006. p.739.

3. Borg GAV. Psychophysical bases of perceived exertion. Med Sci Sports Med. 1982; 14(5):377-81.

4. Boyars MC, Karnath BM, Mercado AC. Acute dyspnea: a sign of underlying disease. Orlando (Florida): Hospital Physician; 2004. p. 23-7.

5. Curley FJ. Dyspnea. In: Irwin RS, Curley FJ, Grossman RF. Diagnosis and treatment of symptoms of the respiratory tract. Armonk: Futura Publishing; 1997. p. 55-115.

6. Elliot MW, Adams L, Cockcroft A. The language of breathlessness: use by patients of verbal descriptors. Am Rev Respir Dis. 1991; 144(4):826-32.

7. Gift AG, Narsavage G. Validity of the numeric rating scale as a measure of dyspnea. Am J Crit Care.1998; 7(3):200-4.

8. Gift AG. Validation of a vertical visual analogue scale as a measure of clinical dyspnea. Rehab Nurs.1989; 14(6):323-5.

9. Gottschalk A, Coleman RE, Sandler MP, et al. Evaluation of patients with suspected venous thromboembolism. Diagn Nucl Med. 1997;30(3):585-612.

10. Hanning CD, Alexander-Williams JM. Pulse oximetry: a practical review. BMJ. 1995; 311(7001):367-70.

11. Maisel AS, Krishnaswamy P, Nowak RM, et al. Rapid measurement of B- type natriuretic peptide in the emergency diagnosis of heart failure. N Engl J Med.2002;347(3):161-7.

12. Manning HL, Schwartzstein RM. Pathophysiology of dyspnea. N Engl J Med. 1995;333: 333(23):1547-53.

13. Martinez JAB, Padua AI, Terra Filho J. Dispneia. Ribeirão Preto: Medicina; 2004. p.199-207.

14. Michelson E, Hollrah S. Evaluation of the patient with shortness of breath: an evidence based approach. Emerg Med Clin North Am. 1999; 17(1):221-37.

15. Mueller C, Scholer A, Laule-Kilian K, et al. Use of B- type natriuretic peptide in the evaluation and management of acute dyspnea. N Engl J Med. 2004; 350(7):647-54.

16. Simon PM, Schwartzstein RM, Weiss JW, et al. Distinguishable types of dyspnea in patients with shortness of breath. Am Rev Respir Dis. 1990; 142(5):1009-14.

17. Stefanini E, Reggi S, Echenique LS. Avaliação e diagnóstico diferencial da dispneia aguda. Rev Soc Cardiol Estado de São Paulo. 2009;19(2):125-33.

18. Thibodeau JT, Turer AT, Gualano SK, et al. Characterization of a novel symptom of advanced heart failure: bendopnea. JACC Heart Fail. 2014 Feb;2(1):24-31.

19. Volschan A, Carameli B, Gottschall CAM, et al. Diretriz de embolia pulmonar. Arq Bras Cardiol. 2004:83(2):1-9.

capítulo 3

Alexandre Costa Souza

Urgências e Emergências Hipertensivas

INTRODUÇÃO

A hipertensão arterial sistêmica (HAS) é uma condição clínica multifatorial caracterizada por níveis elevados e sustentados da pressão arterial. Apresenta alta prevalência e baixas taxas de controle, sendo um dos principais fatores de risco modificáveis.

Os termos urgências e emergências hipertensivas surgiram como proposta para uma classificação operacional das crises hipertensivas em 1993 pelo *V Joint National Committe on Detection Evaluation and Treatment of High Blood Pressure*.

Urgências hipertensivas são situações em que há elevação pressórica acentuada [pressão arterial (PA) diastólica $\geq$ 120 mmHg] sem lesão em órgãos-alvo (olhos, cérebro, coração, rins e vasos sanguíneos).

Emergências hipertensivas são situações em que há elevação pressórica acentuada (PA diastólica $\geq$ 120 mmHg), porém com lesão em órgãos-alvo de forma aguda e progressiva.

AVALIAÇÃO CLÍNICA E ABORDAGEM DAS URGÊNCIAS E EMERGÊNCIAS HIPERTENSIVAS

Deve-se realizar uma anamnese direcionada para avaliação da hipertensão e o exame físico voltado para a pesquisa de sinais e sintomas de disfunção de órgãos-alvo. Porém, a Sociedade Brasileira de Cardiologia, assim como diversas diretrizes internacionais, não determina valores de corte para sua conceituação. Mais importante que os níveis isolados da PA para diagnóstico e gravidade dos quadros de urgências e emergências hipertensivas é a velocidade com que essa PA se eleva. A instalação de uma emergência hipertensiva depende de quão agudo e importante foi o aumento da PA, tendo influência a presença ou ausência de HAS prévia e da reserva funcional de determinados órgãos.

Na anamnese, procura-se identificar a duração e a gravidade da hipertensão previamente existente, bem como fatores associados, como regime terapêutico em uso, adesão medicamentosa, presença de lesão prévia em órgãos-alvo, internações anteriores, uso de substâncias lícitas (álcool) ou ilícitas (cocaína, anfetaminas), suspensão abrupta de inibidores adrenérgicos (clonidina e betabloqueadores), uso de medicamentos que interferem com o controle pressórico (anti-inflamatórios não hormonais, corticoide, antidepressivos) e sintomas específicos sugerindo comprometimento de órgãos-alvo: dor torácica, dispneia, cefaleia, convulsões, sintomas neurológicos focais, convulsões e alterações do nível de consciência.

O exame físico deve incluir:

- **Aferição da PA:** técnica e manguito adequados, medir nos membros superiores na posição deitada e se possível em pé (detectar hipotensão postural medicamentosa com inibidores adrenérgicos, ou hipovolemia por natriurese pressórica). Avaliar diferença pressórica entre os membros, inclusive em relação aos membros inferiores. É recomendada não apenas uma aferição, mas pelo menos três com intervalo de 1 minuto entre elas, e, no caso de emergências, considerar a menor delas.
- **Fundoscopia:** avaliação dos vasos – vasoespasmos, cruzamentos arteriovenosos, sinais de endurecimento e esclerose (artérias em "fios de prata" ou "fios de cobre"). Na retina: exsudatos, hemorragias e papiledema.

Exame cardiocirculatório:
- **Avaliação cardíaca**: ritmo cardíaco, desvio do íctus, intensidade da 2ª bulha, presença de 4ª bulha ou galope. Soprologia, sobre-

tudo relacionada à disfunção aórtica, que indica maior gravidade do comprometimento cardiocirculatório da hipertensão;

- **Pulsos:** avaliação dos pulsos periféricos nos quatro membros, presença de sopro carotídeo e estase ou pulso jugular;
- **Avaliação da aorta:** presença de sopro abdominal, sugerindo dissecção aórtica ou estenose renal (encontrada na doença renovascular);
- **Avaliação pulmonar:** presença de estertores e sinais de congestão pulmonar;
- **Avaliação abdominal**: visceromegalias, refluxo hepatojugular, tumores ou massas pulsáteis e sopros abdominais ou lombares;
- **Avaliação neurológica:** nível de consciência e orientação no tempo e no espaço. Presença de déficits motores e sensitivos, avaliação da reatividade pupilar, alterações de fala, sinais de liberação esfincteriana, e outros.

Os exames complementares serão solicitados de acordo com as alterações encontradas no exame clínico e devem ser individualizados de acordo com a necessidade do paciente; dois exames são indicados de rotina: fundo de olho e eletrocardiograma (ECG).

- Exames gerais: hemograma, urina I, função renal, eletrólitos, glicemia, radiografia de tórax, gasometria arterial.
- Marcadores de necrose miocárdica, ecocardiograma transtorácico.
- Tomografia de crânio sem contraste.

Caso necessário, outros exames podem ser acrescentados a essa lista, como, por exemplo, marcadores de hemólise (hipertensão acelerada maligna) e para avaliação de hipertensão secundária. O fundo de olho é um exame fundamental, pois os exsudatos e hemorragias são facilmente identificáveis ao oftalmoscópio. Alterações encontradas podem auxiliar na avaliação de duração e gravidade da HAS.

As etiologias das urgências e emergências hipertensivas podem ser evidenciadas nas Tabelas 3.1 e 3.2.

Tabela 3.1 Etiologia das urgências hipertensivas.
Urgências hipertensivas

Hipertensão associada a	• Insuficiência cardíaca • Doença arterial coronária estável • Aneurisma de aorta • Hipertensão no pré-operatório • Estados de hipercoagulabilidade • Queimaduras • Suspensão abrupta de inibidores adrenérgicos • Consumo excessivo de estimulantes

Tabela 3.2 Etiologia das emergências hipertensivas.
Emergências hipertensivas

Cerebrovascular
- Encefalopatia hipertensiva
- Acidente vascular encefálico isquêmico (AVEi)
- Hemorragia intracerebral (AVCh)
- Hemorragia subaracnoide (HSA)

Cardiovascular
- Dissecção aguda da aorta
- Insuficiência ventricular esquerda com edema agudo de pulmão
- Síndrome coronariana aguda
- Pós-*by-pass* coronariano cirúrgico

Renal
- Glomerulonefrites agudas
- Crise renal de doenças vasculares do colágeno
- Hipertensão severa pós-transplante renal

Circulação excessiva de catecolaminas
- Crise de feocromocitoma
- Interações de substâncias ou alimentos com inibidores da monoaminoxidase
- Uso de substâncias simpatomiméticas (p. ex., cocaína, anfetaminas etc.)

Gestacional
- Pré-eclâmpsia grave
- Eclâmpsia
- Síndrome HELLP
- Hipertensão grave em fim de gestação

(continua)

Tabela 3.2 Etiologia das emergências hipertensivas.   *(continuação)*

Emergências hipertensivas

Cirúrgico
- Hipertensão severa em pacientes que necessitam de cirurgia imediata
- Sangramento pós-operatório da linha de sutura vascular

Outros
- Hipertensão acelerada-maligna
- Púrpura trombocitopênica trombótica (PTT)
- Queimadura corporal severa

CONDUTA NAS URGÊNCIAS HIPERTENSIVAS

Não há evidências de que a administração de fármacos anti-hipertensivos intravenosos ou sublingual reduza o risco cardiovascular ou modifique a história natural da doença. Nesse caso, está indicada a administração de fármacos que serão mantidos durante o tratamento da HAS. Além da intervenção farmacológica, valorizamos a oportunidade de orientar o paciente quanto ao diagnóstico de HAS bem como a necessidade de acompanhamento regular e adesão ao tratamento farmacológico e mudanças de estilo de vida. Como regra geral, agendar nova reavaliação com médico assistente em até sete dias.

Os principais anti-hipertensivos utilizados em casos de urgências hipertensivas estão disponíveis na Tabela 3.3 e, na Tabela 3.4, os achados de história e exame físico das diferentes emergências hipertensivas.

Tabela 3.3 Fármacos utilizados nas urgências hipertensivas.

Medicamento	Dose	Início de ação	Duração	Eventos adversos
Captopril	25-50 mg, via oral (VO)	15-30 minutos	6-8h	Hipotensão, hipercalemia, insuficiência renal (na estenose bilateral da artéria renal)
Clonidina	Dose inicial de 0,2 mg VO	30-60 minutos	6-8h	Hipotensão postural, boca seca e sonolência
Nifedipina	10-20 mg VO	5-15 min	3-5h	Cefaleia, hipotensão

Tabela 3.4 Achados de história e exame físico das diferentes emergências hipertensivas.

Emergências hipertensivas	Anamnese	Exame físico	Comentários
Edema agudo de pulmão	Paciente angustiado e com dificuldade para falar. Geralmente já apresenta algum grau de disfunção ventricular.	Estertores pulmonares até o ápice. Baixa saturação de oxigênio. B3 e/ou B4. Estase jugular (não obrigatória).	Às vezes pode ter sibilos importantes, deixando dúvidas quanto ao diagnóstico diferencial de asma.
Síndrome coronária aguda	Dor ou sensação de opressão precordial. Pode ser acompanhado de náuseas, dispneia, sudorose fria.	Pobres achados propedêuticos.	A caracterização minuciosa da dor é a etapa mais importante na investigação de SCA.
Dissecção aguda de aorta	Dor lancinante, pode ser precordial ou se irradiar para as costas.	Pode ter pulsos assimétricos. Pode ter sopro diastólico em foco aórtico.	É fundamental diferenciar de SCA.
Encefalopatia hipertensiva	Letargia, cefaleia, confusão, distúrbios visuais e convulsões; todos com início agudo ou subagudo.	Pode não ter qualquer achado ao exame físico.	Geralmente é necessário excluir acidente vascular encefálico com tomografia.
Hipertensão maligna	Astenia, mal-estar, emagrecimento, oligúria, sintomas vagos cardiovasculares e/ou neurológicos.	Fundo do olho: papiledema.	Potencialmente fatal; seu diagnóstico rápido só é possível com exame de fundo de olho.
Acidente vascular encefálico isquêmico candidato à trombólise ou hemorrágico	Súbita alteração neurológica (geralmente motora ou sensitiva).	Alteração no exame neurológico.	Diagnóstico diferencial principal é com hipo ou hiperglicemia. Atenção à cefaleia súbita (hemorragia subaracnoide).
Eclâmpsia	Gestante após a 20ª semana de gestação ou até a 6ª semana pós-parto.	Diagnóstico prévio de pré-eclâmpsia que desenvolve convulsões.	

CONDUTA NAS EMERGÊNCIAS HIPERTENSIVAS

O manejo clínico inicial dependerá da correta triagem diagnóstica com a abordagem terapêutica realizada em instalações apropriadas, conforme a gravidade do caso. A sala de emergência é o ambiente designado aos casos mais graves (emergências hipertensivas), realizando o monitoramento adequado dos sinais vitais e, com o estabelecimento de um acesso venoso e o tipo de manifestação clínica decorrente da elevação pressórica, norteará a conduta e a medicação endovenosa a ser utilizada (Tabela 3.5). Estabelecido o diagnóstico de emergência hipertensiva, deve-se procurar reduzir a pressão arterial entre 20% a 25% da pressão arterial média (PAM) na 1ª hora e utilizar fármacos anti-hipertensivos por via intravenosa e com monitoramento pressórico rigoroso (Tabela 3.6).

Tabela 3.5 Características de fármacos ideais para emergências hipertensivas.
Capacidade de reverter alterações fisiopatológicas envolvidas
Rápido início de ação
Rápido fim de ação (se ocorrerem efeitos adversos)
Alta reversibilidade
Atividade titulável em ampla margem de pressão e curva dose-resposta previsível
Eficaz nas diferentes síndromes
Bom índice terapêutico
Não interferir no estado de alerta
Não promover elevação da pressão intracraniana
Não diminuir a perfusão de órgãos vitais
Ser fácil de administrar e monitorizar
Baixo risco de promover hipotensão arterial
Fácil substituição por fármacos para uso VO
Boa relação custo-benefício

Tabela 3.6 Fármacos utilizados nas emergências hipertensivas.

Medicamentos	Dose	Início	Duração	Efeitos adversos e precauções	Indicações
Nitroprussiato de sódio (NPS) (vasodilatador arterial e venoso)	0,25-10 mg/kg/min EV	Imediato	1-2 min	Náuseas, vômitos, intoxicação por cianeto. Cuidado na insuficiência renal e hepática e na pressão intracraniana alta. Hipotensão grave	Maioria das emergências hipertensivas
Nitroglicerina (vasodilatador arterial e venoso)	5-100 mg/min EV	2-5 min	3-5 min	Cefaleia, taquicardia reflexa, taquifilaxia, *flushing*, meta-hemoglobinemia	Insuficiência coronariana, insuficiência ventricular esquerda
Hidralazina (vasodilatador de ação direta)	10-20 mg EV ou 10-40 mg IM 6/6h	10-30 min	3-12h	Taquicardia, cefaleia, vômitos. Piora da angina e do infarto. Cuidado com pressão intracraniana elevada	Eclâmpsia
Metoprolol (bloqueador beta-adrenérgico seletivo)	5 mg EV (repetir 10/10 min, se necessário até 20 mg)	5-10 min	3-4h	Bradicardia, bloqueio atrioventricular avançado, insuficiência cardíaca, broncoespasmo	Insuficiência coronária. Dissecção aguda de aorta (em combinação com NPS)

Esmolol (bloqueador beta-adrenérgico seletivo de ação ultrarrápida)	Ataque: 500 mg/kg Dose de manutenção: 25-50 mg/kg/min 25 mg/kg/min, cada 10-20 min. Máximo: 300 mg/kg/min.	1-2 min	1-20 min	Náuseas, vômitos, BAV 1º grau, espasmo brônquico, hipotensão	Dissecção aguda de aorta (em combinação com NPS). Hipertensão pós-operatória grave
Furosemida (diurético)	20-60 mg (repetir após 30 min)	2-5 min	30-60 min	Hipopotassemia	Insuficiência ventricular esquerda. Situações de hipervolemia
Fentolamina (bloqueador alfa-adrenérgico)	Infusão contínua: 1-5 mg Máximo: 15 mg	1-2 min	3-5 min	Taquicardia reflexa, *flushing*, tontura, náuseas, vômitos	Excesso de catecolaminas

SITUAÇÕES ESPECIAIS

Acidente vascular encefálico

No acidente vascular encefálico (AVE), o aumento da PA é um mecanismo compensatório, proteção fisiológica, para manter um mínimo de fluxo sanguíneo cerebral nas áreas adjacentes à do sofrimento isquêmico, conhecidas como zona de penumbra. Nas inadvertidas reduções abruptas da PA, esse mecanismo compensatório pode ser perdido, provocando diminuição do fluxo sanguíneo cerebral e aumentando a área de isquemia.

Nos AVE isquêmicos, o aumento da PA é frequente e transitório, sendo observada queda dos níveis de PA nos primeiros dias, mesmo sem intervenção medicamentosa. Torna-se, então, muito importante nesses casos ter critérios para o controle pressórico. A diretriz da *American Heart Association* para controle pressórico nos pacientes portadores de AVE isquêmico recomenda-se administrar fármacos anti-hipertensivos quando a PAM for igual ou superior a 130 mmHg ou quando a pressão arterial sistólica for igual ou superior a 220 mmHg, ou a PA diastólica for maior que 120 mmHg. No caso de AVE hemorrágico:

a) PAS maior que 200 mmHg ou PAM maior que 150 mmHg
   – redução agressiva com fármacos intravenosos;

b) se PAS maior que 180 mmHg ou PAM maior que 130 mmHg
   com suspeita de Hipertensão Intracraniana (HIC) – monitorizar com Pressão Intracraniana;

c) PAS maior que 180 mmHg ou PAS maior que 130 mmHg
   sem HIC – redução cautelosa da PA.

Encefalopatia hipertensiva

Distúrbio com comprometimento encefálico após o esgotamento da capacidade de autorregulação do fluxo sanguíneo cerebral decorrente do aumento abrupto da PA, provocando hiperfluxo cerebral, disfunção endotelial, quebra da barreira hematoencefálica, edema cerebral e micro-hemorragias.

Caracteriza-se clinicamente pela tríade: hipertensão arterial severa, alterações do nível de consciência e quase sempre papiledema. Os sintomas são relacionados principalmente com a hipertensão intracraniana, como cefaleia, tonturas, vômito em jato, distúrbios visuais, alteração do nível de consciência, convulsões, e até coma. Diante da suspeita clínica, deve-se realizar tomografia computadorizada para diagnóstico diferencial com tumores e hemorragias cerebrais. O tratamento de escolha no Brasil é feito com nitroprussiato de sódio: preparação de 1 ampola (50 mg/5 mL) diluída em 245 mL de soro, iniciando com 0,3 mcg/kg/min, e aumentando a dose a cada 5 minutos, até atingir a meta pressórica.

Hipertensão acelerada maligna

As principais manifestações clínicas são cefaleia, astenia, perda de peso, vômitos, confusão mental, tontura e sinais de alteração renal como oligúria e até uremia. Os órgãos-alvo de maior acometimento são a retina, que se manifesta tradicionalmente com papiledema ao fundo de olho (correspondente à retinopatia grau IV na classificação de Keith-Wagener) (Tabela 3.7), e o rim, que sofre com a elevação pressórica, um processo de necrose vascular fibrinoide, e arteriosclerose hiperplásica, culminando em nefroesclerose.

Os achados laboratoriais encontrados são elevação dos níveis de ureia, creatinina, presença de hematúria, proteinúria, hipocalemia, hiponatremia e também anemia microangiopática. Vale ressaltar a importância da creatinina sérica como marcador prognóstico nessa doença. Valores abaixo de 1,5 mg/dL estão associados à sobrevida de 96% em cinco anos, ao passo que em valores maiores essa sobrevida cai para 65%.

O tratamento deve ser feito com nitroprussiato de sódio, obtendo redução da PA de 20% em duas horas, seguido de controle gradativo em dois a três dias com medicações por via oral.

Tabela 3.7 Classificação de retinopatia hipertensiva (Keith-Wagener-Barker).	
Grupo I	Leve estreitamento ou esclerose arteriolar (a relação de diâmetro arteriovenoso normal é de 4/5)
Grupo II	Esclerose moderada e acentuada com reflexo luminoso exagerado e compressão venosa nos cruzamentos arteriovenosos
Grupo III	Edema, exsudatos e hemorragias retinianas superimpostas a artérias escleróticas e espásticas, com diminuição da relação entre os diâmetros em alguns pontos
Grupo IV	Papiledema mais lesões vasculares exsudativas e hemorrágicas descritas acima Artérias em fio de prata

Dissecção aguda da aorta

Havendo suspeita clínica, deve-se realizar ecocardiograma transtorácico e, se possível, transesofágico, bem como diagnóstico diferencial com outras causas de dor torácica, como infarto agudo do miocárdio. O quadro clínico é variável e deve ser considerado na presença dos seguintes sintomas:

- Dor torácica grave de início agudo.
- **Localização:** quase sempre retroesternal e frequentemente irradiando-se para dorso ou abdome.
- Sintomas adrenérgicos (taquicardia, sudorese intensa, palidez).
- **Outros:** síncope, sinais neurológicos focais, tamponamento cardíaco, sinais de isquemia em outros órgãos.

O tratamento deve ser realizado em local adequado com monitorização, oxigenioterapia e acesso venoso. O tratamento clínico é uma exceção dentro das emergências hipertensivas, sendo recomendado controle rigoroso de frequência cardíaca e PA independente do tipo de dissecção. Os pacientes com dissecção do tipo A devem ser encaminhados para intervenção cirúrgica, e os do tipo B, mantidos em tratamento clínico. O betabloqueador é a medicação de escolha para controle de frequência cardíaca (55 a 60 bpm), e a redução dos níveis pressóricos se faz com nitroprussiato de sódio.

Edema agudo de pulmão hipertensivo

A elevação pressórica aguda e a incapacidade do músculo cardíaco em elevar o seu débito diante da pós-carga aumentada podem desencadear edema agudo de pulmão. O sintoma predominante é a dispneia associada a sintomas adrenérgicos (ansiedade, taquicardia, sudorese intensa), má perfusão periférica e cianose.

O tratamento farmacológico inclui o alívio rápido dos sintomas proporcionados pela redução do volume circulante com diurético de alça intravenoso associado a vasodilatadores venosos ou arteriais (nitroprussiato de sódio ou nitroglicerina). A dose inicial da furosemida é de 0,5 a 1 mg/kg intravenoso. O nitroprussiato de sódio é um potente vasodilatador arterial; a dose inicial é de 0,3 mcg/kg/min, com aumentos de 0,5 mcg/kg/min, a cada 3 a 5 minutos, até que os efeitos hemodinâmicos sejam alcançados. A morfina exerce inúmeros efeitos benéficos, reduzindo a pré-carga, frequência cardíaca, a sensação de dispneia e a ativação do sistema simpático. Tais efeitos podem resultar em redução de consumo de oxigênio pelo miocárdio.

Crises hipertensivas na gestação

As doenças hipertensivas específicas da gestação (DHEG) são representadas sobretudo pela pré-eclâmpsia e suas formas mais graves, como a Síndrome HELLP e a eclâmpsia. São distúrbios placentários que têm como consequência o espasmo arteriolar placentário e sistêmico, ocasionando aumento da PA.

Pré-eclâmpsia é definida pelo aparecimento de hipertensão arterial (PA ≥ 140 × 90 mmHg ou aumento de 30 mmHg na PA sistólica e/ou aumento de 15 mmHg na PA diastólica) após a 20ª semana de gestação, associada à proteinúria (≥ 300 mg em 24 horas), podendo ou não se apresentar com edema. Entre as formas de apresentação de gravidade dessa doença, encontra-se a Síndrome HELLP *(Hemolysis Elevated Liver Enzyme, and Low Platelet Count).*

Eclâmpsia é definida pela presença de convulsões ou coma em pacientes com pré-eclâmpsia; complicação encontrada em 5% dessas gestantes.

O tratamento anti-hipertensivo de escolha é a hidralazina EV, e pode ser utilizado nitroprussiato de sódio somente nos casos de iminência de parto ou quando não se consegue controle pressórico adequado com hidralazina EV. As metas de PA sistólica são de 140 a 160 mmHg e 90 a 105 mmHg para PA diastólica. Além disso, utiliza-se sulfato de magnésio e corticosteroides nos casos de necessidade de maturação fetal. Embora possa realizar essas medidas para controle e prevenção das DHEG, somente o parto com retirada da placenta é capaz de reverter toda a fisiopatologia dessa doença gestacional. Na Tabela 3.8, apresenta-se os sinais de gravidade na DHEG.

Tabela 3.8 Sinais de gravidade na DHEG.	
PA	≥ 160 × 110 mmHg
Proteinúria	≥ 2 g/24h
Oligúria	< 25 mL/h ou < 400 mL em 24h

(continua)

Tabela 3.8 Sinais de gravidade na DHEG.	*(continuação)*
Elevação da creatinina	> 1,3 mg/dL
Complicações respiratórias	EAP e cianose
Síndrome HELLP	• Hemólise (anemia hemolítica microangiopática); • Fragmentação eritrocitária; • Bilirrubina ≥ 1,2 mg/dL; • LDH > 600 UI/L; • Enzimas hepáticas elevadas (AST ≥ 72 UI/L); • Trombocitopenia < 100.000/mm³.

CONCLUSÕES

As urgências e emergências hipertensivas são ocorrências comuns na prática clínica e representam um desafio para clínicos e cardiologistas devido ao fato de representarem um grupo heterogêneo de patologias de comprometimento de órgãos diversos, expressas por quadros clínicos variados e que remetem à abordagem terapêutica variada. É fundamental o reconhecimento precoce de lesão aguda em órgão-alvo provocado pela elevação pressórica acentuada com o objetivo de reverter o potencial dano e risco à saúde, seguindo orientação de monitorização, tratamento farmacológico de início rápido com substâncias parenterais ainda na sala de emergência.

Além de aspectos técnicos com o conhecimento da fisiopatologia, quadro clínico, terapêutico e conceitos atualizados, é muito importante que os profissionais responsáveis por atendimentos de emergências tenham bom senso e poder discriminatório ao lidar com pacientes com emergência hipertensiva. No Algoritmo 3.1, observa-se o atendimento de pacientes com urgência ou emergência hipertensiva.

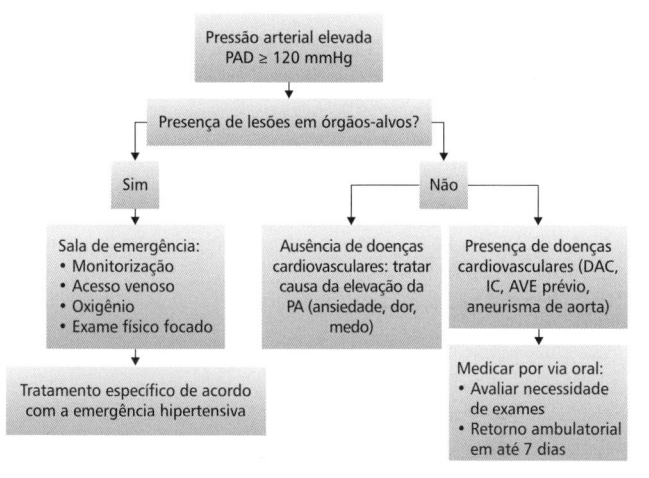

Algoritmo 3.1 Algoritmo para atendimento de pacientes com urgência ou emergência hipertensiva

PAD = pressão arterial diastólica; DAC = doença arterial coronária; IC = insuficiência cardíaca; AVE = acidente vascular encefálico.

BIBLIOGRAFIA

1. Britton M, Carlsson A, de Faire U. Blood pressure course in patients with acute stroke and matched con-trols. Stroke. 1986;17(5):861-4.
2. Cunningham R, Leveno K, Bloom S, et al. 23rd Williams Obstetrics. New York: McGraw-Hill; 2010.
3. Elliott WJ. Clinical features in the menagement of selected hypertensive emergencies. Prog Cardiovasc Dis. 2006; 48(5):316-25. Review.
4. Feldstein C. Management of hypertensive crises. Am J Ther. 2007;14(2):135-9.
5. Johnson W, Nguyen M, Patel R. Hypertension crisis in the emergency department. Cardiol Clin 2012; 30(4):533-43.
6. Johnston KC, Mayer SA. Blood pressure reduction in ischemic stroke: a two-edged sword? Neurology. 2003; 61(8):1030-1.

7. Kaplan NM. Hipertensive crises. In: Kaplan`s clinical hypertension. 7 ed. Baltimore: Willians & Wilkins; 1998. p. 265-80.

8. Mancia G, Fagard R, Narkiewicz K, et al. 2013 ESH/ESC guidelines for the management of arterial hy-pertension: the Task Force for the Management of Arterial Hypertension of the European Society of Hypertension (ESH) and of the European Society of Cardiology (ESC). Eur Heart J 2013; 34 (28):2159-219.

9. Marik PE, Rivera R. Hypertensive emergencies: an update. Curr Opin Crit Care. 2011;17(6):569-80.

10. Rezende Filho M. Obstetrícia fundamental. 11 ed. Rio de Janeiro: Guanabara Koogan; 2008.

11. Santos ES, Trindade PH. Tratado Dante Pazzanese de emergências cardiovasculares. São Paulo: Atheneu; 2016.

12. Serrano Jr CV, Timerman A, Stefanini E. Tratado de Cardiologia SOCESP. 2 ed. Barueri (SP): Manole; 2009.

13. Shayne PH, Pitts SR. Severely elevated blood pressure in the emergency department. Ann Emerg Med. 2003;41(4):513-29.

14. Stewart DL, Feinstein SE, Colgan R. Hypertensive urgencies and emergencies. Prim Care. 2006;33(3):613-23.

15. Talbert RL. The challenge of blood pressure management in neurologic emergencies. Pharmacothera-py. 2006; 26(8 Pt 2):123S-130S.

16. Timerman A, Sousa AR. Condutas terapêuticas do Instituto Dante Pazzanese de Cardiologia. 2 ed. São Paulo: Atheneu; 2015.

17. Tuncel M, Ram VC. Hypertensive emergencies: etiology and management. Am J Cardiovasc Drugs. 2003;3(1):21-31.

18. Vaughan CJ, Delanty N. Hypertensive emergencies. Lancet. 2000; 356(9227):411-7. Review.

19. VI Diretrizes Brasileiras de Hipertensão da Sociedade Brasileira de carrdiologia/Sociedade Brasileira de Hipertensão/Sociedade Brasileira de Nefrologia. Arq Bras Cardiol. 2010;95(1 Suppl I):1-51.

capítulo 4

Renato de Aguiar Hortegal

Dissecção Aórtica Aguda

INTRODUÇÃO

A dissecção aórtica aguda faz parte das síndromes aórticas agudas (SAA), junto ao hematoma intramural e à úlcera penetrante. Esse grupo de emergências médicas, com características clínicas semelhantes, caracteriza-se por injúria da parede aórtica com diferentes níveis de desarranjo estrutural.

A taxa de mortalidade é estimada em 1% a 2% por hora nas 48 horas iniciais. Embora possa ser significativamente reduzida com os recursos terapêuticos atuais, sua mortalidade ainda situa-se em torno de 25% de acordo com o Registro Internacional de Dissecção Aórtica Aguda (IRAD). Trata-se de uma condição bem menos prevalente comparada a outras causas de dor torácica e que necessita de elevado grau de suspeição diagnóstica, uma vez que o pronto reconhecimento com a instituição das medidas terapêuticas pode determinar a melhora da sobrevida dos pacientes (Tabela 4.1).

Tabela 4.1 Características clínicas da dissecção aórtica e hematoma intramural*.

	Todas as SAA[a]	Dissecção da aorta aguda	Hematoma Intramural
Incidência	3.5-15/100 000 pacientes-ano	85%-95% das SAA	5%-15% das SAA
Apresentação clínica	Dor torácica aguda que pode ou não irradiar-se para dorso: 50%-81%, mais frequente no sexo masculino	Dor com irradiação frequente (cabeça, pernas, abdômen); faixa etária:48-67; HAS: 45%-100%; déficit de pulso[b] 30%; sopro de RA: 32%; complicação: IAM- 26%	Dor normalmente não irradia; faixa etária: 58-71; HAS: 68%-96%
Diagnóstico	Tomografia computadorizada: sensibilidade 100%, especificidade 100%; Ressonância magnética: sensibilidade 95%-100%, especificidade 94%-98%; ecocardiografia transesofageal: sensibilidade 86%-100%, especificidade 90%-100%		
Tratamento	Controle da pressão arterial (sistólica < 120 mm Hg ou PAM < 80 mm Hg) mantendo boa diurese; controle da dor;	Tipo A: procedimento cirúrgico Tipo B não complicada: tratamento conservador ou REAAT Tipo B complicada[c]: cirúrgico ou REAAT	Tipo A: procedimento cirúrgico Tipo B: tratamento conservador ou REAAT
Prognóstico	Variável baseada na localização da lesão e modalidade de tratamento		

Abreviações: SAA, síndrome aórtica aguda; HAS, hipertensão arterial sistêmica; IAM, infarto agudo do miocárdio; RA, regurgitação aórtica; PAM, pressão arterial média; REAAT, reparo endovascular de aneurisma da aorta torácica.
[a] Incluindo dissecção da aorta aguda, hematoma intramural, e úlcera aterosclerótica penetrante.
[b] Pulso(s) carotídeo e/ou braquial e/ou femoral fraco(s) ou ausente(s).
[c] Síndrome de má perfusão, progressão da dissecção, expansão de aneurisma, HAS ou sintomas refratários
*Adaptada de Mussa et al. Acute Aortic Dissection and Intramural Hematoma: A Systematic Review. Jama 2016

Fisiopatologia

Do ponto de vista biomecânico, a estrutura aórtica é mantida pelo equilíbrio entre as forças de resistência parietal (*aortic strength*) e forças de cisalhamento contra a parede aórtica (*shear forces*). Disso resulta no estresse parietal aórtico (*wall stress*), o qual é regido pela lei de Laplace (Figura 4.1).

A arquitetura aórtica pressupõe uma tensão parietal relativamente alta e que potencialmente suplanta a resistência parietal aórtica (Figura 4.1), determinando as diferentes modalidades de síndromes aórticas agudas de acordo com a lesão–gatilho: lesão intimal (dissecção aórtica aguda – Figura 4.2A), ruptura primária dos *vasa vasorum* (hematoma intramural – Figura 4.2B) ou ruptura de placa ateromatosa na lâmina elástica (úlcera penetrante – Figura 4.2C).

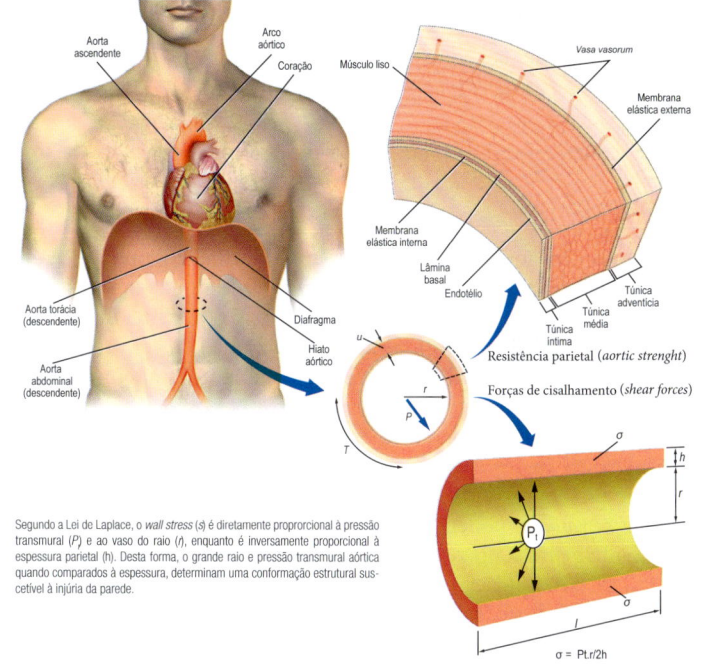

Segundo a Lei de Laplace, o *wall stress* (*s*) é diretamente proporcional à pressão transmural (*P*) e ao vaso do raio (*r*), enquanto é inversamente proporcional à espessura parietal (*h*). Desta forma, o grande raio e pressão transmural aórtica quando comparados à espessura, determinam uma conformação estrutural suscetível à injúria da parede.

$$\sigma = P_t.r/2h$$

Figura 4.1 Esquema mostrando as forças envolvidas na Lei de Laplace.

A hipertensão arterial é o fator de risco mais comum, porém todas as doenças que causam deterioração dos componentes responsáveis pela integridade dos elementos musculares e elásticos dessa camada podem, portanto, ser causa de dissecção (Tabela 4.2).

Tabela 4.2 Causas de dissecção aguda de aorta relacionadas com as forças envolvidas.	
Aumento *shear forces*	**Redução *aortic strength***
Hipertensão arterial	Tabagismo
Trauma (acidentes de carro e quedas de altura)	Síndromes genéticas: Marfan, Loeys-Dietz, Ehlers-Danlos e Turner
Coarctação de aorta	Valva aórtica bicúspide
Gestação	Cirurgia pregressa: *by-pass*, de aorta ou valva aórtica
Uso de cocaína, *crack* e anfetaminas	Desordens autoimunes: arterite de células gigantes, Takayasu, Behçet
Iatrogenia: cateter, *stent*, balão intra-aórtico	Sífilis, tuberculose e outras aortites

A dissecção aórtica caracteriza-se por uma lesão tipo laceração localizada na camada íntima da aorta (*intimal tear*) ocasionando passagem do sangue do lúmen aórtico através de um orifício de entrada. Isso promove deslocamento longitudinal da camada média resultando em uma falsa luz que habitualmente tem dimensões aneurismáticas, presença de remanescentes intimais (*cob webs*) no seu interior, fluxo sanguíneo lento (em orifícios de entrada de localização mais distal) e que pode ou não se relacionar novamente com o lúmen verdadeiro através de um ou mais orifícios (Figura 4.2A).

Os *vasa vasorum* podem ser acometidos secundariamente à intensa resposta inflamatória proveniente da agressão da camada média da aorta. Portanto, há exsudação e extravasamento seroso, o qual constitui o principal mecanismo de derrame pericárdico no contexto de dissecção aórtica. Essa resposta inflamatória também contribui para a degeneração tissular, dilatação aórtica aguda e ruptura parietal (Figura 4.2A).

A somação dos mecanismos de agressão parietal direta com envolvimento da aorta ascendente pode ocasionar lesão parietal mais complexa resultando em hemopericárdio, tamponamento cardíaco, insuficiência valvar aórtica grave e oclusão do óstio das coronárias, resultando em infarto miocárdico.

A maioria das dissecções clássicas tem lesão intimal em três sedes: raiz aórtica, 2 cm acima da raiz aórtica e imediatamente após a emergência da subclávia esquerda. De fato, até 90% das dissecções aórticas se originam a até 10 cm do plano valvar aórtico.

A porção descendente da aorta também merece especial atenção, uma vez que é a localização de maiores eventos clínicos tardios de todos os tipos de dissecção aórtica.

O hematoma intramural resulta da ruptura primária dos *vasa vasorum* sem lesão intimal evidente, tal como descrito por Krukenberg em 1920 (Figura 4.2B).

A úlcera ateromatosa penetrante é causada por ruptura de placa ateromatosa na lâmina elástica interna com subsequente separação da camada média e potencial dissecção, formação de pseudoaneurisma e ruptura parietal (Figura 4.2C).

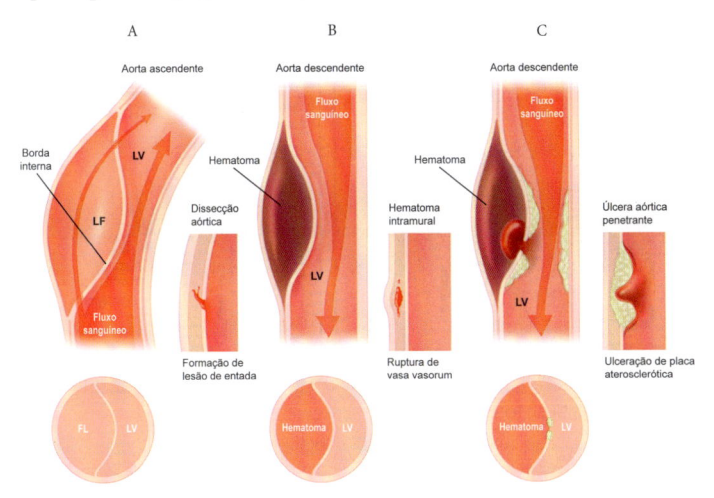

Figura 4.2 Diferentes modalidades de síndromes aórticas agudas de acordo com a lesão-gatilho.

CLASSIFICAÇÃO

A dissecção aórtica aguda pode ser classificada, do ponto de vista temporal, em aguda (até 14 dias), subaguda (15 a 90 dias) e crônica (após 90 dias).

Do ponto de vista topográfico, as classificações de DeBakey (que se referem ao ponto da lesão intimal primária) e Stanford (a qual se refere ao acometimento da porção ascendente da aorta) coexistem e orientam a decisão sobre a modalidade de tratamento (Figura 4.3).

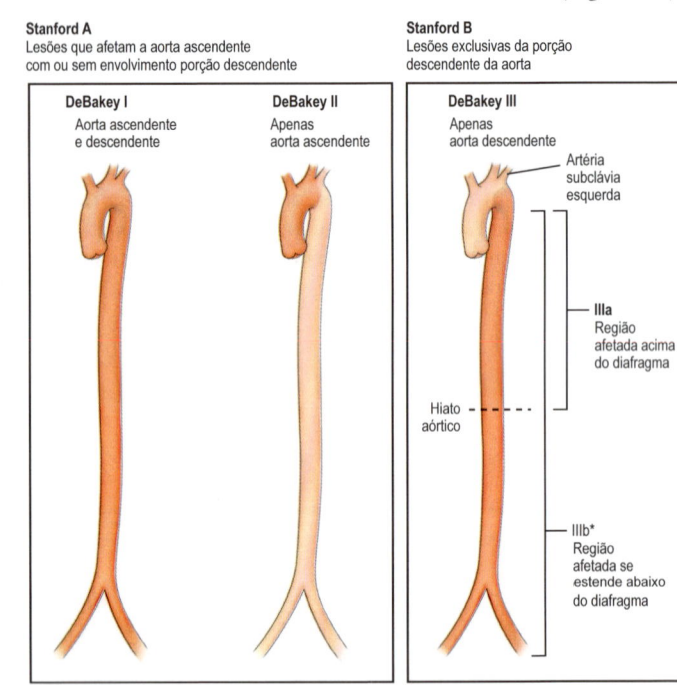

Figura 4.3 Classificação de Stanford e DeBakey.

*É importante notar que, embora infrequente, é possível que a dissecção se propague de maneira retrógada acometendo arco aórtico ou até mesmo a aorta ascendente.

*Nota: podemos ter situações não totalmente contempladas pela classificação DeBakey, como nos casos de orifício de entrada no arco aórtico ou aorta abdominal, bem como nas situções com múltiplos orifícios de entrada.

O sistema de classificação DISSECT promove uma associação mnemônica para acessar seis características críticas especificando aspectos clínicos e anatômicos mais relevantes que influenciam diretamente na seleção entre tratamento clínico, intervenção endovascular ou cirurgia, mas que não são contemplados pelas classificações de DeBakey ou Stanford (Tabela 4.3).

Tabela 4.3 Classificação DISSECT.
(D — *Duration*) Duração da dissecção a partir dos sintomas iniciais
(I — *Intimal tear*) Localização da lesão intimal
(S — *Size*) Tamanho da aorta
(SE — *Segmental extent*) Extensão dos segmentos acometidos
(C) Complicações clínicas
(T) Trombose do falso lúmen

QUADRO CLÍNICO

A anamnese precisa e o exame clínico cuidadoso têm um papel fundamental nas síndromes aórticas agudas. Deve-se buscar um raciocínio clínico integral na coleta dos dados, desde o levantamento da hipótese diagnóstica até a correlação destes com os possíveis achados dos exames de imagem.

A dor torácica é habitualmente o sintoma mais frequente na dissecção aórtica aguda, correspondendo a 90% dos casos. Há correlação de intensidade e localização da dor com o ponto de injúria parietal. A característica mais específica é o início abrupto, ou seja, a dor atinge sua máxima intensidade logo na instalação do quadro (Tabela 4.4).

Embora sejam descritos processos dissecantes silenciosos em até 10% dos casos, a ausência de dor de início súbito diminui substancialmente a probabilidade de dissecção (LR negativo, 0,3; 95% CI, 0,2 a 0,5); neste contexto, é importante reconhecer as principais formas de apresentação clínica.

Tabela 4.4 Correlação entre intensidade e exame físico nas SAA.

Dor de alto risco para SAA	Dados do exame clínico de alto risco para SAA
Localização no tórax, dorso ou abdome descrita como quaisquer das seguintes características:	Evidência de déficit de perfusão
a) Início abrupto – atinge máxima intensidade na instalação do quadro (85% dos casos tipo A e B)	Déficit de pulso arterial carotídeo, radial ou femoral
b) Grande intensidade	Diferença da pressão sistólica entre membros
c) Qualidade excruciante, dilacerante ou cortante	Déficit neurológico focal associado à dor

SAA: Síndromes aórticas agudas.

Vale destacar que as SAA podem ter apresentação clínica de tamponamento cardíaco, acidente vascular encefálico e infarto do miocárdio.

Os achados do exame físico estão presentes em até 1/3 dos casos; entretanto, o achado de assimetria de pulsos (LR positivo, 5,7; 95% CI, 1,4 a 23,0) ou alteração neurológica focal (LR positivo, 6,6 a 33,0) incrementam muito a probabilidade de dissecção aórtica aguda diante de um contexto clínico pertinente.

EXAMES COMPLEMENTARES

Testes laboratoriais

Em pacientes dentro das primeiras 24 h do início dos sintomas, o nível de D-dímero abaixo de 500 ng/dL tem valor preditivo negativo de 95% (LR negativo: 0,07). Porém, é importante considerar que o teste pode não ser útil nos quadros de dissecções aórticas após 24 horas, bem como nas demais modalidades das SAA (hematoma intramural e úlcera penetrante).

A troponina T é frequentemente elevada em pacientes com dissecção aórtica aguda com apresentação mais tardia.

Podem ser realizadas dosagens de fragmentos solúveis da elastina, matriz metaloproteinase 8 e 9, produtos de degradação da elastina, cadeia pesada da miosina do músculo liso, dentre outros. No entanto, foram parcialmente testados e ainda não são empregados na prática clínica diária.

Eletrocardiograma

As características e localização da dor torácica, associadas a um eletrocardiograma sem alterações, auxiliam na diferenciação entre a dissecção aórtica e as síndromes coronarianas agudas; entretanto, são pouco benéficas nas situações em que a dissecção provoca isquemia coronariana.

Métodos de imagem (Tabela 4.5)

Tabela 4.5 Detalhes requeridos de imagem na dissecão aórtica aguda.

Dissecção aórtica

Visualização da lesão intimal
Extensão da doença de acordo com a segmentação anatômica aórtica
Identificação da luz verdadeira e falsa (se houver)
Localização dos orifícios de entrada e de reentrada (se presente)
Identificação de dissecção aórtica anterógrada e/ou retrógrada
Identificação e classificação e mecanismo de regurgitação aórtica
Envolvimento dos ramos laterais
Detecção de malperfusão (baixo fluxo ou nenhum fluxo)
Detecção de isquemia do órgão (cérebro, miocárdio, intestinos, rins etc.)
Detecção de derrame pericárdio e sua gravidade
Detecção e extensão do derrame pleural
Detecção de sangramento peri-aórtico
Sinais de hemorragia mediastinal

Hematoma intramural

Localização e extensão do espessamento da parede da aorta
Co-existência de ateromatose (*calcium shift*)
Presença de lesões intimais menores

Úlcera penetrante de aorta

Localização da lesão (extensão e profundidade)
Co-existência de hematoma intramural
Envolvimento do tecido peri-aórtico e sangramento
A espessura da parede residual

Em todos os casos

Co-existência de outras lesões da aorta: aneurismas, placas, sinais de doença
Inflamatória etc.

Radiografia de tórax

A radiografia convencional de tórax geralmente demonstra alargamento de mediastino nas dissecções aórticas, sendo cerca de 12% não característico e uma radiografia de tórax normal não exclui o diagnóstico (Figura 4.4).

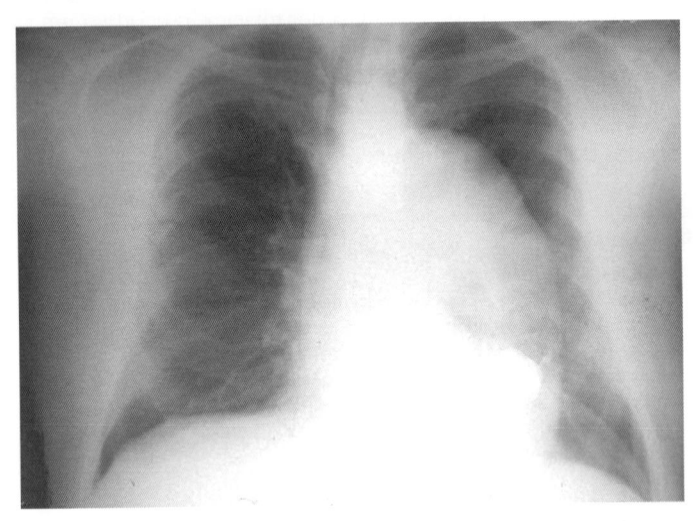

Figura 4.4 Radiografia de tórax demonstrando alargamento mediastinal em paciente com dissecção tipo A de Stanford.

Arteriografia

Esse método envolve a injeção de contraste no interior da aorta, permitindo identificar o local da dissecção, sua relação com os ramos aórticos e a comunicação entre o falso e o verdadeiro lúmen. A coronariografia associada à avaliação de disfunção da válvula aórtica também pode ser realizada no mesmo procedimento.

Entretanto, podemos lançar mão de exames menos invasivos, sobretudo na urgência, sendo o tempo limitante e muitas vezes crítico na instituição do tratamento precoce e correto (Figura 4.5).

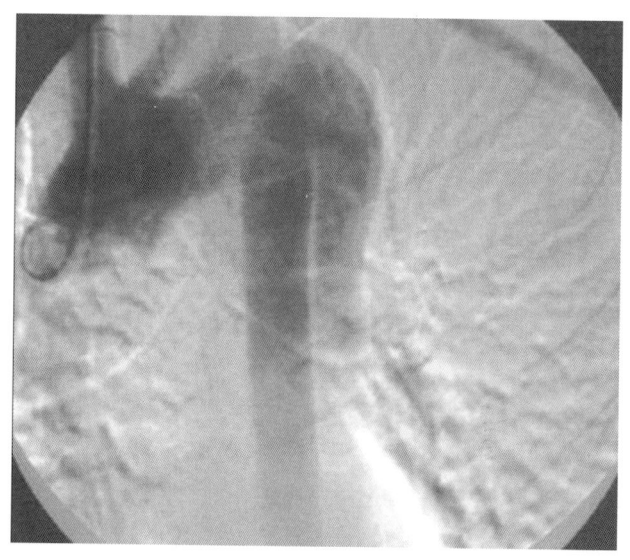

Figura 4.5 Aortografia mostrando imagem de dupla luz em aorta torácica.

Tomografia computadorizada (TC)

Tem sido amplamente utilizada no contexto da sala de emergência. Porém, para avaliação de dissecção aórtica, o tomógrafo precisa dispor idealmente de ao menos 64 canais. A aquisição de imagens iniciais não contrastadas avaliam a presença de hemorragia aguda e ruptura aórtica. Em seguida, a TC helicoidal é realizada de 25 a 30 segundos após a injeção de contraste em acesso venoso periférico calibroso localizado na fossa cubital ou em sítio mais proximal. Atenção para o potencial nefrotóxico do contraste iodado.

As imagens iniciais são adquiridas desde o início do tórax até as artérias femorais. Quando a dissecção é identificada, novas imagens são adquiridas para visualizar o falso lúmen e dos ramos aórticos. Com uma *workstation* independente, é feita a reconstrução multiplanar a partir de imagens em diferentes projeções.

O achado típico da dissecção aórtica aguda é o *"flap* intimal", separando na aorta o lúmen verdadeiro do falso. O orifício de entrada da dissecção raramente é identificado. Outros achados possíveis são hemorragia mediastinal, pleural e derrame pericárdico (Figura 4.6).

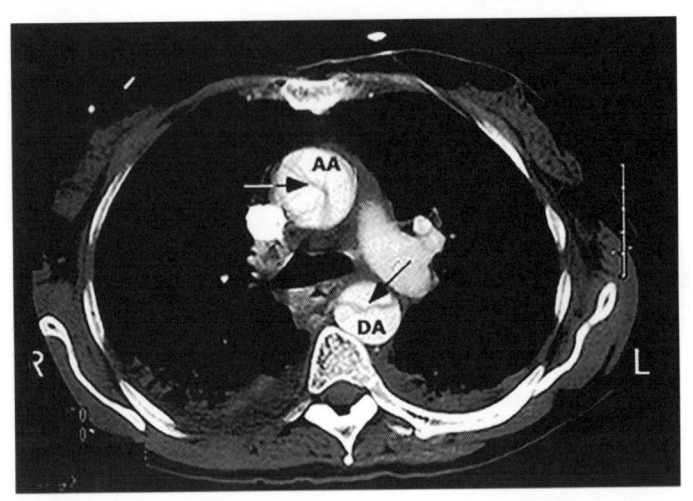

Figura 4.6 Tomografia de tórax mostrando dissecção em toda a extensão da aorta (setas).

O achado típico do hematoma intramural é uma imagem em forma de crescente no interior da camada média altamente atenuante com deslocamento da calcificação.

No pós-operatório, a TC pode ser útil na investigação de trombose, hemorragia, infecção, pseudoaneurisma, fístulas, aortas entéricas e obstrução ureteral.

A opacificação inadequada pelo contraste pode resultar em falso-negativo para dissecção aórtica, enquanto o hematoma intramural pode ser confundido com aneurisma com trombo ou arterite.

Nas dissecções tipo B, a TC pode ser útil ao detectar tanto a lesão intimal quanto a avaliação morfológica evolutiva. Isso fornece dados preditivos que permitem acessar um melhor prognóstico e tratamento endovascular.

Ressonância nuclear magnética (RNM)

A presença de duplo lúmen e a visualização do *flap* intimal são os critérios diagnósticos para confirmação de dissecção. Entre os achados adicionais estão o alargamento da aorta, a parede do vaso fina e a trombose do falso lúmen.

A RNM é segura no seguimento de pacientes com dissecções de aorta, já que seus agentes contrastantes são mais seguros do que os iodados. Outra vantagem é a facilidade de avaliar os ramos da aorta e a disfunção aórtica.

As desvantagens atribuídas ao método estão relacionadas com o tempo para adquirir as imagens, em torno de 30 minutos, pouco plausível em situações de emergência e instabilidade clínica.

Esse método é contraindicado naqueles pacientes com claustrofobia, portadores de dispositivos de marca-passo e cardiodesfibrilador implantável, clipes metálicos cerebrais, implantes oculares ou auriculares.

A administração de contraste gadolíneo em pacientes com insuficiência renal moderada a grave (sobretudo nos dialíticos) está associada a uma síndrome sistêmica de fibrose nefrogênica.

Ecocardiografia transtorácica (ETT)

A ETT é uma boa opção para avaliação inicial de dissecção aórtica aguda proximal (sobretudo da raiz aórtica), porém um exame normal não exclui o diagnóstico.

Tem acurácia superior à TC e RMN na avaliação de regurgitação aórtica, avaliação da repercussão hemodinâmica do derrame pericárdico (suspeita de tamponamento cardíaco), bem como da avaliação sistólica e da contratilidade segmentar do ventrículo esquerdo.

Entre as desvantagens incluem-se pacientes com janelas acústicas com difícil visualização, segmentos aórticos pouco acessíveis ao método, bem como limitação técnica para avaliar hematoma intramural e úlcera aórtica penetrante.

Ecocardiografia transesofágica (ETE)

As vantagens do ETE estão relacionadas com a proximidade do esôfago com a aorta torácica, e a ausência do obstáculo relacionado com a interposição do pulmão e da parede torácica.

É um método portátil, de fácil utilização em situações de emergência, com diagnóstico realizado em poucos minutos. É particularmente útil em pacientes instáveis, apesar da necessidade de certo grau de sedação.

É importante destacar o "ponto cego" do método em um curto segmento distal da aorta ascendente, sobretudo devido à interposição da traqueia e brônquio fonte direito (Tabela 4.6).

O *flap* intimal apresenta movimento errático, porém em dissecções crônicas ou trombose da falsa luz sua mobilidade pode estar reduzida. Derrame pericárdico, regurgitação aórtica e ramos proximais das artérias coronarianas podem também ser visualizados.

O Doppler colorido evidencia o fluxo sanguíneo no lúmen falso e verdadeiro. A exploração cuidadosa por meio do Doppler e o reconhecimento dos padrões a seguir podem ser de grande valia na obtenção de dados no contexto da dissecção aórtica aguda.

A diferenciação entre lúmen falso e verdadeiro tem implicações cirúrgicas importantes, sobretudo quando a dissecção se estende para ramos, como coronárias e carótidas.

As recomendações para tratamento das SAA segundo as diversas associações são evidenciadas na Tabela 4.7.

TRATAMENTO

Tratamento inicial

O paciente deve ser monitorizado na sala de emergência e instituído o tratamento inicial baseado na redução do estresse parietal aórtico (*wall stress*): controle da dor, da frequência cardíaca e da pressão arterial.

Em pacientes que se apresentam com hipotensão arterial, considerar a hipótese diagnóstica de tamponamento cardíaco secundário à dissecção aórtica, bem como ruptura aórtica e insuficiência cardíaca aguda causada pela regurgitação aórtica aguda. O pericárdio deve ser drenado somente na sala de cirurgia após o *by-pass* cardiopulmonar instituído (Tabela 4.8).

Recomendações para tratamento invasivo

Nas dissecções Stanford A, a correção cirúrgica é tratamento indiscutível e deve ser empregada com brevidade. A principal cirurgia aplicada é a ressecção da camada íntima da aorta ascendente e/ou do arco quando afetado, seguida pela inserção de um tubo protético.

Tabela 4.6 Relação entre modalidades de síndromes aórticas agudas, imagens e achados ecocardiográficos.

Modalidade de SAA	Imagem ETE	Achados ecocardiográficos
Dissecção aórtica	Figura 4.7A	▪ *Flap* intimal (estrutura ecogênica linear no lúmen aórtico com movimentação errática em relação à pulsação sistólica normal) ▪ Lúmen aórtico verdadeiro e falso ▪ Orifício entrada/reentrada ▪ Comunicações secundárias
Hematoma intramural	Figura 4.7B	▪ Espessamento parietal ≥ 5 mm ▪ Excêntrico com padrão em crescente ou concêntrico ▪ Deslocamento central do cálcio da íntima
Úlcera penetrante	Figura 4.7C	▪ Lesão focal da parede aórtica com aparência sacular e contorno irregular. ▪ Em caso que evolua para dissecção, esta apresenta-se menos extensa, com fibrose e calcificação adjacente; nota-se um *flap* intimal caracteristicamente calcificado e com mobilidade reduzida

SAA: Síndromes aórticas agudas; ETE: Ecocardiograma transesofágico.

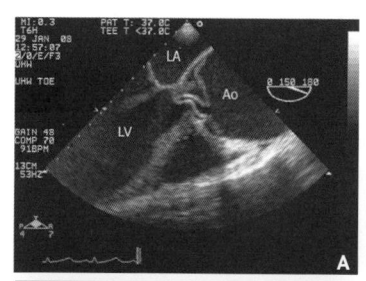

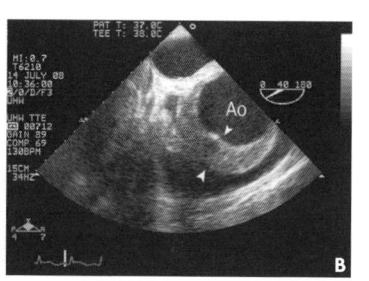

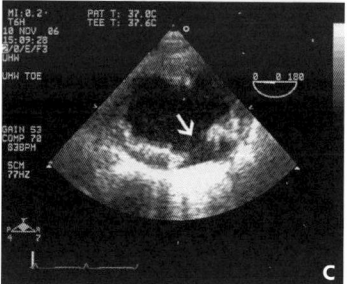

Figura 4.7 (A) Imagem de dissecção aórtica. **(B)** Imagem de hematoma intramural. **(C)** Imagem de úlcera penetrante.

Tabela 4.7 Recomendações e níveis de evidência para tratamento das SAA.

Recomendações	Classe de recomendação	Nível de evidência
Ecocardiografia transtorácica recomendada como um exame inicial de imagem para investigação	I	C
Em pacientes instáveis com suspeita de SAA, as seguintes modalidades de imagem são recomendadas de acordo com a disponibilidade e grau de *expertise*		
ETE	I	C
TC	I	C
Em pacientes estáveis com suspeita de SAA, as seguintes modalidades de imagem são recomendadas (ou deveriam ser consideradas) de acordo com a disponibilidade e grau de *expertise* local		
TC	I	C
RMN	I	C
ETE	IIa	C

ETE: Ecocardiograma transesofágico; RMN: Ressonância nuclear magnética; SAA: Síndromes aórticas agudas; TC: Tomografia computadorizada.

Nas dissecções Stanford B não complicadas, são aqueles que mais se beneficiam da terapia medicamentosa, reservando-se a terapêutica invasiva aos casos com complicações.

São dois os fatores de pior prognóstico cirúrgico: idade superior a 70 anos, hipotensão ou choque ou tamponamento cardíaco no momento da admissão.

O tratamento para úlcera penetrante é similar ao da dissecção aórtica aguda. A tabela a seguir sintetiza as recomendações para o tratamento da dissecção aórtica aguda e hematoma intramural (Tabela 4.9).

Tabela 4.8 Tratamento a ser instituído na sala de emergência.

Objetivo do tratamento	Medicação utilizada	Meta terapêutica	Observações
Controle da dor	Sulfato de morfina Dose: 2-4 mg/dose EV	Estabilização da dor reflete estabilidade momentânea do quadro.	Cuidado com efeitos colaterais: náuseas, vômitos e hipotensão arterial.
Controle da frequência cardíaca	1. Cloridrato de esmolol Dose de ataque: 0,5 mg/kg EV administrados em 1-2 min (paciente 70 kg = 3,5 mL). Dose de manutenção: 50-200 microgramas/ kg/min EV ou 2. Tartarato de Metoprolol Dose: 5 mg EV em 2 min, a cada 5 min (dose máx.: 15 mg)	Redução do estresse parietal aórtico almejando: FC: 60-65 bpm	Em casos de contraindicação ao betabloqueador, utilizar bloqueadores dos canais de cálcio. Ex.: Diltiazen 0,25 mg/kg EV em 2 min. Repetir dose de 0,35 mg/kg EV em 2 min após 10 min se não houver boa resposta com a 1ª dose.
Controle da pressão arterial	Nitroprussiato de sódio Dose: 0,25-10 microgramas/kg/ min EV BIC (aumentar lentamente)	Redução do estresse parietal aórtico almejando: PAS: 120-100 mmHg PAM < 80 mmHg	Iniciar após administrar betabloqueador para evitar taquicardia reflexa secundária Cuidados: medicação fotossensível e diluir em SG 5%.

Tabela 4.9 Recomendações de Tratamento para SAA*.						
Tipo Stanford	ACCF/AHA/ AATS/ACR/ ASA/SCA/ SCAI/SIR/ STS/SVM 201068[a]	Nível (Grau)[b]	ESC 2014[c]	Nível (Grau)[b]	Revisão sistemática 2016	Nível (Grau)[b]
Dissecção aórtica						
A	Procedimento cirúrgico aberto	I (B)	Procedimento cirúrgico aberto	I (B)	Procedimento cirúrgico aberto	I (B)
B						
Complicado[d]	Procedimento cirúrgico[e]	I (B)	REAAT	I (C)	REAAT	I (C)
Não complicada[d]	Tratamento conservador	I (B)	Tratamento conservador ou REAAT	I (C) ou IIA (B)	Tratamento conservador ou REAAT	I (C) ou IIA (C)
Hematoma intramural						
A						
Complicado[d]	Procedimento cirúrgico aberto	IIA (C)	Procedimento cirúrgico aberto		Procedimento cirúrgico aberto	IIA (C)
Não complicado[d]	Não mencionado		Não mencionado	I (C)	Tratamento conservador	IIA (C)
B						
Complicado[d]	Procedimento cirúrgico aberto	IIA (C)	REAAT	IIA (C)	REAAT	IIA (C)

(continua)

Tipo Stanford	ACCF/AHA/ AATS/ACR/ ASA/SCA/ SCAI/SIR/ STS/SVM 201068[a]	Nível (Grau)[b]	ESC 2014[c]	Nível (Grau)[b]	Revisão sistemática 2016	Nível (Grau)[b]
Tabela 4.9 Recomendações de Tratamento para SAA*. *(continuação)*						
Dissecção aórtica						
Não complicado[d]	Tratamento conservador	I (B)	Tratamento conservador	I (C)	Tratamento conservador	IIA (C)

Abreviações: ESC, European Society of Cardiology; REAAT, reparo endovascular de aneurisma da aorta torácica.

[a] American College of Cardiology Foundation/American Heart Association Task Force on Practice Guidelines, American Association for Thoracic Surgery, American College of Radiology, American Stroke Association, Society ofCardiovascular Anesthesiologists, Society for Cardiovascular Angiography and Interventions, Society of Interventional Radiology, Society of ThoracicSurgeons, and Society for Vascular Medicine.

[b] Centro para Medicina Baseada em Evidências de Oxford — Níveis de evidência.

[c] Sociedade Europeia de Cardiologia.

[d] Síndrome de má perfusão, progressão da dissecção, expansão do aneurisma, Hipertensão/Dor/outros sintomas refratários ao tratamento conservador.e Sem especificação para aberto vs TEVAR.

*Adaptada de Mussa *et al.* Acute Aortic Dissection and Intramural Hematoma: A Systematic Review. Jama 2016

BIBLIOGRAFIA

1. Aortic dissection imaging. [Internet] [acesso em]. Disponível em: http://emedicine. medscape.com/article/416776-overview
2. Christoph A Nienaber, Rachel E Clough. Management of acute aortic dissection. Lancet 2015; 385: 800–11.
3. Clouse WD, Hallett JW Jr, Schaff HV, et al. Acute aortic dessection: population - based incidence comperared with degenerative aortic aneurysm rupture. Mayo Clin Proc. 2004; ;79(2):176-80.

4. Collins JS, Evangelista A, Nienaber CA, et al. Differences in clinical presentation, management, and outcomes of acute type a aortic dissection in patients with and without previous cardiac surgery. Circulation. 2004; 110(11 Suppl 1):II237-42.
5. De Bakey ME, McCollum CH, Crawford ES, et al. Dissection and dissecting aneurysm of the aorta: twenty-year follow up of five hundred twenty--seven patients tread surgically. Surgery. 1982; 92(6):1118-34.
6. Hagan PG, Nienaber CA, Issellbacher EM, et al. The International Registry of Acute Aortic Dissecation: new insights into an old disease. JAMA. 2000; 283(7):897-903.
7. Hist AE Jr, Kime SW Jr. Dissecting aneurysm of the aorta: a review of 505 cases. Medicine (Baltimore). 1958; 37(3):217-79.
8. Klompas M. Does This Patient Have an Acute Thoracic Aortic Dissection? JAMA. 2002; 287(17):2262-72.
9. Long-term survival in patients presenting with type A acute aortic dissection: Insights from the International Registry of Acute Aortic Dissection (IRAD). Circulation. 2006;114(1 Suppl):I350-6.
10. Mehta RH, Mnfredini R, Hassan F, et al. Chronobiological patterns of acute aortic dissection. Circulation. 2002; 106(9):1110-5.
11. Meredith EL, Masani ND. Echocardiography in the emergency assessment of acute aortic syndromes. Eur J Echocardiogr. 2009;10(1): i31-9.
12. Meszaros I, Morocz J, Szlavi J, et al. Epidemiology and clinicopathology of aortic dissection. Chest. 2000; 117(5):1271-8.
13. Millar-Craig MW, Bishop CN, Raftery EB. Circardian variation of blood--pressure. Lancet. 1978; 1(8068):795-7.
14. Nallamothu BK1, Mehta RH, Saint S, et al. Syncope in acute aortic dissection: diagnostic, prognostic, and clinical implications. Am J Med. 2002;113(6):468-71.
15. Om A, Porter T, Mohanty PK. Transesophageal echocardiographic diagnosis of acute aortic dissection complicating cocaine abuse. Am Heart J. 1992;12 123(2):532-4.
16. Spittell PC, Spittell JA Jr, Joyce JW, et al. Clinical features and differential diagnosis of aortic dissecation: Experience with 236 cases (1980 through 1990). Mayo Clin Proc. 1993; 68(7):642-51.
17. Suzuki T, et al. Diagnosis of acute aortic dissection by D-dimer: the International Registry of Acute Aortic Dissection Substudy on Biomarkers (IRAD-Bio) Experience. Circulation. 2009;119(20):2702-7.

capítulo 5

Alexandre Roginski Mendes dos Santos

Choque Cardiogênico

INTRODUÇÃO

Choque cardiogênico é uma síndrome caracterizada pela incapacidade do coração em ofertar fluxo sanguíneo adequado às necessidades metabólicas dos órgãos e tecidos, determinando hipoperfusão tecidual e disfunção celular.

Tem como principal causa o infarto agudo do miocárdio (IAM), numa incidência que varia de 5% a 8%, sendo que a grande maioria instala-se após a internação, e, outras causas como portadores de insuficiência cardíaca congestiva (ICC) provenientes de diversas etiologias.

Trata-se de uma das apresentações clínicas mais graves do infarto agudo de miocárdio, conforme observado na classificação de Killip-Kimball (Tabela 5.1), e segundo os parâmetros hemodinâmicos (Tabela 5.2).

Tabela 5.1 Classificação de Killip-Kimball.

Grupo	Aspectos clínicos	Frequência	Mortalidade
I	Sem sinais de congestão pulmonar	40%-50%	6%
II	B3, estertores pulmonares bibasais	30%-40%	17%
III	Edema agudo de pulmão	10%-15%	38%
IV	Choque cardiogênico	5%-10%	81%

Não obstante os avanços no atendimento dos pacientes com ICC e IAM, a mortalidade dos pacientes com choque cardiogênico persiste elevada, com taxas que variam de 30% a 90%, que estão diretamente relacionadas com o arsenal terapêutico à disposição do médico assistente, bem como drogas vasoativas, unidades de terapia intensiva e dispositivos de assistência circulatória, entre outros.

DEFINIÇÃO

Tabela 5.2 Parâmetros clínicos e hemodinâmicos do choque cardiogênico.

- Pressão arterial sistólica < 80 a 90 mmHg ou PAM < 30 mmHg em relação à pressão basal por 30-60 minutos quando:
  - Não responde à correção da pré-carga com hidratação endovenosa
  - Secundária à disfunção cardíaca ou associada a sinais de hipoperfusão
- IC < a 2,2 L/min./m^2 (ou 1,8 L/min./m^2 sem suporte com drogas vasoativas)
- POAP > 18 mgHg (ou PDFVE) ou PDFVD > 10-15 mmHg
- Ecocardiograma demonstrando aumento das pressões de enchimento

PAM: Pressão arterial média; IC: Índice cardíaco; POAP: Pressão de oclusão da artéria pulmonar; PDFVE: Pressão diastólica final do ventrículo esquerdo; PDFVD: Pressão diastólica final do ventrículo direito.

A principal causa de choque cardiogênico é o IAM, sendo, na maioria das vezes, secundário a um infarto com supradesnivelamento do segmento ST, podendo também ocorrer em pacientes com Síndrome Coronária Aguda sem supradesnivelamento do segmento ST(angina instável e IAM) (Tabela 5.3).

Nos pacientes com isquemia miocárdica aguda grave, em até 80% dos casos de choque cardiogênico há extensa lesão de tecido miocárdico (acometimento maior que 40% do ventrículo esquerdo). Os demais pacientes apresentam defeitos mecânicos, como ruptura do músculo papilar, septo interventricular ou da parede livre do ventrículo esquerdo (VE). Outras causas ocorrem devido à doença valvar prévia, ao excesso de betabloqueadores e a complicações secundárias a cateterismo cardíaco, que respondem por 7% dos casos.

O tempo médio de desenvolvimento do choque cardiogênico em uma síndrome coronária aguda gira em torno de 7 horas, mas 3/4 dos pacientes desenvolvem choque nas primeiras 24 horas de internação. O seu desenvolvimento mais tardio está relacionado com a isquemia recorrente, reinfarto ou surgimento de complicações mecânicas, sendo imprescindível a realização de um ecocardiograma para excluir estas causas.

Tabela 5.3 Causas de choque cardiogênico.

Infarto agudo do miocárdio

- Grande perda de miocárdio ventricular esquerdo (> 40%)
- Disfunção do ventrículo direito
- Aneurisma do ventrículo esquerdo
- Defeitos mecânicos:
  - Ruptura ou disfunção dos músculos papilares
  - Ruptura da parede livre do ventrículo esquerdo
  - Ruptura do septo interventricular
- Miocardite
- Síndrome de Takotsubo
- Tromboembolismo pulmonar
- Tamponamento cardíaco
- Estágio final de cardiomiopatias
- Insuficiência valvar aguda
- Cirurgia cardíaca
- Contusão miocárdica

Obstrução da via de saída do ventrículo esquerdo

- Cardiomiopatia hipertrófica obstrutiva
- Estenose aórtica

Obstrução da via de entrada do ventrículo esquerdo

- Mixoma atrial esquerdo
- Estenose mitral

DIAGNÓSTICO DIFERENCIAL

Algumas condições clínicas devem ser consideradas quanto ao diagnóstico diferencial de choque cardiogênico (Tabela 5.4).

Tabela 5.4 Condições que podem ocorrer durante um infarto agudo do miocárdio e que devem ser consideradas.

Choque hemorrágico secundário ao tratamento com agentes fibrinolíticos e anticoagulantes

Choque séptico em pacientes em uso de cateteres

IAM devido à dissecção aguda de aorta ascendente

Uso de agentes inotrópicos negativos

Bradicardia grave levando à redução no débito cardíaco e à hipotensão durante a fase aguda de IAM

Taquiarritmias com comprometimento hemodinâmico ou com piora do grau de isquemia

QUADRO CLÍNICO

Na maioria das vezes, o quadro clínico consiste em sinais e sintomas decorrentes de hipoperfusão tecidual e congestão pulmonar sistêmica (Tabelas 5.5 e 5.6).

Tabela 5.5 Sinais clínicos e laboratoriais de má perfusão tecidual.
Perfusão periférica lentificada
Oligúria
Extremidades frias
Rebaixamento do nível de consciência
Hiperlactatemia
Baixa saturação venosa mista de oxigênio

Tabela 5.6 Sinais e sintomas de choque cardiogênico.
Congestão pulmonar
Dispneia aos mínimos esforços ou em repouso
Ortopneia
Estertores finos em campos pulmonares
Derrame pleural
Congestão sistêmica
Edema de membros inferiores
Hepatomegalia
Refluxo hepatojugular
Ascite

DIAGNÓSTICO

O diagnóstico de choque cardiogênico é essencialmente clínico. Exames complementares podem oferecer indícios de existência da cardiopatia de base, disfunção ventricular e de presença de isquemia miocárdica.

Ecocardiograma

A realização de ecocardiograma transtorácico é imprescindível na suspeita de complicações do infarto agudo do miocárdio como regurgitação mitral grave, ruptura de septo interventricular ou de parede livre do VE. Deve também ser considerada na suspeita de tamponamento cardíaco, ainda que sua realização não retarde o tratamento adequado, e de dissecção de aorta proximal. Além disso, tem grande valia ao fornecer dados sobre a função ventricular direita e esquerda e da existência de cardiopatia de base.

Monitorização hemodinâmica

A inserção de cateter de Swan-Ganz e cateter de monitorização invasiva de pressão arterial são procedimentos que podem ajudar no manejo dos pacientes com choque cardiogênico.

As diretrizes de 2007 do *American College of Cardiology/American Heart Association* (ACC/AHA) recomendam a utilização de cateter de Swan-Ganz como Classe I nas seguintes situações:

1. Pacientes com hipotensão arterial sistêmica progressiva irresponsiva à administração de fluidos ou quando a administração de fluidos é contraindicada;
2. Pacientes com suspeita de complicações mecânicas relacionadas com IAM, caso não seja possível a realização de ecocardiograma.

As diretrizes do ACC/AHA ainda consideram indicação Classe IIa:

1. Hipotensão arterial sistêmica em paciente com congestão pulmonar inicialmente não responsiva à administração de volume;
2. Choque cardiogênico;
3. Insuficiência cardíaca grave ou progressiva e edema agudo de pulmão que não responde favoravelmente à terapia inicial adotada;
4. Sinais persistentes de hipoperfusão sem hipotensão ou congestão pulmonar;
5. Administração de vasopressores ou agentes inotrópicos.

Os parâmetros hemodinâmicos encontrados nos pacientes com choque cardiogênico podem ser divididos em duas categorias:

- **Categoria 1:** pacientes com pressão capilar pulmonar (PCP) acima de 15 mmHg, pressão arterial sistólica acima de 100 mmHg e índice cardíaco abaixo de 2,5 L/min/m². Esses pacientes evidenciam falência de VE sem choque clássico.
- **Categoria 2:** definida como PCP acima de 15 mmHg, pressão arterial sistólica abaixo de 90 mmHg e índice cardíaco abaixo de 2,5 L/min/m². Esses pacientes apresentam-se com choque cardiogênico clássico. O índice cardíaco é geralmente baixo (abaixo de 2,0 L/min/m²), acompanhado de PCP elevada (maior do que 20 mmHg) na ausência de hipovolemia.

Ademais, monitorização invasiva pode ser útil na identificação do grau de vasoconstrição e vasodilatação periférica, auxiliando no manejo terapêutico adequado.

Angiografia coronária

Quando houver suspeita de doença arterial coronária passível de intervenção percutânea ou revascularização cirúrgica, a angiografia coronária deve ser realizada em todos os pacientes em choque cardiogênico.

O estudo SHOCK mostrou que o emprego de terapia de reperfusão em pacientes que desenvolvem choque nas primeiras 36 horas do início do quadro de IAM é benéfico se realizado até 18 horas do início do quadro de choque. Sabe-se que, nessa situação, o emprego de fibrinólise não é o método preferível pelos baixos índices de sucesso, devendo-se optar por procedimentos de revascularização mecânica ou cirúrgica. Para tanto, a realização de angiografia coronária diagnóstica é muito importante, à medida que permite o conhecimento da árvore coronária e possibilita um planejamento mais adequado da terapia de reperfusão a ser adotada.

Desse modo, a realização de angiografia coronária em hospitais com disponibilidade de tal procedimento é a abordagem inicial preferível, desde que dentro da janela de 18 horas do início do choque cardiogênico de etiologia isquêmica.

ABORDAGEM TERAPÊUTICA NO CHOQUE CARDIOGÊNICO

O choque cardiogênico é uma emergência médica, necessitando de tratamento imediato e intensivo. Simultaneamente, deve-se tentar identificar a causa do choque para que se possa instituir uma terapia adequada, tal como a reperfusão coronariana precoce, nos casos de infarto agudo do miocárdio, associada ao seu tratamento adjuvante (descrito em outros capítulos).

Inicialmente, deve-se avaliar se o paciente é candidato à infusão de fluidos para a melhora do débito. Em princípio, pacientes sem congestão pulmonar importante podem receber cristaloides intravenosos com o objetivo de se obter melhor perfusão tecidual, que pode ser avaliada por meio dos indicadores apresentados na Tabela 5.7.

Tabela 5.7 Indicadores de restauração adequada da volemia.

- Diminuição da frequência cardíaca, aumento da PAM e diurese
- Aumento da PVC e da POAP
- Aumento concomitante da POAP e do débito cardíaco. Quando o aumento da POAP não proporciona aumento adicional do débito cardíaco, deve-se interromper a infusão de líquidos.
- Aumento do VO_2. Quando este não aumenta mais, se reconhece como parâmetro para interromper a infusão de fluidos
- Diminuição dos níveis séricos do lactato

PAM: Pressão arterial média; POAP: Pressão de oclusão da artéria pulmonar; PVC: Pressão venosa central; VO_2: Consumo de oxigênio.

As alterações metabólicas e eletrolíticas devem ser corrigidas, assim como as arritmias, que devem ser revertidas tão logo quanto possível com a finalidade de evitar maior prejuízo ao débito cardíaco.

Além disso, deve-se observar a correção da hipoxemia e o adequado manejo das vias aéreas, uma vez que a maior parte dos pacientes com choque cardiogênico e instabilidade hemodinâmica vão necessitar de suporte ventilatório para otimizar as trocas gasosas.

Suporte hemodinâmico é essencial, a fim de se evitar hipoperfusão de órgãos nobres e evolução para disfunção de múltiplos órgãos. Agentes vasopressores e inotrópicos permanecem como a primeira opção na manutenção do *status* hemodinâmico de pacientes em choque cardiogênico.

Estão indicados o uso de substâncias vasoativas para manter a pressão arterial média (PAM) acima de 65 mmHg e um débito cardíaco adequado, ou seja, aquele que mantenha uma saturação venosa central (SvO_2) entre 65% e 75%, considerando valor da hemoglobina acima de 10 g/dL.

A utilização de vasopressores leva à necessidade de um acesso arterial para a mensuração da PAM e de um acesso venoso central, evitando-se, assim, necrose tecidual decorrente de acesso periférico.

Casos mais graves ou refratários podem necessitar dispositivos de assistência circulatória, como balão intra-aórtico, ou de assistência ventricular.

SUPORTE HEMODINÂMICO

Vasopressores

Dopamina

Dependendo da dose, pode levar ao incremento do débito cardíaco (5 a 10 μg/kg/min). Em doses progressivamente maiores (maior que 10 μg/kg/min), proporciona vasoconstrição arterial e venosa, aumentando a resistência arterial periférica, com consequente aumento da pressão arterial sistêmica, da pressão venosa central e da pressão de oclusão da artéria pulmonar.

Noradrenalina

É um potente vasopressor, aumentando a resistência vascular periférica e a pressão de perfusão coronária. Sua dose varia de 0,2 a 1,0 μg/kg/min.

Adrenalina

Em baixas doses (0,005 a 0,02 μg/kg/min), provoca aumento do débito cardíaco e vasodilatação periférica. Em doses maiores (0,05 a 0,5 μg/kg/min), predomina sobre receptores alfa-adrenérgicos, aumentando a resistência vascular sistêmica (RVS) e a pressão arterial.

Infelizmente, a utilização desses medicamentos leva à elevação na RVS em pacientes que já apresentam RVS aumentada, limitando a melhora do débito cardíaco, ampliando o trabalho cardíaco e elevando a PCP. Nesse caso, o suporte hemodinâmico mecânico pode ter maior benefício.

Inotrópicos
Dopamina

Conforme descrito anteriormente, a dose 5 a 10 μg/kg/min leva predominantemente ao aumento do débito cardíaco. No Instituto Dante Pazzanese, utiliza-se uma fórmula que concentra a medicação, evitando a administração de volume em excesso, e que possibilita saber rapidamente a dose (em mcg/kg/min) que está sendo empregada. Essa fórmula consiste na multiplicação do peso por 1,2. Exemplo em um paciente de 60 kg: 60 × 1,2 cujo resultado é 72. Prescreve-se, assim, dopamina 72 mL diluído em soro até completar 100 mL de solução; neste caso, será diluído em 28 mL. A administração dessa solução em mL/h corresponde exatamente à dose em mcg/kg/min; ou seja, se a velocidade de infusão for de 5 mL/h, significa que a infusão dada é de 5 mcg/kg/min.

Dobutamina

No miocárdio, promove inotropismo e cronotropismo positivos, enquanto na parede vascular causa vasodilatação. Dessa forma, sua infusão determina o aumento da frequência cardíaca e do índice cardíaco, com diminuição da RVS.

Portanto, deve-se dar especial atenção ao risco de piora da hipotensão arterial em pacientes hipovolêmicos. A dose recomendada é de 5 a 20 μg/kg/min. Em pacientes previamente em uso de β-bloqueadores, doses mais elevadas devem ser fornecidas para reverter os seus efeitos (maior que 15 μg/kg/min).

A infusão prolongada de dobutamina, por mais de 24 a 48 horas, está associada à tolerância e perda dos efeitos hemodinâmicos.

Assim como exemplificado anteriormente com a dopamina, no Instituto Dante Pazzanese emprega-se uma fórmula matemática para calcular a dose a ser administrada de dobutamina, fornecendo reduzido volume e permitindo saber rapidamente a dose em mcg/kg/min. A fórmula consiste na multiplicação do peso por 0,48. Exemplo em um paciente de 60 kg: 60 × 0,48, cujo resultado é 29. Prescreve-se, assim, dobutamina 29 mL diluída em soro até completar 100 mL de solução; nesse caso, será diluída em 71 mL. A administração dessa solução em mL/h corresponde exatamente à dose em mcg/kg/min; ou seja, se a velocidade de infusão for de 5 mL/h, significa que a infusão fornecida será de 5 mcg/kg/min.

Balão intra-aórtico

O balão intra-aórtico (BIA) é um dispositivo inserido quase sempre por meio da artéria femoral e posicionado na aorta descendente torácica até cerca de 2 a 3 cm antes de sua saída da artéria aorta.

O BIA pode determinar aumento do fluxo sanguíneo coronário durante a diástole e do fluxo sistêmico durante a sístole por meio da redução na pós-carga e impedância aórtica. Esses mecanismos tendem a aumentar o índice cardíaco e a pressão diastólica.

As diretrizes de 2013, do ACC/AHA, e de 2009, da Sociedade Brasileira de Cardiologia (SBC), recomendam a utilização de BIA para estabilização do paciente em choque cardiogênico que não foi rapidamente revertido com terapia farmacológica enquanto aguarda procedimento de revascularização. A não resposta ao tratamento farmacológico inicial é definida quando a pressão arterial sistólica é persistentemente baixa (< 90 mmHg), ocorre queda do débito urinário, rebaixamento do nível de consciência, hipoxemia ou arritmias cardíacas refratárias.

As complicações mais frequentes com o uso desse dispositivo são eventos tromboembólicos, sangramento e infecção. No entanto, hemólise, plaquetopenia e mau funcionamento do dispositivo também podem ocorrer com menos frequência.

Dispositivos de assistência ventricular

Nos casos em que não há melhora da disfunção hemodinâmica, a despeito do tratamento farmacológico e da terapia de reperfusão, dispositivos de assistência ventricular podem ser considerados. Estão indicados como ponte para transplante cardíaco ou em caso de suporte hemodinâmico no qual se espera a recuperação cardíaca e a reversão do quadro.

Dispositivos mais novos demonstram perfis maiores de segurança, podendo ser utilizados por períodos de tempo cada vez mais prolongados. Em alguns casos, servem como terapia paliativa visando a alta hospitalar e o prolongamento da sobrevida. Como exemplos, podemos citar os implantáveis de fluxo contínuo e pulsáteis, percutâneos e os extracorpóreos (Heartmate II e III, TandemHeart, Impella, entre outros).

Estratégias de reperfusão

Os resultados são melhores quando a reperfusão é realizada o mais precoce possível na instalação do choque cardiogênico. Desse modo, o emprego de terapia de reperfusão em pacientes que desenvolvem choque está indicado nas primeiras 36 horas do início do quadro de

IAM, e se esta for realizada até 18 horas do início do quadro de choque, conforme previamente relatado.

Há poucos dados que avaliaram a eficácia da fibrinólise nos pacientes com choque cardiogênico. Estes dados apontam para um benefício da fibrinólise quando comparada ao placebo. Porém, é observada superioridade com o uso de reperfusão por meio de procedimento percutâneo ou cirúrgico. A aparente limitação da fibrinólise consiste na reduzida pressão de perfusão coronária durante a administração da terapia fibrinolítica. Em casos de impossibilidade ou atraso na terapia de reperfusão mecânica, o uso da fibrinólise pode ser recomendado.

A maioria dos pacientes com choque cardiogênico pós-IAM apresenta lesão importante de tronco de coronária esquerda ou doença multiarterial. Nesses pacientes, a viabilidade em se atingir uma revascularização completa pode ser alcançada por meio da realização de cirurgia de revascularização miocárdica; apesar desse grande benefício, é pouco utilizada.

Além disso, uma combinação de estratégias pode ser realizada em alguns casos, nos quais a angioplastia da artéria culpada é realizada imediatamente, e o paciente, em seguida, é encaminhado para a revascularização cirúrgica completa.

BIBLIOGRAFIA

1. Alexander JH, Reynolds HR, Stebbins AL, et al. Effect of Tilarginine acetate in patients with acute myocardial infarction and cardiogenic shock: the TRIUMPH randomized controlled trial. JAMA. 2007; 297(15):1657-66.
2. Antman EM, Anbe DT, Armstrong PW, et al. ACC/AHA guidelines for the management of patients with ST-elevation myocardial infarction. J Am Coll Cardiol. 2004 Aug 4;44(3):E1-E211.
3. Babaev A, Frederick PD, Pasta DJ, et al. Trends in management and outcomes of patients with acute myocardial infarction complicated by cardiogenic shock. JAMA. 2005;294(4):448-54.
4. Barron HV, Every NR, Parsons LS, et al. The use of intra-aortic balloon counterpulsation in patients with cardiogenic shock complicating acute

myocardial infarction: data from the National Registry of Myocardial Infarction 2. Am Heart J 2001; 141(6):933-9.

5. Bengtson JR, Kaplan AJ, Pieper KS, et al. Prognosis of cardiogenic shock after acute myocardial infarction in the interventional era. J Am Coll Cardiol 1992; 20(7):1482-9.

6. Diepen Sv, Katz JN, Albert NM, et al. Contemporary Management of Cardiogenic Shock: A Scientific Statement From the American Heart Association. Circulation. 2017;136:e232–e268.

7. Forrester J, Diamond G, Chatterjie K, et al. Medical therapy of acute myocardial infarction by application of hemodynamic subsets (first of two parts). N Engl J Med 1976; 295(24):1356-62.

8. Fox KA, Steg PG, Eagle KA, et al. Decline in rates of death and heart failure in acute coronary syndromes, 1999-2006. JAMA. 2007; 297(17):1892-900.

9. French JK, Feldman HA, Assmann SF, et al. Influence of thrombolytic therapy, with or without intra-aortic balloon counterpulsation, on 12-month survival in the SHOCK trial. Am Heart J. 2003; 146(5):804-10.

10. Goldberg RJ, Gore JM, Alpert JS, et al. Cardiogenic shock after acute myocardial infarction: incidence and mortality from a community-wide perpective, 1975 to 1988. N Engl J Med. 1991;325(16):1117-22.

11. Goldberg RJ, Gore JM, Thompson CA, et al. Recent magnitude of and temporal trends (1994-1997) in the incidence and hospital death rates of cardiogenic shock complicating acute myocardial infarction: The second National Registry of Myocardial Infarction. Am Heart J. 2001; 141(1):65-72.

12. Hands ME, Rutherford JD, Muller JE, et al: The in-hospital development of cardiogenic shock after myocardial infarction: incidence, predictors of occurrence, outcome and prognostic factors. J Am Coll Cardiol 1989; 14(1):40-6.

13. Hasdai D, Califf RM, Thompson TD, et al. Predictors of cardiogenic shock after thrombolytic therapy for acute myocardial infarction. J Am Coll Cardiol. 2000; 35(1):136-43.

14. Hasdai D, Harrington RA, Hochman JS, et al. Platelet glycoprotein IIb/IIIa blockade and outcome of cardiogenic shock complicating acute coronary syndromes without persistent ST-segment elevation. J Am Coll Cardiol. 2000;36(3):685-92.

15. Hasdai D, Holmes DR Jr, Califf RM, et al. Cardiogenic shock complicating acute myocardial infarction: predictors of death. GUSTO Investigators. Global Utilization of Streptokinase and Tissue-Plasminogen

Activator for Occluded Coronary Arteries. Am Heart J. 1999; 138(1 Pt 1):21-31.

16. Hochman JS, Sleeper LA, Webb JG, et al. Early revascularization in acute myocardial infarction complicated by cardiogenic shock. N Engl J Med. 1999; 341(9):625-34.

17. Holmes DR, Berger PB, Hochman JS, et al. Cardiogenic shock in patients with acute ischemic syndromes with and without ST-segment elevation. Circulation. 1999; 100(20):2067-73.

18. Holmes Jr DR, Bates ER, Kleiman NS, et al. Contemporary reperfusion therapy for cardiogenic shock: the GUSTO-I trial experience. The GUSTO-I Investigators. Global Utilization of Streptokinase and Tissue Plasminogen Activator for Occluded Coronary Arteries. J Am Coll Cardiol. 1995; 26(3):668-74.

19. Holmes Jr DR, Califf RM, Van de Werf F, et al. Difference in countries' use of resources and clinical outcome for patients with cardiogenic shock after myocardial infarction: Results from the GUSTO trial. Lancet. 1997; 349(9045):75-8.

20. Jeger RV, Radovanovic D, Hunziker PR, et al. Ten-year trends in the incidence and treatment of cardiogenic shock. Ann Intern Med. 2008; 149(9):618-26.

21. Killip T 3rd, Kimball JT. Treatment of myocardial infarction in a coronary care unit. A two year experience with 250 patients. Am J Cardiol. 1967;20(4):457-64.

22. King 3rd SB, Smith Jr SC, Hirshfeld Jr JW, et al. 2007 focused update of the ACC/AHA/SCAI 2005 guideline update for percutaneous coronary intervention: a report of the American College of Cardiology/American Heart Association task force on practice guidelines: 2007 writing group to review new evidence and update the ACC/AHA/SCAI 2005 guideline update for percutaneous coronary intervention, writing on behalf of the 2005 writing committee. Circulation. 2008; 117(2):261-95.

23. Leier CV, Binkley PF. Parenteral inotropic support for advanced congestive heart failure. Prog Cardiovasc Dis. 1998;41(3):207-24

24. Montalescot G, Barragan P, Wittenberg O, et al. Platelet glycoprotein IIb/IIIa inhibition with coronary stenting for acute myocardial infarction. N Engl J Med. 2001; 344(25):1895-903.

25. Montera MW, Almeida DR, Tinoco EM, et al. II Diretriz Brasileira de Insuficiência Cardíaca Aguda. Arq Bras Cardiol. 2009;93 (3 Suppl III):1-65.

26. O'Gara PT, Kushner FG, Ascheim DD, et al. 2013 ACCF/AHA Guideline for the Management of ST-Elevation Myocardial Infarction: A Report of the American College of Cardiology Foundation/American Heart Association Task Force on Practice Guidelines. J Am Coll Cardiol. 2013;61(4):e78-e140.

27. Prewitt RM, Gu S, Schick U, et al. Intraaortic balloon counterpulsation enhances coronary thrombolysis induced by intravenous administration of a thrombolytic agent. J Am Coll Cardiol. 1994; 23(3):794-8.

28. Rawles JM, Kenmure AC. Controlled trial of oxygen in uncomplicated myocardial infarction. Br Med J. 1976;1(6018):1121-3

29. Scheidt S, Wilner G, Mueller H, et al. Intra-aortic balloon counterpulsation in cardiogenic shock. Report of a co-operative clinical trial. N Engl J Med. 1973; 288(19):979-84.

30. Sean van Diepen, Jason N. Katz, M. Albert, et al. Contemporary Management of Cardiogenic Shock A Scientific Statement From the American Heart Association. Circulation. 2017;136:e232–e268.

31. Sjauw KD, Engström AE, Vis MM, et al. A systematic review and meta-analysis of intra-aortic balloon pump therapy in ST-elevation myocardial infarction: should we change the guidelines? Eur Heart J 2009; 30(4):459-68.

32. Tallman TA, Peacock WF, Emermal CL, et al. ADHERE registry. Non-invasive ventilation outcomes in 2.430 acute descompensated heart failure patient; an ADHERE Registry Analysis. Acad Emer Med. 2008;15(4):355-62

33. Thiele H, Zeymer U, Neumann FJ, et al. Intra-aortic balloon counterpulsation in acute myocardial infarction complicated by cardiogenic shock (IABP-SHOCK II): final 12 month results of a randomised, open-label trial. Lancet 2013; 382(9905):1638-45.

34. Thiele H, Zeymer U, Neumann FJ, et al. Intraaortic balloon support for myocardial infarction with cardiogenic shock. N Engl J Med 2012; 367(14):1287-96.

35. Webb JG, Sleeper LA, Buller CE, et al. Implications of the timing of onset of cardiogenic shock after acute myocardial infarction: a report from the SHOCK Trial Registry. SHould we emergently revascularize Occluded Coronaries for cardiogenic shocK? J Am Coll Cardiol. 2000; 36(3 Suppl A):1084-90.

36. Wong SC, Sanborn T, Sleeper LA, et al. Angiographic findings and clinical correlates in patients with cardiogenic shock complicating acute

myocardial infarction: a report from the SHOCK Trial Registry. SHould we emergently revascularize Occluded Coronaries for cardiogenic shocK?. J Am Coll Cardiol. 2000; 36(3 Suppl A):1077-83.

37. Zeymer U, Vogt A, Zahn R, et al. Predictors of in-hospital mortality in 1333 patients with acute myocardial infarction complicated by cardio-genic shock treated with primary percutaneous coronary intervention (PCI); Results of the primary PCI registry of the Arbeitsgemeinschaft Leitende Kardiologische Krankenhausarzte (ALKK). Eur Heart J 2004; 25(4):322-8.

capítulo 6

Alexandre Vianna Cedro

Tromboembolismo Pulmonar

INTRODUÇÃO

O tromboembolismo pulmonar (TEP) caracteriza-se pela impactação de um êmbolo, geralmente de caráter súbito em um ou mais ramos da artéria pulmonar – ou de seu tronco, usualmente proveniente de veias profundas de membros inferiores ou da região pélvica. Outras fontes emboligênicas estão representados por gás, gordura, fragmentos de próteses, líquido amniótico e partículas tumorais. A apresentação clínica muitas vezes é inespecífica e desafiadora, devendo sempre ser associada a fatores de risco que predispõem à hipercoagulabilidade e trombose venosa profunda (TVP). O TEP tem como manifestação típica a taquidispneia, dor torácica e tosse, podendo, em casos mais graves, desenvolver hipotensão arterial grave e choque cardiogênico. Dentre todos os exames que podem ser utilizados para confirmação diagnóstica, o mais frequente é a angiotomografia computadorizada. O tratamento rápido e eficaz com trombolíticos e/ou anticoagulantes pode garantir a reperfusão parcial ou total da área acometida, poupando o doente de sequelas cardíacas e pulmonares graves.

EPIDEMIOLOGIA

Devido ao grande espectro de apresentações clínicas, a obtenção de dados epidemiológicos dos eventos tromboembólicos é um desafio.

Com a evolução e disseminação da angiotomografia computadorizada, houve um aumento de cerca de 80% dos casos de TEP diagnosticado. Em casuística americana mais recente, a incidência de TEP é de 112 casos para cada 100.000 adultos, chegando a mais de 500 casos por 100.000 pacientes na população acima de 75 anos.

A mortalidade do TEP depende da conjunção de fatores, como tamanho do êmbolo, alteração hemodinâmica subjacente e condição prévia do paciente. Varia de 2% a 8% quando um diagnóstico precoce é feito e o tratamento adequado é instituído, e, atingindo cerca de 30% quando ocorre acometimento do ventrículo direito (VD); 70%, quando ocorre parada cardiorrespiratória; e cerca de 25% dos pacientes têm morte súbita.

FISIOPATOLOGIA

Estima-se que 85% dos episódios de TEP originam-se do sistema venoso profundo dos membros inferiores, como veias ilíacas, femorais e poplíteas. A principal consequência fisiopatológica do TEP referente às alterações hemodinâmicas surge quando mais de 30% do leito arterial pulmonar está ocluído.

Nos casos de TEP extenso, alterações na hemodinâmica pulmonar, como hipertensão pulmonar aguda, são resultado da obstrução mecânica da circulação, da vasoconstrição (por ação de mediadores inflamatórios e hipóxia) e da broncoconstrição. Embolias grandes podem aumentar abruptamente a resistência vascular pulmonar com um nível de pós--carga que não pode ser tolerado pelo VD. O abaulamento do septo interventricular para a esquerda pode comprometer ainda mais o débito cardíaco como resultado da disfunção diastólica do ventrículo esquerdo, redução do volume ejetivo ventricular e hipotensão arterial.

As alterações nas trocas gasosas são comuns e devem-se à obstrução vascular e alterações na relação ventilação-perfusão. Substâncias liberadas pelo êmbolo podem levar à broncoconstrição local e à disfunção do surfactante, favorecendo a ocorrência de atelectasias, com consequente baixa relação ventilação/perfusão (V/Q) e hipoxemia. Quando a obstrução da circulação pulmonar é extensa, há aumento do espaço–morto, com intensificação da hipoxemia e retenção de gás carbônico.

O infarto pulmonar acontece em cerca de 10% dos casos e ocorre quando os êmbolos menores ocluem a microvasculatura distal, sendo estes casos mais propensos à hemoptise e pleurite quando com acometimento justapleural.

CLASSIFICAÇÃO

TEP é comumente classificado de acordo com a hemodinâmica, anatomia e sintomas do paciente. Essas definições visam estratificar riscos e avaliar necessidade de terapêuticas específicas, como no caso de instabilidade hemodinâmica.

A última diretriz europeia recomenda que a avaliação inicial dos pacientes com TEP seja definida de acordo com a classificação hemodinâmica. TEP com instabilidade hemodinâmica é definido como aquele que o paciente apresenta pressão arterial sistólica (PAS) menor que 90 mmHg por mais que 15 minutos ou que exija suporte inotrópico, sem estar associada a outras causas de choque, como sepse, arritmias ou hipovolemia. Embora o TEP com hemodinâmica instável seja frequentemente causado por embolias maciças, há situações em que pode ser devido ao TEP pequeno em pacientes com doença cardiopulmonar subjacente.

A classificação anatômica é feita de acordo com a angiotomografia computadorizada e é definida de acordo com a localização dos êmbolos em realção à artéria pulmonar, pondendo ser classificada como: em "sela" (acomete a bifurcação da artéria pulmonar, com maior chance de evolução desfavorável), lobar, segmentar e subsegmentar.

Com a disseminação dos métodos de imagens de alta resolução, ocorreu aumento na incidência de casos de TEP subsegmentares assintomáticos. Essa situação é preocupante, pois, em muitas situações, são iniciados tratamentos em casos que os eventos tromboembólicos não causariam danos ao paciente, podendo aumentar as complicações inerentes ao tratamento.

Uma nova classificação baseada na gravidade e mortalidade tem sido preconizada pelo consenso da *European Society of Cardiology*. Essa classificação define os pacientes com TEP estabelecido em alto risco, intermediário e baixo risco, a depender de três variáveis: estabilidade hemodinâmica, disfunção do VD ou alteração de marcadores de necrose miocárdica. Alto risco (mortalidade entre 30% e 50%) é definido por instabilidade hemodinâmica (choque ou hipotensão); risco intermediário (mortalidade entre 20% e 30%), como presença de disfunção de VD e/ou aumento dos marcadores de necrose miocárdicos (troponina) ou BNP/proBNP; baixo risco (mortalidade entre 5% e 10%), portanto, é definido na ausência dessas três variáveis.

FATORES DE RISCO

O diagnóstico de TEP é um grande desafio na prática clínica e deve reunir em sua avaliação os sinais e sintomas relativos aos fatores de risco para embolia pulmonar. Entre os fatores de risco para TVP e consequentemente TEP, destacam-se situações de hipercoagulabilidade, como pós-operatório de grandes cirurgias, eventos obstétricos, trombofilias e neoplasias. Esses fatores podem ser divididos, de acordo com o risco relativo que impõem ao paciente, conforme a Tabela 6.1.

Diante de fatores de risco para eventos trombóticos ou suspeita de TEP, faz-se necessária a investigação de TVP. Entre os sinais que devem ser observados, destacam-se: edema de membros inferiores (uni ou bilateral), associado a calor e rubor, e assimetria entre as circunferências das panturrilhas, além do cordão varicoso palpável. A determinação da probabilidade clínica pré-teste de TVP foi proposta segundo um escore definido por Wells (Tabela 6.2). Pacientes com critérios de Wells para TVP baixo e exames de dímero D normal podem ser liberados sem necessidade de ultrassonografia com Doppler. Nos casos de probabilidade intermediária, a avaliação ultrassonográfica se faz necessária, independentemente da dosagem de dímero-D.

QUADRO CLÍNICO

Os sintomas da TEP são inespecíficos, entretanto, a instalação aguda súbita de determinados sintomas, associada a fatores de risco para TVP, deve fazer pensar nessa hipótese diagnóstica e conduzir a investigação com exames complementares apropriados para cada situação.

Como documentado em várias séries, a dispneia, taquipneia e dor torácica são os sintomas mais comuns e estão presentes em mais de 90% dos pacientes com TEP, isoladamente ou em combinação. Dois grandes estudos estabeleceram a frequência dos principais sintomas, estando os seus resultados resumidos nas tabelas a seguir (Tabela 6.3).

Tabela 6.1 Fatores de risco para tromboembolia pulmonar.

Maiores (risco relativo entre 5 e 20)	Menores (risco relativo entre 2 e 4)
Cirurgias • Grandes cirurgias abdominais ou pélvicas • Prótese de quadril ou joelho • Pós-operatório em UTI **Eventos obstétricos** • Final da gravidez • Cesariana • Puerpério **Membros inferiores** • Fraturas • Veias varicosas **Neoplasias** • Abdominais • Pélvicas • Avançadas/metastáticas **Imobilização** • Hospitalização • Casas de repouso **Outros** • TVP prévia confirmada	**Cardiovasculares** • Cardiopatia congênita • Insuficiência cardíaca congestiva • Hipertensão arterial sistêmica • Trombose venosa superficial • Cateter venoso central **Terapia com estrógenos** • Contraceptivos • Reposição hormonal **Outros** • DPOC • Doenças neurológicas • Neoplasias ocultas • Doenças trombóticas • Viagens prolongadas • Obesidade • Doença inflamatória intestinal • Síndrome nefrótica • Diálise crônica • Doenças mieloproliferativas • Hemoglobinúria paroxística noturna • Doença de Behçet

Obs.: Nos procedimentos cirúrgicos, quando a profilaxia adequada é usada, o risco é bem menor.

Tabela 6.2 Escore proposto por Wells para determinação da probabilidade clínica pré-teste de TVP.

Características clínicas	Pontos
Câncer ativo (com tratamento atual ou nos últimos seis meses, em tratamento paliativo)	1
Paresia, paralisia ou imobilização de extremidades inferiores	1
Restrição ao leito por mais de três dias ou grande cirurgia, com necessidade de anestesia geral ou regional, nas últimas doze semanas	1

(continua)

Tabela 6.2 Escore proposto por Wells para determinação da probabilidade clínica pré-teste de TVP. *(continuação)*

Características clínicas	Pontos
Dolorimento localizado ao longo do trajeto do sistema venoso profundo	1
Edema de todo membro inferior	1
Edema de panturrilha 3 cm maior do que o lado assintomático (medido 10 cm abaixo da tuberosidade da tíbia)	1
Edema depressível confinado à perna sintomática	1
Veias superficiais colaterais (não varicosas)	1
Diagnóstico alternativo pelo menos tão provável quanto à TVP	−2

- Alta probabilidade de TVP: ≥ 3 pontos
- Probabilidade moderada de TVP: 1-2 pontos
- Baixa probabilidade de TVP: 0 ponto

Obs.: Em pacientes com alterações bilaterais, consideram-se as alterações do lado mais comprometido.

Tabela 6.3 Sinais e sintomas mais frequentemente encontrados em pacientes com TEP.

Sinais e sintomas	Estudo	
	UPED	PIOPED
Taquipneia	92%	70%
Dispneia	84%	73%
Dor torácica pleurítica	74%	66%
Estertores	58%	51%
Taquicardia	44%	30%
Hiperfonese de P_2	53%	23%
Hemoptise	30%	13%
Dor torácica do tipo angina	14%	4%
Sinal de Homans	4%	4%

O quadro clínico do TEP pode variar conforme a extensão e repercussão hemodinâmica. No quadro de TEP extenso, o paciente pode manifestar quadro de hipoperfusão, PAS < 90 mmHg, sinais de hipoperfusão e insuficiência respiratória associada a rebaixamento do nível de consciência. No TEP com disfunção de VD, sem choque (também denominado submaciço), os quadros se manisfestam tipicamente com dor torácica ou pleurítica, turgência jugular, dispneia, taquipneia, taquicardia e hipoxemia.

Nos TEP subsegmentares, os quadros são ainda mais inespecíficos, podendo apresentar desde quadros assintomáticos até quadros de choque nos pacientes com doença cardiopulmonar subjacente.

Pode-se concluir que os achados clínicos de TEP são inespecíficos e devem preferencialmente indicar investigação diagnóstica complementar, de acordo com a probabilidade pré-teste. O método mais utilizado para essa avaliação é o escore Wells para TEP, que deve ser utilizado como guia para prosseguir a investigação diagnóstica, de acordo com as principais diretrizes internacionais (Tabela 6.4).

Tabela 6.4 Escore de Wells para TEP.	
Variável	**Pontos**
TEP ou TVP prévios	+ 1,5
Cirurgia recente ou imobilização	+ 1,5
Câncer	+ 1
Hemoptise	+ 1
Frequência cardíaca ≥ 100 bpm	+ 1,5
Sinais clínicos de TVP	+ 3
Diagnóstico alternativo menos provável do que TEP	+ 3
Probabilidade clínica para TEP (3 níveis)	**Total**
Baixa	0-1
Intermediária	2-6
Alta	≥ 7
Probabilidade clínica para TEP (2 níveis)	
TEP improvável	0-4
TEP provável	> 4

Os pacientes classificados como TEP improvável (Wells ≤ 4) devem ser submetidos à dosagem de dímero-D. Aqueles pacientes com resultados abaixo do cutoff podem ter o diagnóstico de TEP descartado, sem necessidade de estudo adicional. Nessas situações, deve-se excluir os diagnósticos diferenciais de TEP, conforme tabela a seguir (Tabela 6.5).

Tabela 6.5 Diagnósticos diferenciais com tromboembolismo pulmonar.			
Doenças pleuropulmonares	**Doenças cardiovasculares**	**Doenças da parede torácica**	**Miscelânea**
• Pneumonia • Asma • Agudização de DPOC • Câncer de pulmão • Pneumotórax • SARA • Pleurite viral ou idiopática	• Infarto do miocárdio • Angina instável • Dissecção da aorta • Edema agudo de pulmão • Tamponamento pericárdico • Hipertensão pulmonar primária	• Fratura de costela • Costocondrite • Dor muscular	• Sepse • Ansiedade

Em pacientes com TEP provável (Wells > 4), exame de imagem para o diagnóstico faz-se necessário.

Após a estratificação inicial, a estratégia deve ser definida de acordo com fluxo a seguir, podendo ser individualizada segundo a impressão médica e fatores de risco (Figuras 6.1 e 6.2).

AVALIAÇÃO COMPLEMENTAR

D-dímero

É um produto de degradação da fibrina que apresenta elevada sensibilidade, porém baixa especificidade para o diagnóstico de TEP. Pode ser dosado por meio de várias técnicas, sendo o método ELISA (*enzyme-linked immunosorbent assay*) considerado a técnica de me-

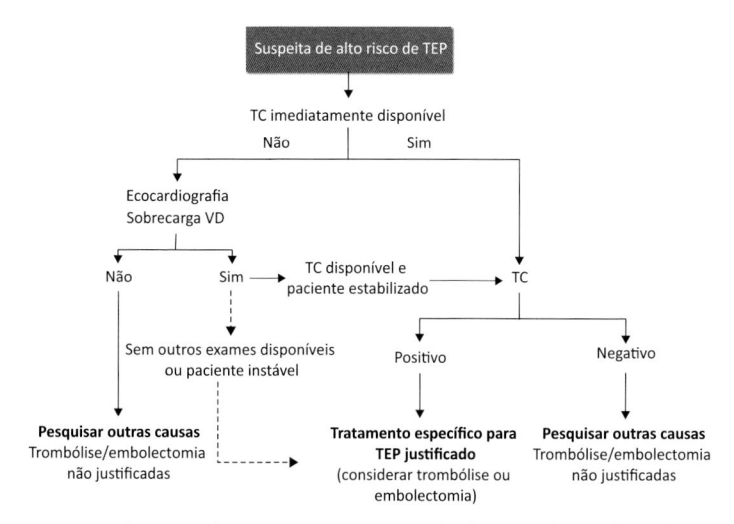

Figura 6.1 Algoritmo de tratamento – suspeita de alto risco de tromboembolismo pulmonar.

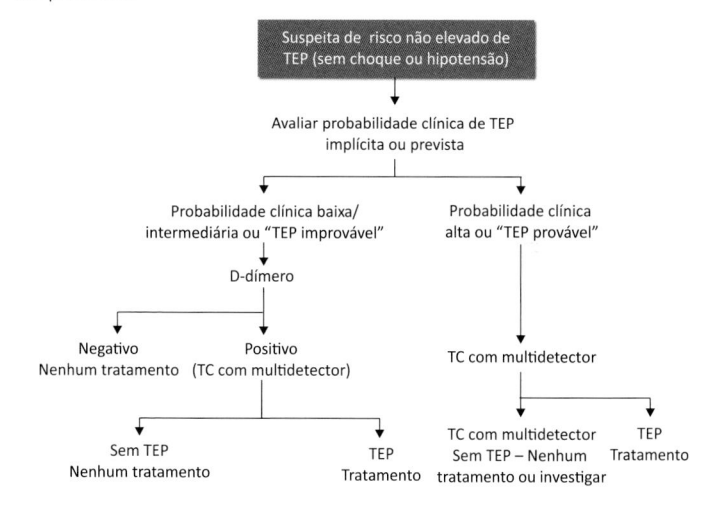

Figura 6.2 Algoritmo de tratamento – suspeita de risco não elevado de tromboembolismo pulmonar.

lhor acurácia, com sensibilidade de 97% e especificidade de 42%. O método de avaliação semiquantitativo pela técnica do látex é o mais utilizado, porém com níveis de acurácia inferiores aos realizados pelo método ELISA. Resultado falso-positivo pode ocorrer em diferentes situações, como pacientes hospitalizados, pacientes obstétricos, doença vascular periférica, câncer, trauma, várias doenças inflamatórias e idade avançada.

Um resultado de dímero-D negativo exclui o diagnóstico de TEP com maior segurança em pacientes com baixa probabilidade clínica. Esses pacientes não requerem a realização de um exame de imagem para excluir o diagnóstico. Como já mencionado, não deve ser solicitado em pacientes com moderada a alta probabilidade (Wells > 4).

RADIOGRAFIA DE TÓRAX

A radiografia de tórax, na maioria dos casos com TEP, apresenta alterações inespecíficas. Sua principal importância é afastar outros diagnósticos diferenciais, como pneumonia ou derrame pleural.

Os sinais radiológicos específicos são bastante incomuns, porém podem aumentar a probabilidade diagnóstica. O sinal de Westermark (oligoemia focal em segmentos pulmonares), sinal de Hampton (presença de imagem triangular com ápice voltado para o hilo pulmonar) e sinal de Palla (alargamento do hilo pulmonar direito) são os achados mais específicos para TEP. Outros achados frequentes e menos específicos são atelectasias laminares, pequenos derrames pleurais e elevação diafragmática.

Eletrocardiograma (ECG)

Assim como a radiografia de tórax, o ECG não é um exame sensível ou específico para o diagnóstico de TEP. As alterações eletrocardiográficas mais específicas no TEP são aquelas nas quais há sinais da sobrecarga aguda do VD, estando por isso presentes nas embolias pulmonares maciças ou submaciças. Dentre elas, podemos destacar a taquicardia sinusal, inversão de onda "T" de V1 a V4, bloqueio de ramo direito, desvio do eixo elétrico para direita e padrão S1Q3T3 (Figura 6.3).

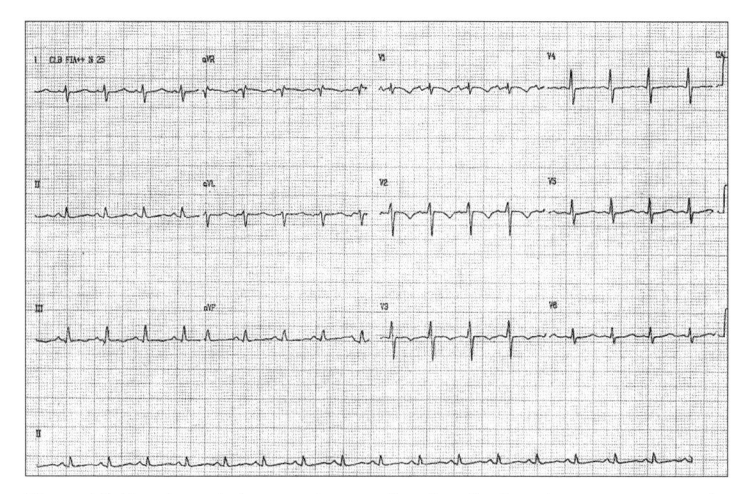

Figura 6.3 Tromboembolismo pulmonar. Taquicardia sinusal, com a presença de SÂQRS desviado para a direita, distúrbio de condução pelo ramo direito, padrão S1Q3T3 e inversão da onda T de V1 a V3.

Duplex-scan venoso

O ultrassom com Doppler (US) é considerado o exame de melhor custo-benefício para o diagnóstico de TVP. Apresenta boa acurácia para TVPs proximal e sintomática, com sensibilidade de 89% a 96% e especificidade de 94% a 99%. O diagnóstico da TVP pode evitar a realização de exames para identificar o trombo na circulação pulmonar, já que esta apresenta abordagem terapêutica semelhante ao TEP nos casos em que não há disfunção de VD ou repercussão hemodinâmica.

De acordo com a diretriz europeia de TEP, em pacientes com alto risco pelos critérios de Wells com US com trombo proximal, define-se o diagnóstico sem a necessidade de exame adicional (I-B). Nos casos de alto risco com US com trombo distal, outros exames de imagem podem ser solicitados (IIA-B).

Dentre os pacientes com embolia pulmonar confirmada, o US com Doppler é positivo em até 50% dos casos. É especialmente útil em gestantes e indivíduos com alto risco com contraindicação ao contraste, reduzindo a necessidade de angiotomografia quando o US é sugestivo de TVP.

Ecocardiograma

O ecocardiograma bidimensional transtorácico (ETT) tem como principal vantagem a rápida avaliação à beira do leito, sobretudo em pacientes com instabilidade hemodinâmica. Convém ressaltar que o ETT não apresenta boa acurácia para a visualização do trombo na artéria pulmonar; no entanto, pode mostrar disfunção do VD como consequência desse trombo. A ausência de sinais ecocardiográficos de sobrecarga ou disfunção de VD em um paciente em choque ou com quadro de hipotensão pode excluir o TEP como sua etiologia.

Além de avaliar falência de VD com boa acurácia (sensibilidade de 97%), o ETT pode ajudar a afastar outros diagnósticos, como dissecção de aorta, derrame pericárdico e infarto agudo do miocárdio.

O ecocardiograma transesofágico (ETE) apresenta acurácia diagnóstica superior ao ETT para a visualização do trombo na artéria pulmonar. Nos trombos de localização central, ou seja, no tronco da artéria pulmonar ou nos ramos principais, o ETE tem sensibilidade de 98% e especificidade de 86%; entretanto, em relação ao ETT, esse método tem como desvantagem maior complexidade técnica, necessidade de jejum e sedação do paciente quando urgente (Figura 6.4).

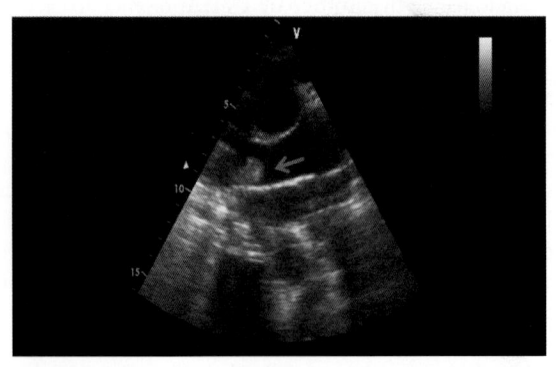

Figura 6.4 Observe o trombo (seta) obstruindo porção significativa da artéria pulmonar direita.

Cintilografia ventilação/perfusão (V/Q)

Pode ser utilizado como alternativa aos pacientes com falência renal, alergia ao contraste e nas gestantes. Nos pacientes considerados de alta probabilidade, a especificidade da cintilografia foi de 97%, com sensibilidade de 41%. Portanto, pacientes com alto risco pré-teste (Wells > 4) e com alta probabilidade cintilográfica são diagnosticados como TEP.

Em pacientes com baixa probabilidade clínica e cintilografia pulmonar normal, o diagnóstico de TEP deve ser excluído. Nos pacientes com cintilografia definida como baixa ou intermediária probabilidade, que constituem mais de dois terços dos exames, é necessário outro método para esclarecimento diagnóstico (Figura 6.5).

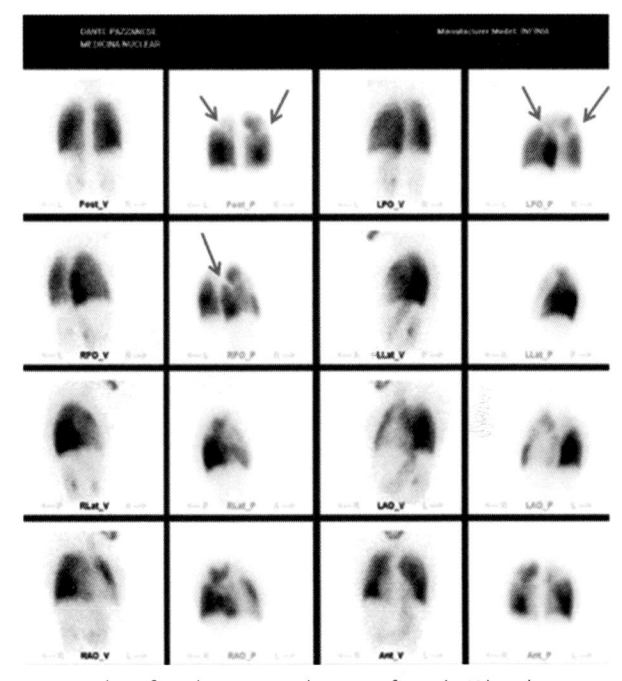

Figura 6.5 Cintilografia pulmonar ventilação-perfusão (V/Q) – observam-se defeitos de perfusão no segmento posterior do lobo superior do pulmão direito e ápice posterior do lobo superior do pulmão esquerdo (setas).

Angiotomografia computadorizada de tórax

A angiotomografia computadorizada de tórax (AngioTC) é o principal método diagnóstico para TEP, com excelente acurácia e especificidade de cerca de 97%. Apresenta como principal desvantagem a necessidade de contraste iodado, o que pode limitar seu uso em pacientes alérgicos e com insuficiência renal. Nos pacientes alérgicos ao contraste, deve ser realizado o preparo com corticoide e anti-histamínico antes e após o procedimento.

É indicada como primeiro exame de investigação para TEP naqueles pacientes definidos como intermediário e de alto risco (Wells > 4) ou pacientes com baixo risco com D-dímero elevado (Figura 6.6).

Arteriografia pulmonar (AP)

A arteriografia pulmonar é considerada, após a injeção de contraste iodado, o método padrão para o diagnóstico de TEP com a visualização da circulação pulmonar. O uso de cateteres mais finos e flexíveis e a melhor definição da imagem com a incorporação da técnica de subtração digital têm melhorado a acurácia do método.

Constitui um método invasivo e apresenta alguns riscos. Em uma análise conjunta de cinco séries, com um total de 5.696 pacientes, a

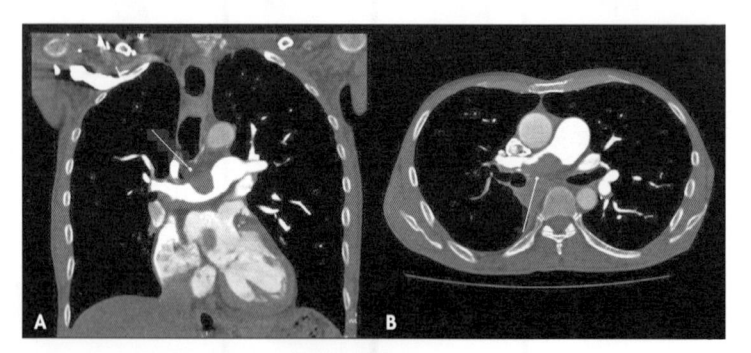

Figura 6.6 Tomografia computadorizada de aorta torácica. Em (**A**), plano coronal; (**B**) plano axial, temos um paciente que chegou ao setor com hipótese diagnóstica de aneurisma de aorta e descobriu-se um tromboembolismo pulmonar (TEP). Instituto Dante Pazzanese de Cardiologia.

mortalidade devido à arteriografia pulmonar foi de 0,2% (95% IC,0-0,3). As principais complicações do método são a anafilaxia e a nefrotoxicidade induzida pelo contraste; esta última pode ser minimizada com uma adequada hidratação venosa.

Hoje em dia, a AP é considerada o padrão-ouro para o diagnóstico ou a exclusão de TEP, sendo utilizada apenas em casos de suspeita forte e quando os resultados dos exames de imagem não invasivos não confirmem o diagnóstico; levando-se em conta, ainda, que a angiotomografia não invasiva oferece informações semelhantes ou melhores.

Fluxograma diagnóstico

A disponibilidade dos exames e a condição clínica do paciente são, na maioria das vezes, o que define a estratégia de investigação a ser realizada. Os algoritmos sintetizam algumas informações descritas no capítulo e então sugerem a conduta em pacientes considerados como de alto risco e os de não alto risco, respectivamente, e complementados pela avaliação da probabilidade clínica por meio do Escore de Wells (Algoritmos de atendimento 1 e 2 no final do capítulo).

TRATAMENTO

Suporte hemodinâmico e respiratório é considerada a terapia inicial em pacientes com diagnóstico de TEP, sobretudo naqueles que se apresentam com choque cardiogênico ou hipotensão arterial. A terapia de suporte inclui oxigênio e, em alguns pacientes, analgésicos. Em pacientes hipotensos, é comum o uso de expansores plasmáticos e suporte inotrópico. Nos casos mais graves, em que a ventilação mecânica é necessária, recomenda-se baixos volumes (até 6 mL/kg), na tentativa de manter a pressão de platô abaixo de 30 cmH$_2$O.

Anticoagulação inicial

A anticoagulação é a base do tratamento para o TEP e deve ser administrada em pacientes com probabilidade clínica de TEP intermediária a alta enquanto os resultados dos exames são aguardados.

A anticoagulação parenteral pode ser iniciada com a heparina não fracionada (HNF) endovenosa, heparina de baixo molecular (HBPM) subcutânea ou fondaparinux subcutânea. A HBPM ou fondaparinux têm preferência sobre HNF para anticoagulação inicial em TEP, com estabilidade hemodinâmica, pela comodidade posológica e maior risco de sangramento ou plaquetopenia induzida pela HNF.

A HNF é recomendada principalmente para pacientes candidatos à reperfusão primária, com hipotensão persistente, insuficiência renal (ClCr < 30 mL/min) ou obesidade grau III. Essas recomendações baseiam-se na meia-vida curta da HNF, na facilidade em monitorar seus efeitos anticoagulantes e em sua reversão rápida pela protamina. A dosagem da HNF deve ser ajustada com base no tempo de tromboplastina parcial ativada.

A HBPM é considerada o tratamento de primeira escolha para pacientes com TEP e, normalmente, não precisa de monitoramento de rotina. A formulação mais disponível no Brasil é a enoxaparina, e sua dose usual é de 1 mg/kg de 12/12 horas, por via subcutânea. As situações que necessitam de dosagem dos títulos de anti-Xa recomendada são para pacientes obesos e com insuficiência renal (ClCr entre 30 e 80 mL/min). Em pacientes com *clearance* de creatinina abaixo de 30 mL/min, a HBPM não deve ser utilizada.

O fondaparinux subcutâneo (inibidor do fator Xa) é indicado em pacientes com TEP hemodinamicamente estáveis cujos efeitos colaterais e limitações são muito semelhantes à HBPM. A dose preconizada em pacientes com menos de 50 kg é de 5 mg subcutâneo, uma vez ao dia; 7,5 mg em pacientes com peso entre 50 e 100 kg; e 10 mg para os pacientes com mais de 100 kg.

Anticoagulação a longo prazo

Os cumarínicos são anticoagulantes orais que agem inibindo a síntese dos fatores da coagulação dependentes da vitamina K (fatores II, VII, IX e X), mas também inibem a síntese das proteínas C e S, que têm uma vida mais curta do que os fatores da coagulação, conferindo aos cumarínicos um paradoxal efeito pró-trombótico no início do tratamento. Por isso, a anticoagulação parenteral deve ter obrigatoriamente um período de superposição de heparina e anticoagulante oral.

O anticoagulante oral mais utilizado no tratamento do TEP é a warfarina, na dose diária inicial de 5 mg. A dose deve ser ajustada pelo tempo de protrombina, cujo resultado é normatizado sob a forma de INR, que deve ser mantida entre 2 e 3.

A duração do tratamento com anticoagulantes orais dependerá, fundamentalmente, dos fatores de risco e da possibilidade desses fatores serem removidos. Somente os pacientes com fatores considerados temporários ou removíveis, desde que retirado o fator de risco, poderão ser tratados por três meses (nos casos de cirurgia, trauma, gravidez, terapia com estrogênio). A trombose idiopática, em seu primeiro episódio, requer tratamento de seis meses, podendo ser tratada por três meses segundo alguns estudos. Nos pacientes com trombose idiopática recorrente, ou naqueles com fatores de risco não removíveis (câncer, trombofilia), o tratamento pode se estender por doze meses ou pela vida toda. O risco de sangramento grave deve ser levado em conta e ser menor do que a chance de novos eventos tromboembólicos.

Novos anticoagulantes orais

Os novos anticoagulantes são alternativas ao tratamento do TEP sem choque ou hipotensão. Até o momento, as substâncias validadas são: rivaroxaban (15 mg oral de 12/12 horas por três semanas, seguidas de 20 mg/dia), apixaban (10 mg oral de 12/12 horas, por 7 dias, seguidas de 5 mg de 12/12 horas) e o dabigatran (inibidor direto da trombina).

O rivaroxaban (inibidores do fator Xa) foi testado no estudo EINSTEIN-PE e não foi inferior à enoxaparina associada à warfarina em tromboembolismo venoso (TEV) recorrente com sangramentos semelhantes. O estudo AMPLIFY comparou o apixaban *versus* a enoxaparina mais warfarina em casos de TEV agudo, com desfechos similares e menos hemorragias graves. O estudo RE-COVER comparou o dabigatran (inibidor direto da trombina) *versus* warfarina em pacientes com TEV aguda e foi não foi inferior na prevenção de TEV recorrente ou morte, com menores taxas de sangramentos no grupo do dabigatran.

Hokusai e colaboradores utilizaram o edoxaban *versus* a warfarina em pacientes com TEV, e observaram taxas semelhantes de TEV recorrente e de sangramentos clinicamente relevantes. A meia-vida desses fármacos é de curta duração e está disponível no mercado um antídoto para o rivaroxaban, denominado idarucizumab. Outro antídoto disponível é o andexanet, que pode ser utilizado para o rivaroxaban e o apixaban.

Os novos anticoagulantes orais são, portanto, opções de tratamento do TEP de baixo/intermediário risco e não devem ser utilizados em paciente com ClCr < 30 mL/min ou em pacientes com instabilidade hemodinâmica.

Internação ou tratamento domiciliar

Após avaliação inicial do paciente e confirmação do diagnóstico de TEP, os pacientes devem ser estratificados conforme o risco de morte e evolução desfavorável. A última diretriz europeia recomenda o escore de PESI modificado para distinguir os pacientes entre baixo e intermediário risco (Tabela 6.6). Essas adequações ao PESI original possibilitam uma análise simplificada, com acurácia similar ao PESI original e apropriada validação, como preditor de mortalidade em 30 dias.

Tabela 6.6 Índice PESI modificado de prognóstico para embolia pulmonar (sPESI).

Fatores de risco para mortalidade em 30 dias (TEP confirmado)	Pontos
Idade maior que 80 anos	1
História de câncer	1
História de doença cardiopulmonar crônica	1
Frequência cardíaca > 110 bpm	1
Pressão arterial sistólica menor que 100 mmHg	1
Saturação arterial de O_2 menor que 90%	1
Pontos	Mortalidade 30 dias
▪ Sem fator de risco	1% (95% CI 0,0-2,1)
▪ ≥ 1 ponto	10,9% (95% CI 8,5-13,2)

Todos os pacientes com hipotensão, choque, disfunção ventricular ou alteração dos marcadores de necrose miocárdica devem ser internados, assim como os pacientes com mais de um ponto pelo PESI modificado (sPESI). Nos pacientes de baixo índice de sPESI (igual a 0), o tratamento domiciliar pode ser considerado de acordo com estado geral e demais comorbidades.

Trombolíticos

O uso de trombolíticos no tratamento do TEP baseia-se no fato de esses fármacos serem mais eficazes do que a heparina para dissolver os trombos e, portanto, propiciarem melhor resultado clínico e efeitos benéficos sobre os parâmetros hemodinâmicos. Dalla e cols. demonstraram que o uso do ativador de plasminogênio (rt-PA) levou à redução de 12% da obstrução vascular no final do período de infusão de duas horas, enquanto nenhuma alteração foi observada em pacientes que receberam heparina. Além disso, o uso de rt-PA foi associado à redução de 30% na pressão arterial pulmonar média e ao aumento de 15% no índice cardíaco. Desse modo, os pacientes com TEP maciço beneficiam-se de trombólise química, sendo recomendação Classe I segundo todas as diretrizes (brasileira, americana e europeia).

Por outro lado, inúmeros estudos em pacientes com TEP submaciço, quando submetidos ao tratamento trombolítico, mostraram tendência na redução do evento combinado de todas as causas de mortalidade e TEP recorrente. Além disso, observou-se redução dos níveis de hipertensão pulmonar. No entanto, o julgamento clínico deverá ser feito individualmente, a fim de definir entre a heparinização plena e a terapia trombolítica.

O maior benefício é observado quando o tratamento trombolítico é iniciado nas primeiras 48 horas do início dos sintomas, mas ainda pode ser útil em pacientes que tiveram sintomas de 6 a 14 dias.

Os trombolíticos mais utilizados para o tratamento do TEP são a estreptoquinase e o rt-PA, obedecendo às posologias conferidas na Tabela 6.7.

Tabela 6.7 Agentes trombolíticos disponíveis no mercado brasileiro e aprovados pelo FDA para emprego no tromboembolismo pulmonar.

Agente	Mecanismo de ação	Regime terapêutico
Estreptoquinase	Indireto (formação de complexo com o plasminogênio para geração de plasmina)	Dose inicial de 250.000 UI IV em 30 min., seguida de infusão IV contínua de 100.000 UI/h por 24-72 horas ou 1.500.000 IV em 2 horas
r-tPA	Direto (clivagem do plasminogênio)	100 mg IV em 2h

O uso de trombolítico pode induzir a sangramentos; portanto, sua indicação limita-se a subgrupos de pacientes que apresentem maior gravidade clínica. As principais contraindicações ao uso de fibrinolíticos estão representadas na Tabela 6.8.

Embolectomia cirúrgica e pulmonar percutânea

Com as atuais técnicas cirúrgicas em pacientes que permanecem instáveis a despeito do tratamento intensivo, a embolectomia cirúrgica é uma opção terapêutica importante em pacientes com TEP maciço nos quais a trombólise é absolutamente contraindicada ou não foi eficaz. O cateter de embolectomia ou fragmentação de coágulos arteriais pulmonares proximais é uma alternativa ao tratamento cirúrgico, recebendo a mesma indicação.

Filtro de veia cava inferior

Os filtros de veia cava inferior podem ser utilizados em pacientes com contraindicações absolutas ao uso de terapia anticoagulante, ou seja,

Tabela 6.8 Contraindicações à terapia fibrinolítica.

Contraindicações absolutas

- Acidente vascular cerebral hemorrágico ou acidente vascular cerebral de origem desconhecida, a qualquer momento
- AVC isquêmico nos três meses anteriores
- Danos ao sistema nervoso central ou neoplasias
- Trauma recente maior/cirurgia/lesão na cabeça (dentro de três semanas anteriores)
- Hemorragia gastrointestinal no último mês
- Sangramento conhecido

Contraindicações relativas

- Ataque isquêmico transitório nos últimos três meses
- Terapia anticoagulante oral
- Gravidez ou dentro de uma semana após o parto
- Punções não compressíveis
- Reanimação cardiopulmonar traumática
- Hipertensão refratária (pressão arterial sistólica > 180 mmHg)
- Doença hepática avançada
- Endocardite infecciosa
- Úlcera péptica ativa

em pacientes com alto risco para recorrência de TVP ou naqueles que apresentaram TEP mesmo na vigência da anticoagulação plena. O uso rotineiro de filtros de veia cava em pacientes com TVP não é recomendado.

Filtros removíveis foram desenvolvidos para serem utilizados profilaticamente em pacientes com alto risco de trombose venosa, podendo ser uma alternativa à terapia farmacológica ou mecânica (dispositivos de compressão) em pacientes com injúria traumática e nos submetidos às cirurgias medulares, neurológicas ou bariátricas. Não há evidências conclusivas sobre a redução de embolia pulmonar ou morte. Entre as complicações descritas estão a impossibilidade de remover o filtro devido a formação de trombo, migração do filtro, erosão do filtro por meio da veia cava inferior, obstrução do filtro, com necessidade de sua remoção.

CONCLUSÕES E PERSPECTIVAS

Levar em conta as seguintes considerações na abordagem dos pacientes com suspeita de TEP: a) ter a hipótese diagnóstica em mente; b) iniciar terapia com heparina o mais rápido possível, mesmo antes da confirmação diagnóstica (intermediário e alto risco); c) rápida abordagem diagnóstica com exames subsidiários; d) avaliar a indicação de terapia trombolítica; e) na sua contraindicação, avaliar a possibilidade de embolectomia por cateter ou cirúrgica; f) envolvimento de equipe multiprofissional e g) fazer profilaxia em todos os pacientes de risco (Algoritmos 6.1 a 6.3).

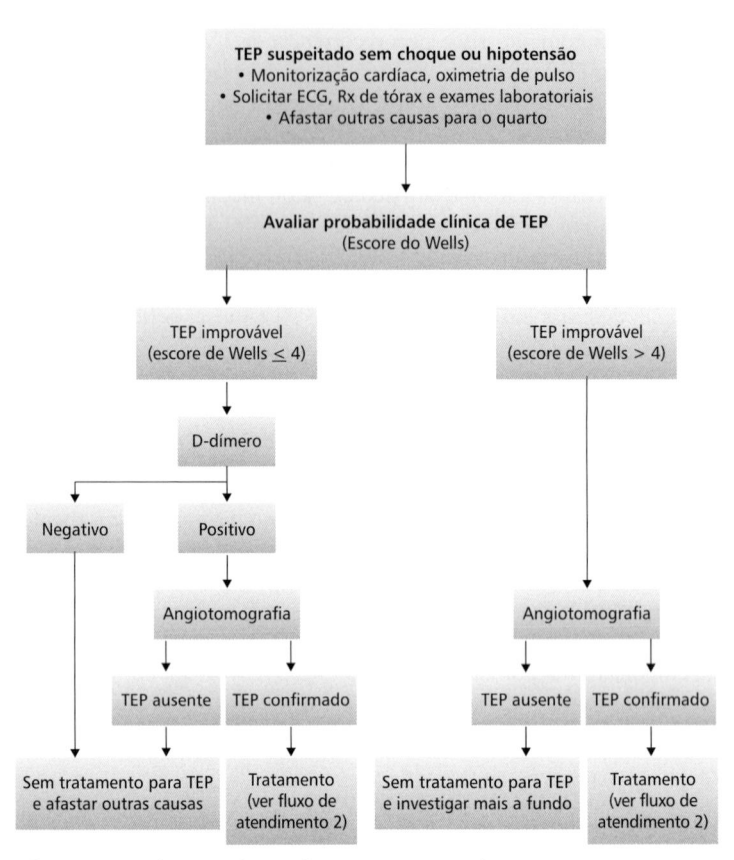

Algoritmo 6.1 Algoritmo de atendimento 1 – suspeita de TEP em pacientes estáveis.

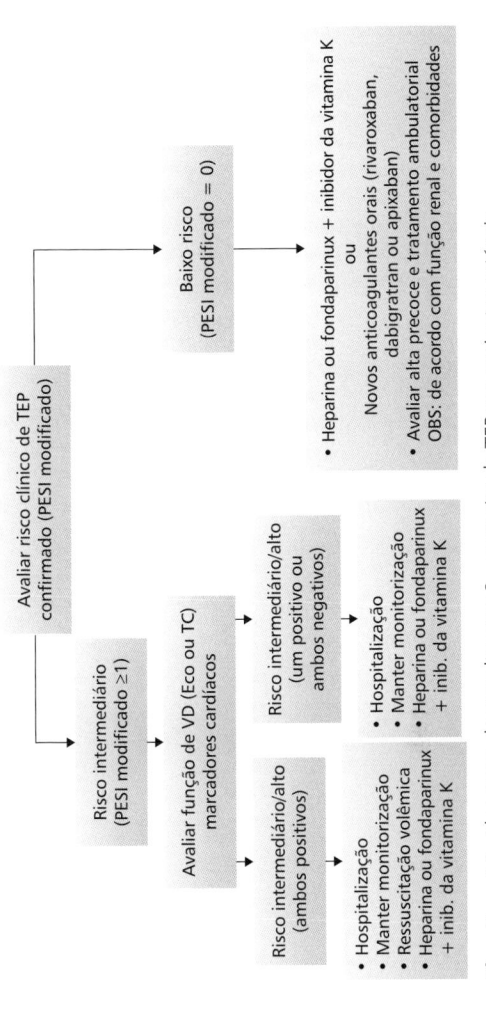

Algoritmo 6.2 Algoritmo de atendimento 2 – suspeita de TEP em pacientes estáveis.

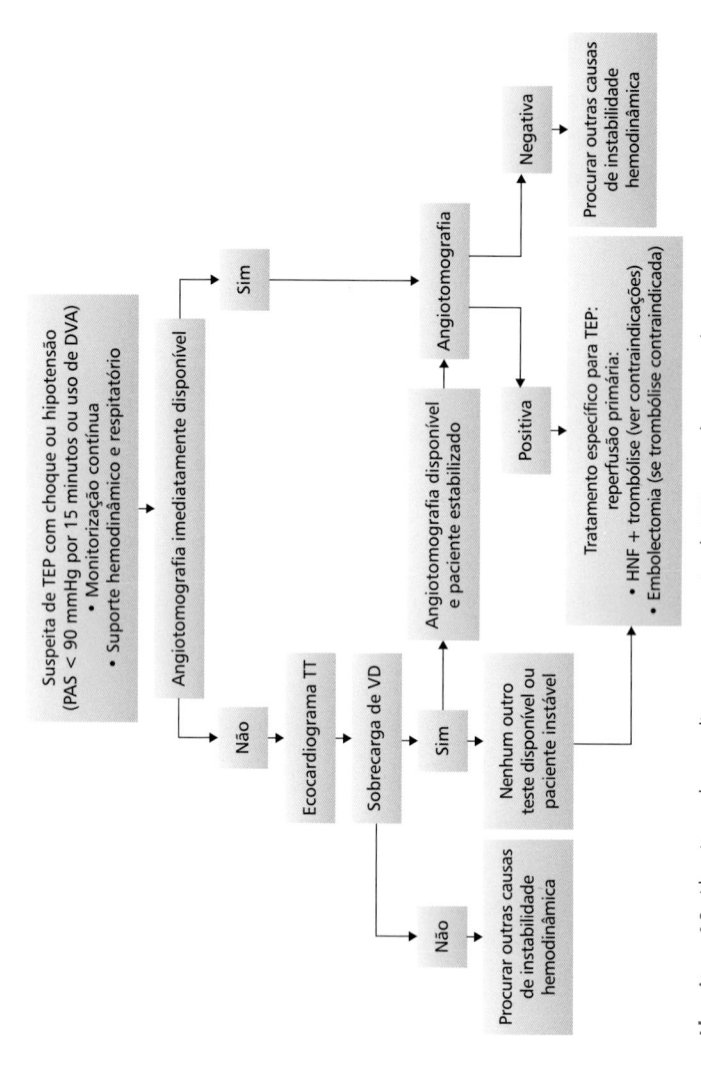

Algoritmo 6.3 Algoritmo de atendimento – suspeita de TEP com choque ou hipotensão.

BIBLIOGRAFIA

1. Agnelli G, Buller HR, Cohen A, et al. Oral apixaban for the treatment of the acute venous thromboembolism. N Engl J Med. 2013;369(9):799-808.
2. Alotaibi GS, Wu C, Senthilselvan A, et al. Secular trends in incidence and mortality of acute venous thromboembolism: the AB-VTE Population--Based Study. Am J Med 2016; 129(8):879.e19.
3. Anthony J. Weekes; Gregory Thacker; Daniel Troha et al. Diagnostic Accuracy of Right Ventricular Dysfunction Markers in Normotensive Emergency Department Patients With Acute Pulmonary Embolism. Emerg Med. 2016;68:277-291.
4. Buller HR, Davidson BL, Decousus H, et al. Subcutaneous fondaparinux versus intravenous unfractionated heparin in the initial treatment of pulmonary embolism. N Engl J Med. 2003;34 349(18):1695-702.
5. Fauci AS, Braunwald E, Kasper DL, et al. Harrison's: principles of internal medicine. 17 ed. New York: McGraw Hill; 2008.
6. Guang-yuan Gao, Ping Yang, Miao Liu, et al. Thrombolysis for acute intermediate-risk pulmonary embolism: A meta-analysis. Thrombosis Research 2015(136): 932–937.
7. Huller HR, Prins MH, Lensin AW, et al. EINSTEIN-PE Investigators. Oral rivaroxaban for the treatment of symptomatic pulmonary embolism.. N Engl J Med. 2012;366(14):1287-1297.
8. Konstantinides S, Tiede N, Geibel A, et al. Comparison of alteplase versus heparin for resolution of major pulmonary embolism. Am J Cardiol. 1998; 82(8):966-70.
9. Konstantinides SV, Torbicki A, Agnelli G, et al. ESC guidelines on the diagnosis and managet acute pulmonary embolism. See comment in PubMed Commons belowSee comment in PubMed Commons belowEur Heart J. 2014;35(43):3033-6.
10. Mullins MD, DM Becker, Hagspiel KD, et al. The role of spiral volumetric computed tomography in the diagnosis of pulmonary embolism. Arch Intern Med. 2000;60(3):293-8.
11. Righini M, Roy PM, Meyer G. The simplified pulmonary embolism severity index (PESI): validation of a cli nical prognostic model for pulmonary embolism. J Thromb Haemost 2011;9(10):2115-2117.OpenUrl.
12. Schuman S, Kearon C, Kakkar AK, et al. RE-COVER Study Group. Dabigatran versus warfarin in the treatment of acute venous thromboembolism. N Engl J Med. 2009;361(24):2342-52.

13. SW Rathbun, GE Raskob, Whitsett TL. Sensitivity and specificity of helical computed tomography in the diagnosis of pulmonary embolism: a systematic review. Ann Intern Med. 2000; 132(3):227-32.

14. The Task Force for the Diagnosis and Management of Acute Pulmonary Embolism of the European Society of Cardiology (ESC). European Heart Journal (2014) 35, 3033–3080.

15. The Urokinase Pulmonary Embolism Trial (UPED). A national cooperative study. Circulation. 1973;47(Suppl II):1-30.

16. The Value of the ventilation/perfusion scan in acute pulmonary embolism: Results of the Prospective Investigators of Pulmonary Embolism Diagnosis(PIOPED). JAMA. 1990; 263(20):2753-9.

17. Tobias Tritschler; Noemie Kraaijpoel; Gregoire Le Gal, et al. Venous Thromboembolism. Advances in Diagnosis and Treatment. JAMA. 2018;320(15):1583-1594.

18. Wells PS, Anderson DR, Rodger M, et al. Derivation of a simple clinical model to categorize patients probability of pulmonary embolism: Increasing the model's utility with the SimpliRED D-dimer. Thromb Haemost. 2000; 83(3):416-20.

19. Wiener RS, Schwartz LM, Woloshin S. Time trends in pulmonary embolism in the United States: evidence of overdiagnosis. Arch Intern Med 2011; 171(9):831-7

capítulo 7

Rodrigo Marques Gonçalves

Parada Cardiorrespiratória: Suporte Avançado de Vida em Adultos

INTRODUÇÃO

O atendimento avançado da parada cardiorrespiratória (PCR) consiste na aplicação das manobras de reanimação fundamentais, conhecidas como suporte básico de vida (SBV), associadas a outras intervenções, como uso de desfibrilador manual, obtenção de via aérea invasiva, administração de medicações e cuidados pós-PCR.

A realização do suporte avançado de vida (SAV) necessita de organização, treinamento e trabalho em equipe. O atendimento deve ser integrado e liderado pelo membro mais experiente da equipe. A divisão de tarefas deve estar bastante clara para toda a equipe. Cada membro deve conhecer todos os passos do atendimento, ter comprometimento com o sucesso e contribuir na reavaliação contínua. A distribuição das funções deve respeitar as habilidades técnicas e legais de cada profissional. A comunicação em círculo fechado auxilia no bom fluxo de atendimento.

As principais diretrizes para atendimento à PCR, como a diretriz da *American Heart Association (AHA)*, *European Society of Cardiology* e Sociedade Brasileira de Cardiologia, organizam os passos do atendimento por meio da "corrente de sobrevivência". Esses passos baseiam-se no *Consensus on Science* do *International Liaison Commitee on Resuscitation* (ILCOR) e objetivam aumentar a sobrevida das vítimas de PCR; a corrente de sobrevivência adotada pela AHA em 2015 divide o atendimento em intra e extra-hospitalar, representada na Figura 7.1.

PCRIH

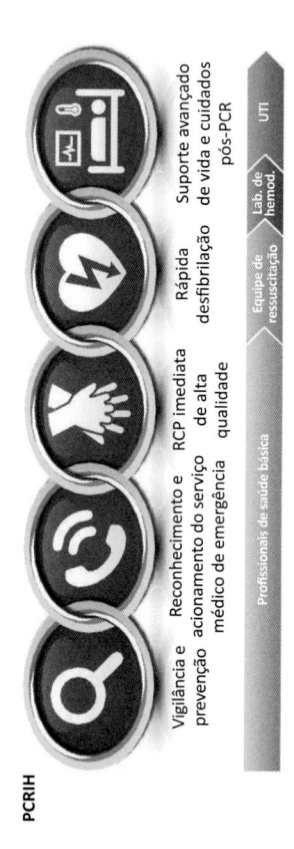

PCREH

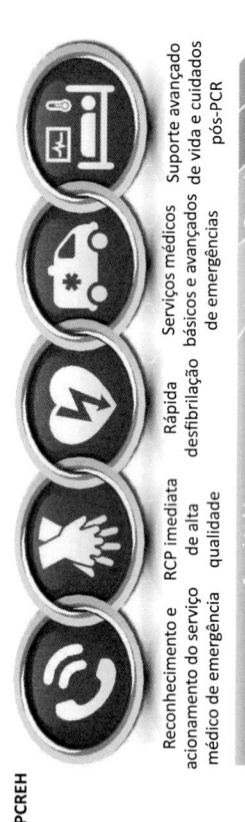

Figura 7.1 Cadeia da sobrevida.

PCRIH: Parada cardiorrespiratória intra-hospitalar; PCREH: Parada cardiorrespiratória extra-hospitalar.
Adaptada de Guimarães HP e equipe do Projeto de Destaques das Diretrizes da American Heart Association. Atualização das Diretrizes de RCP e ACE: Guidelines 2015: CPR & ECC.

Elos da cadeia de sobrevivência em parada cardíaca intra-hospitalar:

1. vigilância e prevenção;
2. reconhecimento e acionamento do serviço médico de emergência (SME);
3. ressuscitação cardiopulmonar (RCP) imediata de alta qualidade;
4. rápida desfibrilação;
5. suporte avançado de vida e cuidados pós-PCR.

Elos da cadeia de sobrevivência da parada cardíaca extra-hospitalar:

1. reconhecimento e acionamento do SME;
2. RCP imediata de alta qualidade;
3. rápida desfibrilação;
4. serviços médicos básicos e avançados de emergências;
5. suporte avançado de vida e cuidados pós-PCR.

RITMOS DE PCR

Os quatro ritmos que podem ser encontrados na PCR são fibrilação ventricular (FV), taquicardia ventricular sem pulso (TVSP), assistolia e atividade elétrica sem pulso (AESP). Após a identificação do ritmo cardíaco, pode-se agrupar a PCR em duas modalidades:

1. ritmos desfibriláveis (chocáveis): FV e TVSP;
2. ritmos não desfibriláveis (não chocáveis): AESP e assistolia.

Os ritmos desfibriláveis são os que apresentam o melhor prognóstico quando tratados precocemente e de maneira adequada com desfibrilação precoce e compressões torácicas de alta qualidade.

FV/TVSP

Nas Figuras 7.2 e 7.3, observamos um registro eletrocardiográfico da FV e da TVSP, respectivamente.

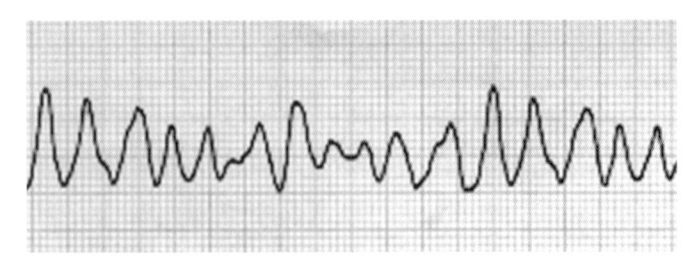

Figura 7.2 Fibrilação ventricular.

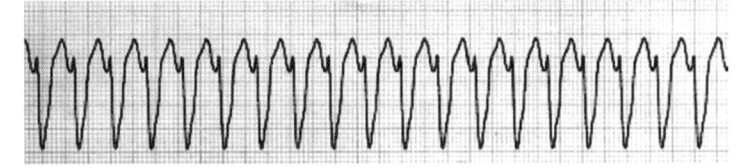

Figura 7.3 Taquicardia ventricular monomórfica.

Em ambientes extra-hospitalares, cerca de 76% das PCR apresentam, em algum momento, ritmos desfibriláveis. A FV é o ritmo mais comum em PCR extra-hospitalar. Quando a monitorização com o desfibrilador manual mostra FV/TVSP, a prioridade é a desfibrilação o mais rápido possível. É importante salientar a necessidade de se evitar ao máximo as interrupções das compressões torácicas, e estas só devem ser descontinuadas quando o desfibrilador estiver pronto para a realização do choque. Recomenda-se que os pacientes não permaneçam mais de 10 segundos sem compressões torácicas.

Ao aplicar a desfibrilação, o socorrista deve estar atento à segurança do procedimento.

- verificar se todos estão afastados do paciente;
- posicionar as pás corretamente, aplicando força suficiente para o completo contato com o tórax (13 kg);
- usar gel condutor apropriado;
- desconectar fontes de oxigênio.

Após o choque, deve-se reiniciar a RCP imediatamente, sempre pelas compressões torácicas e mantidas por 2 minutos. A energia do choque varia com a forma de liberação de energia do desfibrilador. Nos desfibriladores bifásicos, a energia utilizada deve ser entre 120 e 200 J, conforme a recomendação do fabricante. Caso não se conheça a recomendação, utilizar 200 J. Nos monofásicos, a energia recomendada é 360 J.

Após o primeiro choque, recomenda-se a monitorização do paciente com os cabos do cardioversor, obtenção de acesso venoso periférico (ou intraósseo – caso o acesso venoso não seja viável), manejo adequado das vias aéreas e pesquisa ativa por diagnósticos diferenciais e causas potencialmente reversíveis. A sequência de atendimento está esquematizada na Figura 7.4.

AESP E ASSISTOLIA

Quaisquer ritmos de PCR diferentes de FV/TVSP não respondem à desfibrilação. Para o tratamento dos ritmos não desfibriláveis é essencial diagnóstico e correção da causa da PCR. As causas tratáveis mais comuns são os 5Hs e 5Ts (Tabela 7.1).

A AESP é qualquer ritmo cardíaco relativamente organizado sem a presença de pulso. A causa mais comum de AESP é a hipovolemia. Na maioria das vezes, a assistolia é resultante da evolução tardia da FV ou de estados de hipoxemia prolongada, acidose ou necrose miocárdica. É o ritmo de PCR com pior prognóstico, com taxa de 7% de alta hospitalar. É importante fazer diagnóstico diferencial com FV fina (baixa amplitude) e executar medidas que auxiliem em sua diferenciação. As medidas recomendadas são a checagem dos cabos (eletrodos), aumento do ganho e alternância entre as derivações. O acrônimo CAGADA serve para lembrar esses passos: CAbos, GAnho e Derivação.

VIA AÉREA AVANÇADA

A ventilação com bolsa-valva-máscara durante o atendimento da PCR é aceitável, embora, em certas situações, seja necessário o uso de um dispositivo avançado. A via aérea avançada pode ser conseguida por meio da intubação orotraqueal (IOT) ou por uma via supraglótica

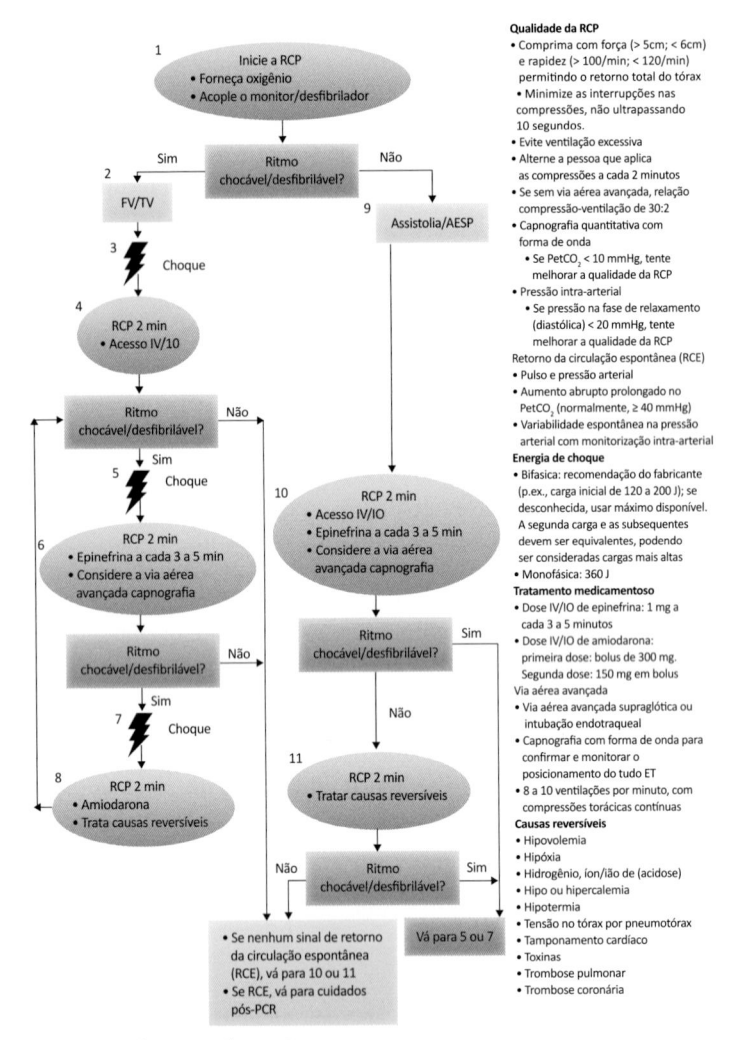

Qualidade da RCP
- Comprima com força (> 5cm; < 6cm) e rapidez (> 100/min; < 120/min) permitindo o retorno total do tórax
- Minimize as interrupções nas compressões, não ultrapassando 10 segundos.
- Evite ventilação excessiva
- Alterne a pessoa que aplica as compressões a cada 2 minutos
- Se sem via aérea avançada, relação compressão-ventilação de 30:2
- Capnografia quantitativa com forma de onda
  - Se PetCO$_2$ < 10 mmHg, tente melhorar a qualidade da RCP
- Pressão intra-arterial
  - Se pressão na fase de relaxamento (diastólica) < 20 mmHg, tente melhorar a qualidade da RCP

Retorno da circulação espontânea (RCE)
- Pulso e pressão arterial
- Aumento abrupto prolongado no PetCO$_2$ (normalmente, ≥ 40 mmHg)
- Variabilidade espontânea na pressão arterial com monitorização intra-arterial

Energia de choque
- Bifásica: recomendação do fabricante (p.ex., carga inicial de 120 a 200 J); se desconhecida, usar máximo disponível. A segunda carga e as subsequentes devem ser equivalentes, podendo ser consideradas cargas mais altas
- Monofásica: 360 J

Tratamento medicamentoso
- Dose IV/IO de epinefrina: 1 mg a cada 3 a 5 minutos
- Dose IV/IO de amiodarona: primeira dose: bolus de 300 mg. Segunda dose: 150 mg em bolus

Via aérea avançada
- Via aérea avançada supraglótica ou intubação endotraqueal
- Capnografia com forma de onda para confirmar e monitorar o posicionamento do tudo ET
- 8 a 10 ventilações por minuto, com compressões torácicas contínuas

Causas reversíveis
- Hipovolemia
- Hipóxia
- Hidrogênio, íon/ião de (acidose)
- Hipo ou hipercalemia
- Hipotermia
- Tensão no tórax por pneumotórax
- Tamponamento cardíaco
- Toxinas
- Trombose pulmonar
- Trombose coronária

Figura 7.4 Algoritmo de SAVC.

SAVC: Suporte avançado de vida em cardiologia; RCP: Ressuscitação cardiopulmonar; PCR: Parada cardiorrespiratória; EV: Endovenoso; IO: Intraósseo; FV: Fibrilação ventricular; TV: Taquicardia ventricular; ET: Endotraqueal.

Tabela 7.1 Causas de PCR possivelmente tratáveis e suas intervenções (5H/5T).

Condição	Indicadores no ECG e no monitor	Indicadores no histórico e no exame físico	Possíveis intervenções eficazes
Hipovolemia	Complexo QRS estreito Taquicardia	Histórico, sinais de desidratação, colabamento das jugulares	Infusão de volume
Hipóxia	Bradicardia	Cianose, gasometria arterial: hipoxemia, problemas com vias aéreas	Oxigenação e ventilação
H⁺ (acidose)	Complexos QRS de menor amplitude	Diabetes, insuficiência renal, acidose metabólica preexistente, hipoventilação	Bicarbonato de sódio e ventilação
Hipercalemia	Ondas T em tenda (apiculadas) Ondas P de baixa amplitude Alargamento do QRS AESP de onda sinusoidal	*Diabetes mellitus*, insuficiência renal, diálise recente, fístulas para diálise, medicamentos	Bicarbonato de sódio Diálise
Hipocalemia	Ondas T de baixa amplitude Ondas U proeminentes Alargamento do QRS Intervalo QT alargado Taquicardia de complexo largo	Perda anormal de potássio, desnutrição, uso de diurético	Reposição de potássio

(*continua*)

Tabela 7.1 Causas de PCR possivelmente tratáveis e suas intervenções (5H/5T). *(continuação)*

Condição	Indicadores no ECG e no monitor	Indicadores no histórico e no exame físico	Possíveis intervenções eficazes
Hipotermia	Ondas J (de Osborne)	Exposição ao frio, baixa temperatura central	Reaquecimento corporal
Tensão no tórax (pneumotórax)	Complexos QRS estreito Bradicardia	Desvio de traqueia contralateral, estase jugular unilateral	Descompressão com agulha e drenagem de tórax
Tamponamento cardíaco	Complexo estreito Taquicardia	Turgência jugular bilateral	Pericardiocentese
Toxinas: tricíclicos, digoxina, betabloqueadores, bloqueadores de canais de cálcio	Diversos efeitos sobre ECG: predomina prolongamento de intervalo QT	Evidência de uso de medicamentos Exame neurológico	Antídotos de acordo com síndrome tóxica
Tromboembolismo pulmonar	Complexo estreito Taquicardia	Histórico, trombose venosa em membros	Considerar trombólise
Trombose coronária (síndromes coronárias agudas)	Alterações ao ECG: Alterações de segmento ST Inversão de onda T Presença de ondas Q	Histórico de doença arterial coronária	Considerar trombólise ou intervenção coronária percutânea

(máscara laríngea, tubo esofagotraqueal ou tubo laríngeo). As diretrizes não definem um momento certo para a inserção de uma via aérea avançada, porém, esse procedimento não deve atrapalhar a realização da compressão torácica ou retardar a aplicação das desfibrilações.

Após a colocação de uma via aérea invasiva é necessário a confirmação do seu posicionamento, sem interromper as compressões, por meio da ausculta da região epigástrica que deve ser negativa, juntamente com a presença de sons pulmonares em ambos os hemitóraces e expansão torácica bilateral.

Para pacientes com uma via aérea avançada estabelecida, a frequência de ventilação é de 10 ventilações por minuto sem sincronia com as compressões torácicas.

MONITORIZAÇÃO DURANTE A PCR

A monitorização da qualidade da RCP pode ser realizada pela quantificação de dióxido de carbono exalado no final da expiração ($PETCO_2$) em pacientes intubados, detectado pela capnografia quantitativa, método também utilizado para a avaliação contínua do posicionamento da entubação orotraqueal e do retorno da circulação espontânea (RCE). Valores de $PETCO_2$ abaixo de 10 mmHg evidenciam compressões torácicas de qualidade inadequada. A elevação abrupta do CO_2 expirado indica RCE. Os valores de $PETCO_2$ estão estabelecidos para IOT, mas o conceito de uso da capnografia pode ser extrapolado para os dispositivos supraglóticos.

A onda capnográfica é representada na Figura 7.5.

Outro método de monitorização é avaliado pela pressão de perfusão coronária (PPC), a qual está correlacionada ao fluxo sanguíneo miocárdico e ao RCE. A quantificação da pressão arterial diastólica com a pressão arterial invasiva (PAI) apresenta boa correlação com a PPC, mas PAI diastólica inferior a 20 mmHg indica também má qualidade da RCP.

A saturação venosa central de oxigênio pode ser adquirida com o uso de cateteres venosos centrais com pontas oximétricas inseridas na veia cava superior ou na artéria pulmonar, e a taxa de normalidade varia de 60% a 80%. Caso esteja abaixo de 30%, há evidências de necessidade de melhora nas técnicas de RCE.

Formas de onda de capnografia

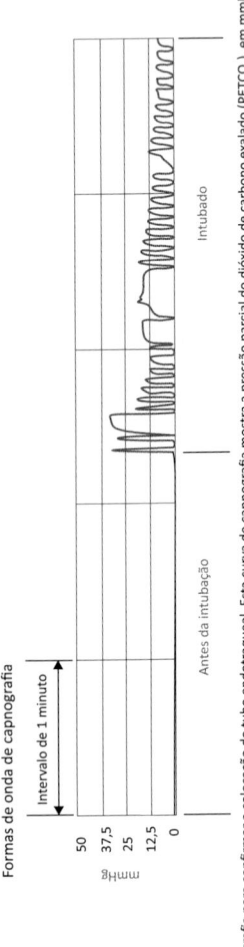

A.

Capnografia para confirmar a colocação do tubo endotraqueal. Esta curva de capnografia mostra a pressão parcial do dióxido de carbono exalado ($PETCO_2$), em mmHg no eixo vertical, em função do tempo quando é feita uma intubação. Uma vez que o paciente esteja intubado, detecta-se dióxido de carbono exalado, confirmando a colocação do tudo traqueal. O $PETCO_2$ varia durante o ciclo respiratório com valores mais altos na expiração final.

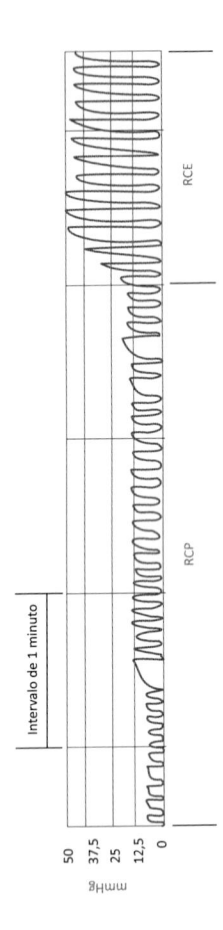

B.

Capnografia para monitorar a eficácia dos esforços de ressuscitação. Esta segunda curva de capnografia mostra o $PETCO_2$, em mmHg, no eixo vertical, em função do tempo. Este paciente está intubado e recebendo RCP. Observe que a frequência de ventilação é de aproximadamente 8 a 10 respirações por minuto. As compressões torácicas são aplicadas continuamente a uma frequência ligeiramente maior que 100/min., mas não são visíveis nesta curva. O $PETCO_2$ inicial é menor que 12,5 mmHg durante o primeiro minuto, indicado um fluxo sanguíneo bastante baixo. O $PETCO_2$ aumenta para um valor entre 12,5 e 25 mmHg durante o segundo e o terceiro minutos, compatível com o aumento do fluxo sanguíneo com a ressuscitação em andamento. O retorno da circulação espontânea (RCE) ocorre durante o quarto minuto. O RCE é reconhecido pelo aumento abrupto do $PETCO_2$ (visível logo após a quarta linha vertical) para mais de 40 mmHg compatível com uma melhora substancial no fluxo sanguíneo.

Figura 7.5 Onda de capnografia.

Adaptada de American Heart Association. Suporte avançado de vida 2012. Com base no algoritmo da American Heart Association 2010. American Heart Association Guidelines for Cardiopulmonary Resuscitation and Emergency Cardiovascular Care. Part 9: Post Cardiaca Arrest, Circulation 2010; 122 (Suppl3): S769.

VIAS DE ACESSO PARA ADMINISTRAÇÃO DE MEDICAMENTOS

A via de acesso preferencial para infusão de medicamentos na RCP é a intravenosa periférica. Os medicamentos devem ser administrados em *bolus*, seguidos de *flush* de 20 mL de soro fisiológico e elevação do membro puncionado por cerca de 10 a 20 segundos.

A segunda opção é o acesso intraósseo, que pode ser estabelecido de forma rápida, segura e efetiva. Todos os medicamentos e fluidos podem ser administrados pela via intravenosa ou intraóssea.

O acesso venoso central não está indicado nas manobras de ressuscitação e pode causar interrupções na RCP, além de complicações durante a sua inserção. Se o paciente já apresenta acesso central estabelecido, ele deve ser utilizado para a administração das medicações. Esse tipo de acesso possibilita maior pico de concentração e tempo de circulação sistêmica mais curto dos medicamentos administrados.

É importante destacar que a realização de compressões torácicas e de desfibrilação elétrica não deve ser retardada para a inserção de acesso intravenoso ou intraósseo.

MEDICAMENTOS

As medicações devem facilitar o retorno à circulação espontânea (RCE). Algumas medicações estão associadas ao aumento das taxas de RCE, mesmo sem ter demonstrado aumento na sobrevida de longo prazo com boa capacidade funcional neurológica.

A adrenalina é o vasopressor de escolha e deve ser administrada na dose de 1 mg a cada três a cinco minutos durante a RCP. Doses maiores de adrenalina podem piorar o prognóstico devido ao aumento do trabalho miocárdico e à redução da perfusão subendotelial, isquemia cerebral com resultados neurológicos insatisfatórios.

A amiodarona é o antiarrítmico de eleição para PCR em FV/TVSP refratária à desfibrilação. A dose inicial é de 300 mg intravenosa em *bolus*, seguida por uma segunda dose de 150 mg (no próximo ciclo), se necessária. Essa terapia apresentou aumento da sobrevivência à admissão hospitalar quando comparada com placebo ou lidocaína. Caso a amiodarona não esteja disponível, o uso de lidocaína deve ser considerado para pacientes em FV/TVSP. A dose inicial recomendada é de 1 a 1,5 mg/kg, seguida por uma segunda dose (no próximo ciclo), que deverá ser a metade da primeira, caso haja necessidade.

Outro medicamento é o sulfato de magnésio, que não deverá ser administrado de rotina na RCP, porém, pode ser utilizado em FV/TVSP com suspeita de hipomagnesemia ou em TV com padrão eletrocardiográfico de torção de pontas.

CESSAÇÃO DOS ESFORÇOS

A cessação dos esforços deve ser considerada mediante a análise de diversos fatores, como o tempo de PCR até o atendimento, tempo total de atendimento, idade do paciente, ritmo inicial, comorbidades, prognóstico e valores de $PETCO_2$ alcançados durante o atendimento. Não há recomendação clara sobre o momento do término dos esforços e determinação do óbito, devendo isso ficar a cargo do médico-assistente de maior experiência no atendimento.

CUIDADOS PÓS-PARADA CARDÍACA

O RCE caracteriza o sucesso do atendimento e marca o início de uma nova fase de cuidados para o tratamento da síndrome pós-parada cardíaca (SPPC). Essa síndrome complexa apresenta altas taxas de mortalidade hospitalar, variando entre 63% a 90%, e necessita de atendimento precoce e intensivo.

As características da fisiopatologia da SPPC são, na maioria das vezes, superpostas à doença que levou à PCR e comorbidades associadas. Os quatro componentes fundamentais da síndrome pós-parada são:

a)   dano cerebral;
b)   disfunção miocárdica;
c)   injúria isquemia/reperfusão;
d)   doença persistente que precipitou a parada cardíaca.

Após o RCE, a gravidade dessas desordens não é uniforme e irá variar entre os pacientes, dependendo da intensidade da injúria isquêmica, da causa da PCR e do estado de saúde prévio do paciente.

Os cuidados dispensados após uma PCR são um componente essencial do SAV, e quando bem aplicados, levam ao aumento da taxa de sobrevida com qualidade de vida satisfatória, redução da mortalidade precoce causada por instabilidade hemodinâmica e da mortalidade tardia associada à falência de múltiplos órgãos e lesão cerebral (Figura 7.6).

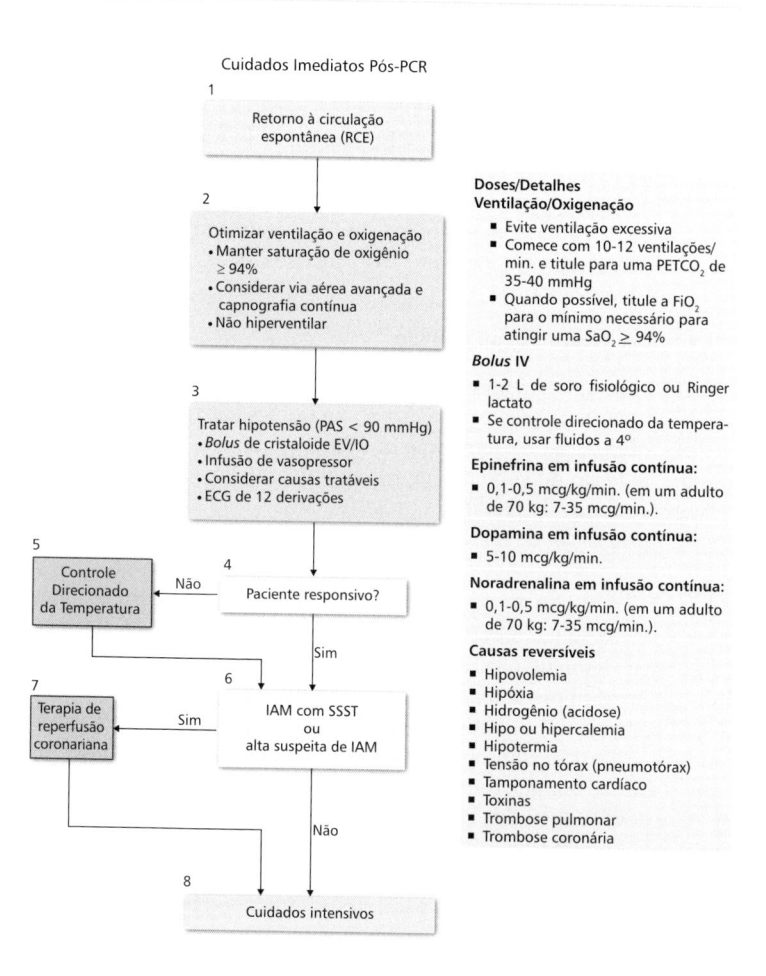

Figura 7.6 Algoritmo de cuidados pós-PCR.

PCR: Parada cardiorrespiratória; ECG: Eletrocardiograma; RCE: Retorno à circulação espontânea; PAS: Pressão arterial sistólica; IV: Intravenoso; IAM: Infarto agudo do miocárdio; SSST: Supradesnivelamento do segmento ST; PETCO$_2$: Pressão parcial do CO$_2$ Exalado.

Adaptada de Peberdy MA, Callaway CW, Neumar RW, et al: Part 9: Post-Cardiac Arrest Care: 2010 American Heart Association Guidelines for Cardiopulmonary Resuscitation and Emergency Cardiovascular Care. Circulation 2010, 122 (18_suppl_3): S768-786.

As metas iniciais dos cuidados pós-parada são:

- otimizar a função cardiopulmonar e perfusão de órgãos vitais;
- transporte da vítima de PCR para unidade hospitalar capaz de realização de cineangiocoronariografia e angioplastia; abordagem diagnóstica (precoce) e controle direcionado da temperatura; além de controle neurológico (avaliar possíveis focos de epilepsia)
- identificação e tratamento das causas da PCR e prevenção de sua recorrência.

Os objetivos subsequentes são:

a) controle da temperatura corporal;
b) identificação e tratamento de síndromes coronárias agudas;
c) otimização da ventilação mecânica;
d) redução do risco de falência múltipla de órgãos;
e) avaliação de preditores prognósticos;
f) promoção de reabilitação multiprofissional.

Dano cerebral

O dano cerebral pós-PCR é causa comum de morbimortalidade e é responsável por até 68% das mortes em pacientes admitidos em UTI após parada cardiorrespiratória.

O controle direcionado da temperatura deve ser considerado para todos os pacientes adultos comatosos (Glasgow menor ou igual a 6) com RCE. A temperatura-alvo de resfriamento está entre 32 °C e 36 °C e deve ser mantida com a menor variação possível, pelo período de 12 a 24 horas. Se iniciado nas primeiras horas, melhor o prognóstico neurológico e maior a redução da mortalidade.

Cerca de 12% a 22% de pacientes que encontram-se comatosos pós RCE, apresentam crises epileptiformes. Deve-se dar ênfase na realização de um eletroencefalograma, com o intuito de reconhecer eventuais focos epilépticos, e a instituição de terapêutica com anticonvulsivantes. Nesses pacientes, o prognótico é muito reservado.

Dano cardíaco

A disfunção miocárdica na SPPC contribui para a menor sobrevida dos pacientes. Um número significativo de evidências clínicas indica que esse fenômeno pode ser reversível quando tratado de maneira adequada. Imediatamente após o RCE, a frequência cardíaca e a pressão arterial são extremamente lábeis. A frequência cardíaca e a pressão arterial normais ou elevadas logo após o RCE podem ocorrer devido a um aumento transitório nas concentrações de catecolaminas circulantes. É comum a ocorrência de disfunção miocárdica secundária ao miocárdio atordoado no pós-PCR.

Fator causador da PCR

O diagnóstico e o tratamento da doença precipitante, como síndrome coronariana aguda (SCA), doenças pulmonares, sepse, entre outras doenças, são imprescindíveis. A negligência nessa detecção pode contribuir de forma sinérgica às alterações da SPPC.

Uma das principais causas de PCR extra-hospitalar é a SCA. A indicação de cinecoronariografia precoce deve ser realizada caso haja suspeita de isquemia coronária como causa precipitante da PCR, já que esta é responsável por 65% a 70% das PCRs extra-hospitalares, mesmo na ausência de evidências eletrocardiográficas e laboratoriais de isquemia ou necrose miocárdica.

A realização de cineangiocoronariografia em todos os pacientes após RCE tem sido amplamente discutida na literatura, sem uma resolução definitiva.

Monitorização

No pós-PCR, os pacientes geralmente demandam vigilância intensiva. A monitorização pode ser dividida em três categorias: monitorização intensiva geral, monitorização intensiva avançada e monitorização cerebral. A monitorização intensiva geral é caracterizada pela obtenção de dados fundamentais e indispensáveis que permitam uma orientação rápida da equipe sobre os sinais vitais do paciente. Recursos adicionais podem ser aplicados dependendo do estado do paciente, da disponibilidade e experiência da instituição. O impacto desse tipo de monitorização não foi prospectivamente validado, porém é altamente recomendado e muito utilizado na prática diária em unidades de terapia intensiva, conforme observado na Tabela 7.2.

Tabela 7.2 Opções de monitorização na síndrome pós-parada cardíaca.	
Síndrome pós-parada cardíaca: opções de monitorização	
Monitorização intensiva geral	Monitorização avançada
• Cateter arterial • Traçado eletrocardiográfico contínuo • Pressão venosa central • Saturação venosa central • Temperatura • Urina • Gasometria • Lactato • Glicemia, eletrólitos, hemograma, bioquímica • Radiografia de tórax • Eletrocardiograma de superfície	• Ecocardiograma • Monitorização hemodinâmica com cateter de artéria pulmonar **Monitorização cerebral** • Eletroencefalograma • Tomografia computadorizada • Ressonância nuclear magnética • Potencial evocado somatossensorial

Adaptada de Martín-Hernández H, López-Messa JB, Pérez-Vela JL, Molina-Latorre R, Cárdenas-Cruz A, Lesmes-Serrano A, Álvarez-Fernández JA, Fonseca-San Miguel F, Tamayo-Lomas LM, Herrero-Ansola P. Manejo del síndrome posparada cardíaca. Medicina Intensiva 2010, 34(2):107-126.

Otimização hemodinâmica

A terapia precoce guiada por metas é uma abordagem sistematizada com a finalidade de restaurar e manter o equilíbrio entre oferta e demanda de oxigênio. O principal objetivo consiste justamente na instauração de terapia precoce e aplicação de metas a serem atingidas em poucas horas. Essa abordagem concentra-se na otimização da pré-carga, do conteúdo arterial de oxigênio, na pós-carga, na contratilidade miocárdica e na taxa de extração de oxigênio.

Entre as metas hemodinâmicas estão a pressão venosa central (PVC) entre 8 e 12 mmHg, a pressão arterial média (PAM) entre 65 e 90 mmHg, a saturação venosa central de O_2 (SvO_2) > 70%, hematócrito > 30%, hemoglobina > 8 g/dL, lactato ≤ 2 mmol/L, débito urinário ≥ 0,5 mL/kg/h e índice de transporte de oxigênio maior que 600 mL/min. As principais ferramentas terapêuticas para se atingir tais metas são fluidos intravenosos, agentes inotrópicos ou vasopressores e hemotransfusão, os quais devem ser titulados para otimizar a pressão arterial, o débito cardíaco e a perfusão sistêmica.

Combina-se à otimização hemodinâmica as terapias que têm o objetivo de prevenir danos (p. ex., controle direcionado da temperatura) e tratar causas reversíveis (p. ex., intervenção coronária percutânea precoce no infarto agudo do miocárdio).

Hiperglicemia é comum após a PCR. Os níveis ideais de controle glicêmico não estão definidos, e os resultados dos estudos são controversos. Estudos recentes indicam que pacientes que alcancem o RCE devem ser tratados com alvos glicêmicos de cerca de 144 mg/dL. Valores mais baixos não reduzem a mortalidade e podem expor os pacientes aos efeitos adversos da hipoglicemia. As medidas dos níveis glicêmicos devem ser realizadas com frequência, sobretudo quando a terapia insulínica é instituída durante a hipotermia terapêutica, principalmente nas fases de indução e reaquecimento.

BIBLIOGRAFIA

1. Abitsch W, Schellongowski P, Staudinger T, et al. Comparison of a conventional tracheal airway with the Combitube in an urban emergency medical services system run by physicians. Resuscitation. 2003; 57(1):27-32.
2. Adrie C, Adib-Conquy M, Laurent I, et al. Successful cardiopulmonary resuscitation after cardiac arrest as a "sepsis- like" syndrome. Circulation. 2002;106(5):562-8.
3. Ahrens T, Schallom L, Bettorf K, et al. End-tidal carbon dioxide measurements as a prognostic indicator of outcome in cardiac arrest. Am J Crit Care. 2001; 10(6):391-8.
4. Andersen KH, Schultz-Lebahn T. Oesophageal intubation can be undetected by auscultation of the chest. Acta Anaesthesiol Scand. 1994; 38(6):580-2.
5. Barsan WG, Levy RC, Weir H. Lidocaine levels during CPR: differences after peripheral venous, central venous, and intracardiac injections. Ann Emerg Med. 1981; 10(2):73-8.
6. Bhende MS, Karasic DG, Karasic RB. End-tidal carbon dioxide changes during cardiopulmonary resuscitation after experimental asphyxial cardiac arrest. Am J Emerg Med. 1996; 14(4):349-50.
7. Brickman KR, Krupp K, Rega P, et al. Typing and screening of blood from intraosseous access. Ann Emerg Med. 1992; 21(4):414-7.

8. Bulut S, Aengevaeren WR, Luijten HJ, Verheugt FW. Successful out- of--hospital cardiopulmonary resuscitation: what is the optimal in- hospital treatment strategy? Resuscitation. 2000;47(2):155-61.

9. Cobb LA, Fahrenbruch CE, Walsh TR, et al. Influence of cardiopulmonar resuscitation prior to defibrillation in patients with out-of-hospital ventricular fibrillation. JAMA. 1999; 281(13):1182-8.

10. Destaques das Diretrizes da American Heart Association. Atualização das Diretrizes de RCP e ACE: Guidelines 2015: CPR & ECC. São Paulo, 2015.

11. Ditchey RV, Lindenfeld J. Failure of epinephrine to improve the balance between myocardial oxygen supply and demand during closed-chest resuscitation in dogs. Circulation. 1988; 78(2):382-9.

12. Dorges V, Wenzel V, Knacke P, et al. Comparison of different airway management strategies to ventilate apneic, nonpreoxygenated patients. Crit Care Med. 2003; 31(3):800-4.

13. Dorian P, Cass D, Schwartz B, et al. Amiodarone as compared with lidocaine for shock-resistant ventricular fibrillation. N Engl J Med. 2002; 346(12):884-90.

14. Emerman CL, Pinchak AC, Hancock D, et al. The effect of bolus injection on circulation times during cardiac arrest. Am J Emerg Med. 1990; 8(3):190-3.

15. Engdahl J, Abrahamsson P, Bang A, et al. Is hospital care of major importance for outcome after out-of- hospital cardiac arrest? Experience acquired from patients with out-of-hospital cardiac arrest resuscitated by the same Emergency Medical Service and admitted to one of two hospitals over a 16-year period in the municipality of Goteborg. Resuscitation. 2000;43(3):201-11.

16. Entholzner E, Felber A, Mielke L, et al. Assessment of end-tidal CO_2 measurement in reanimation. Anasthesiol Intensivmed Notfallmed Schmerzther. 1992; 27(8):473-6.

17. Falk JL, Rackow EC, Weil MH. End-tidal carbon dioxide concentration during cardiopulmonary resuscitation. N Engl J Med. 1988; 318(10):607-11.

18. Gaieski DF, Band RA, Abella BS, et al. Early goal- directed hemodynamic optimization combined with therapeutic hypothermia in comatose survivors of out-of-hospital cardiac arrest. Resuscitation. 2009;80(4):418-24.

19. Garnett AR, Ornato JP, Gonzalez ER, et al. End-tidal carbon dioxide monitoring during cardiopulmonary resuscitation. JAMA. 1987; 257(4):512-5.

20. Geocadin RG, Buitrago MM, Torbey MT, et al. Neurologic progno-
    sis and withdrawal of life support after resuscitation from cardiac arrest.
    Neurology. 2006;67(1):105-8.

21. Gonzalez MM, Timerman S, Gianotto-Oliveira R, et al. I Diretriz de
    Ressuscitação Cardiopulmonar e Cuidados Cardiovasculares de Emer-
    gência da Sociedade Brasileira de Cardiologia. Arq Bras Cardiol 2013;
    101 (2 Suppl 3):1-221.

22. Halperin HR, Tsitlik JE, Gelfand M, et al. A preliminary study of car-
    diopulmonary resuscitation by circumferential compression of the chest
    with use of a pneumatic vest. N Engl J Med. 1993; 329(11):762-8.

23. Herlitz J, Ekstrom L, Wennerblom B, et al. Hospital mortality after out-
    -of-hospital cardiac arrest among patients found in ventricular fibrilla-
    tion. Resuscitation. 1995; 29(1):11-21.

24. Herlitz J, Ekstrom L, Wennerblom B, et al. Lidocaine in out-of-hos-
    pital ventricular fibrillation. Does it improve survival? Resuscitation.
    1997;33:199-205.

25. Herlitz J, Engdahl J, Svensson L, et al. Major differences in 1-month
    survival between hospitals in Sweden among initial survivors of out-of-
    -hospital cardiac arrest. Resuscitation. 2006;70(3):404-9.

26. Heuer JF, Barwing J, Eich C, et al. Initial ventilation through laryngeal
    tube instead of face mask in out-of-hospital cardiopulmonary arrest is
    effective and safe. Eur J Emerg Med. 2010; 17(1):10-5.

27. Huang L, Weil MH, Tang W, et al. Comparison between dobutamine and
    levosimendan for management of postresuscitation myocardial dysfunc-
    tion. Crit Care Med. 2005;33(3):487-91.

28. International Liaison Committee on Resuscitation website. www.ilcor.
    org. Accessed July 30, 2018.

29. Keenan SP, Dodek P, Martin C, et al. Variation in length of intensive care
    unit stay after cardiac arrest: where you are is as important as who you
    are. Crit Care Med. 2007;35(3):836-41.

30. Keenan SP, Dodek P, Martin C, et al. Variation in length of intensive care
    unit stay after cardiac arrest: where you are is as important as who you
    are. Crit Care Med. 2007;35(3):836-41.

31. Kelly JJ, Eynon CA, Kaplan JL, et al. Use of tube condensation as an indica-
    tor of endotracheal tube placement. Ann Emerg Med. 1998; 31(5):575-8.

32. Kudenchuk PJ, Brown SP, Daya M, et al; for the Resuscitation Outcomes
    Consortium Investigators. Amiodarone, lidocaine, or placebo in out-of-
    -hospital cardiac arrest. N Engl J Med. 2016;374:1711-1722.

33. Langhelle A, Tyvold SS, Lexow K, et al. In-hospital factors associated with improved outcome after out-of- hospital cardiac arrest. A comparison between four regions in Norway. Resuscitation. 2003;56(3):247-63.

34. Laver S, Farrow C, Turner D, et al. Mode of death after admission toan intensive care unit following cardiac arrest. Intensive Care Med. 2004;30:2126-8.

35. Lindner KH, Strohmenger HU, Ensinger H, et al. Stress hormone response during and after cardiopulmonary resuscitation. Anesthesiology. 1992; 77(4):662-8.

36. Losert H, Sterz F, Roine RO, et al. Strict normoglycaemic blood glucose levels in the therapeutic management of patients within 12 h after cardiac arrest might not be necessary. Resuscitation. 2008;76(2):214-20.

37. Manz M, Pfeiffer D, Jung W, et al. Intravenous treatment with magnesium in recurrent persistent ventricular tachycardia. New Trends in Arrhythmias. 1991;7:437-42.

38. Michael JR, Guerci AD, Koehler RC, et al. Mechanisms by which epinephrine augments cerebral and myocardial perfusion during cardiopulmonary resuscitation in dogs. Circulation. 1984; 69(4):822-35.

39. Morrison LJ, Kierzek G, Diekema DS, et al. Part 3: Ethics: 2010 American Heart Association Guidelines for Cardiopulmonary Resuscitation and Emergency Cardiovascular Care. Circulation. 2010;122(18 suppl 3):S665-675.

40. Nadkarni VM, Larkin GL, Peberdy MA, et al. First documented rhythm and clinical outcome from in-hospital cardiac arrest among children and adults. JAMA. 2006;295(1):50-7.

41. Neumar RW, Nolan JP, Adrie C, et al. Post-cardiac arrest syndrome: epidemiology, pathophysiology, treatment, and prognostication. A consensus statement from the International Liaison Committee on Resuscitation (American Heart Association, Australian and New Zealand Council on Resuscitation, European Resuscitation Council, Heart and Stroke Foundation of Canada, InterAmerican Heart Foundation, Resuscitation Council of Asia, and the Resuscitation Council of Southern Africa); the American Heart Association Emergency Cardiovascular Care Committee; the Council on Cardiovascular Surgery and Anesthesia; the Council on Cardiopulmonary, Perioperative, and Critical Care; the Council on Clinical Cardiology; and the Stroke Council. Circulation. 2008; 118(23):2452-83.

42. Niemann JT, Criley JM, Rosborough JP, et al. Predictive indices of successful cardiac resuscitation after prolonged arrest and experimental cardiopulmonary resuscitation. Ann Emerg Med. 1985; 14(6):521-8.

43. Nolan JP, Laver SR, Welch CA, et al. Outcome following admission to UK intensive care units after cardiac arrest: a secondary analysis of the ICNARC Case Mix Programme Database. Anaesthesia. 2007;62(12):1207-16.

44. Oksanen T, Skrifvars M, Varpula T, et al. Strict versus moderate glucose control after resuscitation from ventricular fibrillation. Intensive Care Med. 2007;33(12):2093-100.

45. Olasveengen TM, Sunde K, Brunborg C, et al. Intravenous drug administration during out-of-hospital cardiac arrest: a randomized trial. JAMA. 2009; 302(20):2222-9.

46. Panchal AR, Berg KM, Kudenchuk PJ, et al. 2018 American Heart Association focused update on advanced cardiovascular life support use of antiarrhythmic drugs during and immediately after cardiac arrest: an update to the American Heart Association guidelines for cardiopulmonary resuscitation and emergency cardiovascular care [published online November 5, 2018]. Circulation.

47. Pearse R, Dawson D, Fawcett J, et al. Early goal-directed therapy after major surgery reduces complications and duration of hospital stay. A randomised controlled trial [ISRCTN38797445]. Crit Care. 2005;9(6):R687-693.

48. Peberdy MA, Callaway CW, Neumar RW, et al. Part 9: Post-cardiac arrest care: 2010 American Heart Association Guidelines for Cardiopulmonary Resuscitation and Emergency Cardiovascular Care. Circulation. 2010;122(18 Suppl 3):S768-786.

49. Pereira JC. Abordagem do paciente reanimado, pós-parada cardiorrespiratória. Revista Brasileira de Terapia Intensiva. 2008;20:190-6.

50. Perkins GD, Travers AH, Berg RA, et al. Part 3: Adult Basic Life Support and Automated External Defibrillation 2015. International Consensus on Cardiopulmonary Resuscitation and Emergency Cardiovascular Care Science with Treatment Recommendations. Circulation 2015;132(Suppl 1):S51-S83.

51. Prengel AW, Lindner KH, Ensinger H, Grunert A. Plasma catecholamine concentrations after successful resuscitation in patients. Crit Care Med. 1992;20(5):609-14.

52. Rivers E, Nguyen B, Havstad S, et al. Early goal-directed therapy in the treatment of severe sepsis and septic shock. N Engl J Med. 2001;345(19):1368-77.

53. Rivers EP, Wortsman J, Rady MY, et al. The effect of the total cumulative epinephrine dose administered during human CPR on hemodynamic, oxygen transport, and utilization variables in the postresuscitation period. Chest. 1994;106(5):1499-507.

54. Safar P. Resuscitation from clinical death: pathophysiologic limits and therapeutic potentials. Crit Care Med. 1988; 16(10):923-41.

55. Safar P. Resuscitation from clinical death: pathophysiologic limits and therapeutic potentials. Crit Care Med. 1988; 16(10):923-41.

56. Sanders AB, Kern KB, Otto CW, et al. End-tidal carbon dioxide monitoring during cardiopulmonary resuscitation: a prognostic indicator for survival. JAMA. 1989; 262(10):1347-51.

57. Soar J, Callaway CW, Aibiki M, et al. Part 4: Advanced Life Support. 2015 International Consensus on Cardiopulmonary Resuscitation and Emergency Cardiovascular Care Science with Treatment Recommendations. Circulation 2015;132 (Suppl 1): S84-S145.

58. Soar J, Donnino MW, Aickin R, et al. 2018 international consensus on cardiopulmonary resuscitation and emergency cardiovascular care science with treatment recommendations summary [published online November 5, 2018]. Circulation.

59. Stiell IG, Hebert PC, Wells GA, et al. Vasopressin versus epinephrine for inhospital cardiac arrest: a randomised controlled trial. Lancet. 2001; 358(9276):105-9.

60. Sunde K, Pytte M, Jacobsen D, et al. Implementation of a standardised treatment protocol for post resuscitation care after out-of-hospital cardiac arrest. Resuscitation. 2007;73(1):29-39.

61. Tzivoni D, Banai S, Schuger C, et al. Treatment of torsade de pointes with magnesium sulfate. Circulation. 1988;77:392-7.

62. Van den Berghe G, Wouters P, Weekers F, et al. Intensive insulin therapy in the critically ill patients. N Engl J Med, 2001;345(19):1359-67.

63. Warner KJ, Carlbom D, Cooke CR, et al. Paramedic training for proficient prehospital endotracheal intubation. Prehosp Emerg Care. 2010; 14(1):103-8.

64. Wenzel V, Krismer AC, Arntz HR, et al. A comparison of vasopressin and epinephrine for out-of-hospital cardiopulmonary resuscitation. N Engl J Med. 2004; 350(2):105-13.

65. Wik L, Hansen TB, Fylling F, et al. Delaying defibrilation to give basic cardiopulmonar resuscitation prior to defibrilation in patients with

out-of-hospital ventricular fibrillation: a randomized trial. JAMA. 2003; 289(11):1389-95.

66. Wong ML, Carey S, Mader TJ, et al. Time to invasive airway placement and resuscitation outcomes after inhospital cardiopulmonary arrest. Resuscitation. 2010; 81(2):182-6.

67. Yakaitis RW, Otto CW, Blitt CD. Relative importance of α and β adrenergic receptors during resuscitation. Crit Care Med. 1979; 7(7):293-6.

Thiago Marinho Florentino

capítulo **8**

Parada Cardiorrespiratória: Suporte Básico e Avançado de Vida em Pediatria

INTRODUÇÃO

Nas últimas décadas, avanços importantes mudaram drasticamente o prognóstico das paradas cardiorrespiratórias (PCR) na população pediátrica, sobretudo em ambiente hospitalar. De 2001 a 2013, a taxa de retorno à circulação espontânea aumentou de 29% para 77%; e a taxa de alta hospitalar após PCR, de 24% para 43%. Além disso, dados recentes mostraram que mesmo a ressuscitação cardiopulmonar (RCP) prolongada pode ser efetiva; cerca de 60% dos pacientes que foram reanimados por mais que 35 minutos conseguiram ter alta hospitalar sem sequelas neurológicas. Esses avanços na sobrevida e melhoria de prognóstico dos pacientes pediátricos está associado em grande parte na ênfase em RCP de alta qualidade e avanços nos cuidados após retorno à circulação espontânea.

Por outro lado, pouco avanço foi observado na mortalidade da PCR que ocorre em ambiente extra-hospitalar. Dados de 2012 mostraram uma sobrevida média de 8,3% para todas as idades (10,5% entre um e 11 anos, e 15,8% para adolescentes entre 12 e 18 anos).

A melhoria desses resultados depende da integração entre prevenção, início precoce da RCP, acesso precoce ao sistema de emergência, suporte avançado de vida em pediatria (PALS) e cuidados adequados no período após retorno à circulação espontânea (Figura 8.1).

Figura 8.1 Cadeia de sobrevivência em pediatria.
Fonte: PALS AHA.

Em crianças com até 1 ano de idade, as principais causas de PCR são malformações congênitas, complicações da prematuridade e síndrome da morte súbita infantil. Em crianças com idade superior a um ano, os traumas são a principal causa de PCR, sendo a sobrevida nesses casos baixa, reforçando a necessidade de medidas preventivas educacionais.

CAB OU ABC

As diretrizes internacionais até 2010 recomendavam a reanimação com sequência ABC – A = via aérea, B = respiração/ventilação, e C = compressões torácicas tanto na população adulta como na pediátrica.

Em adultos, a maior parte das PCR ocorre em ritmos chocáveis, nos quais as compressões torácicas são inicialmente mais importantes que as ventilações. Além disso, posicionar a via aérea e realizar as ventilações exige maior treinamento para um leigo que a realização da compressão torácica.

Na população pediátrica, a PCR for asfixia é mais comum que por arritmias ventriculares, sendo as ventilações muito importantes. Estudos já evidenciaram que nessa população a combinação ventilação com compressão torácica é a mais efetiva nas PCR por asfixia. Entretanto, não há dados que mostrem diferença em iniciar a sequência com CAB ou ABC. Iniciar com CAB iria atrasar em cerca de 18 segundos a ventilação para 1 reanimador; se mais de 1 reanimador disponível, o tempo seria menor ainda.

A sequência CAB é recomendada, então, para simplificar o treinamento em RCP (sobretudo para leigos) na esperança que mais vítimas de PCR recebam o atendimento inicial adequado.

SUPORTE BÁSICO DE VIDA

Suporte básico de vida para leigos

- **Segurança do socorrista e da vítima:** avaliar ambiente e potenciais riscos, só iniciando atendimento após garantia de segurança da cena.
- **Checar responsividade:** toque gentilmente na vítima e pergunte: "Você está bem?". Chame o nome da criança se você o souber. Se ela estiver responsiva, ela vai responder, se mover ou emitir gemidos. Observe se tem lesões e necessita de assistência médica. Se está respirando, ligue para o serviço de emergência. Crianças com desconforto respiratório geralmente se posicionam para manter as vias aéreas pérvias e otimizarem as ventilações. Se a criança está não responsiva, grite por ajuda.
- **Checar respirações:** se a criança está respirando ela não precisa de RCP. Se não houver evidência de trauma, coloque a criança em decúbito lateral, posição que ajuda a manter pérvia a via área e diminui risco de aspiração. Se a vítima não responde e não respira, deve-se iniciar RCP. Cuidado adicional deve ser tomado para não considerar o *gasping* (respiração ofegante, agonizante) como movimento respiratório.
- **Começar compressões torácicas:** a compressão torácica de alta qualidade causa fluxo sanguíneo para os órgãos nobres e aumenta a chance de retorno à circulação espontânea. Em crianças que não respondem ou respiram, faça inicialmente 30 compressões.
    - Compressões com velocidade e profundidade: ao menos 100 a 120 compressões por minuto (atualização de 2015 do PALS), com depressão de ao menos 1/3 do diâmetro anteroposterior do tórax (4 cm em menores de um ano e 5 cm em crianças acima de um ano). Na puberdade e em adultos, recomenda-se não se comprimir mais que 6 cm (atualização de 2015 do PALS).
    - Permitir ao tórax retornar à posição inicial possibilitando, assim, retorno venoso adequado.
    - Minimizar interrupção das compressões.
    - Evitar excesso de ventilações.
    - Comprimir sobre superfície firme (paciente no chão ou sobre superfície rígida).

Para crianças menores de um ano, a compressão torácica deve ser realizada com dois dedos no esterno, logo abaixo da linha intermamária. Não comprimir sobre o processo xifóide ou as costelas. Comprimir ao menos 1/3 do diâmetro anteroposterior do tórax ou cerca de 4 cm.

Para crianças acima de um ano, a compressão deve ser realizada na metade inferior do esterno, ao menos 1/3 do diâmetro anteroposterior do tórax ou 5 cm. Não há dados que permitam afirmar que a massagem seja mais efetiva com uma ou duas mãos.

Permitir sempre que o tórax retorne à sua posição inicial após cada compressão, uma vez que a inadequada expansão está associada a aumento da pressão intratorácica, com diminuição do retorno venoso e da perfusão coronária e cerebral. Não há evidências que fundamentem até o momento o uso de dispositivos de RCP automática na população pediátrica. Idealmente, a cada 2 minutos, deve ser trocado o reanimador que realiza a compressão torácica, pois dados apontam que a partir daí a qualidade da RCP é prejudicada.

Na população pediátrica, realizar ventilações associadas às compressões melhoram os desfechos clínicos; entretanto, se o socorrista não é treinado em realizar as ventilações, ele deve realizar somente as compressões até que obtenha ajuda.

Abrir a via aérea e ventilar: para um socorrista a sequência de 30 compressões para cada duas ventilações é recomendada. Abra a via aérea utilizando a técnica de elevação do queixo. Em menores de um ano, cubra com a sua boca tanto a boca quanto o nariz da criança; em maiores de um ano, a técnica boca a boca é utilizada. Observe a expansão do tórax para garantir a efetividade da ventilação. Cada ventilação dura cerca de 1 segundo.

Ativar o sistema de emergência: se há dois socorristas, um inicia a RCP e o outro aciona o serviço de emergência imediatamente e providencia um desfibrilador elétrico automático (DEA), se disponível. A maior parte das PCR em crianças é por asfixia; dessa forma, é recomendado ao socorrista que está sozinho realizar 2 minutos de RCP antes de buscar por ajuda.

A atualização de 2015 do *guideline* da AHA acrescentou a possibilidade de uso de dispositivos eletrônicos para solicitar auxílio de maneira mais precoce durante o atendimento de vítimas em PCR.

Suporte básico de vida para profissionais de saúde e outros treinados em RCP com dois socorristas

A maior parte do suporte básico de vida para o profissional de saúde é semelhante para leigos. É menos frequente o atendimento sozinho por ele, que pode individualizar o atendimento de acordo com a possível causa em algumas situações, como, por exemplo, uma criança com fator de risco para arritmias que apresenta uma PCR súbita: o profissional de saúde pode, a princípio, solicitar ajuda com um DEA (devido à alta probabilidade de se tratar de uma arritmia ventricular) em vez de realizar 2 minutos de RCP antes de pedir ajuda, como é recomendado aos leigos.

- **Checagem do pulso:** 10 segundos para a checagem do pulso. Braquial, se menor que um ano; e carotídeo ou femoral, se maior que um ano. Na ausência de pulso ou dúvida, iniciar compressões torácicas.
- **Respiração inadequada com pulso:** respirações de resgate numa frequência de 12 a 20 por minuto até reestabelecimento de respiração espontânea. Checar o pulso a cada 2 minutos, demorando menos de 10 segundos em cada checagem.
- **Bradicardia com perfusão inadequada:** se frequência cardíaca (FC) menor que 60 batimentos por minuto (BPM) com sinais de má perfusão, a despeito de ventilação adequada, iniciar compressões torácicas. Em crianças, o débito cardíaco é extremamente dependente da FC; assim, iniciar a RCP em um momento no qual a PCR iminente está associada a melhores desfechos.
- **Compressões torácicas:** em crianças menores que um ano, o profissional de saúde que não está sozinho circula o tórax da criança com suas duas mãos e utiliza os polegares para fazer as compressões sobre o terço inferior do esterno. As duas possíveis técnicas de compressão torácica estão ilustradas na Figura 8.2.
- **Ventilações:** se dois socorristas presentes, realize 15 compressões para cada duas ventilações. Se houver evidências de trauma que sugira lesão cervical, realize a anteriorização da mandíbula em vez da elevação do queixo.

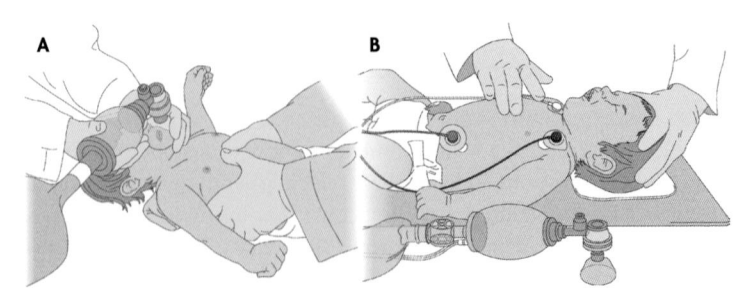

Figura 8.2 As duas técnicas de compressão torácica em menores de 1 ano: em **A,** a técnica com 2 polegares, em que o tórax da criança é envolto com as duas mãos do socorrista (só deve ser realizada com ao menos 2 socorristas); em **B,** a técnica de compressão com 2 dedos.

- **Desfibrilação:** fibrilação ventricular (FV) pode ser a causa da PCR ou ocorrer durante a reanimação. Crianças com colapso súbito têm, com mais frequência, FV ou taquicardia ventricular (TV) sem pulso como causa da PCR. Em crianças menores de 1 ano, um desfibrilador manual é preferível, sendo a energia empregada inicialmente de 2 Joules/kg, seguida de 4 J/kg, se o primeiro choque não for efetivo. Se o desfibrilador manual não estiver disponível, é preferível um DEA com atenuador pediátrico. O ritmo deve ser verificado a cada 2 minutos.

Na Figura 8.3 podemos observar o fluxograma do atendimento com um socorrista, e na Figura 8.4, com mais de um socorrista.

Obstrução da via aérea por corpo estranho

Cerca de 90% das mortes por aspiração de corpos estranhos ocorrem em menores de 5 anos; 65%, em menores de 1 ano de idade. Líquidos são a causa mais comum em menores de 1 ano, enquanto balões, pequenos objetos e comidas (cachorro-quente, amendoim, uva, entre outros) são as causas mais comuns em crianças acima de 1 ano. Sinas de obstrução incluem início agudo de desconforto respiratório, tosse, engasgos, estridor ou sibilos. O início súbito do desconforto respiratório na ausência de febre ou tosse produtiva torna esse diagnóstico muito provável.

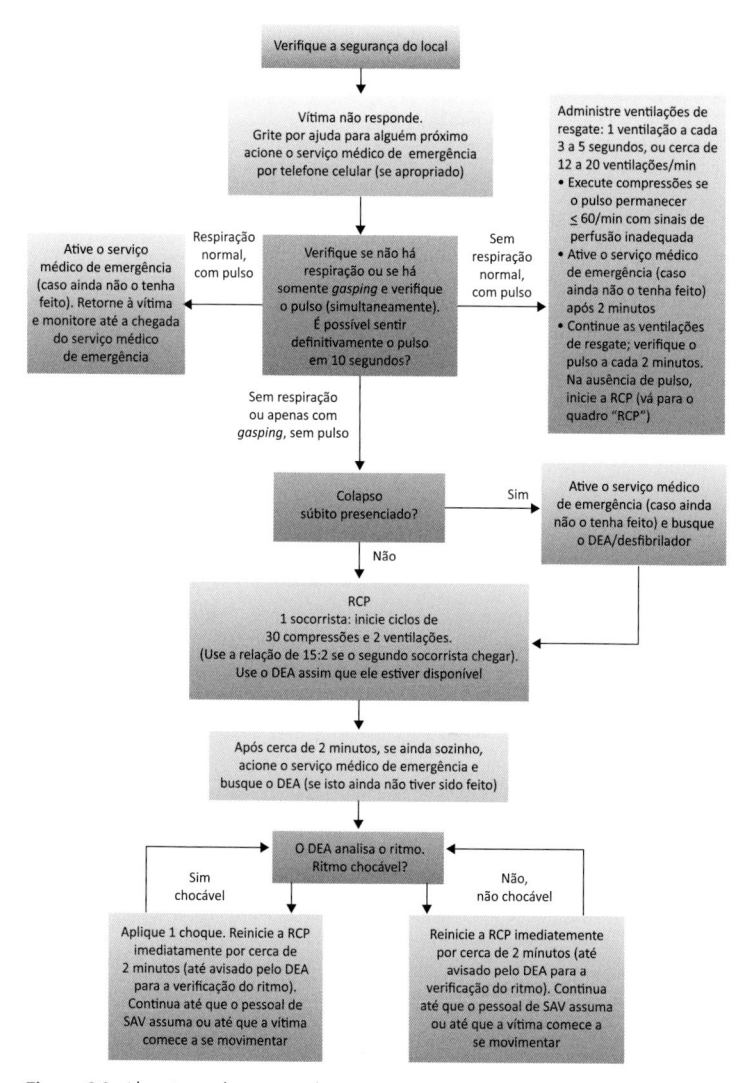

Figura 8.3 Algoritmo de suporte básico com um socorrista.

Adaptada de American Heart Association.

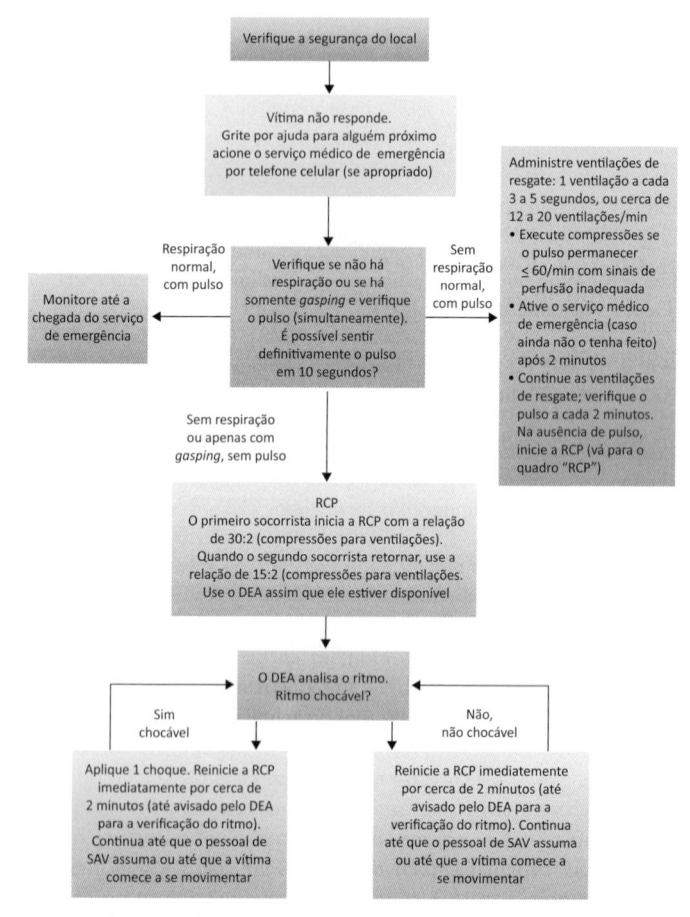

Figura 8.4 Algoritmo de suporte básico com mais de um socorrista.
Adaptada de American Heart Association.

A presença do corpo estranho pode causar discreta ou severa obstrução da via aérea. Quando a obstrução é discreta, a criança pode tossir e emitir alguns sons; já quando a obstrução é severa, ela não consegue emitir nenhum som. Se a obstrução é discreta, o correto é deixar o paciente expelir o objeto espontaneamente com a tosse, sem nenhuma medida específica, observando sinais de obstrução grave. Se a obstrução é grave, devem ser tomadas medidas para resolução do quadro.

Em uma criança menor que 1 ano de idade, realizar cinco golpes no dorso, seguidos de cinco compressões torácicas, repetindo a sequência até que a criança elimine o objeto ou se torne arresponsiva. Os impulsos abdominais (manobra de Heimlich) são perigosos nessa faixa etária pelo risco de lesão hepática. Em crianças acima de 1 ano de idade, a manobra de Heimlich deve ser realizada até que a criança elimine o objeto ou se torne arresponsiva.

Se a criança de qualquer idade se tornar arresponsiva, iniciar RCP conforme descrito anteriormente. Se você vir um corpo estranho, remova-o, mas não faça busca "às cegas" de corpos estranhos, pois há risco de lesão da orofaringe e de empurrar o objeto pela via aérea.

Trauma

Antecipe a obstrução de vias aéreas por fragmentos dentários, sangue ou outros objetos; utilize um dispositivo para aspirar a via aérea, se necessário. Interrompa sangramentos externos com compressão direta.

Quando o mecanismo de injúria é compatível com lesões cervicais, minimize movimentos da coluna cervical. Profissionais de saúde devem realizar a abertura de via aérea com anteriorização da mandíbula; se ela não for efetiva, realizar elevação do queixo a fim de manter a via aérea pérvia (se possível, alguém mantém a região cervical imobilizada).

Se possível, encaminhe para centro com experiência em trauma pediátrico.

Afogamento

Os desfechos após afogamento são determinados pela duração da submersão, a temperatura da água e a qualidade do atendimento durante a RCP. Sobreviventes sem sequelas neurológicas são observados mesmo após longas submersões em águas frias. Retire a vítima imediatamente da água. Se tiver treinamento especial, realize as primeiras ventilações ainda na água (sem retardar a retirada). Após a retirada, inicie RCP conforme descrito anteriormente. Se o socorrista estiver sozinho, realize 2 minutos de reanimação ou cinco ciclos antes de solicitar por ajuda. Se houver dois ou mais socorristas, um inicia a RCP enquanto o outro vai buscar ajuda com DEA.

SUPORTE AVANÇADO DE VIDA EM PEDIATRIA

Diferente dos adultos, na população pediátrica, a maior parte das PCR não acontece por causas cardíacas, comumente são consequência da progressão de um quadro de insuficiência respiratória ou choque. As arritmias ventriculares são responsáveis por apenas cerca de 5% a 15% das PCR intra ou extra-hospitalares.

O estabelecimento de times médicos de urgência e times de resposta rápida foram novidades recomendadas na última atualização do PALS, sendo esses times importantes nos hospitais onde são tratadas crianças com doenças de alto risco. Além disso, foi feita a recomendação do uso do escore pediátrico de alerta precoce (PEWS – *pediatric early warning score*), embora sua efetividade não esteja bem definida.

Muitos pacientes internados estão em unidades de terapia intensiva (UTI) e geralmente estão com via aérea avançada, recebendo ventilação mecânica e com monitorização de pressão arterial invasiva. Nesses pacientes, a forma da curva de pressão pode ser utilizada para otimizar a compressão, com pequenos ajustes na posição da mão e profundidade da massagem, podendo trazer grandes benefícios. A curva de pressão também pode ajudar na identificação de retorno de circulação espontânea (RCE).

Em pacientes com capnógrafo, o CO_2 no final de expiração também pode ser utilizado como parâmetro para avaliar a eficácia da RCP e indicar possível RCE. Não há valores específicos de capnografia em crianças.

Dispositivos de auxílio nas vias aéreas

▪ **Via aérea orofaríngea e nasofaríngea**: os dispositivos ajudam a manter a via aérea pérvia deslocando a língua e o palato mole do fluxo de ar pela faringe. Dispositivos na orofaringe devem ser utilizados em pacientes que não apresentam reflexo da mordida, enquanto na nasofaringe podem ser utilizados mesmo em pacientes com esse reflexo. Cuidado especial no tamanho dos dispositivos para não obstruir a via aérea.

- **Máscara laríngea**: quando a ventilação bolsa-máscara não é efetiva e a entubação endotraqueal não é possível, a máscara laríngea pode ser utilizada. Quando utilizada em crianças pequenas, cuidado adicional deve ser tomado pela maior incidência de complicações.

Oxigenação

É razoável ventilar com oxigênio a 100% durante a PCR, embora não haja dados que apontem a concentração ideal. Após retorno à circulação espontânea, é razoável titular o fluxo de O_2 para manter uma saturação maior ou igual a 94%.

Ventilação bolsa-máscara

A ventilação bolsa-máscara pode tão efetiva e segura quanto a entubação orotraqueal por curtos períodos durante a RCP extra-hospitalar.

Utilize somente a força necessária para fazer o tórax se expandir, evitando ventilação excessiva que pode ser perigosa ao paciente por dificultar o retorno venoso ao aumentar a pressão intratorácica, prejudicando, assim, a perfusão coronária e cerebral. Pode ocasionar, ainda, aprisionamento de ar e barotrauma, além do risco de distenção gástrica e broncoaspiração.

Distensão gástrica

Distensão gástrica pode interferir na efetividade das ventilações, além de causar broncoaspiração. São medidas efetivas na prevenção da distensão: evitar hiperventilação, aplicar cuidadosamente pressão na cricoide do paciente, passagem de sonda nasogástrica ou orogástrica.

Entubação endotraqueal

Requer treinamento especial e experiência, uma vez que a via aérea pediátrica difere anatomicamente da adulta.

Para facilitar a entubação e reduzir o risco de complicações, é indicada a sequência rápida de entubação com sedativos e bloqueadores neuromusculares. Somente utilizar a sequência rápida se tiver experiência no uso das medicações e prática no manejo de vias aéreas pediátricas.

Não há evidências que permitem orientar o uso de compressão da cartilagem cricoide de rotina durante a entubação em pediatria.

Tanto tubos endotraqueais com *cuff* quanto sem *cuff* podem ser utilizados em qualquer faixa etária, mas os tubos com *cuff* podem inclusive reduzir o risco de broncoaspiração. Cuidado adicional deve ser tomado com a escolha do tubo e insuflação do *cuff*.

Se um tubo sem *cuff* for escolhido, é sugerido um tudo com diâmetro de 3,5 mm para menores de um ano, e de 4 mm entre um e dois anos. Após dois anos, obedecer a fórmula: 4 + idade/4. Para tubos com *cuff*, usar um 3,0 mm para crianças menores de um ano; 3,5 mm para crianças entre um e dois anos; e, após dois anos, obedecer a fórmula: 3,5 + idade/4.

Para confirmar a posição do tubo endotraqueal, várias medidas devem ser adotadas: observe expansão torácica bilateral e ausculte o murmúrio vesicular bilateralmente; ausculte se há presença de sons de insuflação gástrica; utilize o capnógrafo, com a aferição do CO_2 exalado; se o paciente teve retorno da circulação espontânea, utilize um oxímetro de pulso para verificar a saturação de O_2; se persistir a dúvida, faça uma laringoscopia direta e verifique a posição do tubo; realize, então, uma radiografia de tórax para garantir o bom posicionamento.

A atualização do PALS de 2015 orienta a não utilizar de forma rotineira a atropina antes da entubação de crianças criticamente enfermas, reservando seu uso para situações nas quais a chance de bradicardia é importante, como no uso de bloqueadores neuromusculares.

RCP em recém-nascidos

A taxa de compressão-ventilação em recém-nascidos é de três compressões para uma ventilação. Outra diferença é a orientação em se fazer pausa para ventilação mesmo se a criança já apresenta uma via aérea avançada.

Suporte de vida extracorpóreo

Pode ser utilizado em PCR prolongada em que há uma causa potencialmente reversível, sendo mais efetivo quando a causa da PCR é cardíaca.

O uso da membrana de oxigenação extracorpórea (ECMO) foi avaliada durante a RCP em estudos observacionais e, desde a atualização de 2015, ela pode ser considerada desde que a PCR seja intra-hospitalar, de causa cardíaca e, no hospital, haja protocolos para colocar o paciente em ECMO nessas situações.

Acesso vascular

O acesso vascular é fundamental para realização de medicações e coleta de exames laboratoriais. Um acesso venoso periférico é aceitável durante a reanimação da criança, mas pode ser difícil de consegui-lo mesmo para profissionais treinados. Embora interessante para uso de medicamentos por longos períodos, passar um acesso venoso central geralmente demora muito nesse momento crítico. O acesso intraósseo é rápido, seguro e efetivo, e todas as medicações podem ser realizadas por ele.

A via endotraqueal é uma alternativa em pacientes com impossibilidade de acesso endovenoso ou intraósseo, sendo possível administrar medicamentos lipossolúveis, como atropina, lidocaína, naloxone e epinefrina. Pela via endotraqueal, a absorção é menos uniforme e confiável que nas outras vias citadas. Sempre realizar *flush* de ao menos 5 mL após o uso de substâncias pelo tubo endotraqueal. As doses das medicações devem ser aumentadas, não havendo consenso sobre a melhor dose a ser empregada (na maioria das vezes, 2 a 3 vezes a dose endovenosa; no caso da epinefrina, pode-se utilizar dose até 10 vezes maior).

Fluidos e medicações

Para calcular a dose adequada das medicações, use o peso da criança, se disponível. Outra forma é utilizar fitas métricas e, a partir da altura, utilizar o peso que está no percentil 50 para cada altura (há fitas métricas prontas com esses valores).

- **Adenosina**: causa um bloqueio temporário do nó atrioventricular (NAV), interrompendo assim circuitos de reentrada que envolvem o NAV. É uma substância considerada segura devido a sua curta meia-vida. Só pode ser administrada por via IV ou IO, seguida sempre de *flush* de solução salina.

- **Amiodarona**: diminui a condução AV, prolonga o período refratário AV e prolonga o QT, além de retardar a condução ventricular (pode alargar QRS). É necessário monitorar a PA e eletrocardiograma durante a infusão IV de amiodarona. Se o paciente tiver um ritmo próprio, infundir lentamente essa medicação (20 a 60 minutos), uma vez que a hipotensão está relacionada com sua velocidade de infusão. A infusão dessa substância pode necessitar ser interrompida por bradicardia, bloqueio atrioventricular, alargamento do intervalo QT ou do QRS. Pode ocorrer, inclusive, *Torsades de Pointes* secundário ao alargamento do QT.
- **Atropina**: é uma medicação simpaticolítica que acelera o comando sinusal ou atrial cardíaco e aumenta também a condução atrioventricular. Pequenas doses (< 0,1 mg) podem ter efeitos rebote e induzir bradicardia em função de seu efeito central. Doses elevadas podem ser necessárias em situações como intoxicações por organosfosforados.
- **Bicarbonato de sódio**: sua administração de rotina não é recomendada. Pode ser indicado no tratamento de algumas intoxicações, de hipercalemia e de acidose metabólica.
- **Cálcio**: não é indicado sua administração de rotina. Situações em que ele pode ser utilizado: hipocalcemia documentada, intoxicação por bloqueadores de canal de cálcio, hipermagnesemia ou hipercalemia. Se indicado, tanto o gluconato quanto o cloreto de cálcio podem ser utilizados.
- **Epinefrina**: a vasoconstrição decorrente do efeito alfa-adrenérgico da epinefrina leva a aumento da pressão diastólica na aorta e consequente aumento de fluxo coronário, o que é fundamental no sucesso da RCP. Idealmente, não se deve administrar epinefrina e bicarbonato em um mesmo acesso venoso, pois o efeito alcalinizante do bicarbonato pode inativar a catecolamina.
- **Glicose**: checar a glicemia capilar durante a RCP e repor, se necessário.
- **Lidocaína**: suprime arritmias ventriculares, apesar de ser menos efetiva que a amiodarona. A intoxicação por esse fármaco pode levar à depressão miocárdica e choque circulatório, confusão

mental e convulsões, principalmente em pacientes com disfunção renal ou hepática.

- **Magnésio**: indicado no tratamento de hipomagnesemia ou taquicardia ventricular polimórfica associada a QT prolongado (*Torsades de Pointes*).
- **Procainamida**: prolonga o período refratário atrial e ventricular e diminui a velocidade de condução. Há poucos dados que comprovem o benefício de sua utilização. Risco de prolongar QT e QRS.
- **Vasopressina**: não há evidências contra ou a favor do uso de vasopressina, e na última atualização essa medicação foi retirada do protocolo pela AHA.

Parada cardiorrespiratória

Assim que a criança for avaliada e caracterizada como irresponsiva e verificado que não está respirando, deve-se pedir ajuda (de preferência com um DEA) e começar RCP conforme descrito anteriormente. A qualidade das compressões torácicas e ventilações nesse momento são fundamentais para o prognóstico do paciente. Assim que disponível o DEA, o ritmo do paciente deve ser verificado. Nesse momento, é importante determinar se a criança tem um ritmo chocável ou um ritmo não chocável. Assistolia e atividade elétrica sem pulso (AESP) são mais comuns em PCR por asfixia, enquanto fibrilação ventricular (FV) é mais comum em PCR de etiologia cardíaca.

Ritmos não chocáveis – assistolia e AESP

Continue RCP com a menor quantidade de interrupção nas compressões torácicas possível. Um segundo socorrista obtém um acesso venoso e administra epinefrina 0,01 mg/kg (dose máxima de 1 mg) durante RCP. Essa dose deve ser repetida a cada 3 a 5 minutos. Uma dose mais elevada de epinefrina pode ser considerada em situações especiais, como intoxicação por betabloqueadores.

Assim que uma via aérea avançada for obtida, as compressões torácicas devem ser realizadas (100 a 120 compressões por minuto) sem pausa para ventilação. O segundo socorrista realiza uma ventilação a cada 6 a 8 segundos (8 a 10 por minuto). A cada dois minutos, as funções devem ser trocadas para evitar a perda da qualidade das compressões. O ritmo também deve ser checado a cada 2 minutos.

Avaliar e tratar as causas reversíveis (Hs e Ts) (Figura 8.5).

Se a qualquer momento o paciente desenvolver um ritmo chocável, aplicar o choque e imediatamente retornar à RCP.

Ritmos chocáveis – TV sem pulso e FV

O choque é o tratamento definitivo com uma sobrevida de 17 a 20%. O prognóstico é melhor em FV primária que em secundárias. Em adultos, a cada minuto sem RCP e desfibrilação, reduz-se 7% a 10% a sobrevida.

A atualização de 2015 do PALS orientou que tanto para desfibriladores monofásicos como para bifásicos uma dose inicial de 2 a 4 J/kg deve ser utilizada. Em caso de FV refratária, é indicado aumentar a dose para 4 J/kg, mas energias mais altas podem ser necessárias, não devendo-se exceder 10 J/kg ou a dose máxima indicada para adultos.

Na Figura 8.5, podemos ver um resumo das orientações do suporte avançado de vida em pediatria.

Torsades de Pointes

Na maioria das vezes, ocorre como consequência ao prolongamento do intervalo QT, que pode ser congênito ou secundário a antiarrítmicos da classe IA ou III, digitais ou interação de substâncias.

A TV polimórfica rapidamente se degenera para FV ou TV com pulso. Independente da causa, tratar com infusão de sulfato de magnésio (25 a 50 mg/kg – máximo de 2 g).

Bradicardia

- Garanta uma via aérea pérvia, respiração e circulação da maneira necessária.
- Reavalie o paciente para determinar se a bradicardia persiste e está causando sintomas cardiovasculares, apesar da ventilação e oxigenação adequadas.
- Se a FC < 60 bpm com perfusão prejudicada, apesar da ventilação adequada com oxigênio, iniciar RCP.

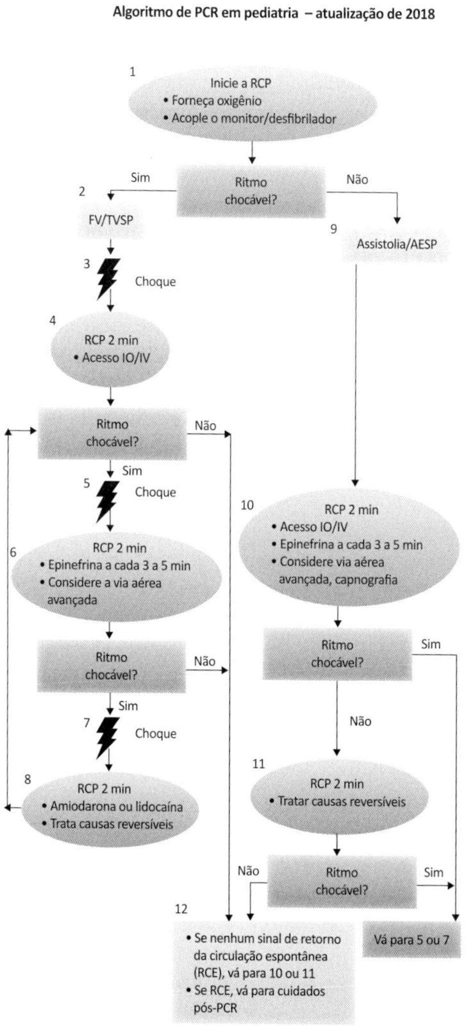

Algoritmo de PCR em pediatria — atualização de 2018

Qualidade da RCP
- Comprima com força (≥ $\frac{1}{3}$ do diâmetro torácico anteroposterior) e rapidez (100-120/min) e aguarde o retorno total do tórax.
- Minimize interrupções nas compressões.
- Evite ventilação excessiva
- Alterne as pessoas que aplicam as compressões a cada 2 minutos ou antes se houver cansaço.
- Se estiver sem via aérea avançada, relação compressão-ventilação de 15:2

Carga do Choque para desfibrilação
Primeiro choque de 2 J/kg, segundo choque de 4 J/kg, choques subsequentes ≥ 4 J/kg, máximo de 10 J/kg ou carga para adulto

Tratamento medicamentoso
- **Dose IO/IV de epinefrina:** 0,01 mg/kg (0,1 mL/kg na concentração de 1:10.000). Repita a cada 3 ou 5 minutos. Se sem acesso IO/IV, pode-se administrar dose endotraqueal: 0,1 mg/kg (0,1 mL/kg na concentração de 1:1.000).
- **Dose IO/IV de amiodarona:** bolus de 5 mg/kg durante PCR. Pode ser repetida até 2 vezes para FV/TV sem pulso refratário.
  -OU-
- **Dose IV/IO de lidocaína:** Inicial: dose de ataque de 1 mg/kg. Manutenção: infusão de 20 a 50 mcg/kg por minuto (repita a dose de bolus se a infusão for iniciada mais de 15 minutos após o tratamento com bolus inicial.

Via aérea avançada
- Intubação endotraqueal ou via aérea avançada supraglótica
- Capnografia com forma de onda ou capnometria para confirmar e monitorar a colocação do tubo ET
- Quando houver uma via aérea avançada, administre 1 ventilação a cada 6 segundos (10 ventilações/min) com compressões torácicas continuas

Retorno da circulação espontânea (RCE)
- Pulso e pressão arterial
- Ondas espontâneas na pressão arterial com monitoramento intra-arterial

Causas reversíveis
- Hipovolemia
- Hipóxia
- Hidrogênio, íon (acidemia)
- Hipoglicemia
- Hipo/hipercalemia
- Hipotermia
- Tensão, pneumotórax
- Tamponamento cardíaco
- Toxinas
- Trombose, pulmonar
- Trombose, coronária

Figura 8.5 Algoritmo com suporte avançado de vida em pediatria.
Adaptada de American Heart Association.

- Após 2 minutos, reavalie o paciente para verificar se a bradicardia e os sinais de má perfusão persistem. Verifique se o suporte de O_2 e a via aérea estão adequados.
- Continue com via aérea, ventilação e compressões. Se a bradicardia persistir ou responder parcialmente, administre epinefrina 0,01 mg/kg IV ou IO. Se não houver acesso vascular, pode-se administrar epinefrina 0,1 mg/kg endotraqueal.
- Se a bradicardia é decorrente de aumento do tônus vagal ou bloqueio atrioventricular primário, administrar atropina 0,02 mg/kg IV/IO ou 0,04 a 0,06 mg/kg endotraqueal.
- Marca-passo transcutâneo pode ser necessário se a bradicardia é secundária a bloqueio atrioventricular total (BAVT) ou disfunção do nó sinusal não responsiva à ventilação, oxigenação, compressões torácicas e medicações, sobretudo se associado à cardiopatia congênita ou adquirida. O marca-passo não é útil em assistolia, bradicardia secundária a hipóxia e isquemia miocárdica.

Taquicardia

- Se houver sinais de má perfusão e o pulso não for palpável, proceder com o PALS.
- Se o pulso é palpável e o paciente tem boa perfusão, iniciar garantindo via aérea pérvia, providenciar oxigênio, monitorizar o paciente, obter um acesso vascular e realizar um ECG de 12 derivações para avaliar duração do QRS.
- Taquicardia supraventricular (QRS < 0,09 segundos)
- Monitorize o paciente para avaliar o efeito das intervenções. A escolha terapêutica é determinada pela estabilidade hemodinâmica do paciente.
- Tente manobras de estímulo vagal, a menos que o paciente esteja instável hemodinamicamente ou as manobras irão retardar a cardioversão química e elétrica.
- Em crianças mais velhas, a massagem do seio carotídeo e a manobra de Valsalva são seguras.
- A cardioversão química com adenosina é muito efetiva e apresenta efeitos adversos mínimos e transitórios. Administre adenosina 0,1 mg/kg IV ou IO, seguido de um *flush* de ao menos 5 mL

de solução salina. Uma dose de verapamim 0,1 a 0,3 mL/kg IV ou IO também pode ser efetiva em terminar uma arritmia supraventricular em crianças mais velhas, com o risco de causar depressão miocárdica, hipotensão e até mesmo PCR.

- Se o paciente se encontra instável hemodinamicamente ou se a adenosina não foi efetiva, deve-se realizar a cardioversão elétrica sincronizada. Se possível, utilize sedação. Começar com 0,5 a 1 J/kg; se não houver sucesso, aumentar para 2 J/kg. Se os choques forem inefetivos ou houver retorno da arritmia, considerar amiodarona ou procainamida antes de um terceiro choque.
- Considerar amiodarona 5 mg/kg IV/IO ou procainamida 15 mg/kg para um paciente com uma Taquicardia supraventricular (TSV) não responsiva a manobras vagais e adenosina e/ou cardioversão elétrica. Para pacientes estáveis, recomenda-se uma avaliação do especialista antes da administração. Tanto amiodarona quanto a procainamida devem ser infundidas lentamente (20 a 60 minutos para amiodarona e 30 a 60 minutos para procainamida). Se a primeira dose não trouxer resultado e não houver sinais de toxicidade, considerar repetir a dose. Não se recomenda administrar as duas medicações sem a avaliação prévia de um especialista.

Taquicardia com complexo QRS alargado (> 0,09 segundos)

- Taquiarritmias com QRS alargado quase sempre se originam nos ventrículos Taquicardia ventricular (TV), mas podem também ter origem supraventricular.
- O uso de adenosina poder ser útil em diferenciar TV de TSV ao interromper taquicardias supraventriculares. Ela só pode ser considerada se o ritmo é regular, o complexo é monomórfico e o paciente está estável hemodinamicamente. Não utilizar se o paciente sabidamente tem o diagnóstico de Wolff-Parkinson-White.
- Considerar CVE após sedação com uma dose inicial de 0,5-1 J/kg. Se não for efetiva, considerar 2 J/kg.
- Considerar cardioversão química com amiodarona 5 mg/kg ou procainamida 15 mg/kg se o paciente estiver estável hemodinamicamente. É necessário monitorar ECG e PA durante a infusão; se houver hipotensão ou alargamento do QRS, interromper ou ao menos diminuir a velocidade de infusão.

Em pacientes instáveis hemodinamicamente, é indicada a CVE com a mesma energia descrita anteriormente.

SITUAÇÕES ESPECIAIS

Choque séptico

Não há diferença significativa entre pacientes em choque séptico tratados com solução coloide em relação aos tratados com cristaloide. A administração inicial de 20 mL/kg de solução cristaloide é indicada, e em locais com recursos limitados (sem ventilação mecânica ou suporte inotrópico) e deve ser tomado muito cuidado para a reposição volêmica não ser excessiva e maléfica para o paciente.

A monitorização da saturação venosa central de O_2 (SVO_2) parece ser efetiva em guiar a terapia em crianças com choque séptico. A terapia com alvo de $SVO_2 > 70\%$ parece estar relacionada com a melhor sobrevida.

O uso de ventilação assistida precoce também deve fazer parte da estratégia inicial na conduta da criança em choque séptico.

Etomidato é um sedativo que facilita a entubação endotraqueal com mínimos efeitos hemodinâmicos, mas não é indicada sua utilização rotineira em crianças com choque séptico. A supressão da adrenal é vista frequentemente em crianças e adultos após uso de etomidato. Em crianças e adultos com choque séptico, o uso de etomidato está relacionado com aumento de mortalidade.

Choque hipovolêmico

- Utilizar uma solução cristaloide isotônica, como o fluido inicial, no tratamento dos pacientes. Não há benefício em se utilizar uma solução coloide.
- Tratar sinais de choque com um *bolus* de 20 mL/kg de cristaloide, mesmo se a pressão arterial estiver normal. Não há qualquer evidência sobre o benefício de um cristaloide específico. Administrar um novo *bolus* de 20 mL/kg se a primeira falhar na melhora da perfusão.
- Não há dados na literatura que indiquem a quantidade adequada de volume a ser administrada para crianças com choque hipovolêmico decorrente de trauma.

Trauma

- Erros comum incluem falha em abrir e em manter a via aérea pérvia, erros na reposição volêmica inicial e falhas em diagnosticar e tratar sangramentos internos. O tratamento das crianças deve ser realizado preferencialmente em centros de referência em trauma infantil.
- Quando o mecanismo do trauma é compatível com lesão cervical, restringir o movimento da coluna cervical e evidente tração e movimentação da cabeça e pescoço. Abra a via aérea com anteriorização da mandíbula, evitando a elevação do queixo.
- Não realize hiperventilação de rotina mesmo se houver evidência de traumatismo cranioencefálico (TCE). A hiperventilação transitória só deve ser utilizada se houver sinais de herniação cerebral, como anisocoria.
- Suspeite de lesões torácicas em todos os traumatismos toracoabdominais, mesmo na ausência de lesões externas. Pneumotórax hipertensivo, hemotórax e contusão pulmonar podem impedir oxigenação e ventilação.
- Se o paciente tiver um trauma maxilofacial ou a suspeita de uma fratura de base de crânio, prefira uma sonda orogástrica a uma nasogástrica.
- Em situações selecionadas de PCR por traumas penetrantes, considerar realizar uma toracotomia de urgência.
- Considerar hemorragia intra-abdominal, pneumotórax hipertensivo, tamponamento cardíaco e, lesão medular e hemorragias intracranianas em menores de um ano como causas de choques.

Intoxicações exógenas

- **Anestésicos locais:** eles podem ocasionar alterações no nível de consciência, convulsões, arritmias e até mesmo uma PCR em caso de dose excessiva ou administração intravascular. Muitos trabalhos, como em populações pediátricas, já mostraram o tratamento com sucesso com emulsão lipídica intravenosa.
- **Cocaína:** síndromes coronarianas agudas manifestadas por dor torácica ou arritmias são as principais causas de hospitalização em

adultos. Deve-se tratar a hipertermia, que pode ser secundária à intoxicação agressivamente, uma vez que ela pode ser responsável pelo aumento da toxicidade. Para vasoespasmo coronariano, considerar nitroglicerina, um benzodiazepínico e phentolamina (um antagonista alfa-adrenérgico). Para arritmias ventriculares, considerar a infusão de bicarbonato de sódio 1 a 2 mEq/kg. Não utilize betabloqueadores.

- **Antidepressivos tricíclicos e outros bloqueadores de canal de sódio:** doses tóxicas causam anormalidades cardiovasculares como atrasos na condução intravascular, bloqueios cardíacos, bradicardia, prolongamento do intervalo QT, arritmias ventriculares (*Torsades de Pointes*, TV e FV), hipotensão, convulsões e redução do nível de consciência. O tratamento é feito com a infusão de bicarbonato de sódio 1 a 2 mL/kg até que o pH arterial esteja acima de 7,45, seguido da infusão de dose de manutenção diluída em soro glicosado 5%. Em casos de intoxicações severas, aumente o pH para 7,50 a 7,55. Não administre antiarrítmicos da classe IA (quinidina, procainamida), IC (flecainamida, propafenona) ou III (amiodarona ou sotalol), os quais podem exacerbar a toxicidade cardíaca. Se houver hipotensão, realizar *bolus* de solução salina 10 mL/kg e, se refratário, iniciar medicamentos vasoativos, com preferência pela epinefrina e norepinefrina. Considerar ECMO se altas doses de medicamentos vasoativos não mantiver a estabilidade hemodinâmica.
- **Bloqueador de canal de cálcio:** manifestações de intoxicação incluem hipotensão, prolongamento do QT, alargamento do QRS, bloqueios de ramo, bradicardia, TSV, TV, *Torsades de Pointes*, FV, convulsões e alterações do nível de consciência. Trate hipotensão com baixas doses de solução salina 5 a 10 mL/kg, pois a depressão miocárdica pode limitar o volume que o paciente pode tolerar. A eficácia da administração de cálcio é variável, infunda 20 mg/kg de cálcio a 10% IV por 5 a 10 minutos; se houver benefício, infunda 20 a 50 mg/kg/h; monitorize o nível sérico para prevenir hipercalcemia. É preferível a administração em um acesso venoso central pelos riscos de lesão tecidual severa caso haja infiltração cutânea em caso de extravasamento em um acesso periférico. Para bradicardia e hi-

potensão, considerar vasopressores e inotrópicos, como epinefrina e norepinefrina.

- **Betabloqueadores:** doses tóxicas causam bradicardia, bloqueio cardíaco e deprimem a contratilidade cardíaca e alguns podem alargar o QRS e o intervalo QT. Altas doses de epinefrina podem ser efetivas. Pode ser considerada a infusão de glucagon de 5-10 mg em adolescentes em alguns minutos. Considerar a infusão de glicose e insulina. A infusão de cálcio pode ser considerada se glucagon e catecolaminas forem inefetivos.

- **Opioides:** narcóticos podem causar hipoventilação, apneia, bradicardia, hipotensão e rebaixamento do nível de consciência. O uso de naloxone se reserva para situações de depressão respiratória, mas em pessoas com uso crônico ou doenças cardiovasculares o naloxone pode aumentar a FC, a PA e causa edema agudo hipertensivo, além de arritmias cardíacas (inclusive assistolia) e convulsões.

CUIDADOS PÓS-REANIMAÇÃO

Os objetivos dos cuidados pós-reanimação são preservar a função neurológica, prevenir lesões orgânicas secundárias, diagnosticar e tratar a causa da patologia que causou a PCR e permitir que o paciente chegue ao serviço de atenção terciária em boas condições fisiológicas.

A hipotermia terapêutica (32 a 34 °C) pode ser considerada para crianças que permanecem em coma após retorno à circulação espontânea; na última atualização, recomenda-se manter por cinco dias com normotermia, ou dias de hipotermia (32 a 34 °C), seguido de três dias de normotermia. Monitorize sempre a temperatura e trate agressivamente a hipertermia devido a seus efeitos neurológicos adversos.

O prognóstico neurológico pode ser verificado com a realização de um eletroencefalograma em até sete dias da PCR, mas ele não deve ser utilizado isoladamente como fator prognóstico.

INTERRUPÇÃO DOS ESFORÇOS DE REANIMAÇÃO

Não há preditores de desfecho que ajudem a determinar o momento de interromper a RCP em uma criança.

Variáveis clínicas associadas à sobrevida incluem a duração da RCP, número de doses de epinefrina, idade, PCR presenciada e ritmo inicial. Nenhum desses, porém, tem o poder de prever o desfecho.

Há casos de PCR prolongadas, nos quais os pacientes sobreviveram com condições neurológicas preservadas.

BIBLIOGRAFIA

1. Atkins DL, Berger S, Duff JP, et al. Part 11: pediatric basic life support and cardiopulmonary resuscitation quality: 2015 American Heart Association Guidelines Update for Cardiopulmonary Resuscitation and Emergency Cardiovascular Care. Circulation. 2015;132(Suppl 2):S519-S525.
2. de Caen AR, Berg MD, Chameides L, et al. Part 12: pediatric advanced life support: 2015 American Heart Association Guidelines Update for Cardiopulmonary Resuscitation and Emergency Cardiovascular Care. Circulation. 2015;132(Suppl 2):S526-S542.
3. Duff JP, Topjian A, Berg MD, et al. 2018 American Heart Association focused update on pediatric advanced life support: an update to the American Heart Association guidelines for cardiopulmonary resuscitation and emergency cardiovascular care [published online November 5, 2018]. Circulation. doi: 10.1161/CIR.0000000000000612
4. International Liaison Committee on Resuscitation website. www.ilcor.org. Accessed July 30, 2018.
5. Kleinman ME, Chameides L, Schexnayder SM, et al. Part 14: pediatric advanced life support: 2010 American Heart Association Guidelines for Cardiopulmonary Resuscitation and Emergency Cardiovascular Care. Circulation. 2010;122(Suppl 3):S876-S908.
6. Kudenchuk PJ, Brown SP, Daya M, et al; for the Resuscitation Outcomes Consortium Investigators. Amiodarone, lidocaine, or placebo in out-of--hospital cardiac arrest. N Engl J Med. 2016;374:1711-1722.
7. Panchal AR, Berg KM, Kudenchuk PJ, et al. 2018 American Heart Association focused update on advanced cardiovascular life support use of antiarrhythmic drugs during and immediately after cardiac arrest: an update to the American Heart Association guidelines for cardiopulmonary resuscitation and emergency cardiovascular care [published online November 5, 2018]. Circulation. doi: 10.1161/CIR.0000000000000613

8. Soar J, Donnino MW, Aickin R, et al. 2018 international consensus on cardiopulmonary resuscitation and emergency cardiovascular care science with treatment recommendations summary [published online November 5, 2018]. Circulation. doi: 10.1161/CIR.0000000000000611

9. Valdes SO, Donoghue AJ, Hoyme DB, et al; for the American Heart Association Get With The Guidelines–Resuscitation Investigators. Outcomes associated with amiodarone and lidocaine in the treatment of in-hospital pediatric cardiac arrest with pulseless ventricular tachycardia or ventricular fibrillation. Resuscitation. 2014;85:381-386.

capítulo 9

Carolina de Paulo Maldi

Síndrome Coronária Aguda sem Supradesnivelamento do Segmento ST

INTRODUÇÃO

Pacientes que se apresentam a um serviço de saúde com manifestações clínicas de síndrome coronária aguda (SCA), devem, em até 10 min da chegada, ter um eletrocardiograma de 12 derivações feito e analisado, o que permitirá diferenciar o diagnóstico de SCA sem supra de ST (SSST) e SCA com supra de ST (CSST). Essa divisão é fundamental para a decisão da conduta, já que a reperfusão miocárdica imediata por terapia trombolítica ou por intervenção coronária percutânea (ICP) está indicada na SCACSST.

Os pacientes com diagnóstico SCASSST podem, de acordo com os resultados dos marcadores de necrose miocárdica, ser diagnosticados como portadores de angina instável (AI) ou infarto agudo do miocárdio sem supradesnivelamento do segmento ST (IAMSSST). Os pacientes com IAM são os que apresentam marcadores de necrose miocárdica (MNM) positivos e com curva de valores característica de IAM.

É recomendação classe I (diretriz SBC 2013): a) classificar os pacientes como de alta, intermediária ou baixa probabilidade para o diagnóstico de SCASSST (Tabela 9.1); b) classificar os pacientes em baixo, intermediário ou alto risco para eventos adversos sérios, como morte e reinfarto (utilizando mais de um escore de risco e considerar o pior); c) classificar os pacientes em baixo, intermediário ou alto risco de desenvolver sangramento.

Tabela 9.1 Probabilidade de os sinais e sintomas serem devidos a síndromes isquêmicas miocárdicas instáveis secundárias à doença obstrutiva coronariana.

Variáveis	Probabilidade alta	Probabilidade intermediária	Probabilidade baixa
História	Sintomas sugestivos de isquemia miocárdica prolongada (> 20 minutos), em repouso, ou dor similar a quadro anginoso prévio. História de DAC, incluindo IAM	Sintomas sugestivos de isquemia miocárdica como principal manifestação. Idade > 70 anos. *Diabetes mellitus.* Doença vascular periférica	Sintomas não sugestivos de isquemia miocárdica. Uso recente de cocaína
Exame físico	IC transitória, hipotensão, sudorese, edema pulmonar ou estertores		Desconforto torácico reproduzido pela palpação
ECG	Infradesnível do segmento ST (> 0,5 mm) novo ou presumivelmente novo, ou inversão da onda T > 2 mm com sintomas	Presença de ondas Q. Segmento ST ou ondas T anormais antigas	Achatamento ou inversão da onda T em derivações com ondas R predominantes. ECG normal
Marcadores bioquímicos	TnT, TnI ou CK-MB elevados	Marcadores normais	Marcadores normais

Modificada de Braunwald *et al.* AHA/ACC Practice Clinical Guidelines, 2002.

Os modelos de estratificação de risco baseiam-se em características clínicas, eletrocardiográficas (ECG seriado) e marcadores bioquímicos. Eles são úteis para guiar a conduta médica (quanto a uma abordagem mais ou menos invasiva): tratamento farmacológico; escolha do método diagnóstico para avaliação de isquemia miocárdica (invasivo ou não invasivo); decidir qual o tempo máximo de espera desde a internação até a cineangiocoronariografia (CATE), quando indicado; decidir se o paciente deve ficar internado e em qual setor hospitalar.

Resultados de exames laboratoriais, com relevância para os MNM, são necessários para classificar o paciente quanto à probabilidade do diagnóstico de SCA (Tabela 9.1) e para classificar os pacientes com SCASSST quanto ao risco de eventos adversos sérios.

No entanto, a espera por resultado de exames de laboratório não deve atrasar o tratamento inicial dos pacientes com SCASSST estimados como de risco moderado ou alto, utilizando como base a avaliação clínica e o ECG seriado.

A transferência do paciente entre setores hospitalares (do pronto-socorro para a unidade de terapia intensiva – UCO ou UTI) também não deve ser motivo de atraso para o início do tratamento das SCAs.

Obviamente, pacientes instáveis, ou seja, aqueles apresentando arritmias cardíacas, instabilidade hemodinâmica, edema agudo de pulmão (EAP), parada cardiorrespiratória (PCR), devem ser monitorizados na sala de emergência e tratados imediatamente.

A sala de emergência do pronto-socorro deve estar preparada e ter equipe treinada para o tratamento e estabilização inicial do paciente.

A estratificação de risco do paciente é dinâmica e levará em consideração o *turnover* do MNM que está sendo utilizado para classificarmos o paciente com SCASSST em AI ou IAMSSST.

DIAGNÓSTICO

Na Tabela 9.1, abservamos a probabilidade de os sinais e sintomas serem devidos a síndromes isquêmicas miocárdicas instáveis secundárias à doença obstrutiva coronariana.

História clínica

Os principais fatores de risco (FR) para doença arterial coronária (DAC) são: hipertensão arterial sistêmica, *diabetes mellitus*, dislipidemia, história familiar para DAC precoce e tabagismo.

As causas mais prováveis de dor torácica em pacientes submetidos à revascularização miocárdica (ICP e/ou cirurgia de revascularização do miocárdio (CRM)) são:

1. a) ICP ≤ 48 horas (oclusão aguda, espasmo coronariano transitório, trombo não oclusivo, oclusão de ramo ou êmbolo distal);
    b) Até seis meses pós–ICP (reestenose);
    c) Após seis meses de ICP (nova lesão coronária).
2. a) Após CRM precoce (obstrução trombótica do enxerto);
    b) 1º mês ao 1º ano pós–CRM (hiperplasia fibrosa da íntima);
    c) Após o primeiro ano de CRM, é indicativo de nova lesão aterosclerótica e/ou degeneração não trombótica do enxerto.

Anamnese

- **Antecedentes pessoais gerais, como FR para DAC e antecedentes cardiovasculares:** tabagismo, HAS, DM, dislipidemia, asma ou DPOC, AVC, AIT, IAM ou CATE prévios, revascularização miocárdica cirúrgica ou percutânea, doença valvar, sintomas de insuficiência cardíaca prévios, alergias;
- Antecedente familiar de doença cardiovascular, sobretudo de doença cardíaca prematura em parentes de primeiro grau (homens < 55 anos; mulheres < 65 anos);
- **Queixa atual:** características da dor (intensidade, qualidade da dor, localização, irradiação, duração), desencadeantes da dor (espontânea, estresse físico/emocional, alimentação, posição, respiração ou palpação), fatores de alívio (repouso, nitrato, analgésico espontâneo, alimentação, antiácidos, respiração ou posição), sintomas associados (sudorese, dispneia, náusea, vômito, palidez cutânea, tosse, hemoptise, lipotímia, pré-síncope, síncope); se dor recorrente, perguntar se houve algum momento em que ela se

tornou mais intensa ou passou a ocorrer mesmo em repouso (podendo sugerir a transição entre uma angina estável e uma SCA);

- **Medicações em uso:** especialmente se fez uso de sildenafil nas últimas 24h ou tadalafil nas últimas 48h (o que contraindicaria o uso de nitrato), medicações de uso inalatório (a frequência do uso em geral indica a gravidade da asma ou DPOC e poderá contraindicar o uso de betabloqueador), uso de AAS, inibidor da enzima de conversão da angiotensina (IECA) ou bloqueador da angiotensina (BRA), betabloqueadores, hipolipemiantes, insulina.

Exame físico

O exame físico é normal na maior parte dos pacientes com SCASSST.

São marcadores de mau prognóstico:

1. taquicardia (FC > 100 bpm), taquipneia, hipotensão, sudorese, pulsos finos, terceira bulha e estertores pulmonares durante os episódios de dor, indicando grande comprometimento miocárdico;
2. sopro mitral que surge ou se intensifica durante episódios dolorosos (sugere isquemia ou ruptura do músculo papilar). *Click* ou sopro mesotelessistólico mitral sugerem prolapso da valva mitral (e não isquemia do músculo papilar).

Isquemia miocárdica pode comprometer a função ventricular esquerda ocasionando graus variáveis de desconforto respiratório até EAP (tosse, hemoptise, dispneia, taquipneia, estertores creptantes e terceira bulha à ausculta), choque hemodinâmico na disfunção ventricular esquerda mais grave (hipotensão, palidez cutânea, sudorese, extremidades frias, lentificação do enchimento capilar periférico, baixo débito urinário e alteração do sensório).

O exame físico pode contribuir para o diagnóstico de complicações de IAM que podem ocorrer mais comumente no IAMCSST, sendo as mais frequentes: ruptura de parede livre do VE, ruptura do septo interventricular, insuficiência mitral aguda. Pesquisar no exame físico sinais de tamponamento cardíaco e sopros na ausculta.

Os diagnósticos diferenciais de dor torácica devem ser lembrados (Tabela 9.2), e serão amplamente discutidos em outro capítulo desse manual. A dissecção aguda da aorta pode simular SCA, inclusive com supradesnível do segmento ST no ECG (por dissecção de coronária); é uma emergência cirúrgica, apresenta alta mortalidade e o uso de medicações antiplaquetárias e anticoagulantes é contraindicado nesses pacientes.

Tabela 9.2 Diagnóstico diferencial de dor torácica.	
Dissecção aguda da aorta	Assimetria de pulsos e PA, sopro diastólico em foco aórtico, sinais e sintomas de tamponamento cardíaco
Pericardite	Dor torácica piora com decúbito dorsal e melhora com inclinação do tronco para frente, atrito pericárdico, ECG (supradesnível do ST difuso com infra do segmento PR)
Embolia pulmonar	Dor torácica e dispneia de início súbito, dor pleurítica, hemoptise, fatores de risco para TEP, sinais de TVP
Pneumotórax espontâneo	Dispneia, taquipneia, ausência de ruídos em um dos hemitóraces, imagem compatível nos raios X
Outros	Esofágica, gastroduodenal, osteomuscular, psicogênica

Eletrocardiograma (ECG)

Recomendações Classe I (diretriz SBC 2013): 1) ECG em até 10 minutos após a chegada do paciente no hospital e repetir pelo menos uma vez em até 6 horas. Monitorização contínua eletrocardiográfica sempre que possível.

Interpretar ECG: arritmias, infradesnível ou supradesnível de ST, alteração dinâmica de ST, inversão de onda T, BRE novo ou supostamente novo. O supradesnível de ST e o BRE novo ou supostamente novo estão relacionados com o diagnóstico de IAMCSST (outro capítulo do manual).

Alterações no ECG relacionadas com o pior prognóstico: infradesnível de ST > 0,5 mm, inversão da onda T > 2 mm, alterações dinâmicas de ST ($\geq$ 1 mm) e/ou inversões da onda T que se resolvem, ao menos parcialmente, com a melhora dos sintomas.

Marcadores bioquímicos de necrose miocárdica

São o conjunto de macromoléculas (partes de constituintes proteicos intracelulares de células musculares) liberadas na corrente sanguínea quando ocorre lesão de células musculares miocárdicas (Tabela 9.3).

Tabela 9.3 Marcadores de necrose miocárdica.

CK-MB atividade/CK-MB massa

- CK-MB massa tem maior sensibilidade (97%) e maior especificidade (90%) que a CK-MB atividade
- Falso positivo (CK-MB + e Troponina –) em 4% dos casos (lesão de músculo não cardíaco por trauma, convulsão ou outras causas ou por fallha do exame que detecta alguma outra molecula inadequada)
- Presente também no músculo liso e esquelético.

Troponinas

- Há três subunidades: troponina C (não específica de músculo cardíaco), e troponina T e troponina I (consideradas marcadores cardíacos específicos)
- Troponinas cardíacas (TnTc e TnIc) têm duas principais vantagens em relação a CK-MB: maior especificidade para lesão miocárdica e capacidade de detectar pequenas quantidades de lesão miocárdica. TnIc: sensibilidade (90%) e especificidade (97%)
- TnTc e TnIc são significativamente mais sensíveis que CK-MB massa
- CK-MB massa e troponinas têm sensibilidades semelhantes para diagnóstico de IAM nas primeiras 24h
- Outras causas de elevação de troponinas: taquiarritmias, trauma cardíaco (intervenções ou acidente), insuficiência cardíaca, hipertrofia de VE, miocardite, pericardite, sepse, TEP, hipertensão pulmonar, toxicidade medicamentosa, quimioterapia para tratamento de câncer e insuficiência renal.

Mioglobina

- É pouco específica e se eleva no IAM, mas também em diversas outras situações
- Eleva-se rapidamente após um IAM e pela elevada sensibilidade precoce; pode ser útil em algumas situações específicas, para afastar IAM em pacientes que chegam precocemente à emergência (antes de 4h do início dos sintomas)
- Elevado valor preditivo negativo
- Seu valor positivo deve ser confirmado por CK-MB massa e/ou troponina.

(continua)

Tabela 9.3 Marcadores de necrose miocárdica. *(continuação)*

Comentários adicionais

- Os marcadores devem ser mensurados na admissão e repetidos pelo menos uma vez, 6-9h (idealmente 9-12h) após o início dos sintomas, se a primeira dosagem for normal ou discretamente elevada
- CK-MB massa e troponinas são os marcadores de escolha para o diagnóstico de IAM
- Níveis anormais de marcadores bioquímicos, inclusive troponina, nem sempre estão relacionados com a presença de IAM
- Mioglobina e troponina ultrassensível podem ser consideradas para diagnóstico precoce (< 6 h), desde que em adição a um marcador mais tardio (CK-MB massa ou troponina).

MODELOS DE ESTRATIFICAÇÃO DE RISCO

Os modelos de estratificação de risco baseiam-se em características clínicas, ECG seriado e marcadores bioquímicos. Eles são úteis para guiar a conduta médica (quanto a uma abordagem mais ou menos invasiva): tratamento farmacológico; escolha do método diagnóstico para avaliação de isquemia miocárdica (invasivo ou não invasivo); decidir qual o tempo máximo de espera desde a internação até o CATE, quando esse for indicado; decidir se o paciente deve ficar internado e em qual setor hospitalar.

A estratificação de risco de Braunwald (Tabela 9.4) divide os pacientes com SCASSST em baixo, moderado e alto risco para eventos adversos (morte ou infarto não fatal) a curto prazo. É uma forma de triagem validada por inúmeros estudos clínicos prospectivos. Sua aplicação é simples e eficiente. Com a presença de apenas uma das características da coluna de alto risco da tabela (que pode ser um dado clínico, alteração isquêmica do ECG ou MNM positivo), o paciente pode ser classificado como de alto risco. Do mesmo modo, apenas uma característica da coluna de risco intermediário é necessária para classificar o paciente como de risco intermediário (na ausência de características de alto risco).

Tabela 9.4 Risco a curto prazo de morte ou infarto (reinfarto) do miocárdio não fatal em pacientes com síndrome coronária aguda sem supra de ST.

	Alto risco	Risco intermediário	Baixo risco
Característica	Pelo menos 1 das seguintes características deve estar presente:	Nenhuma característica de alto risco, mas deve ter uma das seguintes:	Nenhuma característica de risco alto ou intermediário, mas pode ter qualquer uma das seguintes:
Histórico	Idade > 75 anos, aceleração do ritmo dos sintomas isquêmicos nas 48 horas anteriores	Idade 70-75 anos, infarto prévio, doença vascular periférica, DM, cirurgia de RM, uso prévio de AAS.	
Característica da dor	Curso prolongado (> 20 min.) da dor em repouso	Curso prolongado (> 20 min.) da angina repouso, agora resolvida, com probabilidade moderada ou alta de DAC. *Angina em repouso (> 20 min.) ou aliviada com repouso ou NTG sublingual. Angina noturna. Início ou progressão da angina classe CCS III ou IV nas últimas duas semanas; dor prolongada (> 20 min.) em repouso, mas com probabilidade intermediária ou alta de DAC.	Aumento da frequência, gravidade ou duração da angina. Angina provocada em um limiar mais baixo. Nova angina com início nas duas semanas ou meses anteriores à apresentação.

(continua)

Tabela 9.4 Risco a curto prazo de morte ou infarto (reinfarto) do miocárdio não fatal em pacientes com síndrome coronária aguda sem supra de ST.   *(continuação)*

	Alto risco	Risco intermediário	Baixo risco
Característica	Pelo menos 1 das seguintes características deve estar presente:	Nenhuma característica de alto risco, mas deve ter uma das seguintes:	Nenhuma característica de risco alto ou intermediário, mas pode ter qualquer uma das seguintes:
Achados clínicos	Edema pulmonar provavelmente devido a isquemia, piora ou surgimento de sopro de insuficiência mitral, 3ª bulha, hipotensão, bradicardia, taquicardia		
ECG	Infradesnível do segmento ST > 0,5 mm (associado ou não com angina), bloqueio completo de ramo novo ou presumivelmente novo Taquicardia ventricular sustentada	Inversão de onda T > 2 mm, ondas Q patológicas	ECG normal ou sem alterações
Marcadores cardíacos*	Acentuadamente elevados	Elevação discreta	Normais

Estimativa dos riscos de curto prazo de morte e eventos cardíacos isquêmicos não fatais na AI ou IAMSSST é um problema multivariável complexo que não pode ser totalmente especificado em uma tabela como esta. Por isso, esta tabela destina-se a oferecer uma orientação geral e ilustração, uma vez que os algoritmos são rígidos. RM: Revascularização miocárdica. * Troponina T cardíaca, troponina I cardíaca ou CKMB (preferencialmente massa) elevadas: acima do percentil 99; elevação discreta: acima do nível de detecção e inferior ao percentil 99; DM: *Diabetes Mellitus*; RM: Revascularização miocárdica; AAS: Ácido acetilsalicílico; DAC: Doença arterial coronária; CCS: Canadian cardiovascular society; CKMB: Fração MB da Creatinofosfoquinase; ECG: Eletrocardiograma; NTG: Nitroglicerina; AI: Angina instável; IAMSSST: Infarto agudo do miocárdio sem supradesnivelamento do segmento ST. Adaptada de AHCPR Clinical Practice Guidelines nº 10, unstable angina: diagnosis and management. May 1994 (28).

O escore de risco TIMI (Figura 9.1) foi criado a partir da análise do banco de dados dos estudos TIMI 11B e ESSENCE. Cada um dos marcadores de pior prognóstico encontrado recebe um ponto e o paciente é classificado como de baixo (0 a 2 pontos), intermediário (3 a 4 pontos) ou alto risco (5 a 7 pontos) para morte por todas as causas, infarto do miocárdio e isquemia recorrente, levando à revascularização de urgência em até 14 dias.

O escore GRACE (Figura 9.2) foi baseado em um registro multinacional e representa mais adequadamente a população do mundo real. Avalia a probabilidade de morte por todas as causas em seis meses e apresenta maior complexidade na sua aplicação, por isso necessita de um computador ou um aparelho digital pessoal com internet ou aplicativo. O aplicativo pode ser adquirido gratuitamente no *site* http://www.gracescore.org.

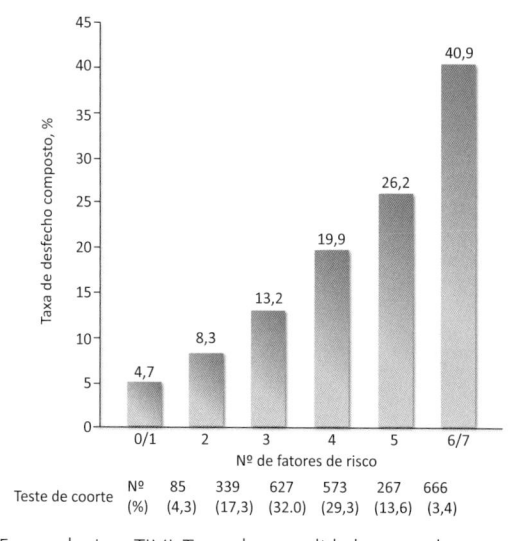

Figura 9.1 Escore de risco TIMI. Taxas de mortalidade por todas as causas, infarto do miocárdio e isquemia recorrente grave levando a revascularização urgente 14 dias após a randomização foram calculadas para vários subgrupos de pacientes com base no número de fatores de risco presentes (grupo de estudo *Thrombolysis In Myocardial Infarction* [TIMI] 11B, n = 1.957). As taxas de eventos aumentaram significativamente, assim como o escore de risco TIMI (*p* < 0,001).

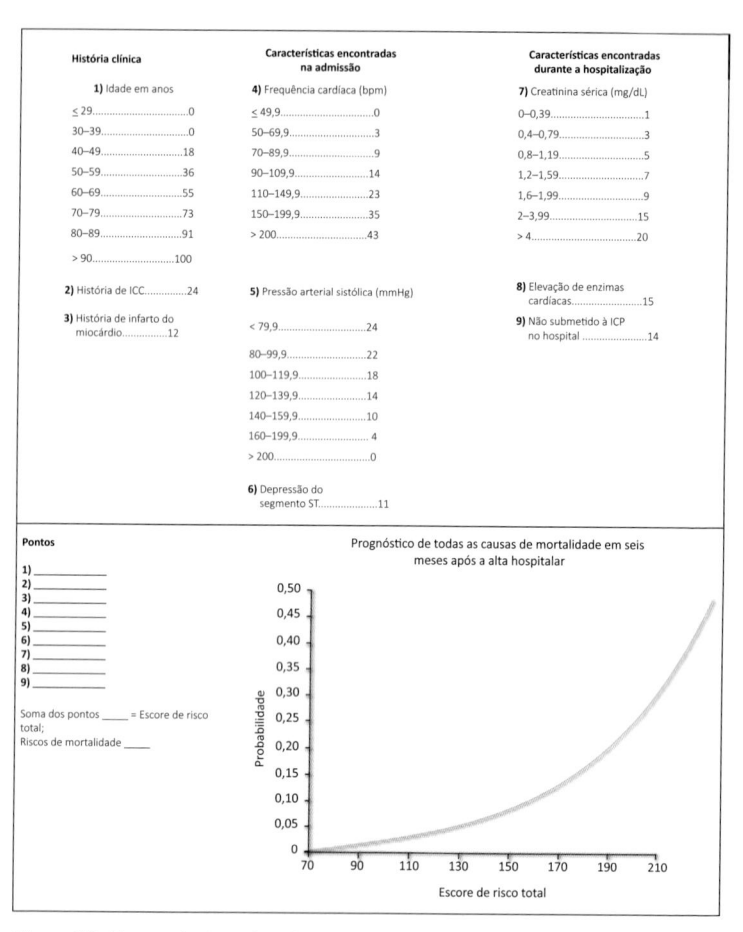

Figura 9.2 Escore de risco GRACE e nomograma para mortalidade por todas as causas após seis meses da alta hospitalar.

bpm: Batimentos por minuto; mmHg: Milímetros de mercúrio; mg/dL: Miligramas por Decilitro; ICP: Intervenção coronária percutânea; ICC: Insuficiência cardíaca congestiva.

Adaptada de Eagle KA, Lim MJ, Dabbous OH, et al. A validated prediction model for all forms of acute coronary syndrome: estimating the risk of 6-month postdischarge death in an international registry. JAMA 2004;291:2727-33(47).

O escore de risco Dante Pazzanese (Figura 9.3) tem a vantagem de ter sido elaborado com base em uma população brasileira que fazia parte da rotina do pronto-socorro e é de fácil aplicabilidade. De acordo com a pontuação obtida, o paciente é classificado como de muito baixo (até 5 pontos), baixo (6 a 10 pontos), intermediário (11 a 15 pontos) e alto risco (16 a 30 pontos) de morte ou (re)infarto em 30 dias. Deve ser calculado na admissão e atualizado durante a internação.

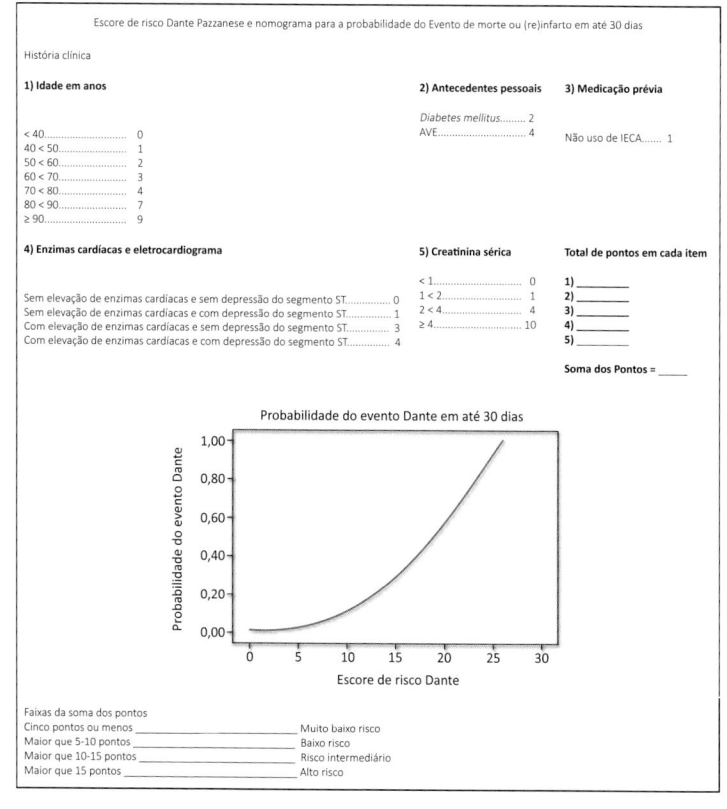

Figura 9.3 Escore de risco Dante Pazzanese.
AVE: Acidente vascular encefálico; IECA: Inibidor da enzima conversora da angiotensina.
Adaptada de Santos *et al.* Arq. Bras. Cardiol. 2009;93(4):319-326.

Escores de risco para sangramento

Sangramento é associado a prognóstico adverso nas SCAs e, sempre que possível, deve-se tentar minimizá-lo. O cálculo de um escore de risco para sangramento é recomendado. O escore CRUSADE (www. crusadebleedingscore.org) utiliza variáveis da admissão e tratamento e tem acurácia relativamente alta para estimar o risco de sangramento.

TRATAMENTO

Todos os pacientes com SCASSST de risco intermediário a alto devem ser internados em UCO e idealmente permanecer internado até que a conduta definitiva para o seu caso seja tomada, ou seja, ICP (na ausência de complicações pode ter alta 24 horas após procedimento), CRM (permanecer na UCO até o momento da cirurgia) ou tratamento clínico medicamentoso isolado (alta se estável 24 horas após a decisão por tratamento clínico).

Nas SCAs, devido à obstrução ao fluxo sanguíneo nas artérias coronárias, ocorre um desequilíbrio entre oferta e/ou consumo de oxigênio e nutrientes para as células miocárdicas (isquemia). A isquemia miocárdica manifesta-se classicamente como dor torácica e em suas vias finais resulta em insuficiência cardíaca e na morbimortalidade associada a cada fase.

O objetivo do tratamento (Tabela 9.5) é aumentar a oferta e reduzir o consumo dessas substâncias para essas células, e pode ser dividido didaticamente em:

- **Tratamento anti-isquêmico:** oxigênio, nitratos, analgesia e sedação, betabloqueadores adrenérgicos, IECA/ BRA e antagonistas dos canais de cálcio
- **Tratamento antitrombótico:**
  - **Agentes antiplaquetários:** AAS e antagonistas do ADP (clopidogrel, ticagrelor e prasugrel)
  - **Agentes antitrombínicos:** heparinas, foundaparinux e bivalirudina.

Tabela 9.5 Tratamento da SCASSST.

Medidas gerais

- Repouso, monitorização contínua (ECG, PA, FC e saturação de oxigênio), acesso venoso, oxigenoterapia s/n
- Ter prontamente disponível equipamento para cardioversão/desfibrilação elétrica
- Transfusão de concentrado de hemácias se Hb < 7 g/dL e/ou Ht < 25% e/ou anemia associada à instabilidade hemodinâmica

Oxigenoterapia

- 2-4 L/min sob cateter ou máscara até a estabilização do paciente, podendo ser mantido por até 4-6h após o desaparecimento da dor. Manter por mais tempo se saturação periférica de oxigênio < 90%. O uso desnecessário de oxigênio pode ser prejudicial e deve ser evitado (Classe I, NE C)
- Atenção aos pacientes com DPOC ou com outras causas de hipercapnia para não eliminar o estímulo respiratório hipóxico (sugestão: manter saturação de oxigênio entre 90%-94%)
- A hipoxemia agrava a isquemia\lesão miocárdica

Nitratos

- A administração de nitrato intravenoso (nitroglicerina) deve ser preferível à sublingual quando o paciente está hipertenso, apresenta dor torácica refratária à administração SL e insuficiência cardíaca com manifestações agudas, como EAP
- Via sublingual: dinitrato de isossorbida 5 mg de 5/5 min (não ultrapassar três doses)
- Intravenoso: nitroglicerina (solução-padrão: nitroglicerina 1 amp (10 mL) em SG 5% 240 mL). Iniciar 10 μg/min (3 mL/h da solução-padrão) com incrementos de 10 μg de 5/5 min até melhora sintomática ou redução da PAS (em 10% nos pacientes normotensos e 30% nos hipertensos (a PAS não deve atingir valor < 110 mmHg)) ou aumento da FC > 10% da basal. Manter por 24-48h depois do último episódio de angina e suspender de modo gradual
- Indicação: uso em pacientes com SCASSST de risco intermediário e alto (Classe I, NE C)
- Contraindicações aos nitratos: presença de hipotensão arterial importante (PAS < 100 mmHg) ou uso prévio de sildenafil nas últimas 24h ou tadalafil nas últimas 48h. Evitar em pacientes com infarto de VD
- Mecanismo: vasodilatação sistêmica arterial e venosa (diminuindo pré e pós-carga) e vasodilatação das coronárias e aumento da circulação colateral diminuindo a isquemia e consequentemente a dor. Também inibem a agregação plaquetária.

(continua)

Tabela 9.5 Tratamento da SCASSST. *(continuação)*

Analgesia e sedação

- Morfina 2-4 mg EV a cada 5 min (diluição sugerida: morfina 1 amp (10 mg/ 1 mL) em AD 9 mL = solução 1 mg/mL). Usar morfina somente se dor isquêmica refratária a nitrato. Além do efeito analgésico, diminui a pré-carga, reduz a sensação de dispneia e tem efeito sedativo, sendo útil nas SCA especialmente se com EAP associado. A morfina pode causar depressão respiratória, vômitos e hipotensão (o antídoto é a naloxona 0,4-0,8 mg IV)
- Mecanismo: evitar estado hiperadrenérgico que aumenta o consumo miocárdico de oxigênio e predispõe a taquiarritmias.

AAS

- AAS 160-325 mg em dose de ataque, com dose de manutenção de 81-100 mg/dia
- Indicação: em todos os pacientes com SCASSST, salvo contraindicações, independente da estratégia de tratamento, por tempo indeterminado (Classe I, NE A)
- É recomendado o uso de tienopiridínicos (clopidogrel) em pacientes com contraindicação à AAS (Classe I, NE B)
- Contraindicação: pacientes com reação alérgica grave conhecida ou sangramento digestivo ativo especialmente os relacionados com úlceras gástricas

Clopidogrel ou ticagrelor ou prasugrel

- Indicação: pacientes com SCASSST de risco intermediário a alto por 12 meses após evento agudo, salvo contraindicações (Classe I)
- Clopidogrel 300 mg (ataque) e dose de manutenção 75 mg/dia
- Ticagrelor 180 mg (ataque) e dose de manutenção 90 mg 12/12h
- Prasugrel 60 mg (ataque) e dose de manutenção 10 mg/dia (somente para pacientes com anatomia coronária conhecida, tratados com ICP e sem fatores de risco para sangramento (idade ≥ 75 anos; peso < 60 kg; AVE ou AIT prévios))
- É recomendado o uso de terapia antiplaquetária dupla por 12 meses após SCASSST, salvo contraindicações (Classe I, NE A)
- Se indicada cirurgia de revascularização miocárdica, deve-se suspender clopidogrel e ticagrelor pelo menos cinco dias antes e prasugrel pelo menos sete dias antes
- Pacientes com a anatomia coronária já conhecida à admissão, com indicação de tratamento cirúrgico preferencialmente, e com a possibilidade de abordagem em uma revascularização miocárdica cirúrgica de urgência, não devem receber essas medicações no atendimento inicial. Caso o paciente esteja estável, a cirurgia pode ser feita na manhã do dia seguinte à admissão.

(continua)

Tabela 9.5 Tratamento da SCASSST. *(continuação)*

Inibidores dos receptores da glicoproteína IIb/IIIa (abciximabe, tirofiban, epitifibatide)

- Em geral, o uso dessa classe de medicação é indicado pelo hemodinamicista
- Indicação: em pacientes com baixo risco hemorrágico, sob dupla antiagregação plaquetária, submetidos à ICP de alto risco (presença de trombo, complicações trombóticas da ICP) (Classe I, NE A).

Heparinas

- Indicação: a administração de antitrombínico é indicada a todos os pacientes com SCASSST. É recomendação classe I o uso de HNF (NE A) ou HBPM (NE A) ou foundaparinux (NE B)
- Heparina de baixo peso molecular 1 mg/kg SC de 12/12h. Ajustes da dose para idosos (0,75 mg/kg de 12/12h) e pacientes com ClCr entre 15 e 30 mL/min (1 mg/kg SC, uma vez ao dia). ClCr abaixo de 15 mL/min ou dialíticos – usar somente HNF
- Heparina não fracionada (HNF): 5.000 UI EV em *bolus* seguido de 1.000 UI/h e ajuste conforme TTPa (tempo 50-70 s)
- Foundaparinux – 2,5 mg SC uma vez ao dia. Assim como as heparinas, é um antitrombínico. Não induz trombocitopenia e não necessita de monitoramento; é contraindicado em pacientes com ClCr < 20 mL/min; apresenta eficácia equivalente à enoxaparina e maior segurança (redução de sangramentos graves). Na sala de hemodinâmica, deve ser feito *bolus* de 60 UI/kg de HNF para reduzir o risco de trombose de cateter
- Uso de enoxaparina preferencialmente à HNF, a não ser que a cirurgia de revascularização miocárdica esteja programada para as próximas 24h (Classe I, NE A)
- Interromper a anticoagulação após ICP, a não ser que haja outra indicação para mantê-la.

Betabloqueador

- Metoprolol
  - IV: 5 mg (lento: 1-2 min) a cada 5 min (dose máxima 15 mg)
  - VO: 50-100 mg de 12/12h (no caso de uso EV prévio, iniciar 15 min após a última dose EV)
- Atenolol
  - IV: 5 mg (lento: 1-2 min) a cada 5 min (dose máxima 15 mg)
  - VO: 25-50 mg de 12/12h (no caso de uso EV prévio, iniciar 15 min após a última dose EV)
- Indicação: uso VO em pacientes com SCASSST de risco intermediário e alto (Classe I, NE B)

(continua)

Tabela 9.5   Tratamento da SCASSST.   (continuação)

Betabloqueador

- Deve ser iniciado em pacientes estáveis em doses baixas, com aumento gradual da dose para se obter FC em torno de 60 bpm
- Betabloqueador EV (recomendação classe IIb) pode ser utilizado em pacientes com dor isquêmica ou taquicardia (não compensatória) persistentes. Durante o uso, monitorar continuamente FC, PA, ECG e ausculta pulmonar
- Contraindicações: sinais de insuficiência cardíaca, baixo débito, risco elevado de choque cardiogênico, bradicardia, hipotensão, bloqueios atrioventriculares e broncoespasmo
- Em pacientes com contraindicação aos betabloqueadores ou sintomas isquêmicos refratários a doses adequadas de betabloqueador e nitrato, usar bloqueadores dos canais de cálcio (verapamil ou diltiazem) (Classe I)
- Mecanismo: atua nos receptores beta-1 diminuindo FC, PA e contratilidade miocárdica (reduzindo o consumo miocárdico de oxigênio).

IECA/BRA

Indicação:
- Administrar IECA a pacientes com SCASSST de risco intermediário e alto com disfunção ventricular esquerda, hipertensão ou *diabetes mellitus* (Classe I, NE A)
- Substituir IECA por BRA em pacientes com contraindicação a IECA (Classe I, NE C)
- Administrar IECA para todos os pacientes com SCASSST de risco intermediário e alto (Classe IIb, NE B)
- Pacientes que permanecem hipertensos com o uso de betabloqueador e nitrato

Sugestão de doses iniciais: captopril 12,5 mg VO, de 8/8h; enalapril 5,0 mg VO, de 12/12h

Pode-se dar preferência ao captopril pela sua meia-vida mais curta

Mecanismo: atenua/previne o remodelamento ventricular ao reduzir as atividades da renina e diminuir a resistência vascular sistêmica.

Estatinas

- O benefício das estatinas é obtido com o uso a longo prazo
- Uma vantagem de seu início durante a internação é uma maior chance de aderência após a alta hospitalar
- Alvo terapêutico: manter o LDL colesterol < 70 mg/dL
- As doses das estatinas mais estudadas nas SCA são: atorvastatina 80 mg/dia (preferência); sinvastatina 40 mg/dia; pravastatina 40 mg/dia.

(continua)

Tabela 9.5 Tratamento da SCASSST. *(continuação)*

Antagonistas da aldosterona

- Espironolactona 25-50 mg/dia
- Seu uso é benéfico nos pacientes com IAM que evoluem com insuficiência cardíaca (redução de mortalidade por todas as causas e morte súbita).

CORONARIOGRAFIA E INTERVENÇÃO CORONARIANA PERCUTÂNEA EM SCASSST (INDICAÇÕES)

1. Cinecoronariografia imediata: pacientes considerados de alto risco por apresentarem instabilidade hemodinâmica ou choque cardiogênico, instabilidade elétrica com arritmias ventriculares sustentadas, angina de repouso persistente ou refratária, a despeito da terapia farmacológica otimizada (Classe I, NE A)

2. Cinecoronariografia em 12 a 24h após a admissão: em pacientes considerados de alto risco com base em dados clínicos e laboratoriais ou mediante a aplicação de escores de risco (TIMI > 3, GRACE > 140) (Classe IIa, NE B)

3. Em pacientes que não se caracterizam como de alto risco, uma estratégia conservadora pode ser adotada com a realização de testes provocativos de isquemia de 24 a 48h após esses pacientes terem se tornado assintomáticos

4. Em pacientes com baixa probabilidade de doença coronária e ausência de marcadores de risco, uma estratégia invasiva não deve ser adotada (Classe III, NE C)

5. Em pacientes com comorbidades que afetem sobremaneira a sobrevida ou que se recusam tratamento de revascularização miocárdica, a coronariografia não é recomendada (Classe III, NE C).

EXAMES COMPLEMENTARES
Ecocardiograma

a) Ecocardiograma transtorácico: para diagnóstico diferencial com outras doenças (doenças da aorta, pericárdio, embolia pulmonar, valvopatias) e nos casos de suspeita de complicações de infarto (ruptura de parede livre de ventrículo esquerdo, comunicação interventricular, insuficiência mitral) (Classe I, NE C)

b) Em pacientes em vigência de dor torácica para avaliar se a origem da dor é isquêmica ou não (Classe IIa, NE B)

c) Determinar o tamanho da injúria isquêmica em infarto de parede anterior não complicado (Classe II A, NE B)

Ecocardiograma de estresse:

a) Indicado em pacientes em que o TE não foi esclarecedor e ainda persistem dúvidas

b) É uma alternativa para os pacientes com indicação de teste ergométrico (Classe IIa, NE B)

c) Não está indicado em pacientes de alto risco (Classe III, NE C)

Teste ergométrico

a) Um bom teste para excluir DAC grave devido ao seu elevado valor preditivo negativo (VPN): 98% a 100%

b) Modesto valor preditivo positivo (VPP): 50% (ou seja, em metade dos TE que são positivo, os indivíduos não são doentes)

c) Alguns dos critérios para a não realização do TE: infarto, alteração persistente do segmento ST ou da onda T, elevação de MNM, idade > 75 anos, uso de digital, presença de pré--excitação ventricular, infradesnível basal do segmento ST $\geq$ 1 mm, BRE, ritmo de MP, hipertrofia de VE acentuada, doença arterial periférica, acidentes tromboembólicos, aneurisma de aorta, condições que podem limitar o desempenho do paciente no TE, como DPOC, insuficiência cardíaca e doenças musculoesqueléticas

Indicações de TE:

a) Em pacientes de risco intermediário estáveis com, no mínimo, 24 a 48h sem dor precordial (Classe I, NE B)

b) Em pacientes de alto risco estáveis com, no mínimo, 48h sem dor precordial (Classe IIb, NE C)

Cintilografia de perfusão miocárdica

Recomendações classe I:

a) Em pacientes com risco intermediário nos quais persistem dúvidas após a realização do TE, ou impossibilitados de submeter-se ao TE (NE B)

b) Para a identificação da presença/extensão de isquemia em pacientes que não podem realizar cateterismo, ou quando os resultados destes não são suficientes para o estabelecimento de conduta (NE B)

c) Após cateterismo, para identificação da arteria relacionada com o evento (região a ser revascularizada) e/ou estratificação complementar de risco (NE A)

d) Em pacientes com regiões ventriculares discinéticas nas quais se torna necessário comprovar ou excluir a presença de miocárdio viável para guiar a conduta terapêutica (NE A)

Ressonância magnética cardiovascular

Recomendação classe I:

▪ Avaliação da função ventricular, de complicações mecânicas do infarto, de necrose e viabilidade (presença e extensão) (NE A)

TC de artérias coronárias

a) Indicação Classe I em pacientes com dor torácica aguda de risco baixo ou intermediário com ECG não diagnóstico e MNM negativos (NE A)

b) É uma avaliação anatômica das artérias coronárias e pode diagnosticar DAC, mas não faz diagnóstico de infarto

c) É necessário o uso de contraste iodado e exposição à radiação

d) Quando negativa para DAC, antecipa a alta do paciente.

FICHA DE ATENDIMENTO

FICHA DE ATENDIMENTO (SCASSST)

1. Triagem com FC, PA e ECG
   - Interpretação do ECG (em até 10 minutos):

2. Avaliar necessidade de encaminhar o paciente à sala de emergência
   - Instabilidade hemodinâmica, arritmias, EAP, pacientes de moderado e alto risco
   - Em pacientes instáveis, está indicado CATE de urgência

3. Anamnese
   - Queixa atual
   - Antecedentes pessoais e familiares
   - Medicações de uso domiciliar

4. Exame físico
   - Estado geral:
   - Respiratório (dispneia, taquipneia, saturação de oxigênio, estertores).
   - Cardiovascular (FC, avaliar simetria de PA e pulsos, turgência jugular, sopro cardíaco, atrito pericárdico, B3, B4, sinais de baixo débito cardíaco/choque (nível de consciência, extremidades, diurese).
   - Outros (abdome, edema de extremidades, avaliar piora da dor à palpação).

5. Considerar outras causas para a dor torácica
   - Ver Tabela 9.2 (lembrar sempre de excluir dissecção de aorta)

6. Classificação quanto à probabilidade de diagnóstico de SCA SSST
   - Ver Tabela 9.1

7. Estratificação de risco/definir melhor conduta para avaliação de isquemia
   - Ver Tabelas 9.3 e 9.4 e Figuras 9.1 e 9.2. Indicação de CATE e ICP (ver pág. 185)

8. Exames laboratoriais
   - Troponina/CK-MB massa seriados.
   - Outros: hemograma (avaliar anemia), função renal, eletrólitos, gasometrias (se dispneia importante ou choque cardiogênico), D-dímero, hemograma (avaliar anemia), função renal, eletrólitos, gasometrias (se dispneia importante ou choque cardiogênico), D-dímero (avaliar TEP).

BIBLIOGRAFIA

1. A comparison of recombinant hirudin with heparin for the treatment of acute coronary syndromes. N Engl J Med. 1996;335(11):775-82.

2. ACC/AHA 2007 Guidelines for the Management of Patients With Unstable Emergency Medicine Cardiovascular and Pulmonary Rehabilitation and the Society for Academic the Society of Thoracic Surgeons: Endorsed by the American Association of Physicians, the Society for Cardiovascular Angiography and Interventions, and Infarction): Developed in Collaboration with the American College of Emergency Management of Patients With Unstable Angina/Non_ST-Elevation Myocardial on Practice Guidelines (Writing Committee to Revise the 2002 Guidelines for the of the American College of Cardiology/American Heart Association Task Force Angina/Non_ST-Elevation Myocardial Infarction: Executive Summary: A Report. Circulation. 2007;116(7):e148-304.

3. Ahmed WH, Bittl JA, Braunwald E. Relation between clinical presentation and angiographic findings in unstable angina pectoris, and comparison with thath in stable angina. Am J Cardiol. 1993;

4. 72(7):544-50.

5. Al-Khatib SM, Granger CB, Huang Y, et al. Susteined ventricular arrhythmias among patients with acute coronary syndromes with no ST-segmet elevation: incidence, predictors and outcomes. Circulation. 2002;106(3):309-12.

6. Alter DA, Venkatesh V, Chong A, et al. Evaluating the performance of the GRACE risk-adjustment index across socioeconomic strata among patients discharged from the hospital after acute myocardial infarction. Am Heart J. 2006;151(2):323-31.

7. Amsterdam et al. 2014 AHA/ACC Guideline for the Management of Patients With Non–ST-Elevation Acute Coronary Syndromes A Report of the American College of Cardiology/American Heart Association Task Force on Practice Guidelines. JACC Vol 64 , N° 24 , 2014.e139-228

8. Antman EM, Cohen M, Bernink PJ, et al. The TIMI Risk Score for unstable angina/non-ST elevation myocardial infarction: a method for prognostication and therapeutic decision making. JAMA. 2000;284(7):835-42.

9. Antman EM, McCabe CH, Gurfinkel ED, et al. Enoxaparin prevents death and cardiac ischemic events in unstable angina/non Q wave myocardial infarction: results of the Thrombolysis in Myocardial Infarction (TIMI 11B). Circulation. 1999;100(15):1593-601.

10. Antman EM, Tanasijevic MJ, Thompon B, et al. Cardiac-specific tro-ponina I levels to predict the risk of mortalitu in patients with acute coronary syndromes. N Engl J Med. 1996; 335(18):1342-9.

11. Armstrong EJ, Morrow DA, Sabatine MS. Inflammatory biomarkers is acute coronary syndromes: part i: introduction and cytokines. Circula-tion. 2006;113(6):e72-5.

12. Armstrong EJ, Morrow DA, Sabatine MS. Inflammatory biomarkers is acute coronary syndromes: part II: acute-phase reactants and biomarkers of endothelial cell activation. Circulation. 2006;113(7):e152-5.

13. Armstrong EJ, Morrow DA, Sabatine MS. Inflammatory biomarkers is acute coronary syndromes: Part IV: matrix metalloproteinases and bio-markers of platelet activation. Circulation. 2006;113(9):e382-5.

14. Bierman EL. George Lyman Duff Memorial Lecture. Atherogenegis is diabetis. Arterioscler Throm Vasc Biol. 1992;12(6):647-56.

15. Boersma E, Pieper KS, Steyerberg EW, et al. Predictors of outcome in patients with acute coronary syndromes without persistent ST-segment elevation. Results from an international trial of 9461 patients. The PUR-SUIT Investigators. Circulation. 2000;101(22):2557-67.

16. Braunwald E. Heart disease: a text book of cardiovascular medicine. 6 ed. Philadelphia: WB Saunders; 2001.

17. Braunwald E. Unstable angina: a classification. Circulation. 1989; 80(2):410-4.

18. Burke AP, Tracy RP, Kolodgie F, et al. Elevated C-reactive protein values and atherosclerosis in sudden coronary death: association with different pathologies. Circulation. 2002;105(17):2019-23.

19. Calvin JE, Klein LW, Vanderberg BJ, et al. Risk stratification in unstable angina: prospective validation of the Braunwald classification. JAMA. 1995;273(2):136-41.

20. Cannon CP, Braunwald E. Unstable angina. In: Braunwald E, Zipes DP, Libby P. Heart disease: a text book of cardiovascular medicine. 6 ed. Phi-ladelphia: W.B Saunders; 2001. p. 21232-71.

21. Cannon CP, McCabe Ch, Stone PH, et al. The electrocardiogram pre-dicts one-year outcome of patients with unstable angina and non-Q wave myocardial infarction: results of the TIMI III Registry ECG Ancil-lary Study. J Am Coll Cardiol. 1997; 30(1): 133-40.

22. Canto JG, Shipach MG, Rogers WJ, et al. Prevalence, clinical characte-ristics and mortality among pacients with myocardial infarction presente without pain. JAMA. 2000; 283(24):3223-9.

23. Chacko KA. Diagnosing and managing unstable angina. Circulation. 1998;91(10): 2681-2.

24. Cohen M, Demers C, Gurfinkel Ep, et al. A comparison of low-molecular-weight heparin with unfractioned heparin for unstable coronary artery disease. N Eng J Med. 1997;337(7):447-52.

25. Cotter G, Cannon CP, McCabe CH, et al. Prior peripheral arteria disease and cerebrovascular disease are independent predictors of adverse outcome in patients with acute coronary syndromes: are we doing enough? Results from the Orbofiban in Patients with Unstable Coronary Syndromes-Thrombolysis In Myocardial Infartion (OPUS-TIMI) 16 study. Am Heart J. 2003;145(4):622-7.

26. de Lemos JA, Morrow DA, Bentley JH, et al. The prognostic value of B--type natriuretic peptide in patients with acute coronary syndromes. N Engl J Med. 2001;345(14):1014-21.

27. De Servi S, Guio S, Ferrario S, et al. Clinical and angiographi findings in angina at rest. Am Heart J. 1986; 111(1):6-11.

28. Depre C, Wijns W, Robert AM, et al. Pathology of unstable plaque: correlation with the clinical severity of acute coronary syndromes. J Am Coll Cardiol. 1997;30(3):694-702.

29. Diretrizes de doenças coronarianas crônicas. Arq Bras Cardiol. 2004; Arq Bras Cardiol. 2004;83 (Suppl 2):6-43.

30. Eagle KA, Avezum A, Budaj A, et al. A validated prediction model for all forms of acute coronary syndrome: estimating the risk of month postdischarge death in an international registry. JAMA. 2004;291(22):2727-33.

31. Ehara S, Ueda M, Naruko T, et al. Elevated levels of oxidized low density lipoprotein show a positive relationship with severity of acute coronary syndromes. Circulation. 2001;103(15):1955-60.

32. Farkarh ME, Smars PA, Reeder GS, et al. A clinical trial of a chest pain observation unit for patients with unstable angina. N Engl J Med. 1998; 339(26):1882-8.

33. Frey N, Dietz A, Kurowski V, et al. Angiographic correlates of a positive troponina T test in patients with unstable angina. Crit Care Med. 2001;29(6):1130-6.

34. Furman MI, Gore JM, Anderson FA, et al. Elevated leukocyte count and adverse hospital events in patients eith acute coronary syndromes: findings from the Global Registry of Acute Coronary Events (GRACE). Am Heart J. 2004;147(1):42-8.

35. Gonçalves PA, Ferreira J, Aguiar C, et al. TIMI, PURSUIT, and GRACE risk scores: sustained prognostic value and interaction with revascularization in NSTE-ACS. Eur Heart J. 2005;26(9):865-72.

36. Granger CB, Golberg RJ, Dabbous O, et al. Predictors of hospital mortality in the global registry of acute coronary events. Arch Intern Med. 2003;163(19):2345-53.

37. Haller AM, Amsterdam EA, Jeffe AS. Task force 2: acute coronary syndromes, section 2B: chest discomfort evalution in the hospital. J Am Coll Cardiol. 2000;35(4): 853-62.

38. Hamm CW1, Braunwald E. A classification of unstable angina revisited. Circulation. 2000;102(1):118-22.

39. Harb T, Zareba W, Moss A, et al. Association of C-reactive protein and serum amyloid A with recurrent coronary events in stable patients after healing of acute myocardial infarction. Am J Cardiol. 2003;89(2):216-21.

40. Harrel E Jr, Callif R, Pryor DB, et al. Evaluating the yield of medical tests. JAMA. 1982; 247(18):2543-6.

41. Heeschen C, et al. N-terminal pro-B-type natriuretic peptide levels for dynamic risk stratification of patients with acute coronary syndromes. Circulation. 2004;110(20): 3206-12.

42. Heeschen C, Hamm CW, Bruemmer J, et al. Predictive value of C--reactive protein and troponin T in patients with unstable angina: a comparative analysis. Circulation. 1999;5(6):1535-42.

43. Hirsch AT, Criqui MH, Treat-Jacabson D, et al. Peripheral arterial diseas detection, awareness, and treatment in primary care. JAMA. 2001;286(11):1317-24.

44. Hyde TA, French JK, Wong CK, et al. Four-year survival of patients with acute coronary syndrome without ST segment elevation and prognostic significance of 0.5mm ST segment depression. Am J Cardiol. 1999;84(4):379-85.

45. James SK, Lindahl B, Siegbahn A, et al. N-terminal pro-brain natriuretic peptide and other risk markers for the separate prediction of mortality and subsequent myocardial infarction in patients with unstable coronary artery disease: a Global Utilization of Strategies To Open occluded arteries (GUSTO)-IV substudy. Circulation. 2003;108(3):275-81.

46. James SK, Lindback J, Tilly J, et al. Troponin-T and N-terminal pro-B--type natriuretic peptide predict mortality benefit from coronary revascularization in acute coronary syndromes: a GUSTO-IV substudy, J Am Coll Cardiol. 2006;48(6):1146-54.

47. Jernberg T, Lindahl B, Siegbahn A, et al. N-terminal pro-brain natriuretic peptide in relation to inflammation, myocardial necrosis, and the effect of an invasive strategy in unstable coronary artery disease. J Am Coll Cardiol. 2003;42(11):1909-16.

48. Kalayeh N, Yarkoni A, Kahn Y, et al. Creatine kinase-MB enzyme elevation is a powerful independent predictor of all cause mortality in non-ST segment elevation acute coronary syndrome. Circulation. 2007;116(Suppl II):364. (Abstract)

49. Khot UN, Jia G, Moliterno DJ, et al. Prognostic importance of physical examination for heart failure in non-ST-elevation acute coronary syndromes: the enduring value of Killip classification. JAMA. 2003;290(16):2174-81.

50. Killip T, Kimball JT. Treatment of myocardial infarction in a coronary care unit: a two year experience with 250 patients. Am J Cardiol. 1967;20(4):457-64.

51. Klootwijk P Meij S, Melkert R, et al. Reduction of recurrent ischemia with abciximab during continuous ecg-ischemia monitoring in patients with unstable angina refractory to standard treatment (CAPTURE). Circulation. 1998; 98(14):1358-64.

52. Lascher MS, Thygesen K, Kavkilde J, et al. Aplicability of cardiac troponina T and I for early risk stratification in unstable coronary artery disease. The Trim Study Group. Circulation. 1997;96(8):2578-85.

53. Lindahl B, Lindback J, Jernberg T, et al. Serial analyses of Nterminal pro--B-type natriuretic peptide in patients with non-STsegment elevation acute coronary syndromes: a Fragmin and fast Revascularisation during In Stability in Coronary artery disease (FRISC)-II substudy. J Am Coll Cardiol. 2005;45(4):533-41.

54. Lindmark E, Diderholm E, Wallentin L, et al. Relationship between interleukin 6 and mortality in patients with unstable coronary artery disease. JAMA. 2001; 286(17): 2107-13.

55. Love BB, Grover-Mckay M, Biller J, et al. Coronary artery disease and cardiac events with asymptomatic and symptomatic cerebrovascular disease. Stroke. 1992;23(7):939-45.

56. Miltenburg-van Zijl AJ, Simoons ML, Veerhoek RJ, et al. Incidence and follow up of Braunwald subgroups in unstable angina pectoris. J am Coll Cardiol. 1995;25(6): 1286-92.

57. Ministério da Saúde do Brasil. Sistema de informação hospitalar do SUS (SIH/SUS). [Internet] [acesso em 2014 jun 29]. Disponível em: http://tabnet.datasus.com.br

58. Morrow DA, Rifai N, Antman EM, et al. C-Reactive protein is a potent predictor of mortality independently and in combination with troponin T in acute coronary syndromes: a TIMI 11A substudy. Thrombolysis in Myocardial Infarction. J Am Coll Cardioll. 1998;31(7):1460-5.

59. Newby KH, Thompson T, Stebbins A, et al. Sustained ventricular arrhythmias in patients receiving thrombolytic therapy: incidence and outcomes. The GUSTO investigators. Circulation. 1998;98(23): 2567-73.

60. Nicod P, Gilpin E, Dittrich H, et al. Short and long-term clinical outcomes after Q waves and non-Q wave myocardial infarction in a large patient population. Circulation. 1989;79(3):528-36.

61. Nicolau JC, Timerman A, Marin-Neto JA, et al. Diretrizes da Sociedade Brasileira de Cardiologia sobre Angina Instável e Infarto Agudo do Miocárdio sem supradesnível do segmento ST (ii edição, 2007) – atualização 2013/2014. Volume 102, Nº 3, Supl. 1, Março 2014.

62. Nobre C, Serrano Jr CV. Síndromes coronarianas agudas sem supradesnivelamento do segmento ST: diagnóstico e estratificação de risco. In: Timerman A, Bertolami MA, Ferreira JF. Manual de Cardiologia SOCESP. São Paulo: Atheneu; 2000. p.624-35.

63. Nyman I, Areskog M, Areskog NH, et al. Very early risk stratification by electrocardiogram at rest in men with suspected unstable coronary heart disease. J Intern Med. 1993; 234(3):293-301.

64. Ohaman EM, Armstrong PW, Christenson RH, et al. Cardiac troponina T levels for risk stratification in acute myocardial ischemia. N Engl J Med. 1996;335(18):1333-41.

65. Ohman EM, Granger CB, Harrington RA, et al. Risk stratification and therapeutic decision making in acute coronary syndromes. JAMA. 2000;284(7):876-8.

66. Omland T, Persson A, Ng L, et al. N-terminal pro-B-type natriuretic peptide and long-term mortality in acute coronary syndromes. Circulation. 2002;106(23):2913-18.

67. Pasceri V, Willerson JT, Yeh ET, et al. Direct proinflamatory effect of C-reactive protein on human endothelial cells. Circulation. 2000;102(18):2165-8.

68. Peterson ED, Hathaway WR, Zabel KM, et al. Prognostic significance of precordial ST segment depression during inferior myocardial infarction in the thrombolytic era: results in 16.521 patients. J am Coll Cardiol. 1996;28(2):305-12.

69. Rationale and design of the GRACE (Global Registry of Acute Coronary Events) Project: a multinational registry of patients hospitalized with acute coronary syndromes. Am Heart J. 2001;141(2):190-9.

70. Ridker P, Rifai N, Pfeffer M, et al. Evaluation of tumor necrosis factor--alpha and increased risk of coronary events after myocardial infarction. Circulation. 2000; 101 (18):2149-53.

71. Risk of myocardial infarction and death during treatment with low dose aspirin and intravenous heparin in men with unstable coronary artery disease. Lancet. 1990; 336 (8719):827-30.

72. Roffi M, Chew DP, Mukherjee D, et al. Platelet glycoprotein IIb/IIIa inhibitors reduce mortality in diabetic patients with non-ST--segment-elevation acute coronary syndromes. Circulation. 2001;104 (23):2767-71.

73. Roy D, Quiles J, Avanzas P, et al. A comparative study of markers of inflammation for assessment of cardiovascular risk in patients presenting to the emergency departament with acute chest pain suggestive of acute coronary syndrome. Int J Cardiol. 2006;24;109 (3):317-21.

74. Rupprecht HJ, Sohn HY, Kearney P, et al. Clinical predictors of unstable coronary lesion morphology. Eur Heart J. 1995;16(11):1526-34.

75. Sano T, Tanaka A, Namba M, et al. C-reactive protein and lesion morphology in patients with acute coronary infarction. Circulation. 2003;108(3):282-5.

76. Santos ES, Minuzzo L, de Souza R, et al. Validação prospectiva do escore de risco Dante Pazzanese em síndrome coronariana aguda sem supradesnivelamento do segmento ST. Arq Bras Cardiol 2013; 101(3):197-204.

77. Santos ES, Timerman A, Baltar VT, et al. Escore de risco Dante Pazzanese para síndrome coronariana aguda sem supradesnivelamento do segmento ST Arq Bras Cardiol. 2009;93(4):343-51.

78. Selker HP, Beshansky JR, Griffith JL, et al. Use of the acute cardiac ischemia time-insensitive instrument (ACI-TIPI) to assist with triage of patients with chest pain or other symptoms suggestive of acute cardiac ischemia: a multicenter, controlled clinical trial. Ann Intern Med. 1998;129(11):845-55.

79. Serrano Jr CV, Timerman A, Stefanini E. Tratado de Cardiologia SOCESP. Barueri(SP): Manole; 2005. p. 651-2.

80. Severi S, Orsini E, Marraccini P, et al. The basal eletrocardiogram and the exercise stress test in assessing prognosis in patients with unstable angina. Eur Heart J. 1998; 9(4):441-6.

81. Shiang L-H, Cross SJ, Rawles JM, et al. Patients with suspected myocardial infarction who present with ST depression. Lancet. 1993;342(8881):1204-7.

82. Stone PH, Thompson B, Anderson HV, et al. Influence of race, sex, and age on management of unstable angina and non-Q-wave myocardial infarction: The TIMI III registry. JAMA. 1996;275(14):1104-12.

83. The PURSUIT Investigators. Inhibition of platelet glycoprotein IIb/IIIa with eptifibatide in patients with acute coronary syndromes. N Engl J Med. 1998;339(7):436-43.

84. Van Domburg RT, Miltenburg-van Zijl AJ, Veerhoek RJ, et al. Unstable angina: good long term outcome after a complicated early course. J am Coll Cardiol. 1998;31(7): 1534-9.

85. Wilcox J, Freedman SB, McCredie RJ, et al. Risk of adverse outcomes in patients admitted to the coronary care unit with suspected unstable angina pectoris. Am J Cardiol. 1989;64(14):845-8.

86. Zalenski RJ, Ridman RJ, Ting S, et al. A national survey of emergency chest pain in United States. Am J Cardiol. 1998; 81(11):1305-9.

capítulo 10

Bruno Toscani

Infarto Agudo do Miocárdio com Supradesnivelamento do Segmento ST

INTRODUÇÃO

Para adequado manejo, as síndromes coronarianas agudas (SCA) devem ser diferenciadas em:

- **Angina instável:** apresenta sintomas de dor precordial de início recente, em crescendo, podendo apresentar alterações eletrocardiográficas, como infradesnivelamento do segmento ST, inversão de onda T (isquemia subepicárdica), mas não apresenta liberação de marcadores de necrose miocárdica;
- **Infarto sem supradesnivelamento do segmento ST (IAMSSST):** apresenta características clínicas similares à angina instável, podendo ter sintomas mais exuberantes, mas é diferenciada da primeira por apresentar elevação dos marcadores de necrose miocárdicos;
- **Infarto com supradesnivelamento do segmento ST (IAMCSST):** além de sintomas com maior duração, apresentam elevação do segmento ST em pelo menos 2 derivações contíguas na seguintes condições:

    1) 2,5 mm em homens com menos de 40 anos ou 2,0 mm em homens acima de 40 anos e 1,5 mm em mulheres (qualquer idade) nas derivações V2 e V3 e/ou 1,0 mm nas outras derivações;

2) em pacientes com IAM inferior (D2,D3,aVF) recomenda-se realizar as derivações direitas (V3R e V4R) para identificar IAM de ventrículo direito concomitante;

3) depressão do segmento ST de V1-V3 sugerindo isquemia miocárdica e concomitante elevação do segmento ST de pelo menos 0,5 mm de V7-V9, identificando IAM posterior.

4) Pacientes com suspeita clínica de isquemia miocárdica em curso e bloqueio de ramo esquerdo devem receber tratamento semelhante aos pacientes com IAM com supra, independentemente do bloqueio ser conhecido anteriormente. .

Todos são considerados elegíveis para a terapia de reperfusão percutânea ou química e não devem esperar pela disponibilidade dos resultados dos biomarcadores cardíacos Em função da relevância de um manejo rápido das SCAs com SSST, os seguintes passos devem ser realizados de maneira precoce (Quadro 10.1).

DIAGNÓSTICO

História e anamnese

A dor torácica do infarto agudo do miocárdio é frequentemente descrita como constritiva, em aperto, sufocante, em peso ou em queimação. Sua localização pode ser retroesternal ou precordial, podendo se originar ou se irradiar para pescoço, mandíbula, área interescapular, extremidades superiores e epigástrio. Tipicamente, a duração é maior que 30 minutos, podendo haver períodos de melhora e de piora, ou ainda ser intermitente. Outros sintomas importantes incluem diaforese, náusea e vômitos. Palidez também pode estar presente, assim como fraqueza, fadiga e falta de ar. Tonturas, parestesias e síncope podem ocorrer em decorrência de dor e de hiperventilação.

Os pacientes com apresentação atípica são representados por idosos, diabéticos, mulheres e/ou apresenta história pregressa de insuficiência cardíaca. Os portadores de marca-passo são outro fator que dificulta o correto diagnóstico eletrocardiográfico do IAMCSST.

Durante a história, é importante caracterizar os fatores de risco do paciente, como idade, tabagismo, hipertensão, diabetes, dislipidemia, obesidade, sedentarismo e história familiar de doença coronariana precoce.

Exame físico

Na maioria das vezes, o exame físico não apresenta alterações significativas. No entanto, algumas alterações delimitam maior gravidade ao paciente, como presença de sopros cardíacos, sobretudo mitral e aórtico, diferença de amplitude de pulsos, diferença de pressão arterial

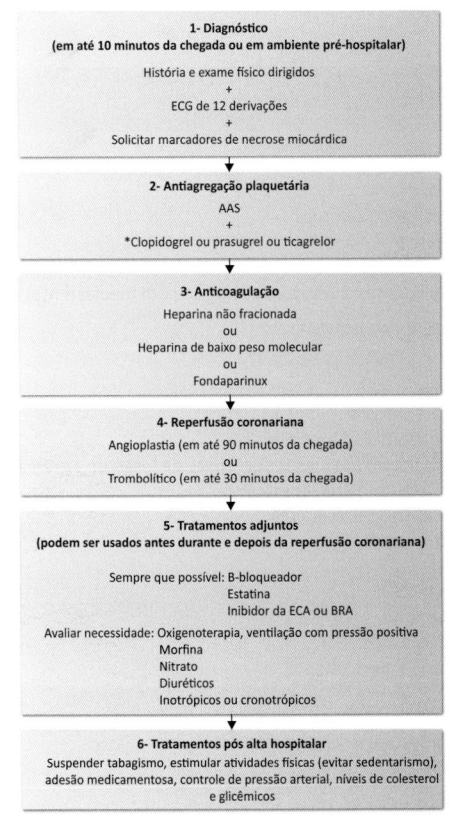

Quadro 10.1 Algoritmo do manuseio da síndrome coronária aguda com elevação do segmento ST.

* O segundo antiagregante plaquetário utilizado dependerá da abordagem inicial (trombólise química ou tratamento percutâneo)

de membros superiores, presença de 3ª bulha cardíaca ou ausculta pulmonar com estertores crepitantes. O principal diagnóstico diferencial será o de dissecção aórtica que deverá ser suspeitado se houver presença de sopro diastólico aórtico, diferença de amplitude de pulsos e/ou diferença de pressão arterial nos membros superiores (Tabela 10.1).

Por vezes, é possível inferir o ventrículo que está sendo acometido, como é o caso do ventrículo direito que se caracteriza pela tríade: au-

Tabela 10.1 Diagnósticos diferenciais do infarto agudo do miocárdio com supradesnivelamento do segmento ST.

Ameaçadores à vida

- Dissecção aórtica
- Tromboembolismo pulmonar
- Úlcera perfurante
- Pneumotórax hipertensivo
- Síndrome de Boerhaave (ruptura esofágica com mediastinite)

Cardiovasculares e não isquêmicas

- Pericardite
- Angina atípica
- Repolarização precoce
- Síndrome de Wolff-Parkinson-White
- Ondas T invertidas e profundas sugestivas de lesão do sistema nervoso central ou miocardiopatia hipertrófica
- Hipertrofia ventricular esquerda
- Síndrome de Brugada
- Miocardite
- Hipercalemia
- Bloqueios de ramo
- Angina vasoespástica
- Miocardiopatia hipertrófica

Não cardíacas

- Refluxo gastroesofágico e espasmo esofágico
- Dor da parede torácica
- Pleurite
- Doença ulcerosa péptica
- Ataque de pânico
- Dor de origem biliar ou pancreática
- Dor cervical osteomuscular ou dor neuropática
- Somatização e distúrbios psicogênicos

sência de crepitação pulmonar, presença de turgência jugular e hipotensão associado aos dados eletrocardiográficos que demonstrarão infarto da parede inferior, associado ou não às alterações nas derivações direitas.

Eletrocardiograma (ECG)

Um ECG com 12 derivações deve ser realizado e avaliado dentro de 10 minutos desde a chegada do paciente ao serviço médico. A interpretação do ECG tem importância central no tratamento dos pacientes com SCA e permite avaliar não só o benefício do uso de reperfusão de urgência mas também estimar qual(is) parede(s) está(ão) acometida(s) pelo infarto; o prognóstico (quanto maior o número de derivações com supradesnivelamento, pior o prognóstico); complicações, como bradicardias, bloqueios de ramo e bloqueios atrioventriculares; e também avaliar critério de sucesso com a reperfusão. Considerando-se que o ECG inicial pode não ser diagnóstico – podendo inclusive apresentar-se como normal – devemos realizar ECGs de forma seriada ou monitorização contínua do segmento ST. O critério diagnóstico para IAMCSST utilizado deverá seguir os observados na Introdução na página 199.

Os critérios de Sgarbossa podem ser utilizados para auxílio diagnóstico do IAMCSST na vigência de bloqueio de ramo esquerdo (BRE): elevação de ST > 1 mm em derivações com complexo QRS positivo (desvio do ST concordante – 5 pontos); depressão de ST > 1 mm em V1-V3 (desvio do ST concordante – 3 pontos); elevação de ST > 5 mm em derivações com complexo QRS negativo (desvio do ST discordante inapropriado – 2 pontos). Com um escore de 3 ou mais pontos, esses critérios têm uma especificidade de 90% na detecção de infarto do miocárdio.

Condições que podem simular as características eletrocardiográficas de um IAM incluem hipertrofia ventricular, distúrbios de condução, pré-excitação, doença miocárdica primária, tromboembolismo pulmonar, pneumotórax, doença cardíaca amiloidótica, tumores primários e metastáticos do coração, trauma cardíaco, hemorragia intracraniana, hipercalemia, pericardite, repolarização precoce e envolvimento cardíaco pela sarcoidose.

Exames laboratoriais

Os biomarcadores cardíacos (CPK-total; CK-MB; troponinas cardíacas e mioglobina) podem ser úteis para a confirmação diagnóstica de IAM e para estimar o tamanho do infarto. Eles também fornecem valiosas informações prognósticas e auxiliam na identificação do sucesso da terapia fibrinolítica, mas não devem retardar a implementação de terapia de reperfusão.

Além da análise de biomarcadores de lesão miocárdica, outros exames de rotina devem ser realizados na avaliação inicial dos pacientes com IAMCSST, como dosagem sérica de creatinina, ureia, eletrólitos, glicose, hemograma, lipidograma e testes de coagulação.

A CK-MB, por sua vez, é o biomarcador de eleição quando há necessidade de diagnosticar reinfarto e também para identificar não invasivamente o sucesso da terapia de reperfusão. Uma reelevação da CK-MB, após queda abaixo dos valores de corte, é evidência de reinfarto miocárdico. Elevações da troponina I cardíaca podem persistir por sete a 10 dias após o IAM, e elevações de troponina T cardíaca, por 10 a 14 dias.

Após o tratamento fibrinolítico no IAMCSST, um pico precoce de CK-MB (12 a 18 horas) sugere reperfusão da artéria relacionada com o infarto.

Exames de imagem

Pacientes com IAMCSST devem sempre realizar uma radiografia de tórax, mas esta não deve retardar a implementação da terapia de reperfusão, a não ser em caso de suspeita de uma contraindicação, como, por exemplo, a dissecção aórtica.

Além da radiografia de tórax, a ecocardiografia transtorácica e/ou transesofágica, a tomografia computadorizada contrastada do tórax ou a ressonância magnética podem ser utilizadas para diferenciar um IAMCSST de uma dissecção aórtica em pacientes nos quais a dúvida diagnóstica persiste.

A ecocardiografia é útil para esclarecer o diagnóstico de IAMCSST e possibilita a estratificação de risco em pacientes com dor torácica, especialmente se o diagnóstico é obscuro devido à presença de BRE ou de marca-passo cardíaco, ou se há suspeita de infarto de parede posterior com depressão do segmento ST em parede anterior (V1-V4).

TERAPIA MEDICAMENTOSA INICIAL

Todos os pacientes com IAMCSST devem receber monitorização cardíaca durante o transporte e no setor de emergência devido ao risco de desenvolverem arritmias ventriculares potencialmente letais. A aplicação das técnicas de suporte básico de vida (SBV) por indivíduos (leigos ou profissionais de saúde) presentes no local numa provável parada cardior-respiratória está associada a maiores taxas de sobrevida e de alta hospitalar.

TERAPIA ANTIPLAQUETÁRIA

Ácido acetilsalicílico (AAS)

A dose atual é de 160 a 325 mg de AAS não tamponado. O comprimido deve ser mastigado e engolido tão rapidamente quanto possível. Uma dose de 75 a 162 mg ao dia deve ser continuada indefinidamente para a prevenção secundária.

Os efeitos colaterais mais comuns estão associados à intolerância gastrointestinal, incluindo o sangramento. Além disso, alergia ou piora de um sangramento já existente pode limitar a utilização do AAS. Os pacientes que apresentarem sangramento gastrointestinal devem ser tratados com inibidor de bomba de prótons associado à dose mínima de 75 a 100 mg ao dia. A forma entérica pode trazer alguns benefícios contra a dispepsia, porém não protege contra o sangramento.

Bloqueadores do receptor $P2Y_{12}$ plaquetários (tienopiridínicos e ticagrelor)

A antiagregação plaquetária deve ser realizada associando-se AAS a um segundo antiplaquetário (clopidogrel, prasugrel ou ticagrelor).

Clopidogrel

Hoje em dia, no tratamento do IAMCSST com estratégia de reperfusão por trombólise, recomenda-se o uso do clopidogrel com uma dose de ataque de 300 mg seguida de 75 mg ao dia em pacientes de até 75 anos de idade. Em pacientes acima de 75 anos de idade, deve ser utilizado clopidogrel 75 mg ao dia, sem a dose de ataque.

Os pacientes com IAMCSST candidatos à ICP primária deverão receber dose de ataque de 600 mg de clopidogrel (sem correção de dose para a idade) idealmente antes da intervenção, seguida de 75 mg ao dia.

Prasugrel

A posologia recomendada do prasugrel é de 60 mg em dose de ataque, seguida de dose de manutenção 10 mg ao dia. Somente poderão ser utilizados em pacientes que serão submetidos à cineangiocoronariografia com intenção de realizar angioplastia primária. Além disso, não há estudos que autorizem sua associação aos trombolíticos.

Em pacientes com história de AIT, AVE ou idosos maiores de 75 anos, o uso do prasugrel não está recomendado, devido ao maior risco de sangramento. Os pacientes com menos de 60 kg têm maior exposição ao metabólito ativo do prasugrel e risco aumentado de sangramento com dose de manutenção de 10 mg. Logo, recomenda-se para esses pacientes uma dose de manutenção de 5 mg.

Ticagrelor

Empregado em dose de ataque de 180 mg e manutenção de 90 mg de 12 em 12 horas, apresenta, comparado ao clopidogrel, redução da mortalidade por causas vasculares, infarto e AVE em pacientes com previsão de realizar angioplastia. Deverá ser o antiplaquetário de escolha em pacientes sob tratamento clínico. Além disso, não há estudos que autorizem seu uso em associação a trombolíticos; podendo induzir dispneia e pausas ventriculares.

Na Tabela 10.2, a seguir, podemos identificar as diferenças entre os antiplaquetários utilizados no IAMCSST.

Duração da dupla antiagregação plaquetária

Deve-se manter a dupla antiagregação por 12 meses, independentemente de se ter utilizado o *stent* farmacológico ou não farmacológico. Entretanto, nos casos em que individualmente se avalie que o risco de sangramento é maior que o benefício, pode-se considerar a descontinuação mais precoce.

Anticoagulantes

Heparina não fracionada (HNF)

A posologia recomendada aos pacientes com IAMCSST que serão submetidos à estratégia de reperfusão química ou aos que não receberam terapia de reperfusão é de um *bolus* endovenoso de 60 UI/kg (máximo 4.000 UI), seguido de infusão contínua de 12 a 15 UI/kg/hora para atingir a meta de TTPa entre 50 e 70 segundos.

Controles de TTPa devem ser solicitados a cada 6 horas para a correção da dose de infusão, mantendo o paciente dentro de uma faixa terapêutica. A duração do tratamento deve ser de pelo menos 48 horas

Tabela 10.2 Comparação dos antiplaquetários utilizados em associação com o ácido acetilsalicílico no tratamento do IAMCSST.

	Clopidogrel	Prasugrel[α]	Ticagrelor
Dose de ataque	300-600 mg[β]	60 mg	180 mg
Dose de manutenção	75 mg 1 vez ao dia	10 mg 1 vez ao dia[π]	90 mg a cada 12h
Mecanismo de ação	Inibição irreversível	Inibição irreversível	Inibição reversível
	Pró-droga	Pró-droga	Droga ativa
Aprovado para utilização em:			
• Reperfusão química	Sim	Não	Não
• Reperfusão percutânea	Sim	Sim	Sim
• Sem terapia de reperfusão	Sim	Não	Não

[α] Evitar em idosos > 75 anos e pacientes com antecedente de Acidente Vascular Encefálico ou Ataque Isquêmico Transitório.
[β] 300 mg no caso de reperfusão química (em idoso maior que 75 anos não fazer dose de ataque) e 600 mg no caso de reperfusão percutânea (independentemente da idade).
[π] Se o peso for < 60 kg fazer 5 mg ao dia.

após o evento inicial, podendo ser prorrogada de acordo com a avaliação individual.

Nos pacientes que irão para cineangiocoronariografia com intenção de implante de *stent* (ICP primária), a dose recomendada de HNF é de 70 UI/kg por via endovenosa, sem limite de dose, e deverá ser suspensa após o implante do *stent*.

Em casos de distúrbio de coagulação pelo uso da HNF, o sulfato de protamina poderá ser utilizado na dose de 1 mg de protamina para cada 100 UI de HNF a ser bloqueada.

Em até 4% dos pacientes, a HNF desencadeia uma reação imunológica que resulta da queda da contagem de plaquetas, denominada trombocitopenia induzida por heparina.

Heparina de baixo peso molecular

Seu efeito terapêutico é mais previsível, dispensando controles laboratoriais na maioria dos pacientes. Outra vantagem é a menor incidência de plaquetopenia associada ao seu uso.

Nos pacientes com IAMCSST que receberam fibrinolítico ou não receberam qualquer terapia de reperfusão, recomenda-se enoxaparina com dose de ataque de 30 mg endovenosa, seguido de 1 mg/kg subcutâneo duas vezes ao dia, por oito dias, ou até a alta hospitalar.

Nos idosos maiores de 75 anos, não deve ser realizada a dose de ataque endovenosa de 30 mg, e a manutenção deverá ser de 0,75 mg/kg a cada 12 horas. Não se recomenda o uso da enoxaparina em indivíduos com peso menor que 45 kg ou maior que 100 kg, pois não se sabe a dose efetiva e segura para essa população. Por ter excreção principalmente renal, os pacientes com insuficiência renal crônica e *clearance* de creatinina menor que 30 mL/min não devem receber dose de ataque endovenosa, e a manutenção deve ser realizada com 1 mg/kg, uma vez ao dia, independentemente da idade. No entanto, pacientes com *clearance* de creatinina menor que 15 mL/min ou dialíticos devem receber a HNF.

Em casos de distúrbio de coagulação pelo uso da enoxaparina, o sulfato de protamina antagoniza apenas parcialmente o efeito da HBPM, pois atua apenas nas moléculas de maior peso, sendo ineficaz nesse propósito.

Fondaparinux

Esse polissacarídeo sintético apresenta-se como uma razoável opção de anticoagulante em pacientes com IAMCSST e elevado risco de sangramento em pacientes que receberam fibrinolíticos ou apresentam plaquetopenia.

Porém, nos pacientes com programação de ICP primária, o fondaparinux não deve ser utilizado como único agente anticoagulante. A grande vantagem em relação às heparinas é não induzir plaquetopenia.

A dose recomendada de fondaparinux é de 2,5 mg endovenosa, em *bolus*, seguida de 2,5 mg subcutânea ao dia por até oito dias ou até a revascularização. Essa substância tem excreção renal ainda em sua forma ativa; portanto, seu uso está contraindicado em pacientes com *clearance* de creatinina menor que 30 mL/min e deve ser utilizado com cautela, com *clearance* menor que 50 mL/min, evitando-se complicações hemorrágicas.

Não há antídoto para ele. O sulfato de protamina não tem nenhum efeito.

Duração da anticoagulação

Já nos pacientes que realizaram ICP primária, a anticoagulação, na maioria dos casos, deve ser suspensa no final do procedimento.

A duração da anticoagulação deve ser prolongada nos casos com risco aumentado de evento tromboembólico, como nos casos de pós--infarto de parede anterior extenso, disfunção grave do ventrículo esquerdo, fibrilação atrial, evidência de trombo em câmara cardíaca ou uso de prótese valvar mecânica.

TERAPIA DE REPERFUSÃO CORONARIANA

Terapia fibrinolítica

A terapia fibrinolítica deve ser administrada para pacientes elegíveis em, no máximo, trinta minutos da sua chegada ao pronto-socorro. O fibrinolítico ainda é a opção mais acessível devido à facilidade de aplicação do método e disponibilidade.

O benefício máximo foi alcançado quando o tratamento foi dado dentro de 60 minutos do início dos sintomas, o qual caracteriza o conceito de *"golden hour"*.

As atuais diretrizes orientam o uso de fibrinolítico em até 12 horas depois do início dos sintomas, idealmente nas primeiras três horas, na ausência de contraindicações (Tabela 10.3), com um tempo de atraso porta--agulha menor que 30 minutos. É importante ressaltar que, mesmo com nível de evidência mais baixo, alguns autores ainda recomendam o uso do fibrinolítico entre 12 e 24 horas após o início do IAMCSST naqueles pacientes que persistem com dor torácica, alteração eletrocardiográfica e uma grande área miocárdica em risco, cujo acesso à ICP fosse retardado em mais que 120 minutos.

Estreptoquinase

Recomenda-se para o tratamento do IAMCSST a infusão de 1,5 milhão de unidades, via endovenosa, em 30 a 60 minutos.

Eventos graves, como anafilaxia, são raros (menos de 0,5%), porém calafrios, febre e *rash* podem aparecer em até 10% dos pacientes. Essa reação responde bem à redução da velocidade de infusão, reposição de volume com cristaloides e, quando necessário, dopamina.

Tabela 10.3 Contraindicações aos fibrinolíticos.

Contraindicações absolutas	Contraindicações relativas
Qualquer sangramento intracraniano	História de AVE isquêmico > 3 meses ou patologias intracranianas não listadas nas contraindicações absolutas
AVE isquêmico nos últimos três meses (exceto AVE isquêmico agudo sofrido há menos de 4h 30 min.	Gravidez
	Uso atual de anticoagulante oral
Trauma significante na cabeça ou rosto nos últimos três meses	Sangramento interno recente (entre 2 e 4 semanas)
Sangramento ativo ou diátese hemorrágica (exceto menstruação)	Ressuscitação cardiopulmonar traumática ou prolongada (> 10 min.) ou grande cirurgia < 3 semanas
Qualquer lesão vascular cerebral conhecida (malformação arteriovenosa)	Hipertensão arterial não controlada na chegada ao hospital (pressão arterial sistólica > 180 mmHg ou diastólica > 110 mmHg)
Suspeita de dissecção de aorta	Punções vasculares não compressíveis
História de neoplasia cerebral primária ou metastática	História de hipertensão arterial crônica não controlada
	Úlcera péptica ativa
Hipertensão Arterial não controlada (não responsiva ao tratamento de emergência)	Demência
Para o uso da SK, a utilização prévia nos últimos 6 meses	

AVE: Acidente vascular encefálico; SK: Estreptoquinase. Devem ser vistas como um auxílio à decisão clínica e não podem ser consideradas definitivas. Adaptada de O'Gara.

Alteplase

A posologia recomendada para a infusão endovenosa de t-PA é 15 mg em *bolus,* seguido de infusão de 0,75 mg/kg (não excedendo 50 mg) em 30 minutos e, por fim, mais 0,50 mg/kg (não excedendo 35 mg) nos 60 minutos seguintes, não excedendo 100 mg na dose total.

Tenecteplase (TNK)

O TNK é uma substância derivada do t-PA, considerada um agente fibrinolítico de terceira geração por ser mais fibrinoespecífico. Apresenta vantagem posológica da administração em *bolus* único e menor risco de sangramento não cerebral pela maior especificidade à fibrina. Na Tabela 10.4, observa-se uma comparação entre os agentes fibrinolíticos disponíveis no Brasil.

Tabela 10.4 Comparação entre agentes fibrinolíticos disponíveis no Brasil.			
	Estreptoquinase	**Alteplase**	**Tenecteplase**
Dose	1,5 milhão em 30-60 min.	Máximo 100 mg (de acordo com o peso)* em 90 minutos	30-50 mg (de acordo com o peso)**
Administração em *bolus*	Não	Não	Sim
Ação antigênica	Sim	Não	Não
Reações alérgicas	Sim	Não	Não
Depleção do sistema de fibrinogênio	Importante	Pouco	Mínimo
Patência do vaso após 90 minutos (%)	50	75	75
Fluxo TIMI III (%)	32	54	63
Custo (aproximado)	R$ 350,00	R$ 1.500,00	R$ 5.500,00

* *Bolus* de 15 mg, seguido de 0,75 mg/kg em 30 minutos (máximo 50 mg), depois 0,5 mg/kg em 60 minutos (máximo 35 mg), dose total máxima 100 mg.

** 30 mg para peso menor que 60 kg; 35 mg para peso entre 60-69 kg; 40 mg para peso entre 70-79 kg; 45 mg para peso entre 80-89 kg; 50 mg para peso igual ou maior que 90 kg.

Adaptada de Antman *et al.*

COMPLICAÇÕES DOS FIBRINOLÍTICOS

Hemorragia intracraniana (HIC)

Os pacientes com HIC tipicamente se apresentam com um quadro agudo de alteração no nível de consciência, sinais neurológicos unifocais ou multifocais, coma, cefaleia, náuseas, vômitos e convulsão. Em muitos casos, o início é catastrófico e rapidamente fatal.

Nesses casos, os fibrinolíticos, anticoagulantes e antiplaquetários devem ser suspensos. Uma tomografia computadorizada deve ser realizada logo que possível para identificar o tipo específico de complicação hemorrágica e avaliar a extensão do volume do hematoma. Coleta de sangue deve der realizada para tipagem e reação cruzada, mensuração do TP, do TTPA, contagem de plaquetas e fibrinogênio.

Quando observada HIC, medidas a serem realizadas incluem: infusão de manitol, elevação da cabeceira do leito para 30 graus, entubação entubação endotraqueal e hiperventilação para alcançar um pCO_2 entre 25 e 30 mmHg. Além disso, deve ser solicitada avaliação de um neurocirurgião e um hematologista (Figura 10.1).

Após a confirmação de HIC, deve-se considerar a administração de agentes para reversão dos efeitos do fibrinolítico, dos antiplaquetários e dos anticoagulantes. A diretriz americana (ACC/AHA) recomenda que 10 U de crioprecipitado devem ser administradas para aumentar os níveis de fibrinogênio e fator VIII, assim como plasma fresco congelado, uma fonte de fator V e VII e expansor de volume. Em pacientes que receberam heparina não fracionada (HNF), administrar 1 mg de protamina a cada 100 U de HNF que se pretenda bloquear. Se o tempo de sangramento é anormal, é indicada a infusão de 6 a 8 U de plaquetas. Em casos raros, podem ser necessários agentes antifibrinolíticos, como o ácido aminocaproico épsilon.

Intervenção coronária percutânea (ICP)

A intervenção coronária primária é definida como a intervenção no vaso "culpado" pelo infarto, realizada em período de até 12 horas do início dos sintomas, sem a utilização de terapia trombolítica prévia. Se realizada em tempo apropriado e por operadores experimentados, a ICP representa a terapêutica de escolha em pacientes com IAMCSST ou bloqueio de ramo esquerdo (BRE) presumivelmente novo. Tal benefício da ICP primária é mais pronunciado em pacientes de maior risco, como em casos de IAM anterior e choque cardiogênico.

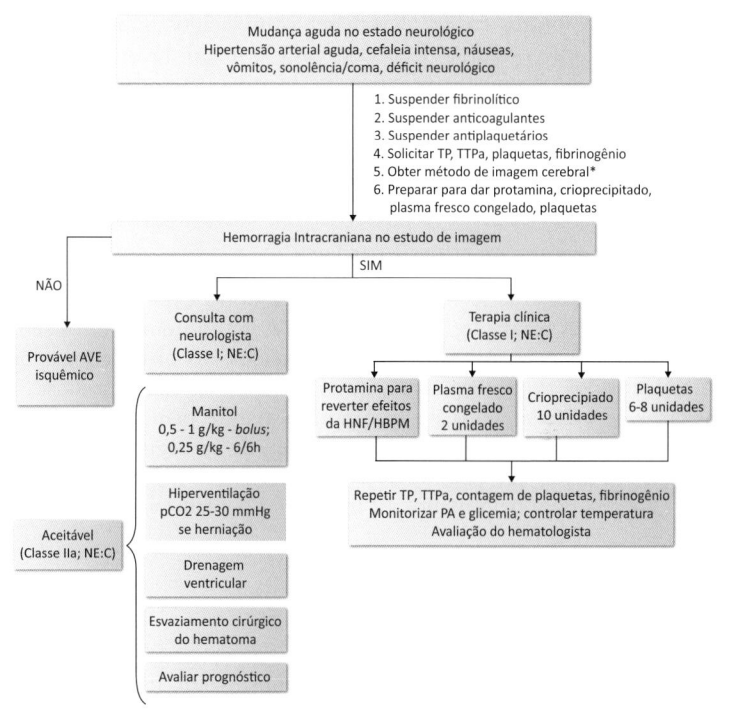

Figura 10.1 Algoritmo para avaliação de hemorragia intracraniana após terapia fibrinolítica (Guideline AHA/ACC 2007).
*Tomografia de crânio ou ressonância nuclear magnética.
NE: Nível de evidência; AVE: Acidente vascular encefálico.

A superioridade da ICP primária sobre a fibrinólise tem relevância clínica em relação à redução de mortalidade quando considerado o intervalo de 3 a 12 horas após o início dos sintomas.

Diretrizes atuais recomendam que o tempo porta-balão seja inferior a 90 minutos, e o tempo porta-balão subtraído do tempo porta-agulha deve ser estimado em até 60 minutos para aqueles pacientes que se apresentem dentro do período de maior sucesso da fibrinólise (até 3 horas do início da dor).

Inúmeros outros fatores devem ser considerados nesse processo de decisão, como o tempo decorrido entre o início dos sintomas e a apresentação no hospital, a extensão do infarto, o risco da trombólise e o fármaco disponibilizado (fibrinoespecíficos *versus* estreptoquinase). Portanto, justifica-se a abordagem individualizada nas situações em que se vislumbra atraso na implementação da ICP primária, avaliando os prós e contras dessa estratégia em relação à fibrinólise.

Suporte de equipe de cirurgia cardíaca

A ICP primária, se realizada por operadores experientes, apresenta melhores resultados que a fibrinólise, mesmo em centros sem cirurgia cardíaca de retaguarda. Tais resultados são observados após o advento dos *stents* coronários, que reduziram de maneira drástica as taxas de oclusão aguda do vaso tratado. A ICP primária pode ser realizada em hospitais sem disponibilidade de cirurgia cardíaca de retaguarda, desde que esses hospitais tenham um número mínimo de ICPs ao ano, com pelo menos 12 intervenções primárias ao ano por intervencionista.

ASPECTOS TÉCNICOS

Emprego dos *stents* farmacológicos

De maneira similar a outros cenários clínicos, a ICP primária realizada com implante de *stents* farmacológicos, quando comparados aos *stents* não farmacológicos, reduz as taxas de reestenose angiográfica e necessidade de nova revascularização do vaso-alvo.

Considerações importantes incluem a manutenção de terapia antiplaquetária dupla por pelo menos 12 meses e a identificação de pacientes que apresentem barreiras clínicas, sociais ou econômicas para o uso continuado desses fármacos, como pacientes que irão se submeter à cirurgia.

Via de acesso para realização de ICP primária

De modo especial, o uso da via arterial radial para a realização da ICP primária tem se demonstrado como a mais segura para a realização do procedimento em um contexto clínico de maior probabilidade de ocorrência de complicações hemorrágicas.

O acesso de maior familiaridade do operador deve ser o escolhido, a fim de não se retardar o tempo de reperfusão.

Em pacientes que se apresentam com choque cardiogênico, a utilização da via femoral pode ser benéfica, pois pode ser utilizada para o implante de outros dispositivos, como o balão intra-aórtico e *devices* de assistência circulatória.

MARCADORES DE EFICÁCIA E CRITÉRIOS DE REPERFUSÃO

Resolução do segmento ST

O critério de reperfusão pressupõe uma resolução do segmento ST de 50% a 70% no ECG seriado em 90 a 120 minutos do início da infusão do fibrinolítico.

O grau de resolução do segmento ST é um preditor de evento a curto, médio e longo prazos.

Ausência de ondas Q

Um importante preditor de sucesso da fibrinólise é a ausência de ondas Q e onda T invertida no ECG de entrada. A presença dessas alterações provavelmente reflete maior duração da oclusão coronária.

Persistência da depressão do segmento ST

A persistência de depressão do segmento ST nas derivações não relacionadas com o IAM tem valor prognóstico negativo.

Alteração dinâmica recorrente do segmento ST

Alterações dinâmicas do segmento ST após resolução completa, pós-fibrinólise, identificam pacientes de alto risco.

Marcadores bioquímicos

Os marcadores bioquímicos também são utilizados na avaliação da reperfusão miocárdica. A CK-MB é preferível à troponina, pois apresenta meia-vida plasmática mais curta; no entanto, esta também pode ser empregada. O pico da CK-MB ocorre normalmente após 24 horas do início do evento; no entanto, quando há reperfusão com sucesso, o pico geralmente se dá antes de 12 horas do início do evento (pico precoce).

Arritmias de reperfusão

Algumas arritmias podem indicar sucesso na reperfusão. O ritmo idioventricular acelerado, observado após o início da infusão, foi a arritmia que melhor se correlacionou com o sucesso na reperfusão, sendo, no entanto, pouco sensível e específico.

OUTRAS MEDICAÇÕES ADJUVANTES

Oxigênio

A suplementação de O_2 deve ser administrada para pacientes com dispneia, sinais de insuficiência cardíaca ou saturação sanguínea de O_2 < 90% pela monitorização não invasiva (oximetria de pulso).

A princípio, deve-se fornecer suplemento de O_2 por meio de cateter nasal ou máscara de oxigênio com 4 L/min. Em pacientes com importante hipoxemia (edema agudo de pulmão, choque cardiogênico), pode-se fazer uso do suporte de ventilação mecânica não invasiva ou invasiva.

Não obstante a utilização universal histórica para todos os pacientes com suspeita de SCA, o suplemento desnecessário de O_2 pode levar à hiperoxia, e esta teria, teoricamente, efeito vasoconstritor nas artérias coronárias.

Nitratos

Em pacientes que se apresentam com dor isquêmica, pode-se, a princípio, utilizar a apresentação sublingual em até três tomadas, com intervalos de cinco minutos até o alívio da dor. A preparação endovenosa (nitroglicerina) é valiosa nos pacientes com dor refratária, pacientes hipertensos ou com congestão pulmonar. Os nitratos não alteram a mortalidade desses pacientes.

Deve ser evitado em pacientes com pressão sistólica menor que 90 mmHg, bradicardia (frequência cardíaca < 50 bpm), taquicardia (frequência cardíaca > 100 bpm), suspeita de infarto de ventrículo direito ou choque cardiogênico e pacientes que fizeram uso de inibidores de fosfodiesterase nas últimas 48 horas.

Analgesia

Os opioides, sobretudo a morfina, podem ser utilizados nesse cenário. Recomendam-se doses de 2 a 4 mg de morfina com incrementos de 2 a 8 mg a cada 5 a 15 minutos, porém apresentam efeitos colaterais, como náuseas e vômitos que respondem bem a antieméticos. A morfina também pode induzir bradicardia e hipotensão, que costuma responder à administração de atropina. Em pacientes instáveis, esse opioide pode causar depressão respiratória.

Algumas considerações sobre a morfina: estudo observacional em SCASSST mostrou piores resultados clínicos em pacientes que se utilizaram desse fármaco; recentes pesquisas demonstraram inibição e retardo da absorção do segundo antiplaquetário (clopidogrel, prasugrel e ticagrelor) com mais reações adversas; além de seus efeitos colaterais, como náuseas e vômitos, que podem ocorrer após a administração dos fármacos na sala de emergência, reduzindo a absorção dos antiplaquetários, e, por útlimo, a hipotensão que poderá comprometer o estado hemodinâmico na fase inicial do tratamento.

Inibidor da glicoproteína IIb/IIIa

A única recomendação atual para o uso do inibidor de GP IIb/IIIa em pacientes com IAMCSST é para aqueles que realizarão ICP primária, preferencialmente o abciximab; sendo a decisão tomada pelo intervencionista, em pacientes com baixo risco hemorrágico, submetidos à ICP de alto risco, ou seja, com presença de trombo ou complicações trombóticas da ICP.

Betabloqueadores

É benéfico o uso de betabloqueador oral, exceto quando apresentarem contraindicação, como presença de sinais clínicos de insuficiência cardíaca, risco aumentado de evoluir para choque cardiogênico, como idade maior que 70 anos, pressão arterial sistólica < 120 mmHg, taquicardia sinusal maior que 110 bpm, frequência sinusal < 60 bpm, intervalo PR > 240 ms, bloqueios atrioventriculares de 2° ou 3° graus, asma ou broncoespasmo ativo. Devem ser iniciados betabloqueadores com menor meia-vida e em doses baixas após a terapia de reperfusão (química ou percutânea).

Inibidores do sistema renina angiotensina

Um inibidor da enzima conversora da angiotensina (IECA) deve ser administrado via oral nas primeiras 24 horas após o IAMCSST, exceto na presença de hipotensão (pressão arterial sistólica menor que 100 mmHg) ou contraindicação para o uso dessa classe de medicamentos. O benefício maior foi evidenciado em pacientes com congestão pulmonar, sinais de insuficiência cardíaca ou com fração de ejeção do ventrículo esquerdo menor que 40%.

A dose inicial deve ser baixa, aumentando-se até a dose máxima tolerada.

Os bloqueadores de receptor de angiotensina (BRA) são opção para pacientes que não toleram IECA.

MODELO DE PRESCRIÇÃO PARA PACIENTE COM IAM COM SUPRADESNIVELAMENTO DO SEGMENTO ST

1. Jejum
2. Ácido acetilsalicílico (ataque e manutenção)
3. 2º antiagregante plaquetário (clopidogrel, prasugrel ou ticagrelor)
4. Anticoagulante (HBPM, HNF ou fondaparinux)
5. Morfina (avaliar risco *versus* benefício)
6. Nitrato (cuidado em IAM inferior)
7. Estatina (após realizada reperfusão)
8. Betabloqueador (após realizada reperfusão)
9. Inibidor da enzima conversora da angiotensina ou bloqueador do receptor da angiotensina (após realizada reperfusão)
10. Espironolactona (IAM anterior com disfunção ventricular)
11. Oxigênio (se saturação < 90% ou sinais clínicos de IAM/EAP/choque)
12. Monitorização contínua
13. Repouso no leito

AVALIAR A NECESSIDADE DE REALIZAR CATETERISMO CARDÍACO

A cineangiocoronariografia deverá ser realizada nos seguintes casos: em pacientes em que se pretende realizar ICP primária (IA); em pacientes com choque cardiogênico ou disfunção ventricular esquerda grave, de início agudo, após a instalação do quadro de IAMCSSST (IB); pacientes submetidos à terapia lítica sem sucesso ou que evoluem com reoclusão da artéria culpada devem ser referidos à cinecoronariografia visando à realização de procedimento de ICP, independente do tempo do início do quadro clínico (IA); em pacientes não submetidos a nenhuma estratégia de reperfusão e que evoluam com sinais de isquemia (IC); em pacientes submetidos à terapia lítica, com sucesso, mesmo que estáveis, a cinecoronariografia deve ser realizada preferencialmente dentro das primeiras 24 horas do início do IAMCSSST, aguardando um tempo mínimo de 3 a 6 horas da administração da terapia lítica primária (IIaB); em pacientes nos quais estão contraindicados procedimentos de revascularização coronária (IIIC).

ORIENTAÇÕES DE ALTA

Suspensão do tabagismo

A medida de prevenção secundária com maior impacto na prevenção de novos eventos é a suspensão do uso do tabaco. Medidas farmacológicas, como reposição de nicotina, bupropiona e antidepressivos, além do acompanhamento por um grupo multidisciplinar antitabagismo, são importantes. A reposição de nicotina em adesivos demonstrou-se segura em pacientes com SCA.

Atividades físicas (evitar sedentarismo)

Na ausência de contraindicações, realizar caminhadas de 30 minutos, com exercícios de intensidade moderada cinco vezes por semana, atividade estabelecida no processo de reabilitação e prevenção secundária pós-IAM.

Alimentação

Alimentação saudável contribui para perda de peso, controle da pressão arterial, níveis de colesterol e glicêmico.

Antiagregação plaquetária e anticoagulantes

Recomenda-se a dupla antiagregação plaquetária entre 9 e 12 meses nos pacientes pós-IAMCSSST, independentemente de ter sido utilizado ou não *stent*.

Em pacientes com risco aumentado de tromboembolismo, a associação de AAS e varfarin, mantendo a faixa de relação normatizada internacional (RNI) entre 2 e 3, preveniu três eventos cardíacos maiores e causou um sangramento maior a cada 100 pacientes tratados, comparados com o grupo que utilizou apenas AAS. Logo, essa combinação é benéfica nos pacientes sobreviventes de IAM que necessitem de anticoagulação plena.

A terapia tríplice, dupla antiagregação plaquetária mais anticoagulação com antagonistas da vitamina K, faz-se necessária em alguns pacientes. Não há estudos randomizados prospectivos definindo a melhor estratégia, porém parece ser aceitável o uso concomitante dessas três substâncias em pacientes com baixo risco de sangramento, contanto que seja pelo menor tempo possível.

Betabloqueadores

Os pacientes pós-infarto devem receber esses fármacos, salvo aqueles que apresentem contraindicações ou que desenvolvam efeitos colaterais.

Nitratos

Assim como na fase aguda, o uso de nitratos a longo prazo pós-infarto não demonstrou benefício na redução da mortalidade. Não obstante, os nitratos continuam sendo os medicamentos de primeira linha para o tratamento da angina.

Inibidores da enzima de conversão da angiotensina

Inúmeros estudos já demonstraram que os IECA diminuem a mortalidade em pacientes recuperados de IAMCSST que evoluem com fração de ejeção < 40%. De maneira geral, essa classe de medicamento deve fazer parte da receita de todo paciente hipertenso com aterosclerose ou que apresente disfunção ventricular ou clínica de insuficiência cardíaca. Estudos demonstraram igualdade em eficácia dos BRA comparados aos IECA, de tal modo que podem ser substitutos dos IECA na presença de sinais de intolerância, como tosse e angioedema.

Bloqueadores de aldosterona

Aconselha-se o uso de bloqueadores de aldosterona nos pacientes pós-IAM com fração de ejeção < 40%, com sintomas de insuficiência cardíaca ou diabéticos. É importante lembrar que essa classe de medicamentos deve ser evitada em pacientes com potássio sérico > 5,0 mEq/L e creatinina > 2,0 mg/dL.

Controle da pressão arterial

A meta de pressão arterial para pós-IAM é de 130 × 80 mmHg, mesma meta para pacientes pós-AVE, doença renal crônica, diabetes.

Controle de glicemia

A meta de controle glicêmico nos diabéticos pós-infarto é de hemoglobina glicada menor que 6,5%.

Controle de dislipidemia

O paciente que já apresentou um evento coronariano é considerado de muito alto risco, logo deve ter como meta para prevenção secundária LDL colesterol menor que 50 mg/dL ou, na impossibilidade, redução de pelo menos 50% do LDL-colesterol basal.

BIBLIOGRAFIA

1. Aberg A, Bergstrand R, Johansson S, et al. Cessation of smoking after myocardial infarction. Effects on mortality after 10 years. Br Heart J. 1983; 49(5):416-22.
2. Acikel M, Yilmaz M, Bozkurt E, et al. ST segment elevation in leads V1 to V3 due to isolated right ventricular branch occlusion during primary right coronary angioplasty. Catheter Cardiovasc Interv. 2003;60(1):32-5.
3. Alpert JS, Thygesen K, Antman E, et al. Myocardial infarction redefined- -a consensus document of the Joint European Society of Cardiology/ American College of Cardiology Committee for the redefinition of myocardial infarction. J Am Coll Cardiol. 2000;36(3):959-69.
4. Anderson HV, Willerson JT. Thrombolysis in acute myocardial infarction. N Engl J Med. 1993;329(10):703-9.
5. Andreotti F, Testa L, Biondi-Zoccai GG, et al. Aspirin plus warfarin compared to aspirin alone after acute coronary syndromes: an updated and comprehensive meta-analysis of 25,307 patients. Eur Heart J. 2006;27(5): 519-26.

6. Antman EM, Anbe DT, Armstrong PW, Bates ER, Green LA, Hand M, et al. ACC/AHA guidelines for the management of patients with ST-elevation myocardial infarction: a report of the American College of Cardiology/American Heart Association Task Force on Practice Guidelines (Committee to Revise the 1999 Guidelines for the Management of Patients With Acute Myocardial Infarction). Circulation. 2004;110:e82-e293.

7. Antman EM, Anbe DT, Armstrong PW, et al. ACC/AHA guidelines for the management of patients with ST-elevation myocardial infarction--executive summary: a report of the American College of Cardiology/American Heart Association Task Force on Practice Guidelines (Writing Committee to Revise the 1999 Guidelines for the Management of Patients With Acute Myocardial Infarction). Circulation 2004;110(5):588-636.

8. Antman EM, Braunwald E. ST-elevation myocardial infarction: pathology, pathophysiology and clinical features. In: Lybby P, Bonow RO, Mann DL, et al. Braunwald's heart disease: a textbook of cardiovascular medicine. Philadelphia: Saunders-Elsevier; 2008. p.1207-32.

9. Antman EM, Hand M, Armstrong PW, et al. 2007 focused update of the ACC/AHA 2004 guidelines for the management of patients with ST-elevation myocardial infarction: a report of the American College of Cardiology/ American Heart Association Task Force on Practice Guidelines. J Am Coll Cardiol. 2008;51(2):210-47.

10. ASSENT-2 Investigators. Single-bolus tenecteplase compared with front-loaded alteplase in acute myocardial infarction: the ASSENT-2 double-blind randomised trial. Lancet. 1999;354(9180):716-22.

11. Barbagelata A, Califf RM, Sgarbossa EB, et al. Thrombolysis and Q wave versus non-Q wave first acute myocardial infarction: a GUSTO-I substudy. Global Utilization of Streptokinase and Tissue Plasminogen Activator for Occluded Arteries Investigators. J Am Coll Cardiol. 1997;29(4):770-7.

12. Bellotti G, Rochitte CE, de Albuquerque CP, et al. Usefulness of ST-segment depression in non-infarct-related electrocardiographic leads in predicting prognosis after thrombolytic therapy for acute myocardial infarction. Am J Cardiol. 1997;79(10):1323-8.

13. Berger PB, Ruocco NA, Ryan TJ, et al. Incidence and significance of ventricular tachycardia and fibrillation in the absence of hypotension

or heart failure in acute myocardial infarction treated with recombinant tissue-type plasminogen activator: results from the Thrombolysis in Myocardial Infarction (TIMI) Phase II trial. J Am Coll Cardiol. 1993;22(7):1773-9.

14. Boersma E, Maas AC, Deckers JW, et al. Early thrombolytic treatment in acute myocardial infarction: reappraisal of the Golden hour. Lancet. 1996; 348(9030):771-5.

15. Borja Ibanez, Stefan James, Stefan Agewall, et al. 2017 ESC Guidelines for the management of acute myocardial infarction in patients presenting with ST-segment elevation. The Task Force for the management of acute myocardial infarction in patients presenting with ST-segment elevation of the European Society of Cardiology (ESC). European Heart Journal, Volume 39, Issue 2, 7 January 2018, Pages 119–177.

16. Braunwald's Heart Disease: a textbook of cardiovascular medicine. 7th ed. Philadelphia: W.B.Saunders; 2005.

17. Cheitlin MD, Armstrong WF, Aurigemma GP, et al. ACC/AHA/ASE 2003 guideline update for the clinical application of echocardiography: a report of the American College of Cardiology/American Heart Association Task Force on Practice Guidelines (ACC/AHA/ASE Committee to Update the 1997 Guidelines for the Clinical Application of Echocardiography). Circulation. 2003;108(9):1146-62.

18. Dickstein K, Kjekshus J. Effects of losartan and captopril on mortality and morbidity in high-risk patients after acute myocardial infarction: the OPTIMAAL randomized trial. Optimal Trial in Myocardial Infarction with Angiotensin II Antagonist Losartan. Lancet. 2002;360(9335):752-60.

19. Fernandez-Aviles F, Alonso JJ, Castro-Beiras A, et al. Routine invasive strategy within 24 hours of thrombolysis versus ischaemia-guided conservative approach for acute myocardial infarction with ST-segment elevation (GRACIA-1): a randomised controlled trial. Lancet. 2004;364(9439):1045-53.

20. Freemantle N, Cleland J, Young P, et al. Beta blockade after myocardial infarction: systematic review and meta regression analysis. BMJ. 1999;318 (7200):1730-7.

21. Furlan LH, Conti MA, Laranjeira FO, et al. Parecer técnico científico: uso do alteplase no acidente vascular isquêmico cerebral. Brasília: Ministério da Saúde; 2009.

22. Gebel JM, Sila CA, Sloan MA, et al. Thrombolysis-related intracranial hemorrhage: a radiographic analysis of 244 cases from the GUSTO-1 trial with clinical correlation. Global Utilization of Streptokinase and Tissue Plasminogen Activator for Occluded Coronary Arteries. Stroke. 1998;29(3): 563-9.

23. Gibson MC, Cannon CPSaperia GM. Characteristics of fibrinolytic (thrombolytic) agents and clinical trials in acute ST elevation myocardial infarction. [Acesso em 2017]. Disponível em: http://uptodate.com

24. Gislason GH, Jacobsen S, Rasmussen JN, et al. Risk of death or reinfarction associated with the use of selective cyclooxygenase-2 inhibitors and nonselective nosteroidal anti-inflammatory drugs after acute myocardial infarction. Circulation. 2006;113(25):2906-13.

25. GISSI-3: effects of lisinopril and transdermal glyceryl trinitrate singly and together on 6-week mortality and ventricular function after myocardial infarction. Lancet. 1994;343(8906):1115-22.

26. Goff DC, Sellers DE, McGovern PG, et al. Knowledge of heart attack symptoms in a population survey in the United States: the REACT Trial. Rapid Early Action for Coronary Treatment. Arch Intern Med. 1998;158(21): 2329-38.

27. Goldenberg I, Matetzky S, Halkin A, et al. Primary angioplasty with routine stenting compared with thrombolytic therapy in elderly patients with acute myocardial infarction. Am Heart J. 2003;145(5):862-7.

28. Graham I, Atar D, Borch-Johnsen K, et al. European guidelines on cardiovascular disease prevention in clinical practice: executive summary. Eur Heart J. 2007;28(19):2375-414.

29. Harrington RA, Becker RC, Cannon CP, et al. Antithrombotic therapy for non-ST-segment elevation acute coronary syndromes: American College of Chest Physicians Evidence-Based Clinical Practice Guidelines (8th Edition). Chest. 2008;133(6 Suppl):670S-707S.

30. ISIS-4 (Fourth International Study of Infact Survival) Collaborative Group. ISIS-4: a randomised factorial trial assessing early oral captopril, oral mononitrate, and intravenous magnesium sulfate in 58.050 patients with suspected acute myocardial infarction. Lancet. 1995;345(8951):669-85.

31. Jolly SS, Yusuf S, Cairns J, et al. Radial vs. femoral access for coronary angiography and intervention in patients with acute coronary syndromes (RIVAL): a randomised, parallel group, multicentre trial. Lancet 2011; 377(9775):1409-20.

32. Karjalainen PP, Porela P, Ylitalo A, et al. Safety and efficacy of combined antiplatelet–warfarin therapy after coronary stenting. Eur Heart J. 2007;28 (6):726-32.

33. Kearney PM, Baigent C, Godwin J, et al. Do selective cyclooxygenase-2 inhibitors and traditional non-steroidal anti-inflammatory drugs increase the risk of atherothrombosis? Meta–analysis of randomized trials. BMJ. 2006; 332(7553):1302–1308.

34. King SB 3rd, Smith SC Jr, Hirshfeld JW Jr, et al. 2007 focused update of the ACC/AHA/SCAI 2005 guideline update for percutaneous coronaryintervention: a report of the American College of Cardiology/American Heart Association TaskForce on Practice guidelines. Am Coll Cardiol. 2008; 51(2):172-209.

35. Kloner RA, Emmick JT, Mitchell MI, et al. Time course of the interaction between tadalafil and nitrates. J Am Coll Cardiol. 2003;

36. 42(10):1855-60.

37. Kostis JB JG, Rosen R, Barrett-Connor E, Billups K, Burnett AL, et al. Sexual dysfunction and cardiac risk (the Second Princeton Consensus Conference). Am J Cardiol. 2005;96(12Suppl B):85M-93M.

38. Kushner FG, Hand M, Smith SC Jr, et al. 2009 Focused uptodate: ACC/AHA guidelines for the management of patients with ST-elevation myocardial infarction (updating the 2004 and 2007 focused uptodate) and ACC/AHA/SCAI guidelines on percutaneous coronary intervention (updating the 2005 guideline and 2007 focused update): a report of the American College of Cardiolog Foundation/American Heart Association Task Force on Practice Guidelines. Circulation. 2009;120(22):2271-306.

39. Langer A, Krucoff MW, Klootwijk P, et al. Prognostic significance of ST segment shift early after resolution of ST elevation in patients with myocardial infarction treated with thrombolytic therapy: the GUSTO-I ST Segment Monitoring Substudy. J Am Coll Cardiol. 1998;31(4):783-9.

40. Libby P. Current concepts of the pathogenesis of the acute coronary syndromes. Circulation. 2001;104(3):365-72.

41. Mancia G, De Backer G, Dominiczak A, et al. 2007 Guidelines for the management of arterial hypertension: The Task Force for the Management of Arterial Hypertension of the European Society of Hypertension (ESH) and of the European Society of Cardiology (ESC). Eur Heart J. 2007; 28(12):1462-536.

42. McGettigan P, Henry D. Cardiovascular risk and inhibition of cyclo-oxygenase: a systematic review of the observational studies of selective and nonselective inhibitors cyclooxygenase-2. JAMA. 2006;296 (13):1633-44.

43. Moradkhan R, Sinoway LI. Revisiting the role of oxygen therapy in cardiac patients. J Am Coll Cardiol. 2010;56(13):1013-6.

44. O'Gara PT, Kushner FG, Ascheim DD, Casey DE, Chung MK, Lemos JA, et al. 2013 ACCF/AHA Guideline for the Management of ST-Elevation Myocardial Infarction: A Report of the American College of Cardiology Foundation/American Heart Association Task Force on Practice Guidelines. Circulation. 2013;127:e362-e425.

45. Pfeffer MA, McMurray JJ, Velazquez EJ, et al. Valsartan, captopril, or both in myocardial infarction complicated by heart failure, left ventricular dysfunction, or both. N Engl J Med. 2003;349(20):1893-906

46. Phibbs B, Marcus F, Marriott HJC, et al. Q-wave versus non-Q-wave myocardial infarction: A meaningless distinction. J Am Coll Cardiol. 1999;33 (2):576-82.

47. Piegas LS, Feitosa G, Mattos LA, et al. Diretriz da Sociedade Brasileira de Cardiologia sobre tratamento do infarto agudo do miocárdio com supradesnível do segmento ST. Arq Bras Cardiol. 2009; 93(6 Suppl 2):e179-264.

48. Pitt B, Remme W, Zannad F, et al. Eplerenone, a selective aldosterone blocker, in patients with left ventricular dysfunction after myocardial infarction. N Engl J Med. 2003;348(14):1309-21

49. Prefeitura Municipal de São Paulo. Setor de Atas de Registro de Preço. [Internet] [acesso em 2014 jul 04]. Disponível em: http://ww2.prefeitura. sp. gov.br//arquivos/secretarias/saude/extrato_ata/0001/ATA16608.pdf

50. Prefeitura Municipal de São Paulo. Setor de Atas de Registro de Preço. [Internet] [acesso em 2014 jul 04]. Disponível em: http://www.prefeitura.sp. gov.br/cidade/secretarias/upload/saude/arquivos/extratoata/ATA01112.pdf

51. RA K. Cardiovascular effects of the 3 phosphodiesterase-5 inhibitors approved for the treatment of erectile dysfunction. Circulation. 2004;110(9):3149-55.

52. Rathore SS, Weinfurt KP, Gersh BJ, et al. Treatment of patients with myocardial infarction who present with a paced rhythm. Ann Intern Med. 2001;134(8):644-51.

53. Reiner ZE, Catapano AL, De Backer G, et al. ESC/EAS Guidelines for the management of dyslipidaemias The Task Force for the management of dyslipidaemias of the European Society of Cardiology (ESC) and the European Atherosclerosis Society (EAS). Eur Heart J. 2011;32(14):1769-818.

54. Romagnoli E, Biondi-Zoccai G, Sciahbasi A, et al. Radial versus femoral randomized investigation in ST-elevation acute coronary syndrome: the RIFLE-STEACS (Radial Versus Femoral Randomized Investigation in ST-Elevation Acute Coronary Syndrome) study. J Am Coll Cardiol. 2012;60(24): 2481-9.

55. Sayre MR, Koster RW B, et al. Part 5: Adult Basic Life Support: 2010 International Concensus on Cardiopulmonary Resuscitation and Emergency Cardiovascular Care Sciense With Treatment Recommendations. Circulation. 2010;122(16 Suppl 2):S298-324.

56. Schomig A, Neumann FJ, Kastrati A, et al. A randomized comparison of antiplatelet and anticoagulante therapy after the placement of coronary-artery stents. N Engl J Med. 1996;334(17):1084-9.

57. Schroder K, Wegscheider K, Zeymer U, et al. Extent of ST-segment deviation in a single electrocardiogram lead 90 min after thrombolysis as a predictor of medium-term mortality in acute myocardial infarction. Lancet. 2001;358(9292):1479-86.

58. Schroder R, Wegscheider K, Schröder K, et al. Extent of early ST segment elevation resolution: a strong predictor of outcome in patients with acute myocardial infarction and a sensitive measure to compare thrombolytic regimens. A substudy of the International Joint Efficacy Comparison of Thrombolytics (INJECT) trial. J Am Coll Cardiol. 1995;26(7):1657-64.

59. Sgarbossa EB, Pinski SL, Barbagelata A, et al. Electrocardiographic diagnosis of evolving acute myocardial infarction in the presence of left bundle-branch block. GUSTO-1 (Global Utilization of Streptokinase and Tissue Plasminogen Activator for Occluded Coronary Arteries) Investigators. N Engl J Med. 1996;334(8)481-7.

60. Sgarbossa EB. Value of the ECG in suspected acute myocardial infarction with left bundle-branch block. J Electrocardiol. 2000;33(Suppl):87-92.

61. Steg G, James SK, Atar D, et al. ESC Guidelines for the management of acute myocardial infarction in patients presenting with ST-segment elevation. Eur Heart J. 2012;33(20):2569-619.

62. Tamis-Holland JE, Palazzo A, Stebbins AL, et al. Benefits of direct angioplasty for women and men with acute myocardial infarction: results of the Global Use of Strategies to Open occluded Arteries in Acute Coronary Syndromes Angioplasty (GUSTO II-B) Angioplasty Substudy. Am Heart J. 2004;147(1):133-9.

63. Tanasijevic MJ, Cannon CP, Antman EM, et al. Myoglobin, creatine-kinase-MB and cardiac troponin-I 60-minute ratios predict infarct-related artery patency after thrombolysis for acute myocardial infarction: results from the Thrombolysis in Myocardial Infarction study (TIMI) 10B. J Am Coll Cardiol. 1999;34(3):739-47.

64. V Diretriz da Sociedade Brasileira de Cardiologia sobre Tratamento do Infarto Agudo do Miocárdio com Supradesnível do Segmento ST. Arq Bras Cardiol. 2015; 105(2):1-105.

65. Wallentin L, Becker R, Budaj A, et al. Ticagrelor versus clopidogrel in patients with acute coronary syndromes. N Engl J Med. 2009;361(11):1045-57.

66. Weitz JI. Antiplatelet, anticoagulanti and antifibrinolytic drugs. In: Fauci AS, Braunwald E, Kasper DL, et al. Harrison's principles of internal medicine. 17th ed. New York: Mc Graw Hill Medical; 2008. p.735-47.

67. Wennberg DE, Lucas FL, Siewers AE, et al. Outcomes of percutaneous coronary interventions performed at centers without and with onsite coronary artery bypass graft surgery. JAMA. 2004;292(16):1961-8.

68. Wong C, French JK, Zambanini A, et al. Relation of pathologic Q waves at presentation and time to streptokinase therapy with early changes in infarct-related artery flow and ventricular wall motion. Am J Cardiol. 2001;88(5): 558-61.

69. Wu AH, Apple FS, Gibler WB, et al. National Academy of Clinical Biochemistry Standards of Laboratory Practice: recommendations for the use of cardiac markers in coronary artery diseases. Clin Chem. 1999;45(7): 1104-2.

capítulo 11

Amably Pessoa Correa

Insuficiência Cardíaca Aguda

INTRODUÇÃO

A insuficiência cardíaca aguda (ICA) é definida como rápido início ou piora de sinais e sintomas de insuficiência cardíaca (IC) que requerem urgente avaliação e tratamento. Pode se apresentar como primeiro episódio em 15% a 20% ou como descompensação aguda em pacientes com diagnóstico prévio de insuficiência cardíaca. Cerca de 50% dos pacientes tem fração de ejeção preservada.

É a principal causa de internação em países desenvolvidos e a terceira no Brasil, representando um fator de pior prognóstico para estes pacientes, com uma taxa de recorrência em seis meses de 50% e cerca de 30% de mortalidade em um ano.

CAUSAS E FATORES PRECIPITANTES

A maioria dos casos de ICA na sala de emergência é composta de quadros de descompensação em pacientes com diagnóstico prévio de IC. A não adesão ao tratamento medicamentoso e à restrição hidrossalina estão entre as principais causas de descompensação, reportados em até 60% dos pacientes; outras causas frequentes estão listadas na Tabela 11.1, com destaque para infecção, hipertensão não controlada e arritmias. O infarto do miocárdio (IAM) é a causa mais comum nos casos novos de IC.

Tabela 11.1 Principais causas de insuficiência cardíaca descompensada.
Síndrome coronária aguda
Taquiarritmias/bradiarritmias (fibrilação atrial, bloqueios...)
Hipertensão não controlada
Infecções (pneumonia, sepse, endocardite infecciosa...)
Não aderência ao tratamento medicamentoso e à restrição de hidrossalina
Substâncias tóxicas/drogas (álcool, quimioterápicos...)
Embolia pulmonar
Distúrbios hormonais/metabólicos (doenças da tireoide, cetoacidose diabética, gravidez...)
Lesão mecânica aguda (ruptura de parede livre, defeito do septo interventricular, insuficiência valvar aguda, trauma torácico, endocardite, dissecção de aorta).

Adaptada de ESC guidelines for diagnosis and treatment of acute and chronic heart failure, 2016.

FISIOPATOLOGIA

Na ICA com **disfunção sistólica**, a queda na contratilidade cardíaca com consequente diminuição do débito cardíaco e da pressão de perfusão periférica desencadeia uma cascata de mecanismos compensatórios regulados pelo sistema neuro-hormonal (catecolaminas, sistema renina-angiotensina-aldosterona). Tais mecanismos levam à retenção hídrica com a finalidade de normalizar o débito cardíaco, porém às custas de aumento das pressões de enchimento. Essa resposta pode ser útil por um curto período, porém o estímulo contínuo e prolongado é deletério em longo prazo.

Nos pacientes com **fração de ejeção preservada**, a contratilidade cardíaca é normal, e o que se observa é uma redução na complacência ventricular, provocando limitações ao seu enchimento. O acúmulo de líquido no sistema venoso pode resultar no desenvolvimento de edema nas extremidades e na congestão pulmonar.

A ativação do sistema nervoso simpático leva à liberação de noradrenalina, causando taquicardia e vasoconstrição e, cronicamente, apoptose e remodelamento ventricular. A renina é liberada pelo aparelho justaglomerular em resposta à diminuição da perfusão renal e participa da cascata que resulta na produção de angiotensina II e aldosterona. A primeira é um potente vasoconstritor e tem ações diretas no miocárdio, como hipertrofia e apoptose de miócitos. Já a segunda promove a retenção renal de sódio e atua no tecido miocárdico, promovendo inflamação e fibrose. A angiotensina II também estimula a liberação de vasopressina, outro agente que leva à vasoconstrição e à retenção de água. Estudos recentes têm mostrado o aumento de mediadores inflamatórios, como IL-1 e TNF-α durante a fase aguda da IC. Esses mediadores estariam implicados em alterações como apoptose, fibrose e remodelamento miocárdico.

Os peptídeos natriuréticos atriais (ANP) e cerebrais (BNP), identificados a princípio em cérebro de suínos – *brain*, também se encontram aumentados na ICA. São ativados por receptores de volume e pressão ventricular e promovem natriurese, reduzem a atividade do sistema nervoso simpático (SNS) e do sistema renina-angiotensina-aldosterona (SRAA), inibem a vasopressina, diminuindo a resistência vascular sistêmica. Apesar de antagonizar os efeitos dos mecanismos vasoconstritores, os peptídeos natriuréticos não são capazes de compensá-los; possuem importância clínica como ferramenta diagnóstica nos quadros de IC.

AVALIAÇÃO INICIAL

Na sala de emergência deve ser realizada uma avaliação cuidadosa e direcionada nos pacientes com suspeita de ICA, a fim de estabelecer o diagnóstico e o tratamento de forma precoce. Nos pacientes com síndrome coronária aguda, o benefício da abordagem rápida e sistemática já é bem estabelecido, e hoje em dia se defende que a mesma abordagem seja adotada nos pacientes com IC.

A avaliação inicial inclui história clínica, exame físico e exames complementares com o objetivo de confirmar o diagnóstico de ICA, além de identificar as condições clínicas precipitantes ou coexistentes, em especial aquelas com risco iminente à vida, como IAM, embolia pulmonar e arritmias, e assim seja estabelecido o tratamento específico.

Na história clínica, o antecedente de IC prévia é o parâmetro mais útil na anamnese para estabelecer o diagnóstico de ICA. A presença de outros fatores de risco para IC, como hipertensão, diabetes e doença valvar prévia também são indicadores úteis para a suspeita clínica. Dispneia aos esforços é o sintoma mais sensível (sensibilidade = 84%, especificidade = 34%), e dispneia paroxística noturna, o mais específico para o diagnóstico de IC (sensibilidade = 41%, especificidade = 84%).

Durante a realização do exame físico, já na inspeção geral, pode-se buscar a presença de turgência jugular patológica, que é um dos achados com maior especificidade para o diagnóstico de IC (92%). A palpação do pulso pode revelar a presença de bradiarritmias ou taquiarritmias. A presença de *pulso alternans* (alternância entre pulsos periféricos fortes e fracos) é patognomônica de disfunção ventricular grave. Com a aferição da pressão arterial, pode-se determinar a relação entre a pressão de pulso (pressão arterial sistólica – pressão arterial diastólica) e a pressão sistólica, que, quando < 25%, sugere índice cardíaco < 2,2 L/min/m². A ausculta de sopros cardíacos pode direcionar para uma doença valvar como causa subjacente. A presença de terceira bulha (B3) tem 99% de especificidade para o diagnóstico de IC. A ausculta pulmonar pode revelar estertores, que são achados clássicos de congestão pulmonar; no entanto, podem estar ausentes em pacientes crônicos que apresentam maior drenagem linfática dos pulmões. A avaliação das extremidades visa verificar a presença de edema e perfusão periférica pela temperatura e tempo de enchimento capilar.

Recomenda-se realizar radiografia de tórax em busca de cardiomegalia, cefalização de trama vascular e derrame pleural. O eletrocardiograma pode evidenciar arritmias, bloqueios, sinais de isquemia miocárdica. A maioria dos pacientes com cardiomiopatia dilatada tem alteração significativa no ECG e quando este se encontra normal torna o diagnóstico de disfunção sistólica pouco provável (alto valor preditivo negativo). Um ecocardiograma transtorácico (ETT) deve ser considerado em todos os pacientes com IC de início recente e naqueles com função ventricular desconhecida, de preferência nas primeiras 48 h de admissão. Nos pacientes com instabilidade hemodinâmica, sobretudo choque cardiogênico, ou com suspeita de anormalidades estruturais com risco de vida iminente, como insuficiência valvar aguda e dissecção de aorta, o ETT deve ser realizado imediatamente.

O BNP pode ser mensurado nos pacientes que se apresentam com dispneia aguda e suspeita de IC para auxiliar na diferenciação com causas não cardíacas de dispneia. Devido a sua alta sensibilidade, níveis normais (BNP < 100 pg/mL ou NT-proBNP < 300 pg/mL) tornam o diagnóstico de ICA improvável (alto valor preditivo negativo). No entanto, níveis elevados não confirmam automaticamente o diagnóstico de ICA, podendo estar associado a várias causas cardíacas e não cardíacas (Tabela 11.2). Valores intermediários podem ser encontrados em pacientes com disfunção ventricular esquerda de base, porém sem uma exacerbação aguda. A dosagem de troponina pode ser utilizada para investigação de síndrome coronariana aguda (SCA) como causa subjacente de ICA; contudo, pode estar elevada em pacientes admitidos por IC, mesmo sem evidência de isquemia miocárdica, sendo um preditor de pior prognóstico nesses pacientes. Outros exames recomendados são hemograma, função renal, eletrólitos, função hepática, glicemia e função tireoidiana.

Tabela 11.2 Causas de elevação de BNP.

Cardíacas	• Insuficiência cardíaca • Síndrome coronária aguda • Embolia pulmonar • Miocardite • Miocardiopatia hipertrófica/restritiva • Doença valvar • Doença cardíaca congênita • Taquiarritmias • Contusão cardíaca • Cardioversão/desfibrilação • Cirurgia cardíaca • Hipertensão pulmonar
Não cardíacas	• Idade avançada • Acidente vascular encefálico • Disfunção renal/hepática • Síndrome paraneoplásica • Doença pulmonar obstrutiva crônica • Infecções graves • Grande queimado • Anormalidades metabólicas e hormonais graves (tireotoxicose, cetoacidose diabética)

Adaptada de ESC Guidelines for diagnosis and treatment of acute and chronic heart failure, 2016.

CLASSIFICAÇÃO CLÍNICA/HEMODINÂMICA

Há diversas classificações baseadas em diferentes critérios; no entanto, uma classificação prática é aquela que divide os pacientes em quatro grupos de acordo com o perfil hemodinâmico. Ela é baseada nos sinais e sintomas já citados previamente e é útil para guiar a terapia a ser estabelecida.

Mediante anamnese e exame físico, são identificados sinais e sintomas de congestão e baixo débito, e assim divididos nos grupos (Figura 11.1):

- **perfil A:** quente e seco
- **perfil B:** quente e úmido, mais comum (50% a 70% dos pacientes);
- **perfil C:** frio e úmido; pior prognóstico (20% dos pacientes);
- **perfil L:** frio e seco.

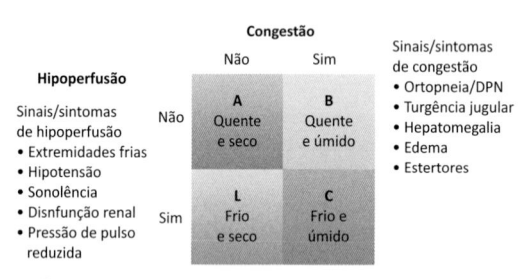

Figura 11.1 Perfis clínico/hemodinâmicos.
(DPN: Dispneia paroxística noturna. Adaptada de I diretriz de ressuscitação cardiopulmonar e cuidados cardiovasculares de emergência da Sociedade Brasileira de Cardiologia, 2013.)

ABORDAGEM INICIAL NO TRATAMENTO DA IC AGUDA

A ICA é uma condição médica ameaçadora à vida, necessitando, portanto, de uma avaliação inicial rápida com diagnóstico precoce e tratamento, farmacológico e não farmacológico, iniciados de imediato. Para isso, a Diretriz Brasileira de IC aguda de 2018 sugere uma abordagem realizada em até 120 minutos e composta de quatro etapas: definição de risco imediato de vida, diagnóstico de IC aguda, perfil de risco prognóstico intra-hospitalar e terapêutica admissional.

O paciente deve ter seus sinais vitais monitorizados, como frequência cardíaca e respiratória, pressão arterial, oximetria de pulso e monitorização eletrocardiográfica contínua. Deve-se quantificar o débito urinário e obter acesso venoso para administração de medicações.

Em seguida, devem ser identificados os fatores precipitantes de descompensação que necessitam de tratamento urgente, incluindo SCA, emergência hipertensiva, bradi/taquiarritmias, embolia pulmonar e alterações mecânicas (dissecção de aorta, insuficiência valvar aguda, ruptura de parede livre etc). Estes pacientes tem que ser identificados e tratados com até 30 minutos da admissão.

Após a avaliação inicial é possível determinar aqueles pacientes que deverão ser admitidos para compensação da IC. As principais indicações de hospitalização, além das citadas anteriormente, são taquidispneia em repouso com saturação de oxigênio < 90%, hipotensão, piora da função renal, alteração do nível de consciência ou outras manifestações de choque. A hospitalização pode ser considerada em pacientes com piora importante da congestão (aumento de peso maior ou igual a 5 kg), mesmo sem dispneia. Alguns pacientes que se apresentam apenas com sinais leves de congestão podem receber alta após ajuste da dose de diurético e da medicação oral, com orientação para seguimento ambulatorial.

MANEJO CLÍNICO DOS PACIENTES COM IC AGUDA

Oxigenoterapia

É recomendada a suplementação de oxigênio para pacientes hipoxêmicos, através de cateter nasal, máscara facial ou máscara de Venturi, objetivando saturação de oxigênio ≥ 90%. Na presença de hipoxemia persistente, hipercapnia e sinais de insuficiência respiratória, é indicada ventilação não invasiva com pressão positiva (VNI). Períodos de VNI devem ser considerados em pacientes com edema agudo de pulmão. Sua ação deve-se à diminuição do retorno venoso (pré-carga), levando à melhora dos parâmetros ventilatórios e diminuição da necessidade de entubação. Os pacientes que tiveram falha após suporte inicial com VNI ou com contraindicação ao seu uso devem ser entubados e submetidos à ventilação mecânica invasiva. A Tabela 11.3 lista as principais contraindicações ao uso da VNI.

Tabela 11.3 Contraindicações à ventilação não invasiva.
Alteração do nível de consciência
Sangramento gastrointestinal
Instabilidade hemodinâmica
Arritmias graves
Obstrução de vias aéreas superiores
Inabilidade para cooperar ou proteger a via aérea
Alto risco de broncoaspiração
Cirurgia facial ou craniana recente
Deformidade facial que impossibilite ajuste da máscara

Fonte: Tratado Dante Pazzanese de Emergências Cardiovasculares.

Diuréticos

Os diuréticos são a base para o tratamento de pacientes com sinais de sobrecarga de volume, tendo-se cautela ao usar em pacientes hipotensos. Todas as classes de diuréticos podem ser utilizadas no tratamento da ICA.

Os diuréticos de alça são os medicamentos de primeira escolha devido ao seu efeito venodilatador, causando redução da pré-carga já nos primeiros minutos após a administração endovenosa. Aumentam a excreção de sódio através da inibição do cotransporte $Na^+/K^+/2Cl^-$ na porção ascendente da alça de Henle, aumentando o *clearance* de água livre. A dose recomendada de furosemida é de 1 mg/kg como dose de ataque ou metade da dose diária de uso crônico. Deve-se monitorizar os níveis de potássio e magnésio durante o uso desses diuréticos. A infusão contínua de furosemida em bomba é uma alterativa em pacientes com clearance de creatinina (ClCr) < 30ml/min que não responderam à infusão em bolus da droga.

Os diuréticos tiazídicos agem no cotransportador Na^+/Cl^- do tubo contorcido distal. Embora não sejam a primeira escolha nos pacientes com ICA, são usados para potencializar a ação dos diuréticos de alça, sobretudo naqueles com ClCr > 30 mL/min que não responderam bem à diureticoterapia inicial. Podem causar hiponatremia, aumento da resistência à insulina e dos níveis séricos de triglicerídeos e ácido úrico.

A espironolactona tem seu efeito mediante inibição da ação da aldosterona e pode ser utilizada na ICA por seu efeito sinérgico quando em associação com outros diuréticos e também para amenizar a hipocalemia causada pelos diuréticos de alça e tiazídicos (Tabela 11.4).

De acordo com a Diretriz Brasileira de IC aguda de 2018, os principais objetivos clínicos com a diureticoterapia são: diurese (1 L nas primeiras 6 horas); melhora da ortopneia e esforço respiratório em 24 horas; ausência de dispneia aos mínimos esforços em até 72 horas; SatO2 > 90% em ar ambiente; frequência cardíaca < 100 bpm; frequência respiratória < 22 irpm; PA sistólica entre 110 e 130 mmHg.

Tabela 11.4 Doses dos principais diuréticos.		
Diurético	**Dose inicial (mg)**	**Dose máxima (mg)**
Furosemida	1 mg/kg	240
Hidroclorotiazida	25	100
Clortalidona	12,5	50
Espironolactona	25	50

Adaptada de I diretriz de ressuscitação cardiopulmonar e cuidados cardiovasculares de emergência da Sociedade Brasileira de Cardiologia, 2013.

Reposição volêmica

O objetivo da reposição volêmica é aumentar a pré-carga e, portanto, o débito cardíaco. Deve ser cogitada nos pacientes em que não há evidências de congestão pulmonar ou sistêmica, ao mesmo tempo em que se evidencia má perfusão (perfil L). A prova de volume é feita com a infusão de 250 mL de cristaloide, seguida de reavaliação imediata. A prova volêmica pode ser feita enquanto a má perfusão persistir e **não** for observado sinal de congestão pulmonar e/ou sistêmica.

Restrição de sódio e fluidos

A maioria dos pacientes com IC descompensada se apresenta com sinais de congestão, e a restrição de sódio e fluidos contribui para a perda de peso e melhora dos sintomas. Porém, há poucos dados para embasar valores específicos e as recomendações são amplamente guiadas pela experiência clínica. Restrição da ingesta de sal de 3 g teve benefício nos pacientes com IC grave; quanto à restrição hídrica, sugere-se que não ultrapasse 1,5 L/dia, especialmente em paciente com hiponatremia.

Vasodilatadores

Agem reduzindo tanto o tônus venoso (pré-carga) como o tônus arterial (pós-carga), consequentemente, aumentando o débito cardíaco.

A nitroglicerina é utilizada na forma endovenosa, em infusão contínua, com efeito predominante dilatador venoso e coronário, sendo útil em pacientes com isquemia miocárdica. Quando administrada em altas dose, pode ocorrer tolerância, o que limita seu uso em geral por até 48 h. Seus efeitos colaterais são taquicardia reflexa, hipotensão e cefaleia.

O nitroprussiato de sódio é um potente vasodilatador, sobretudo arterial, sendo utilizado preferencialmente em pacientes com emergência hipertensiva. Pode provocar intoxicação por tiocianato quando usado em altas doses e tempo prolongado. Além disso, causa taquicardia reflexa e com risco de vasoconstrição de rebote quando a infusão é descontinuada. Também é recomendado limitar seu uso por 24 a 48h (Tabela 11.5).

O dinitrato de isossorbida é utilizado por via sublingual, na dose inicial de 5 mg, podendo ser repetido de duas a três vezes na abordagem inicial da IC descompensada, principalmente naqueles em perfil B ou C com pressão arterial sistólica (PAS) ≥ 90 mmHg. Tem pico de ação em 3 a 5 minutos, promove diminuição da pré-carga, vasodilatação coronária e da artéria pulmonar.

Tabela 11.5 Doses dos vasodilatadores endovenosos.	
Vasodilatador	Dose
Nitroglicerina	10 mcg/min – 200 mcg/min
Nitroprussiato	0,3 mcg/kg/min – 5 mcg/kg/min

Adaptada de ESC guidelines for diagnosis and treatment of acute and chronic heart failure, 2016.

Inotrópicos

Os agentes inotrópicos são medicações que melhoram a contração miocárdica e devem ser considerados naqueles pacientes com sinais de baixo débito. A dobutamina estimula os receptores β1 e β2 adrenérgicos. Pode induzir arritmias e isquemia miocárdica, sobretudo em altas doses. No Instituto Dante Pazzanese de Cardiologia (IDPC), utiliza-se uma fórmula que concentra a medicação, reduzindo o volume a ser infundido e facilitando a titulação da dose. O volume de dobutamina é igual ao peso multiplicado por 0,48 (em mL), que deve ser diluído até completar 100 mL da solução. Nesse caso, em um paciente de 60 kg, temos $60 \times 0,48 = 29$. Prescreve-se, dessa forma, 29 mL de dobutamina diluídos em soro até completar 100 mL de solução (nesse caso, 71 mL). A administração em bomba de infusão dessa solução em mL/h corresponde exatamente à dose em mcg/kg/min, ou seja, se a velocidade de infusão for de 5 mL/h significa que a infusão é de 5 mcg/kg/min.

A milrinone é um agente com ação inotrópica e vasodilatadora que atua através da inibição da fosfodiesterase, através da quebra do AMP cíclico. Pode causar hipotensão grave e arritmias atriais e ventriculares. Mostrou aumentar a mortalidade em pacientes com DAC, por isso não deve ser utilizada em pacientes com IC isquêmica agudizada. Devido ao seu efeito hipotensor, pode-se omitir a dose de ataque.

O levosimendan é um sensibilizador do cálcio, exercendo sua ação mediante aumento da ligação da troponina C ao cálcio já disponível no citoplasma do miócito. Aumenta o débito cardíaco, reduz a pressão capilar pulmonar e a resistência vascular periférica. Sua resposta hemodinâmica é mantida por vários dias. Seu principal efeito colateral é a hipotensão, e a disfunção renal grave contraindica o seu uso. Não se deve realizar dose de ataque em pacientes com PA sistólica < 100 mmHg. Milrinone e levosimendan são preferíveis em relação a dobutamina nos pacientes com uso prévio de betabloqueadores, desde que a PAS esteja superior a 90 mmHg (Tabela 11.6).

Os digitálicos têm efeito inotrópico pela inibição da bomba de Na/K-ATPase, promovendo maior concentração de cálcio intracelular. Tem papel coadjuvante para controle da frequência cardíaca nos pacientes com fibrilação atrial de alta resposta ventricular. Não devem ser utilizados em pacientes com disfunção renal moderada a grave, isquemia em curso ou bloqueio atrioventricular avançado.

Vasopressores

Os vasopressores podem ser necessários naqueles pacientes com hipotensão importante. Promovem o aumento da pressão arterial e a redistribuição do sangue para órgãos vitais. Dopamina em doses altas e noradrenalina podem ser utilizadas, porém estudos sugerem menos efeitos colaterais e menor mortalidade com noradrenalina. Adrenalina tem seu uso restrito aos pacientes com hipotensão persistente apesar do uso de outros agentes vasoativos (Tabela 11.7).

Tabela 11.6 Doses dos inotrópicos.		
Inotrópico	*Bolus*	**Dose**
Dobutamina	–	2-20 mcg/kg/min
Milrinone	25-75 mcg/kg em 10-20 min	0,375-0,75 mcg/kg/min
Levosimendan	12 mcg/kg em 10 min	0,05-0,2 mcg/kg/min

Adaptada de ESC Guidelines for Diagnosis and Treatment of Acute and Chronic Heart Failure, 2016.

Tabela 11.7 Doses dos vasopressores.	
Vasopressor	Dose
Noradrenalina	0,2-1,0 mcg/kg/min
Adrenalina	0,05-0,5 mcg/kg/min
Dopamina	> 5 mcg/kg/min

Adaptada de ESC Guidelines for Diagnosis and Treatment of Acute and Chronic Heart Failure, 2016.

Dispositivos de assistência circulatória

Os dispositivos de assistência circulatória são uma opção para aqueles pacientes que persistem com instabilidade hemodinâmica, apesar do suporte inotrópico. Nos quadros agudos, em geral, são empregados dispositivos de curta duração até que ocorra a recuperação ou seja estabelecido um tratamento definitivo, como transplante cardíaco ou implante de dispositivo de longa permanência.

O balão intra-aórtico é posicionado na aorta torácica descendente e é insuflado durante a diástole, resultando em aumento do fluxo sanguíneo coronário. A desinsuflação acontece durante a sístole, causando um efeito de vácuo, reduzindo a pós-carga. É indicado como suporte circulatório antes da correção de lesões mecânicas agudas (ruptura de septo interventricular, insuficiência mitral aguda), miocardites e isquemia miocárdica.

A membrana de oxigenação extracorpórea (ECMO) é um dispositivo de suporte cardiopulmonar que consiste em uma bomba centrífuga e uma membrana pulmonar artificial. Através da canulação da aorta e do átrio direito, o sangue venoso é bombeado para um sistema onde é aquecido e oxigenado e, então, devolvido para a circulação arterial.

A evidência quanto ao benefício desses dispositivos em pacientes que não responderam à terapia padrão é limitada, podendo ser útil em pacientes selecionados.

Profilaxia de tromboembolismo

A ICA é considerada um fator de alto risco para trombose venosa profunda e tromboembolismo pulmonar, com risco de eventos de 15% em pacientes internados. Esses pacientes deverão receber profilaxia para tromboembolismo venoso durante o período de confinamento ao leito. As medicações e doses mais comumente utilizadas são heparina de baixo peso molecular (enoxaparina) 40 mg, 1 vez ao dia e heparina não fracionada 5.000UI, três vezes ao dia, ambas por via subcutânea. Nos casos de risco de sangramento elevado ou impossibilidade de profilaxia medicamentosa, devem ser empregadas medidas não farmacológicas, como dispositivos de compressão pneumática e deambulação precoce.

Morfina

Seu uso de rotina não é recomendado, porém pode ser considerado para o alívio da dispneia e da ansiedade. Os efeitos colaterais são dose-dependentes e incluem náusea, hipotensão, bradicardia e depressão respiratória. Ela pode ser administrada em doses endovenosas de 2 a 5 mg e repetidas em intervalos de 15 minutos, com monitorização dos efeitos colaterais.

O Algoritmo a seguir (Figura 11.2) propõe um modelo de manejo dos pacientes baseado no perfil clínico/hemodinâmico identificado durante a avaliação inicial.

Terapia modificadora da doença

Ainda durante a fase hospitalar, as medicações com impacto na sobrevida dos pacientes com IC devem ser iniciadas e, naqueles que já faziam uso, mantidas, salvo algumas exceções, como veremos a seguir.

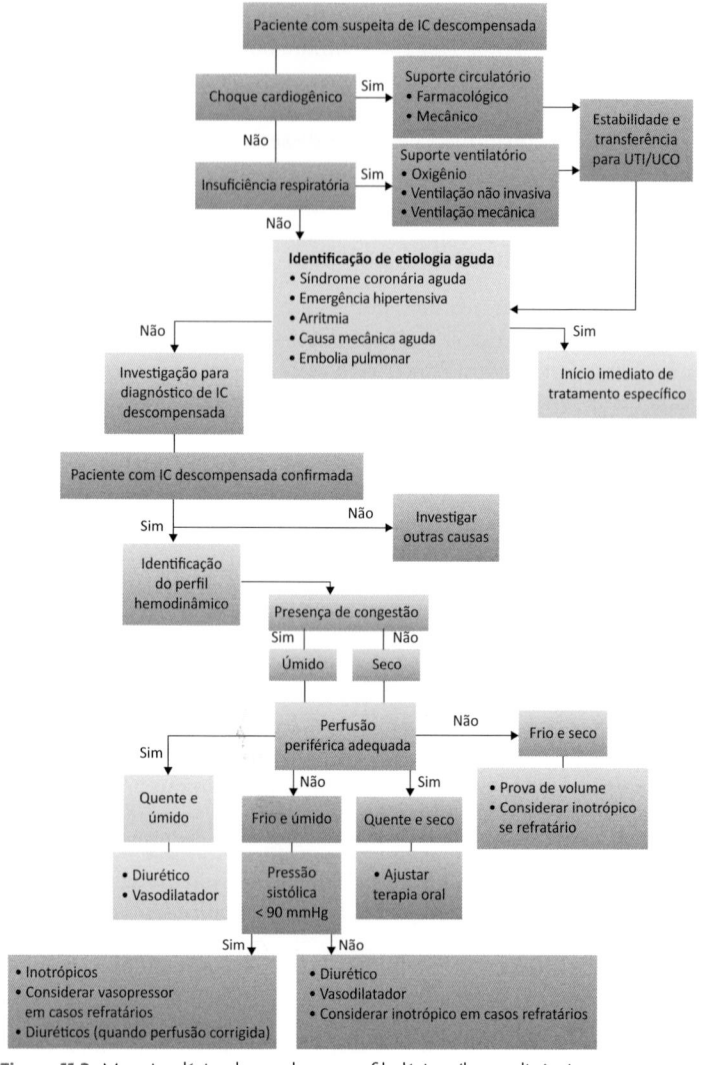

Figura 11.2 Manejo clínico baseado no perfil clínico/hemodinâmico.
(UTI: Unidade de terapia intensiva; UCO: Unidade coronária. Adaptado de ESC Guidelines for diagnosis and treatment of acute and chronic heart failure, 2016.)

Os betabloqueadores (carvedilol, succinato de metoprolol, bisoprolol e nebivolol) devem ser iniciados ou mantidos naqueles sem sinais de baixo débito. Quando iniciados, devem ser em baixa dose, titulando a cada três a cinco dias, com atenção para o surgimento de hipotensão, bradicardia e sinais de congestão. Nos pacientes que já faziam uso, a dose pode ser reduzida em 50% quando houver sinais de hipotensão ou baixo débito e a medicação deve ser suspensa nos pacientes que apresentarem choque ou bradiarritmias graves (Tabela 11.8).

Tabela 11.8 Doses dos betabloqueadores.		
Betabloqueador	**Dose inicial (mg)**	**Dose alvo (mg)**
Bisoprolol	1,25 1×/dia	10 1×/dia
Carvedilol	3,125 2×/dia	25 2×/dia
Succinato de metoprolol	12,5-25 1×/dia	200 1×/dia
Nebivolol	1,25 1×/dia	10 1×/dia

Da mesma maneira, os inibidores da enzima conversora de angiotensina (IECA) ou os bloqueadores do receptor de angiotensina II (BRA) devem ser mantidos e, se necessário, apenas reduzir a dose na fase inicial. Nos pacientes que não faziam uso, devem ser iniciados assim que o paciente estiver hemodinamicamente estável, sendo contraindicado nos pacientes com hipercalemia, piora da função renal ou hipotensão. Pode ser necessário reduzir a dose de diuréticos ou outros vasodilatadores para que o IECA ou BRA seja iniciado com segurança (Tabela 11.9).

Espironolactona pode ser associada ao tratamento padrão, observando-se as contraindicações nos pacientes com *clearance* de creatinina menor que 30 mL/min e nível sérico de potássio maior que 5,5 mEq/L.

Mais recentemente novas drogas modificadoras do curso da doença foram desenvolvidas com propósito de redução adicional de morbi-mortalidade. É o caso do Sacubitril/valsartana, que pode ser usado em substituição do iECA/BRA em pacientes com disfunção ventricular já em uso de terapia tripla otimizada. A dose inicial é de 24 mg/26 mg, devendo ser titulada até dose plena de 97 mg/103 mg duas vezes ao dia. Naqueles que persistem sintomáticos e com FC acima de 70 bpm em ritmo sinusal, pode-se lançar mão da Ivabradina, bloqueador dos canais lentos de sódio do nó sinusal, capaz de reduzir hospitalização por

Tabela 11.9 Doses dos IECA e BRA.		
IECA	**Dose inicial (mg)**	**Dose alvo (mg)**
Captopril	6,25 3 ×/dia	50 3 ×/dia
Enalapril	2,5 2 ×/dia	10-20 2 ×/dia
Lisinopril	2,5-5 1 ×/dia	20-35 1 ×/dia
Ramipril	2,5 1 ×/dia	10 1 ×/dia
Trandolapril	0,5 1 ×/dia	4 1 ×/dia
BRA	**Dose inicial (mg)**	**Dose alvo (mg)**
Candesartan	4-8 1 ×/dia	32 1 ×/dia
Valsartan	40 2 ×/dia	160 2 ×/dia
Losartan	50 1 ×/dia	100 1 ×/dia

Adaptada de ESC Guidelines for Diagnosis and Treatment of Acute and Chronic Heart Failure, 2016.

IC, mortalidade cardiovascular e morte por IC. A dosagem inicial é de 5 mg duas vezes ao dia, podendo chegar a 7,5 mg duas vezes ao dia.

Alta hospitalar

Após estabelecido o tratamento da IC e controladas as causas de descompensação, a alta hospitalar pode ser planejada quando o paciente se encontrar em perfil hemodinâmico A, ou seja, estável hemodinamicamente, euvolêmico, em uso de medicação oral e com função renal estável por pelo menos 24 horas antes da alta. O paciente deve receber orientação quanto ao uso das medicações, restrição hídrica e nível de atividade recomendada. Além disso, é possível orientar o paciente sobre o próprio estado congestivo, pelos sintomas e monitorização diária do peso, orientando-o acerca do controle da ingesta hídrica, assim como, em alguns casos, o ajuste da dose de diuréticos pelo próprio paciente. O ideal é que o paciente seja visto em consulta ambulatorial entre sete e 10 dias. Por fim, o paciente deve ser orientado sobre o que fazer caso se agravem os sintomas de IC, inclusive orientando sobre nova visita ao departamento de emergência, quando necessário.

1   CASO CLÍNICO

Paciente de 54 anos, sexo masculino, com antecedente de miocardiopatia chagásica dá entrada no setor de emergência com queixa de edema de membros inferiores, ortopneia, dispneia paroxística noturna e redução do volume urinário. Tem prescrição com carvedilol 25 mg 2 ×/dia, enalapril 10 mg 2 ×/dia, furosemida 40 mg 1 ×/dia, porém faz uso irregular. Ao exame físico apresenta FC: 84 bpm, PA: 84 × 52 mmHg, FR: 24 irpm, turgência jugular, edema de membros inferiores 3+/4+, estertores bibasais, extremidades frias, com enchimento capilar lentificado. Exames complementares: ECG – ritmo sinusal, bloqueio de ramo direito e divisional anterossuperior esquerdo. Rx de tórax – aumento da área cardíaca, derrame pleural à direita e cefalização de trama vascular. Creatinina 2,0 mg/dL, potássio 5,5 mEq/L. Peso: 60 kg.

Perfil clínico/hemodinâmico: C

Manejo inicial:

- Monitorização de sinais vitais e diurese;
- Acesso venoso;
- Cateter de oxigênio, para saturação > 95%;
- Furosemida 60 mg, EV, em *bolus* e ACM conforme resposta;
- Dobutamina 29 mL + 71 mL SG5%, EV, em bomba de infusão, titular conforme reposta;
- Suspender betabloqueador;
- Suspender IECA;
- Heparina não fracionada 5.000 UI, SC, 8/8h;

Após 48h o paciente apresenta-se com melhora do padrão respiratório, redução do edema periférico, diurese adequada, boa perfusão periférica, já sem dobutamina. Creatinina 1,4 mg/dL; K 4,2 mEq/L.

Perfil clínico/hemodinâmico: B

- Ajustar dose de diurético conforme resposta;
- Reintroduzir IECA e betabloqueador em doses baixas e titular de acordo com a tolerância (pressão arterial, função renal).

2 CASO CLÍNICO

Paciente de 62 anos, sexo feminino, antecedente de miocardiopatia isquêmica, dá entrada no pronto-socorro com queixa de tontura e fraqueza. Faz uso de carvedilol 25 mg 2 ×/dia, enalapril 20 mg 2 ×/dia, furosemida 120 mg/dia, ácido acetilsalicílico 100 mg/dia e sinvastatina 40 mg/dia. Refere que vem seguindo essa prescrição desde sua internação há dois meses, quando apresentava dispneia e importante edema de membros inferiores. No momento, não apresenta sinais de congestão, PA: 98 × 56, FC: 58 bpm, perfusão periférica lentificada. Radiografia de tórax: aumento da área cardíaca, sem congestão pulmonar. ECG: ritmo sinusal, área inativa anterior. Creatinina 2,6 mg/dL.

Perfil clínico/hemodinâmico: L

Manejo inicial:

- Monitorização de sinais vitais e diurese;
- Acesso venoso;
- Hidratação venosa parcimoniosa (prova de volume com 250 mL de cristaloide);
- Suspender furosemida;
- Suspender IECA;
- Reduzir em 50% a dose do betabloqueador;
- Heparina não fracionada 5.000 UI, SC, 8/8h.

No 4º dia de internação, a paciente encontra-se assintomática, com diurese adequada e boa perfusão periférica. Creatinina 1,1 mg/dL.

Perfil clínico/hemodinâmico: A

- Reintroduzir IECA;
- Titular dose do betabloqueador;
- Manter sem diurético, porém com orientação quanto à restrição hídrica e atenção a sinais de congestão.

BIBLIOGRAFIA

1. Bonow RO, Douglas M, Zipes DP, et al. Braunwald, tratado de doenças cardiovasculares. Rio de Janeiro: Elsevier; 2013.

2. Comitê Coordenador da Diretriz de Insuficiência Cardíaca. Diretriz Brasileira de Insuficiência Cardíaca Crônica e Aguda. Arq Bras Cardiol. 2018;111(3):436-539.

3. Gonzalez MM, Timerman S, Gianotto-Oliveira R, et al. I Diretriz de Ressuscitação Cardiopulmonar e Cuidados Cardiovasculares de Emergência da Sociedade Brasileira de Cardiologia. Arq Bras Cardiol. 2013; 101(2 Suppl III): 1-221.

4. Montera MW, Almeida DR, Tinoco EM, et al. Sumário de atualização da II Diretriz Brasileira de Insuficiência Cardíaca Aguda. Arq Bras Cardiol 2012;98(5):375-83.

5. Ponikowski P, Voors AA, Anker SD, et al. 2016 ESC Guidelines for the diagnosis and treatment of acute and chronic heart failure. Eur Heart J. 2016;37(27):2129-200.

6. Santos ES, Trindade PD, Moreira HG. Tratado Dante Pazzanese de emergências cardiovasculares. São Paulo: Atheneu; 2016.

7. Yancy CW, Jessup M, Bozkurt B, et al. 2013 ACCF/AHA guideline for the management of heart failure: a report of the American College of Cardiology Foundation/American Heart Association Task Force on practice guidelines. Circulation. 2013;128(16):e240-327.

capítulo 12

Gabriela Miana de Mattos Paixão

Tamponamento Cardíaco

INTRODUÇÃO

O pericárdio é um saco fibrosseroso com duas membranas (parietal e visceral) que envolvem o coração. Produz o líquido pericárdico que, em condições fisiológicas, contém 30 a 50 mL. O acometimento pericárdico por diversas patologias, infecciosas ou não infecciosas, pode levar à mudança da quantidade e qualidade do líquido, formando o derrame pericárdico.

O tamponamento cardíaco ocorre quando o acúmulo de líquido é maior do que a capacidade de distensão do pericárdio, causando aumento da pressão intrapericárdica com consequente compressão progressiva das câmaras cardíacas e redução do volume de enchimento ventricular. Representa uma emergência médica, devendo ser prontamente reconhecida e tratada para evitar consequências fatais.

ETIOLOGIA DO DERRAME PERICÁRDICO

O pericárdio pode ser acometido por uma variedade de doenças, como infecções (virais, bacterianas e fúngicas); neoplasias; doenças autoimunes; doenças relacionadas com o coração; doenças metabólicas e, ainda, acometimento mecânico, como no trauma ou em lesões perfurocortantes no tórax (Tabela 12.1).

Tabela 12.1 Etiologia do derrame pericárdico.

Infecciosas	Viral (*cocksackie*, herpes, enterovírus, CMV, HIV, EBV, varicela, rubéola, influenza) Bacteriana (pneumococo, meningococo, hemophilus, chlamydia, micobactérias, micoplasma, leptospira e outros) Fúngica (cândida, histoplasma) Parasitária (toxoplasma, entamoeba hystolítica)
Doenças autoimunes	Lúpus eritematoso sistêmico, artrite reumatoide, febre reumática, esclerodermia, espondilite anquilosante, esclerose sistêmica, dermatomiosite, periarterite nodosa, polimiosite, poliarterite nodosa, púrpura trombocitopênica, síndrome pós-cardiotomia e pós-infarto do miocárdio, dentre outras.
Doenças de órgãos adjacentes	Miocardites, infarto do miocárdio, dissecção aórtica, infarto pulmonar, pneumonia, empiema, doenças do esôfago, hidropericárdio na insuficiência cardíaca, síndromes paraneoplásicas.
Doenças metabólicas	Insuficiência renal (uremia), diálise, hipotireoidismo, doença de Addison, cetoacidose diabética.
Neoplasias	Primárias: mesotelioma, sarcoma, fibroma, lipoma e outros. Secundárias: neoplasias de pulmão, mama, estômago e colo, leucemia e linfoma, melanoma, sarcoma, dentre outras.
Medicamentosa	Procainamida, hidralazina, fenitopina, isoniazida, minoxidil e anticoagulantes.
Trauma	Direto: ferimento penetrante de tórax, perfuração de esôfago, corpo estranho. Indireto: trauma de tórax não penetrante, irradiação mediastinal
Outras	Síndromes de injúria pericárdica e miocárdica, doença inflamatória de Bowel, síndrome de Loffler, síndrome de Stevens-Johnson, aortite de células gigantes, síndrome eosinofílica, pancreatite aguda, gravidez, dentre outras.
Idiopática	

Dentre as causas mais comuns de derrame pericárdico estão: as neoplasias (20% a 40%), a uremia (10% a 20%), as causas virais (5% a 10%), as doenças reumatológicas (5 a 10%), o pós-infarto do miocárdio (5% a 10%), a tuberculose (2% a 5%) e as causas iatrogênicas (2% a 5%). Os derrames de origem idiopática são prevalentes, ocorrendo em cerca de 30% em alguns estudos. Sabe-se que a frequência da etiologia é variável de acordo com as características dos pacientes e a região demográfica estudada, haja vista que a incidência de doenças, sobretudo infecciosas, é distinta, como, por exemplo, a tuberculose que representa causa comum de derrame pericárdico no Brasil, sendo, no entanto, rara em países desenvolvidos.

A investigação diagnóstica deve incluir história clínica detalhada, exame físico e exames laboratoriais gerais em busca da patologia de base e da diferenciação de causa infecciosa e não infecciosa. A análise do líquido pericárdico é de grande importância nos casos de dúvida. Valores de proteína, DHL e glicose auxiliam na distinção entre transudato e exsudato. A presença de adenosina deaminase (ADA) nos remete ao diagnóstico de tuberculose. A análise bioquímica, imunológica, bacterioscópica e culturas do líquido pericárdico aumentam a acurácia diagnóstica (Tabela 12.2). A realização de pericardioscopia e biópsia do pericárdio deve ser considerada em pacientes com efusões recorrentes e de causa não conhecida.

FISIOPATOLOGIA

O pericárdio é pouco complacente, de modo que, após um pequeno volume, chamado de reserva pericárdica, a curva de pressão *versus* volume do espaço pericárdico sofre uma angulação e verticalização (Figura 12.1).

Com o aumento do acúmulo de líquido, há uma equalização da pressão intrapericárdica que se encontra em 15 a 20 mmHg com as pressões diastólicas atriais e ventriculares, com consequente redução do volume diastólico. As câmaras cardíacas direitas são as primeiras a serem acometidas por serem de menor pressão. Nas fases mais avançadas do tamponamento com o aumento pressórico do espaço pericárdico, pode ocorrer a diferença transmural (pressão do átrio direito menos pressão pericárdica) negativa.

Tabela 12.2 Análise do líquido pericárdico.	
Exames	**Suspeita diagnóstica**
Celularidade total e diferencial	• Aumentada: inflamações agudas (infecciosas e autoimunes) • Baixa: mixedema • Predomínio de neutrófilos: infecção bacteriana e colagenoses • Predomínio de monócitos: neoplasias e hipotireoidismo
Proteínas totais Desidrogenase láctica	• Exsudato: Proteínas totais > 3 g/dL, proteína derrame/sérico > 0,5, desidrogenase láctico derrame/sérico > 0,6.
Adenosina-deaminase	• Dosagem > 40 U/L: tuberculose, neoplasia
Pesquisa direta	• Infecções: bactérias, fungos, protozoários, micobactérias • BAAR: tuberculose • Citologia oncótica: neoplasia
Culturas	• Infecções: vírus (baixo rendimento), bactérias, fungos, protozoários, micobactérias • BAAR: tuberculose

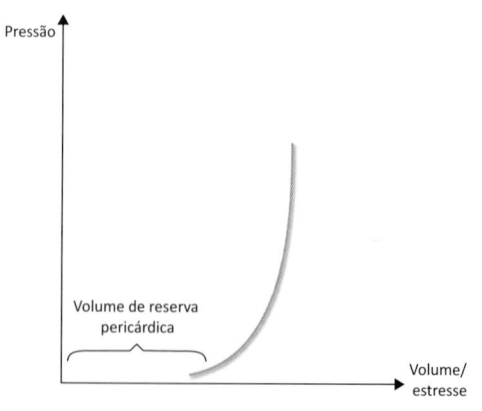

Figura 12.1 Curva de pressão *versus* volume do espaço pericárdico.
Adaptada de Spodick, D.H., *Pathophysiology of cardiac tamponade*. Chest, 1998. 113(5): p. 1.372-8.

Na tentativa de o organismo tolerar a compressão cardíaca, ocorre a ativação de mecanismos neuro-humorais para expansão do volume circulante, além de taquicardia compensatória para manutenção do débito cardíaco. Esses mecanismos são virtualmente inexistentes no tamponamento por derrames pericárdicos de rápida evolução.

Pressões diastólicas continuamente elevadas impedem o rápido enchimento ventricular, resultando na redução e até interrupção do enchimento atrial em sua fase inicial. O descenso "Y" da curva de pressão atrial que segue o fechamento das válvulas atrioventriculares é, então, progressivamente amputado e, nas fases finais, eliminado.

Durante a inspiração, momento em que ocorre aumento do retorno venoso, há um deslocamento exagerado do septo interventricular para o ventrículo esquerdo com redução do seu volume sistólico e consequente redução da pressão arterial sistólica acima de 10 mmHg. Esse fenômeno é chamado pulso paradoxal; achado frequente no tamponamento cardíaco (Figura 12.2). Entretanto, pode estar ausente em pacientes com volumes diastólicos já aumentados, como disfunção ventricular grave, insuficiência aórtica e defeito septal atrial.

Em pacientes hipovolêmicos, o tamponamento cardíaco ocorre mais precocemente com pressões menores que 6 mmHg, sendo chamado tamponamento de baixa pressão.

APRESENTAÇÃO CLÍNICA

O quadro clínico depende da velocidade de instalação do derrame pericárdico e da causa subjacente. Nos casos em que há pericardite associada, a dor torácica pode estar presente, sendo ventilatório-dependente, com piora à inspiração e em decúbito e melhora na posição sentada, inclinada para frente. Pode ou não irradiar para o dorso. Sintomas gerais, como febre, mialgia e calafrios, também são comuns nos quadros infecciosos.

A tríade clássica do tamponamento cardíaco, chamada de tríade de Beck, é composta por estase jugular, hipofonese de bulhas cardíacas e hipotensão arterial. Está associada aos quadros graves e presente em apenas 30% dos casos.

Nos casos de instalação aguda, os pacientes apresentam-se com sinais de redução do débito cardíaco, como taquipneia, sudorese, extremidades frias, cianose periférica e redução do nível do sensório, além de hipotensão arterial. Podem evoluir rapidamente para parada cardiorrespiratória.

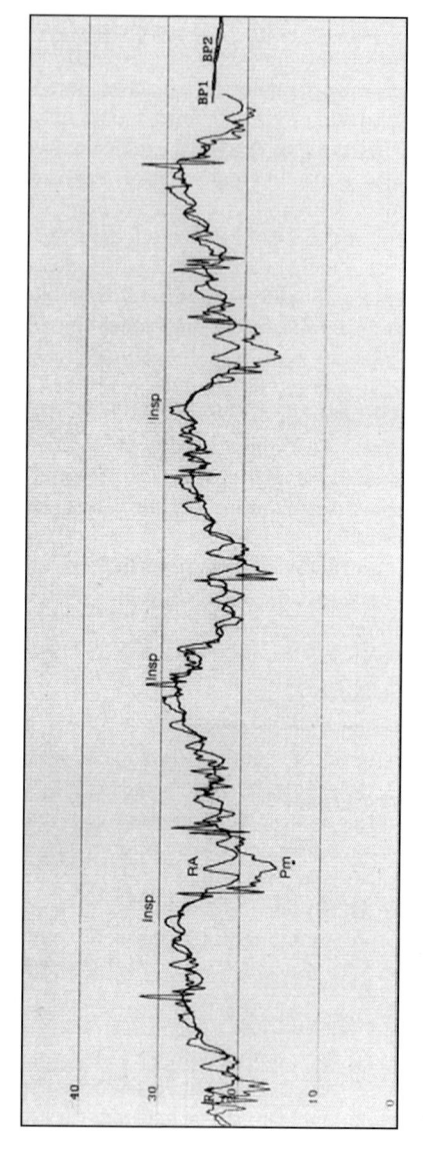

Figura 12.2 Flutuação respiratória da pressão arterial (pulso paradoxal).
Adaptada de Spodick, D.H.. Pathophysiology of cardiac tamponade. Chest, 1998. 113(5): p. 1372-8

Já na evolução subaguda, sintomas inespecíficos, como fadiga, letargia e anorexia, são frequentes. Os sinais de insuficiência cardíaca congestiva, como estase jugular, hepatomegalia, ascite e edema de membros inferiores podem ser vistos nos casos mais insidiosos à medida que há agravamento do quadro.

O pulso paradoxal, descrito anteriormente, é característico, mas não específico. Consiste na queda maior que 10 mmHg da pressão sistólica durante a inspiração. A pressão venosa jugular encontra-se elevada com descenso "y" ausente na avaliação do pulso venoso. À inspiração, há redução normal da pressão venosa, o que diferencia da pericardite constritiva.

EXAMES COMPLEMENTARES

A avaliação inicial pela radiografia de tórax e eletrocardiograma (ECG) pode sugerir o diagnóstico de tamponamento cardíaco.

Nos derrames moderados, a silhueta cardíaca anteroposterior assume uma forma arredondada (aspecto de moringa); já nas incidências laterais, uma linha translúcida entre a parede torácica e a superfície anterior do coração pode estar presente e representa a separação da gordura parietal pericárdica do epicárdio (Figura 12.3). Os pulmões costumam estar sem sinais de congestão.

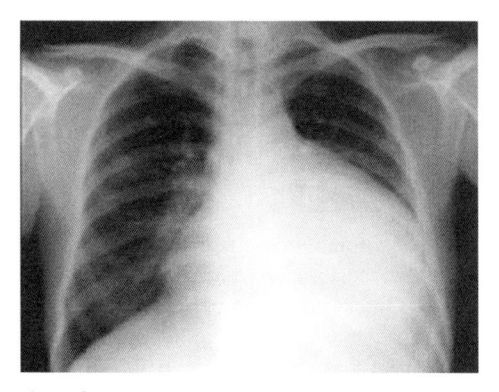

Figura 12.3 Radiografia no derrame pericárdico anteroposterior.
(Adaptada de Pegô-Fernandes *et al.*, Miocardiopatias, pericardiopatias e cardiologia no consultório. Revista da Sociedade de Cardiologia do Estado de São Paulo, 2003. vol. 13.)

No ECG (Figuras 12.4 e 12.5), as alterações mais características são baixa voltagem, ou seja, complexos QRS $\leq$ 5 mm (0,5 mV) nas derivações bipolares e/ou $\leq$ 10 mm (1,0 mV) nas derivações precordiais e a alternância elétrica, mais comum nas derivações precordiais (*swinging heart*). A alternância nos complexos QRS pode estar presente em outras patologias, porém, quando associada à alternância elétrica da onda P, torna-se patognomônico de tamponamento cardíaco.

O ecocardiograma é o método de escolha para avaliar as doenças do pericárdio, sendo classe de recomendação I pela *American Heart Association* para avaliação de pacientes com suspeita de doença pericárdica, incluindo derrame, constrição ou processo de tamponamento.

O derrame pericárdico aparece como um espaço translúcido entre o pericárdio visceral e o parietal. Pequenas coleções podem ser fisiológicas e visíveis durante a sístole ventricular. Efusões acima de 50 mL vistas em todo o ciclo cardíaco são consideradas patológicas (Figura 12.6).

A alta resolução espacial do ecocardiograma torna o modo M valioso na avaliação da movimentação do pericárdio e do ventrículo direito e da dinâmica do átrio direito. Entretanto, a avaliação bidimensional com Doppler é a forma indicada para a confirmação de efusões pericárdicas.

Em geral, os derrames são classificados em pequenos, moderados e grandes. Os pequenos são menores que 10 mm ao modo M e estão restritos à parte posterior do ventrículo esquerdo; entre 10 e 20 mm circundando todo o coração, é considerado moderado; maiores que 20 mm são grandes. A avaliação do aspecto do líquido e a presença de fibrina, coágulos, cálcio ou massas visualizadas pelo ecocardiograma podem auxiliar no diagnóstico etiológico do derrame.

Após a detecção do derrame pericárdico, deve-se avaliar o comprometimento hemodinâmico pelo ecocardiograma. O colapso do átrio direito na telediástole representa o sinal mais sensível do tamponamento, enquanto o colapso do ventrículo direito na protodiástole, o mais específico. Observam-se também a variação respiratória nos fluxos valvulares atrioventriculares pelo Doppler com elevação inspiratória acentuada no fluxo tricúspide e redução no mitral, além da dilatação da veia cava inferior com ausência de colabamento de mais de 50% no seu diâmetro, refletindo congestão sistêmica.

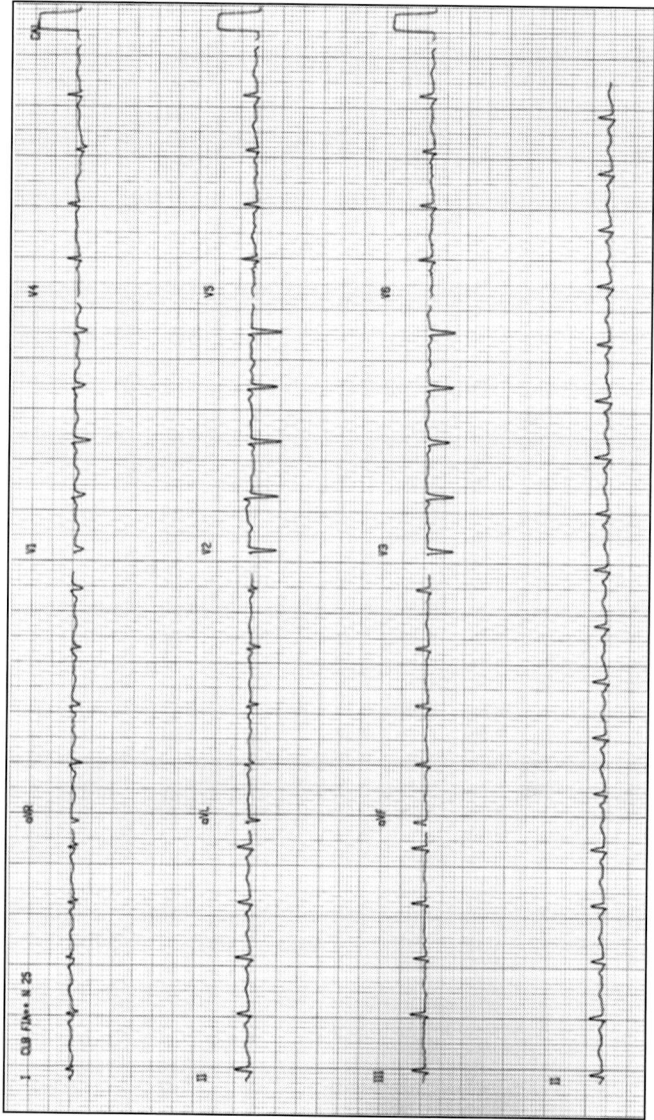

Figura 12.4 Eletrocardiograma no derrame pericárdico, em que se nota taquicardia sinusal e baixa voltagem dos complexos QRS. (Adaptada de Friedman *et al.* Diagnóstico diferencial no eletrocardiograma. 2007, pág. 73.)

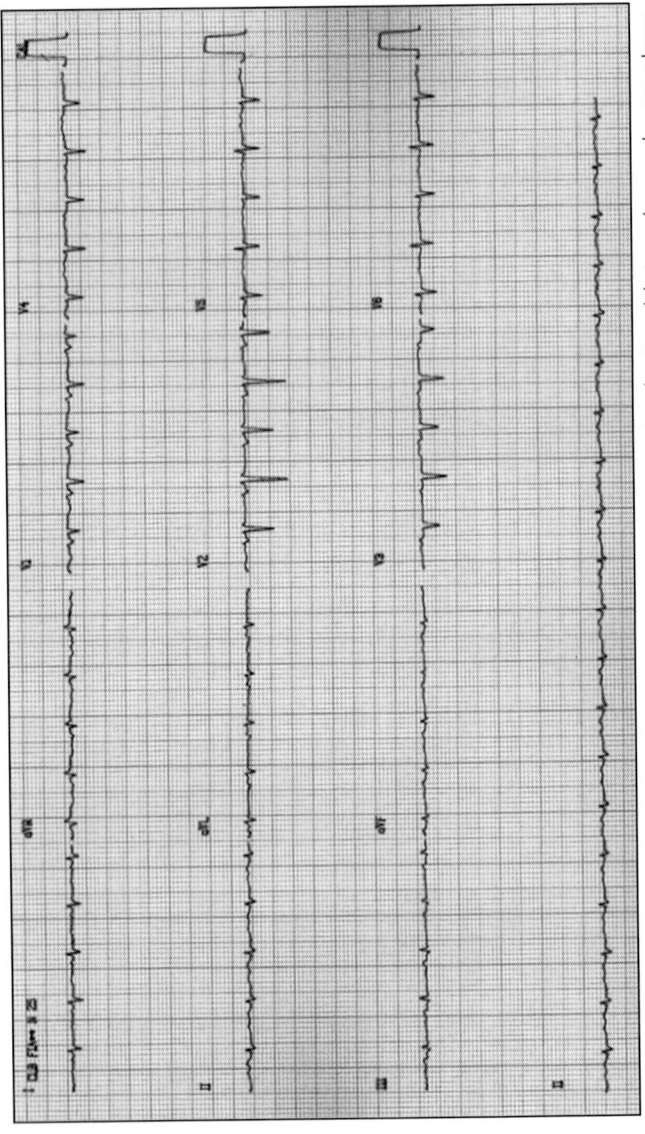

Figura 12.5 Eletrocardiograma no derrame pericárdico, em que se nota taquicardia sinusal, baixa voltagem dos complexos QRS e alternância elétrica nas derivações precordiais.
(Adaptada de Friedman *et al.* Diagnóstico diferencial no eletrocardiograma. 2007, pág. 74.)

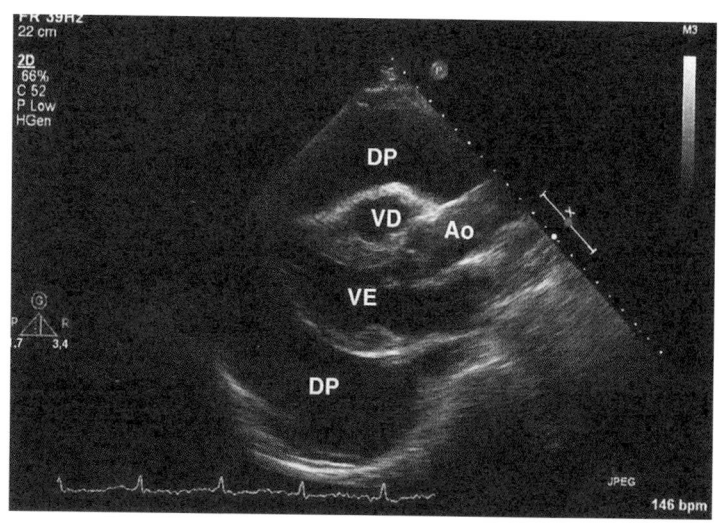

Figura 12.6 Ecocardiograma bidimensional de derrame pericárdico circunferencial extenso (DP). Ao: Aorta; VE: Ventrículo esquerdo; VD: Ventrículo direito.
(Adaptada de Braunwald, E. Tratado de doenças cardiovasculares. 9ª ed. 2013, pág. 1968.)

Outros métodos de imagem, como a tomografia computadorizada e a ressonância cardíaca, podem fornecer informações adicionais em relação à localização e ao aspecto do pericárdio, sendo indicadas nos casos de apresentação atípica ou dúvida diagnóstica. A fluoroscopia no laboratório de hemodinâmica é utilizada na suspeita de tamponamento por perfurações durante o procedimento.

TRATAMENTO

O manejo do derrame pericárdico na emergência depende da presença de tamponamento cardíaco. Os casos de efusão moderada a importante sem sinais de repercussão hemodinâmica podem ser acompanhados com monitorização clínica e ecocardiográficas seriadas associados ao tratamento da patologia de base.

No tamponamento cardíaco, o tratamento na sala de emergência é a pericardiocentese. A suspeita de dissecção de aorta é contraindicação absoluta para o procedimento, enquanto a presença de coagulopatia não corrigida e plaquetopenia (menores que $50.000/mm^3$) são relativas. Nos quadros de instabilidade hemodinâmica, a hidratação e o uso de substâncias vasoativas podem ser inicialmente empregados até que o procedimento seja realizado.

A pericardiocentese pode ser feita à beira leito, guiada por ecocardiograma, ou na sala de hemodinâmica, por radioscopia. Quando não há disponibilidade desses equipamentos, o eletrocardiograma pode ser utilizado como guia. O acesso realizado é subxifoide para evitar lesão coronária e da mamária interna (Figura 12.7).

A técnica consiste nos seguintes passos:

1. Paciente em decúbito dorsal.
2. Antissepsia e assepsia.
3. Localizar o ponto mediano entre a região lateral do apêndice xifoide e a borda da décima cartilagem costal.

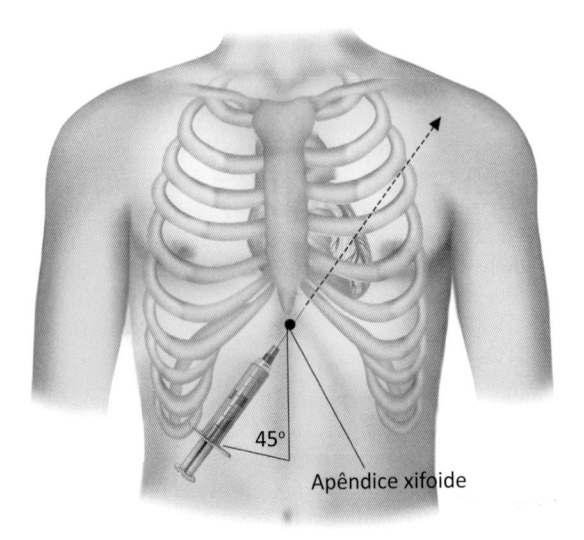

Figura 12.7 Técnica de pericardiocentese.

4. Aplicar botão anestésico no local escolhido e anestesiar o trajeto da punção.
5. Introduzir a agulha de punção sob aspiração contínua e dirigida cranialmente em direção ao ombro esquerdo com angulação de cerca de 30° a 45° em relação à pele até a transposição do pericárdio parietal e a saída de líquido.
6. Passar um fio-guia até o saco pericárdico.
7. Dilatar o trajeto.
8. Introduzir o cateter (geralmente de material flexível tipo *sylastic*).

Uma onda de deflexão no traçado eletrocardiográfico pode ocorrer no contato da agulha com a superfície epicárdica. Não se deve retirar todo o líquido de uma vez devido ao risco de dilatação aguda do ventrículo direito. Esse cateter pode permanecer no espaço pericárdico por alguns dias (preferivelmente até 72 horas), podendo ser utilizado para administração de agentes esclerosantes, esteroides, fibrinolíticos e quimioterápicos específicos. Dentre as complicações possíveis, citam-se laceração de vasos coronarianos, perfuração do miocárdio ou parênquima pulmonar, hipotensão (reflexa) e arritmias.

Além disso, a drenagem cirúrgica é a opção terapêutica, porém é realizada em centro cirúrgico com paciente anestesiado, o que acarreta maior tempo de preparo. Está indicada nos casos em que a pericardiocentese não obteve resultado satisfatório; na presença de recidiva precoce; derrame purulento; derrame seroso com número considerável de debris e caso o paciente apresente alguma coagulopatia, por diminuir o risco de sangramento. Outro método que vem ganhando espaço é a videopericardiotomia, que possibilita excelente visibilização de todo o saco pericárdico e, portanto, das regiões pericárdicas mais acometidas.

Em alguns casos de derrame pericárdico redicivante, pode-se realizar a chamada janela pericárdica (comunicação entre o pericárdio e a pleura), com diminuição da superfície secretora, possibilitando, assim, melhor manejo do derrame. A pericardiectomia pode ser necessária para o tratamento definitivo em alguns casos selecionados. O fluxograma da Figura 12.8 resume a abordagem inicial do tamponamento cardíaco na sala de emergência. Na Figura 12.9, sugerimos uma ficha de atendimento do paciente com derrame/tamponamento pericárdico.

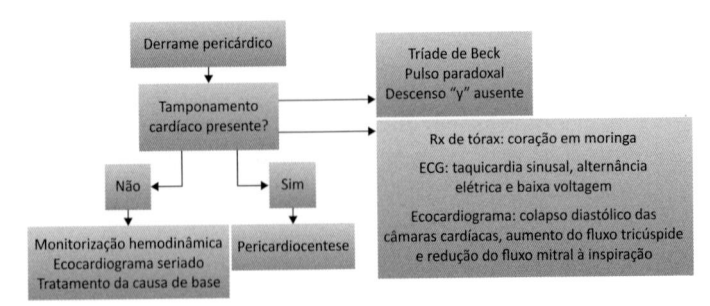

Figura 12.8 Fluxograma de atendimento do tamponamento cardíaco.

Ficha de atendimento

1. Identificação do paciente:
2. Quadro clínico: ( ) Febre ( ) Fadiga ( ) Emagrecimento
   ( ) Dispneia ( ) Ortopneia ( ) Dor torácica ( )
   Outros _____
3. História pregressa: ( ) Infecção recente ( ) Neoplasia
   ( ) Doenças autoimunes ( ) Cirurgia cardíaca prévia
   ( ) Tireoidopatias ( ) Infarto prévio
   ( ) Doença renal ( ) Outros _____
4. Medicamentos:_____
5. Dados vitais: PA_____ FC _____ Tax_____
6. Descrição do exame físico: _____
7. Sinais de alerta: ( ) Hipotensão ( ) Turgência jugular
   ( ) Perfusão capilar lentificada ( ) Bulhas hipofonéticas
   ( ) Pulso paradoxal
8. Exames:
   8.1. EGG: ( ) Taquicardia sinusal ( ) Alternância elétrica
   ( ) Baixa voltagem
   8.2. Radiografia de tórax: ( ) Área cardíaca aumentada
   ( ) Parênquima pulmonar normal
   8.3. Ecocardiograma: ( ) Derrame pericárdico
   ( ) Repercussão hemodinâmica
9. Tratamento: ( ) Pericardiocentese ( ) Drenagem cirúrgica
   ( ) Clínico
10. Etiologia do derrame pericárdico:_____
11. Destino do paciente: _____

Figura 12.9 Ficha de atendimento sugerida para pacientes com suspeita de derrame/tamponamento pericárdico.

PA: pressão arterial; FC: frequência cardíaca; Tax: temperatura axilar.

BIBLIOGRAFIA

1. Ben-Horin S, Bank I, Shinfeld A, et al. Diagnostic value of the biochemical composition of pericardial effusions in patients undergoing pericardiocentesis. Am J Cardiol. 2007;99(9):1294-7.

2. Bonow RO, Mann DL, Zipes DP, Libby P. Braunwald's heart disease: a textbook of cardiovascular medicine. 9th ed. Philadelphia: Saunders Elsevier; 2011.

3. Bruch C, Schmermund A, Dagres N, et al. Changes in QRS voltage in cardiac tamponade and pericardial effusion: reversibility after pericardiocentesis and after anti-inflammatory drug treatment. J Am Coll Cardiol. 2001;38(1):219-26.

4. Cheitlin MD, Armstrong WF, Aurigemma GP, et al. ACC/AHA/ASE 2003 guideline update for the clinical application of echocardiography--summary article: a report of the American College of Cardiology/American Heart Association Task Force on Practice Guidelines (ACC/AHA/ASE Committee to Update the 1997 Guidelines for the Clinical Application of Echocardiography). J Am Coll Cardiol. 2003;42(5):954-70.

5. Chuttani K, Pandian NG, Mohanty PK, et al. Left ventricular diastolic collapse. An echocardiographic sign of regional cardiac tamponade. Circulation. 1991;83(6):1999-2006.

6. Hoit BD, Shaw D. The paradoxical pulse in tamponade: mechanisms and echocardiographic correlates. Echocardiography. 1994;11(5):477-87.

7. Imazio M, Brucato A, Derosa FG, et al. Aetiological diagnosis in acute and recurrent pericarditis: when and how. J Cardiovasc Med (Hagerstown). 2009;10(3):217-30.

8. Little WC, Freeman GL. Pericardial disease. Circulation. 2006;113(12): 1622-32.

9. Maisch B, Seferović PM, Ristić AD, et al. Guidelines on the diagnosis and management of pericardial diseases executive summary; The Task force on the diagnosis and management of pericardial diseases of the European society of cardiology. Eur Heart J. 2004;25(7):587-610.

10. Merce J, Sagristà-Sauleda J, Permanyer-Miralda G, et al. Correlation between clinical and Doppler echocardiographic findings in patients with moderate and large pericardial effusion: implications for the diagnosis of cardiac tamponade. Am Heart J. 1999;138(4 Pt 1):759-64.

11. Montera MW, Mesquita ET, Colafranceschi AS, et al. I Diretriz Brasileira de Miocardites e Pericardites. Arq Bras Cardiol. 2013;100(4 Suppl I):1-36.

12. Nugue O, Millaire A, Porte H, et al. Pericardioscopy in the etiologic diagnosis of pericardial effusion in 141 consecutive patients. Circulation. 1996;94(7):1635-41.

13. Pêgo-Fernandes PM, da Fonseca MH, de Moraes Neto DM. Cardiologia geral: miocardiopatias, pericardiopatias e cardiologia no consultório. Rev Soc Cardiol Estado de São Paulo. 2003;13(4):532-40.

14. Pego-Fernandes PM, Mariani AW, Fernandes F, et al. The role of videopericardioscopy in evaluating indeterminate pericardial effusions. Heart Surg Forum. 2008;11(1):E62-5.

15. Piehler JM, Pluth JR, Schaff HV, et al. Surgical management of effusive pericardial disease. Influence of extent of pericardial resection on clinical course. J Thorac Cardiovasc Surg. 1985;90(4):506-16.

16. Roy CL, Minor MA, Brookhart MA, et al. Does this patient with a pericardial effusion have cardiac tamponade? JAMA. 2007;297(16):1810-8.

17. Sagrista Sauleda J. Clinical decision making based on cardiac diagnostic imaging techniques (I). Diagnosis and therapeutic management of patients with cardiac tamponade and constrictive pericarditis. Rev Esp Cardiol. 2003;56(2):195-205.

18. Sagrista-Sauleda J, Angel J, Sambola A, et al. Hemodynamic effects of volume expansion in patients with cardiac tamponade. Circulation. 2008;117(12):1545-9.

19. Sagrista-Sauleda J, Angel J, Sambola A, et al. Low-pressure cardiac tamponade: clinical and hemodynamic profile. Circulation. 2006;114(9):945-52.

20. Sagrista-Sauleda J, Mercé J, Permanyer-Miralda G, et al. Clinical clues to the causes of large pericardial effusions. Am J Med. 2000;109(2):95-101.

21. Santos ES, Trindade PH, Moreira HG. Tratado Dante Pazzanese de emergências cardiovasculares. São Paulo: Atheneu; 2016.

22. Shabetai R, Fowler NO, Guntheroth WG. The hemodynamics of cardiac tamponade and constrictive pericarditis. Am J Cardiol. 1970;26(5):480-9.

23. Singh S, Wann LS, Schuchard GH, et al. Right ventricular and right atrial collapse in patients with cardiac tamponade--a combined echocardiographic and hemodynamic study. Circulation. 1984;70(6):966-71.

24. Soler-Soler J, Sagrista-Sauleda J, Permanyer-Miralda G. Management of pericardial effusion. Heart. 2001;86(2):235-40.

25. Tuon FF, Litvoc MN, Lopes MI. Adenosine deaminase and tuberculous pericarditis-a systematic review with meta-analysis. Acta Trop. 2006;99(1):67-74.
26. Vaska K, Wann LS, Sagar K, et al. Pleural effusion as a cause of right ventricular diastolic collapse. Circulation. 1992;86(2):609-17.
27. Winer HE, Kronzon I. Absence of paradoxical pulse in patients with cardiac tamponade and atrial septal defects. Am J Cardiol. 1979;44(2):378-80.
28. Zayas R, Anguita M, Torres F, et al. Incidence of specific etiology and role of methods for specific etiologic diagnosis of primary acute pericarditis. Am J Cardiol. 1995;75(5):378-82.

capítulo 13

Virginia Braga Cerutti Pinto

Taquicardias Supraventriculares

IMPORTÂNCIA DAS TAQUICARDIAS SUPRAVENTRICULARES NO ATENDIMENTO DE EMERGÊNCIA

As taquicardias supraventriculares (TSV) têm sua origem em estruturas acima do tronco do sistema His-Purkinje, com ou sem participação de conexões atrioventriculares anormais (feixe acessório ou dupla via nodal), para o início e manutenção da taquicardia.

Os dados epidemiológicos sobre as TSV são escassos, o que torna difícil calcular qual o impacto real que elas têm na saúde pública. Entretanto, os dados disponíveis indicam que as TSV são uma das principais causas de procura por atendimento médico de emergência, mas raramente são causa de internação hospitalar.

As TSV podem ocorrer em indivíduos sem cardiopatia nos quais a principal consequência é a taquicardiomiopatia. Síncope e morte súbita são raras em indivíduos com TSV, mas podem ocorrer em indivíduos portadores de cardiopatia estrutural. A fibrilação atrial (FA) e o *flutter* atrial são os tipos de TSV com maior impacto na saúde pública, ocorrem com mais frequência em indivíduos idosos e com outras morbidades ou cardiopatias associadas, prolongam o tempo de internação hospitalar e têm risco aumentado para tromboembolismo sistêmico, sendo o acidente vascular cerebral mais temido.

AVALIAÇÃO INICIAL DE UM INDIVÍDUO COM SUSPEITA DE TSV

A avaliação inicial apropriada inclui história, exame físico e o registro do eletrocardiograma de 12 derivações.

Os sintomas mais comuns relacionados com as arritmias supraventriculares são palpitações, dor precordial, fadiga, dispneia, ansiedade, tontura e sensação de pulsação no pescoço.

No exame físico, além da taquicardia, podemos evidenciar o "sinal do sapo" que é a pulsação do pescoço causado pela pulsação das veias jugulares ingurgitadas devido à contração atrial contra as valvas atrioventriculares fechadas.

O primeiro passo no atendimento do paciente é o reconhecimento eletrocardiográfico e a avaliação da repercussão hemodinâmica da taquicardia. No adulto, o eletrocardiograma apresenta frequência cardíaca (FC) superior a 100 bpm e QRS estreito (duração inferior a 0,12 s). Entretanto, algumas TSV podem se apresentar com QRS alargado (> 0,12 s) e o diagnóstico diferencial com taquicardia ventricular é essencial. A escolha do melhor tratamento inicial envolve a avaliação da repercussão hemodinâmica da taquicardia e a determinação de seu mecanismo.

AVALIAÇÃO DA REPERCUSSÃO HEMODINÂMICA DA TAQUICARDIA

Sinais que sugerem instabilidade hemodinâmica:

- Hipotensão arterial;
- Dor precordial de origem isquêmica;
- Estado mental agudamente alterado;
- Congestão pulmonar;
- Hipoxemia ou choque cardiogênico.

Deve-se excluir a taquicardia sinusal, que costuma ser secundária a alguma situação de estresse e geralmente tem FC inferior a 150 bpm. Se confirmado a instabilidade hemodinâmica, deve-se tratar a taquicardia supraventricular com cardioversão elétrica.

Os seguintes passos devem ser seguidos para a realização da cardioversão elétrica:

- Monitorização cardíaca, cateter de O_2, acesso venoso periférico.
- Equipamento de entubação e aspiração e desfibrilador à beira do leito.
- Sempre que possível, fazer o registro do ECG de 12 derivações desde que o tratamento emergencial não seja retardado.
- Quando necessário, a sedação pode ser feita com:
  - Propofol 0,5 a 1,0 mg/kg EV em *bolus* repetir 0,5 mg/kg a cada 3 a 5 minutos até o máximo de 200 mg;
  - Fentanil 0,5 a 1 mcg/kg EV em *bolus*, a cada 2 minutos; ou
  - Etomidato 0,1 a 0,15 mg/kg EV *bolus* de 30 a 60 segundos; repetido a cada 3 a 5 minutos;
  - Midazolam 0,02 a 0,03 mg/kg em *bolus,* podendo ser repetido a cada 2 a 5 minutos.
- CVE modo sincrônico:
  - TSV com intervalo RR regular: 50 a 100 J sincronizado;
  - TSV com intervalo RR irregular 120 a 200 J bifásico ou 200 J monofásico.

ANÁLISE DO ECG

O registro do ECG de 12 derivações é muito importante para a confirmação e o diagnóstico diferencial das taquicardias supraventriculares. Mesmo em indivíduos com instabilidade hemodinâmica, desde que não comprometa o tratamento emergencial, deve ser feito, sempre que possível, o registro das 12 derivações do ECG ou pelo menos da derivação D2. Sua análise posterior é uma importante ferramenta no diagnóstico diferencial das taquicardias. O registro do modo como termina a arritmia e alguns eventos de curta duração na condução AV, ou na frequência da arritmia durante a manobra vagal ou infusão de substâncias por via endovenosa (EV), podem evidenciar o mecanismo da taquicardia.

Os pontos eletrocardiográficos a serem analisados durante qualquer arritmia são:

- Identificação da onda P;

- Medida da frequência da onda P (FP);
- Identificação do QRS;
- Medida da duração do QRS;
- Medida da frequência do QRS (FR);
- Análise da relação entre as ondas P e os QRS (relação AV);
- Medida da distância entre o início do QRS e o início da onda P (intervalo RP);
- Medida da distância entre o início da onda P e o início do QRS (intervalo PR);
- Detectar a presença de infra ou supradesnivelamentos do segmento ST, bem como se há alternância do QRS (variação batimento a batimento maior que 1 mm na amplitude da onda R durante a taquicardia estável).

QUANDO O ECG DA TAQUICARDIA NÃO DEFINE O MECANISMO

Em alguns indivíduos hemodinamicamente estáveis, o diagnóstico da arritmia não é definido pelo ECG de 12 derivações. Algumas manobras à beira do leito (manobras vagais) ou medicamentos por via endovenosa (adenosina) podem auxiliar o diagnóstico mediante o bloqueio do nó atrioventricular (AV) e da identificação de como ele participa do circuito da arritmia (Figura 13.1).

MANOBRAS VAGAIS

São manobras que têm como objetivo a estimulação transitória da inervação parassimpática do coração (feita pelo nervo vago) e liberação de acetilcolina. No coração, essas alterações levam a dois efeitos principais: primeiro diminui a frequência de disparo do nó sinusal e segundo diminui a excitabilidade das fibras da junção AV, diminuindo a velocidade de transmissão do impulso cardíaco até os ventrículos. Sendo assim, as manobras vagais podem interromper as TSV por reentrada e diminuir a resposta ventricular ou frequência de disparo das taquicardias automáticas.

A manobra de Valsalva é um tipo de manobra vagal que consiste em uma expiração forçada de cerca de 5 a 10 segundos, após uma inspiração profunda, com a glote fechada. Promove aumento da pressão intratorácica, diminuição do retorno venoso, aumento da pressão

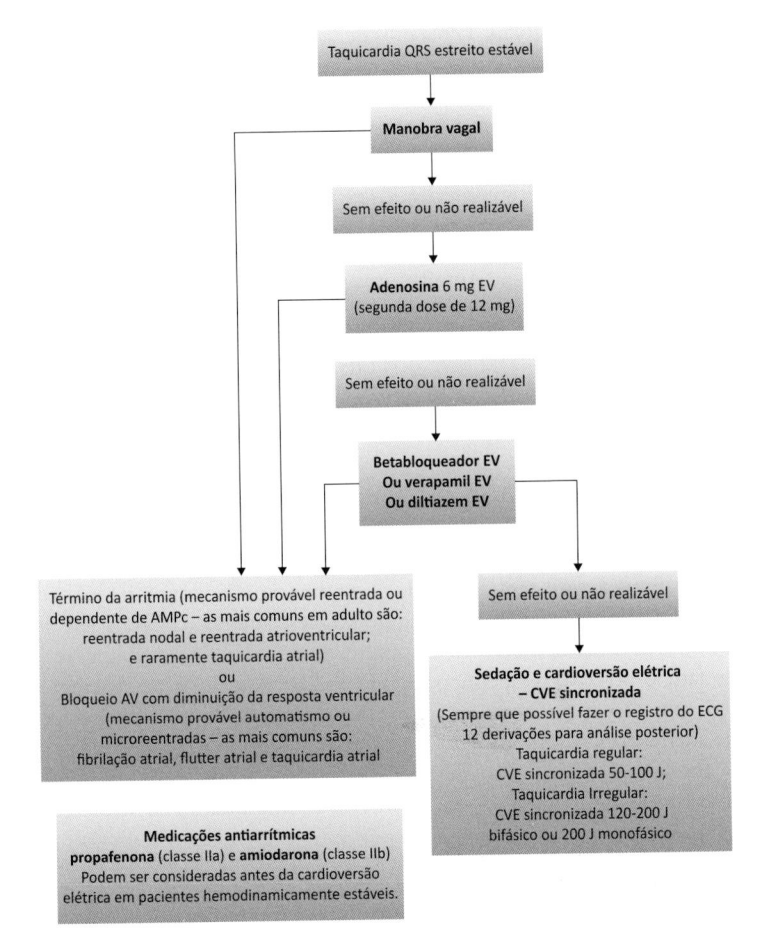

Figura 13.1 Abordagem inicial para diagnóstico das taquicardias supraventriculares.

arterial e estimulação dos barorreceptores carotídeos cuja resposta será o aumento transitório da atividade parassimpática.

A massagem do seio carotídeo é outro tipo de manobra vagal que deve ser feita com o indivíduo em decúbito dorsal, palpando-se a área do seio carotídeo, situada cerca dois dedos abaixo do ângulo da mandíbula. Solicita-se que o paciente incline levemente a cabeça para o lado que está sendo comprimido. Deve ser realizada por cerca de 5 a 10 segundos com registro simultâneo do eletrocardiograma. Há risco de eventos embólicos em indivíduos muito idosos e com doença aterosclerótica carotídea, podendo ser evitado com ausculta cautelosa antes do procedimento. Pode ser feito nos dois lados de modo alternado, mas nunca simultaneamente.

Há outros tipos de estimulação vagal, como:

- Compressão do globo ocular, hoje não mais recomendada devido ao risco de complicações oftalmológicas;
- Estimular náusea ou vômito;
- Compressas de água gelada na face;
- Deglutir água gelada.

ADENOSINA

A adenosina, por via endovenosa, é rapidamente metabolizada pelas células periféricas e tem efeitos de curta duração. Diminui a frequência sinusal e a velocidade de condução do nó AV e aumenta a refratariedade do nó AV. Assistolia transitória é comum, dura menos de 5 segundos, e é, de fato, o objetivo terapêutico (Figura 13.2B). A maioria dos pacientes têm sensação de plenitude torácica e dispneia quando doses terapêuticas de adenosina são administradas e o relato destes pode servir de guia para se ter certeza de que a medicação chegou ao coração e de que a não interrupção da arritmia não foi por falha da administração da medicação.

- **Efeito indesejável:** a adenosina baixa o limiar de refratariedade dos átrios, e talvez por isso cerca de 12% a 25% dos pacientes que recebem adenosina desenvolvam FA transitória. No entanto, a medicação continua sendo a primeira escolha nas TSV, e só haverá problema se ocorrer FA em indivíduos com taquicardias por reentrada atrioventricular por via acessória com condução anterógrada pelo feixe acessório. A FA pré-excitada deverá ser prontamente tratada com sedação e cardioversão elétrica.

- **Dose e administração:** 6 mg, por via endovenosa, em administração rápida (1 a 3 s) em *bolus*, seguida de lavagem com 20 mL de soro fisiológico e, quando possível, elevação do membro do acesso venoso. Segunda dose: 12 mg; se necessário, pode ser repetida após 2 minutos. Em pacientes em uso de dipiridamol, pós-transplante cardíaco e acesso venoso central, sugere-se metade da dose inicial (3 mg).
- **Possível causa de falha no efeito da adenosina:** acesso venoso inadequado ou administração lenta da substância.
- **Contraindicação:** asma brônquica.
- Recomenda-se o registro de um D2 longo durante a realização da manobra vagal ou infusão de adenosina, visto que seus efeitos são transitórios e podem não ser identificados no monitor cardíaco. De acordo com a resposta obtida com as manobras vagais ou com a adenosina, pode-se suspeitar do tipo e do mecanismo da arritmia. Os tipos de resposta obtidos são (Figura 13.2):
- **Interrupção da arritmia (Figura 13.2A):** o mecanismo é a reentrada e sugere taquicardia por reentrada nodal (TRN) ou taquicardia por reentrada atrioventricular (TRAV) utilizando feixe acessório e em ambas com participação do nó AV. Raramente poderá interromper taquicardias atriais (TAs) sensíveis à adenosina.
- **Bloqueio do nó AV:** ocorrerá diminuição da frequência ventricular e visualização da atividade elétrica atrial, como ondas F ou f ou ondas P ectópicas, sugerindo os diagnósticos de *flutter* atrial (Figura 13.3), FA e taquicardia atrial respectivamente. Nesse caso, o nó AV não é parte do substrato da arritmia, ele apenas conduz aos ventrículos parte dos eventos que ocorrem no território supraventricular.
- **Lentificação sem interrupção da arritmia:** o possível mecanismo é o automatismo, comum nas taquicardias atriais e em algumas taquicardias juncionais (Figura 13.2B).
- **Nenhuma mudança:** suspeitar de não efeito da manobra vagal ou da adenosina que poderá ser repetida, observando-se a me-

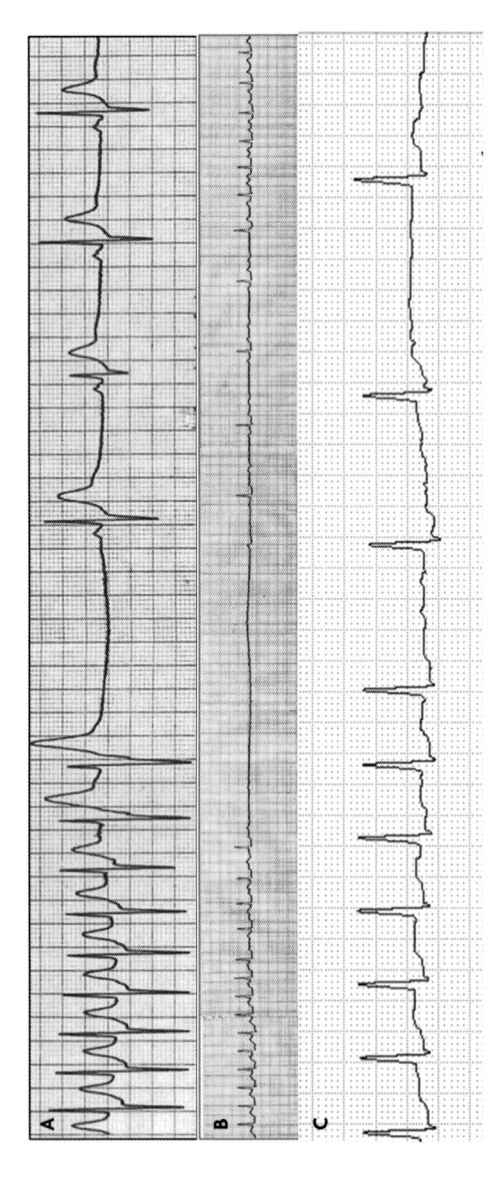

Figura 13.2 (A) Manobra vagal interrompendo taquicardia por reentrada nodal. Nó AV participa do circuito de reentrada e ao ser bloqueado interrompe a arritmia. **(B)** Adenosina interrompendo temporariamente taquicardia atrial. Observa-se pausa sinusal e retorno da taquicardia atrial. **(C)** Manobra vagal durante episódio de *flutter* atrial. Ocorre bloqueio do nó AV, possibilitando a visualização das ondas F.

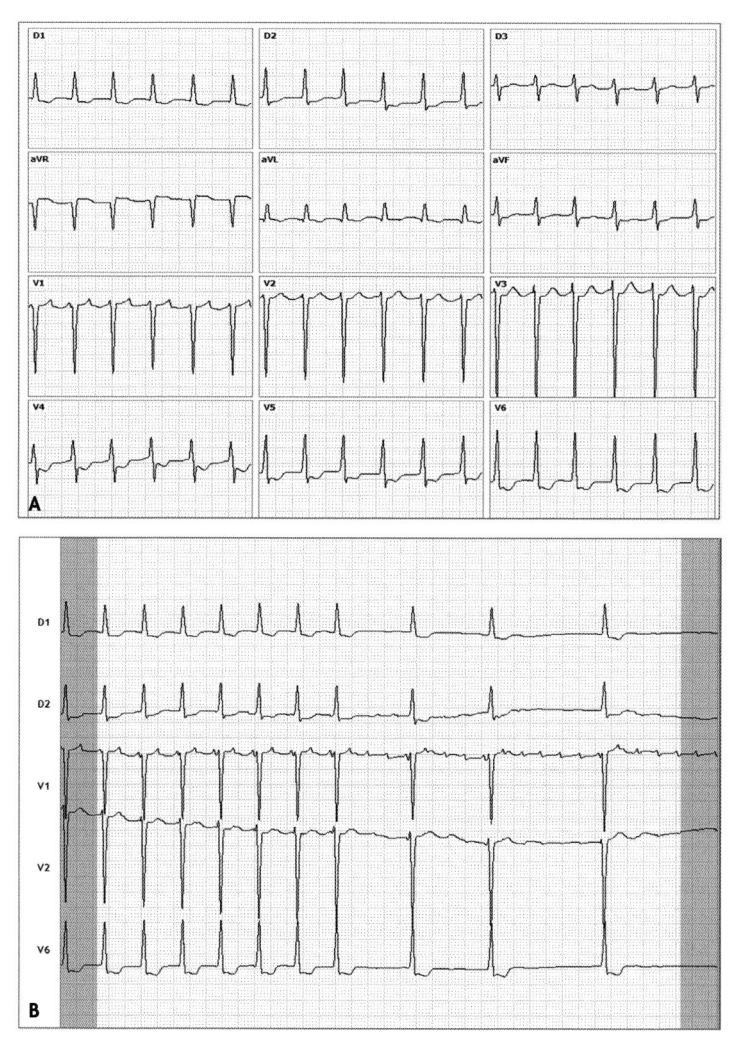

Figura 13.3 (**A**) *Flutter* atrial de alta resposta ventricular. (**B**) Registro do efeito da Manobra vagal. Observam-se ondas F entre os QRS.

todologia correta de infusão, ou até mesmo associar a manobra vagal à infusão de adenosina.

Se após essas medidas o mecanismo continuar desconhecido e o paciente continuar hemodinamicamente estável, pode ser considerada a infusão de betabloqueador ou de diltiazem ou verapamil por via endovenosa. A cardioversão elétrica sincronizada deve ser indicada a qualquer momento, se houver instabilidade hemodinâmica ou se manobras vagais ou infusão endovenosa de alguma das medicações anteriormente citadas (Figura 13.1) não interromperem a arritmia.

Uma vez estabelecido o diagnóstico e controlada a arritmia, o mais importante é avaliar o risco de morte súbita, de tromboembolismo arterial e identificar a presença de cardiopatia estrutural. Deve-se realizar um novo ECG para avaliar a presença de pré-excitação ventricular e decidir se o paciente deverá ficar internado ou receber alta hospitalar com medicação que previna recorrência da arritmia e evite possíveis complicações embólicas ou arrítmicas até que tenha um acompanhamento ambulatorial.

ESTRATIFICAÇÃO DE RISCO E TRATAMENTO NA ALTA DA SALA DE EMERGÊNCIA

A definição do tipo ou mecanismo das TSV (Figuras 13.4 e 13.5) é importante para a escolha da medicação e do tratamento definitivo (Figura 13.6).

Os pacientes podem ser classificados de acordo com o risco de morte súbita ou de tromboembolismo sistêmico. A Tabela 13.1 resume os principais tipos de taquicardias supraventriculares e seus substratos para arritmia, e as Tabelas 13.2 e 13.3 resumem os medicamentos utilizados para o tratamento emergencial e de manutenção na alta da sala de emergência.

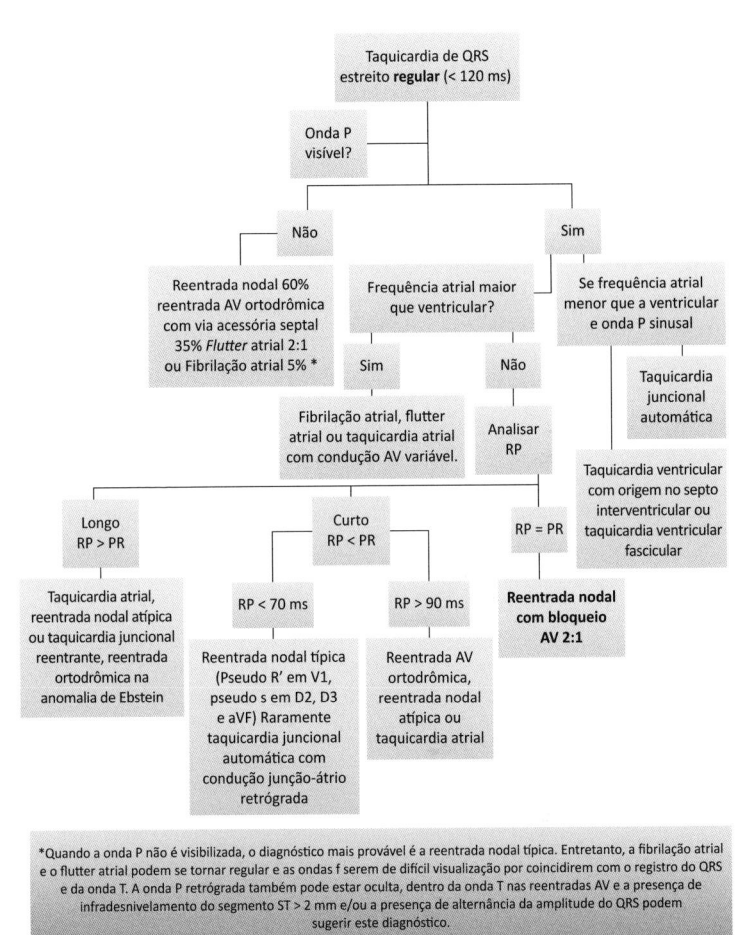

Figura 13.4 Diagnóstico diferencial das taquicardias supraventriculares.

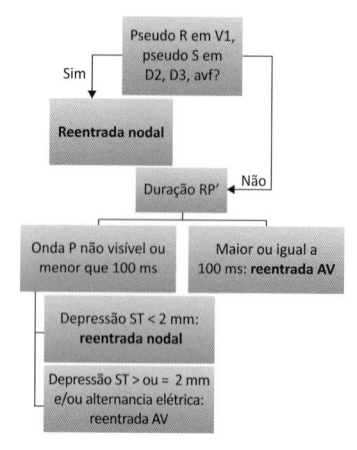

Figura 13.5 Diagnóstico diferencial de taquicardia por reentrada nodal e taquicardia por reentrada atrioventricular ortodrômica quando a onda P não é visualizada.

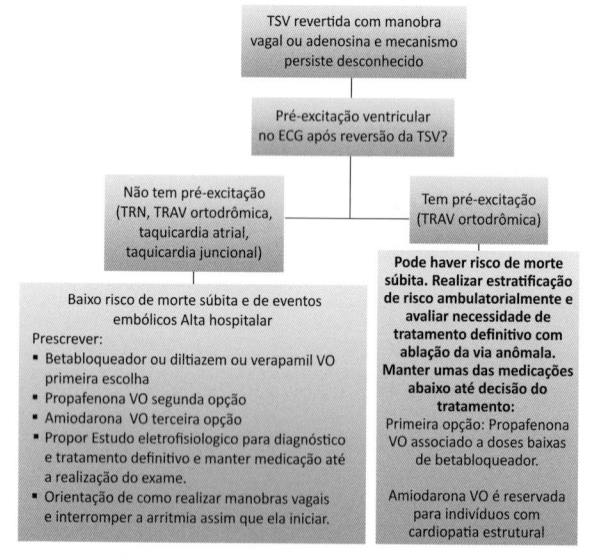

Figura 13.6 Escolha do tratamento na alta da sala de emergência quando o mecanismo da taquicardia supraventricular (TSV) permanece desconhecido.

Arritmia nomenclatura	Mecanismo	Onda p/relação AV	iRR	QRS	Participação do NAV	Relação entre PR e RP
Taquicardia sinusal LOCAL: nó sinusal	A ou R	ONDA P sinusal (positiva em D1, D2 e V6, negativa em aVR, SAP de 0 a +90 graus)	Regular	< 120 ms	Expectador	PR < RP
TRN típica	R SA: DVN	ONDA P pode não ser visibilizada ou registrada no final do complexo QRS ou como pseudo-ondas (r' em V1 ou s em D2, D3, aVF)	Regular	< 120 ms	Participa	RP < PR, RP < 70 ms.
TRN atípica	R SA: DVN	ONDA P negativa em D2, D3 e aVF e de V4 a V6.	Regular	< 120 ms	Participa	RP > PR
TRAV ortodrômica	R SA: FA com condução VA durante a arritmia	ONDAS P de difícil visibilização ou dentro da onda T Relação AV 1:1	Regular	< 120 ms	Participa	RP < PR, RP > 70 ms.
TRAV antidrômica	R SA: FA com condução AV durante a arritmia	ONDAS P podem ser de difícil visibilização, podem estar inscritas dentro da onda T Relação AV obrigatoriamente 1:1	Regular	> 120 ms	Participa	RP < PR

iRR: intervalo entre duas ondas R; NAV: Nó atrioventricular; RP: Distância da onda R até a onda P; PR: Distância da onda P até a onda R; A: Automatismo; R: Reentrada; Ativ. deflagrada: Atividade deflagrada; SA: Substrato anatômico; DVN: Dupla via nodal; FAOCD: Feixe acessório oculto com condução decremental; NA: Não se aplica; DAV: Dissociação atrioventricular; AV: Atrioventricular; VA: Ventrículo atrial; FA: Feixe acessório; JAV: Junção atrioventricular.

(continua)

Tabela 13.1 Principais taquicardias supraventriculares e suas características. *(continuação)*

Arritmia nomenclatura	Mecanismo	Onda p/relação AV	iRR	QRS	Participação do NAV	Relação entre PR e RP
Taquicardia atrial	A/Ativ. deflagrada/ raramente R	**ONDA P NÃO SINUSAL** (mesma morfologia antes dos QRS, às vezes inscritas dentro das ondas T)	Regular ou Irregular	< 120 ms	Expectador	PR < RP
Taquicardia atrial multifocal	Ativ. deflagrada	**ONDAS P NÃO SINUSAIS** (três ou mais morfologias diferentes) Intervalo PP é irregular	Irregular	< 120 ms	Expectador	PR < RP
Taquicardia juncional não paroxística Sítio JAV	A/Ativ. deflagrada.	As ondas P podem ser sinusais, dissociadas dos QRS (intervalos PR variáveis) e com frequência de P menor que a frequência de QRS, ou ondas P negativas na parede inferior imediatamente antes, dentro ou após o QRS com intervalo RP curto	Regular	< 120 ms	Participa	NA (DAV)

Taquicardia juncional reentrante (*Permanent form of junctional reciprocating tachycardia* – PJRT)	R SA: FAOCD	onda P negativa em D2, D3 e aVF e de V4 a V6 Adenosina pode interromper mas é recidivante	Regular	< 120 ms	Participa	RP › PR
Fibrilação atrial	Múltiplas micro R intra-atriais	ONDA P ausente – atividade elétrica atrial desorganizada Presença de ONDAS f – um serrilhado fino e desorganizado na linha de base entre os QRS	Irregular ou regular	< 120 ms	Expectador	NA
Flutter atrial	Macro R intra- atrial	ONDA P ausente Presença de ONDAS F – um serrilhado grosso e organizado na linha de base entre os QRS	Irregular ou regular	< 120 ms	Expectador	NA
Fibrilação atrial pré-excitada	Múltiplas micro R intra-atriais SA: FA com condução AV	ONDA P ausente – atividade elétrica atrial desorganizada	Irregular podendo se tornar regular	> 120 ms e com onda delta.	Não participa FA conduz para ventrículos	NA

iRR: intervalo entre duas ondas R; NAV: Nó atrioventricular; RP: Distância da onda R até a onda P; PR: Distância da onda P até a onda R; A: Automatismo; R: Reentrada; Ativ. deflagrada: Atividade deflagrada; SA: Substrato anatômico; DVN: Dupla via nodal; FAOCD: Feixe acessório oculto com condução decremental; NA: Não se aplica; DAV: Dissociação atrioventricular; AV: Atrioventricular; VA: Ventrículo atrial; FA: Feixe acessório; JAV: Junção atrioventricular.

Tabela 13.2 Medicamentos para uso endovenoso no tratamento das taquicardias supraventriculares na emergência.

Medicamento	Dose
Adenosina	**Adultos:** • Primeira dose: 6 mg em *bolus* sem diluir em 1-2 s; segunda dose: após 2 min 12 mg em *bolus* sem diluir em 1-2 s **Crianças:** • Primeira dose: 0,1 mg/kg (máximo 6 mg); segunda dose 0,2 mg/kg (máximo de 12 mg) **Gestante:** mesma dose de adultos • A dose pode ser reduzida à metade nos pacientes que usam continuamente carbamazepina ou dipiridamol, em transplantados cardíacos e quando administrado por acesso venoso central.
Comentários	Os efeitos colaterais mais comuns são BAV transitório, pausa sinusal, rubor facial, dor torácica, hipotensão, dispneia, fibrilação atrial, taquicardia ventricular, broncoespasmo (raros) Tem efeito de curta duração.
Tartarato de Metoprolol	*Bolus* 2,5 a 5,0 mg EV em 2 min. Após 10 min, pode ser repetida dose 2,5 a 5,0 mg EV *bolus* por até 3 doses (até o total de 15 mg)
Propranolol	*Bolus*: 0,5 mg a 1 mg em 1 minuto, Segunda dose: 0,5 mg a 1 mg em 1 minuto após 2-3 minutos do *bolus*, repetir por até três doses com intervalo de 2 minutos. Dose máxima: 1 mg por minuto.
Labetalol:	*Bolus*: 10 mg em 1-2 minutos, Segunda dose: 10 mg em 1-2 minutos a cada 10 minutos. Dose máxima de 150 mg. Infusão contínua de 2-8 mg/minuto – alternativa após *bolus* inicial.
Esmolol	*Bolus*: 0,5 mg/kg (500 mcg/kg) em 1 minuto Segunda dose: 0,5 mg/kg em 1 minuto após 5 minutos se ausência de efeito. Manutenção: titular a infusão até 0,3 mg/kg/minuto (50-300 mcg/kg/min).
Atenolol	*Bolus*: 5 mg EV em 5 minutos Segunda dose: 5 mg EV em 5 minutos após 10 minutos.

(continua)

Tabela 13.2 Medicamentos para uso endovenoso no tratamento das taquicardias supraventriculares na emergência. *(continuação)*

Medicamento	Dose	
Comentários	Hipotensão, piora de insuficiência cardíaca, broncoespasmo, bradicardia, BAV Entre os betabloqueadores, o esmolol tem meia-vida curta (rapidamente metabolizado por esterases das hemácias) – efeitos colaterais de curta duração, hipotensão, descompensação de insuficiência cardíaca, broncoespasmo Bradicardia, bloqueios atrioventriculares e pausas sinusais	
Diltiazem	15-20 mg (0,25 mg/kg) EV *bolus* em 2 min; após 15 minutos, repetir 20-25 mg (0,35 mg/kg), *bolus* em 2 min.	
Verapamil	2,5-5,0 mg (0,075-0,15-mg/kg) EV *bolus* em 2 min; após 15 min, repetir 5,0-10 mg em 2 min. Dose total máxima de 20 mg. Alternativa 5 mg em 2 minutos a cada 15 minutos até o máximo total de 30 mg.	
Comentários	Hipotensão arterial, piora da ICC, congestão pulmonar, bradicardia, bloqueio atrioventricular Contraindicado no WPW com AF/atrial *flutter*, disfunção ventricular grave e hipotensos ou com risco de choque cardiogênico. Contraindicado em crianças menores de um ano ou menores de 15 kg pelo risco de dissociação eletromecânica que ocorre devido à imaturidade dos canais de cálcio da criança.	
Medicamento	**Dose**	**Comentários**
Amiodarona	**Ataque:** 150 mg EV em 10 minutos para reversão de TSV ou TV. **Manutenção:** Infusão de 1 mg/min (360 mg) nas próximas 6h; seguida de 0,5 mg/min (540 mg) em 18h. **Controle de resposta da FA crônica:** Dose de 300 mg em 1h seguido de 10-50 mg/h durante 24h.	Hipotensão; bradicardia; flebite; prolongamento do QT; Torsades de pointes (raro); alargamento do INR; alteração da condução AV; disfunção pulmonar e hepática. Idosos têm maior risco de hipotensão com infusões endovenosas muito rápidas. A velocidade de infusão pode ser mais lenta nos indivíduos com hipotensão arterial ou instabilização hemodinâmica.

(continua)

Tabela 13.2 Medicamentos para uso endovenoso no tratamento das taquicardias supraventriculares na emergência. *(continuação)*

Medicamento	Dose	Comentários
Procainamida	Uso endovenoso: a dose de ataque é de 20 mg por minuto, diluído em SG 5%, até ocorrer uma das seguintes alterações: supressão da arritmia; hipotensão; alargamento do QRS > 50%; ou administração da dose total de 17 mg/kg.	Comentários: inotropismo negativo e vasodilatação periférica com hipotensão arterial em pacientes com disfunção ventricular, aumento da toxicidade quando associado a outros antiarrítmicos. Reduzir a dose máxima para 12 mg/kg na disfunção cardíaca, hepática e renal.
Propafenona	Uso endovenoso: 1-2 mg/kg em 10 minutos, diluído em SG 5% apenas. Dose via oral: a dose inicial diária recomendada é de 450 a 600 mg dividida entre 2 ou 3 doses por dia para pacientes com um peso corporal de cerca de 70 kg. A dose deve ser diminuída para indivíduos com peso mais baixo e poderá ser titulada por monitorização eletrocardiográfica e da pressão arterial.	Contraindicação: disfunção do VE, hipertrofia miocárdica maior que 14 mm, doença do sistema de condução, como a DNS, o BAV, distúrbios de condução intraventricular, sobretudo bloqueio de ramo esquerdo com QRS muito alargado em indivíduos sem marca-passo, doença isquêmica do coração.
Digoxina	Ataque: 0,25-0,5 mg (0,004-0,006 mg/kg) EV em 5 minutos. Segunda e terceira dose: 0,002-0,003 mg/kg EV em 5 minutos. Pode ser repetida até o máximo de 1,5 mg em 24h No Brasil, não temos a apresentação para uso EV.	Desconforto gastrointestinal, tontura, turvação visual, cefaleia e *rash* cutâneo. Níveis acima de 2 ng/mL têm efeito pro-arrítmico especialmente se associado à hipocalemia (taquicardia atrial, taquicardia juncional, bloqueios atrioventriculares de graus variados, taquicardia ventricular, em especial a taquicardia ventricular bidirecional).

(continua)

Tabela 13.2 Medicamentos para uso endovenoso no tratamento das taquicardias supraventriculares na emergência. *(continuação)*

Cedilanide Deslanosideo	Deslanosideo (Cedilanide) Glicosideo cardíaco disponível no Brasil para uso EV em ampolas de 0,2 mg/mL contendo 2 mL. Não há uma dose padrão estabelecida, podendo ser utilizado de meia a uma ampola EV lento, titulando-se as doses subsequentes conforme a resposta.	Deve ter dose reduzida na presença de insuficiência renal. Não deve ser usado em associação a outras medicações que prolongam o intervalo QT. Contraindicado na presença de pré-excitação ventricular (vias acessórias), taquicardia ventricular e miocardiopatia hipertrófica com obstrução da via de saída do VE. Pode aumentar o risco de fibrilação ventricular pós-cardioversão elétrica Tratamento da intoxicação:bradicardias – atropina, marca-passo provisório e reposição de potássio e magnésio. Tratamento classe I para as arritmias graves: anticorpo antidigoxina (DIGIBIND).

Tabela 13.3 Medicamentos para manutenção após o tratamento das taquicardias supraventriculares – alta da emergência.

Medicamentos	Dose	Comentários
Diltiazem	120-360 mg/dia VO ÷ 2-3 doses (doses variam nas formulações de liberação lenta)	Efeitos indesejados: bradicardia sinusal, bloqueios AV e hipotensão arterial. Usar com cautela combinados a betabloqueadores. Reduzir doses na presença de disfunção renal e hepática. Contraindicado se houver congestão pulmonar ou FEVE < 40%.
Verapamil	120-360 mg/dia VO ÷ 2-3 doses (doses variam nas formulações de liberação lenta)	

(continua)

Tabela 13.3 Medicamentos para manutenção após o tratamento das taquicardias supraventriculares – alta da emergência.   *(continuação)*

Medicamentos	Dose	Comentários
Metoprolol tartarato Metoprolol succinato	25-100 mg VO 12/12h 25-100 mg VO uma vez ao dia	Efeitos indesejados: bradicardia sinusal, bloqueios AV, hipotensão e broncoespasmo.
Propranolol	80-240 mg/dia VO ÷ 3 doses	Broncoespasmo: preferir beta-1 seletivos, evitar carvedilol. Contraindicado se ICC aguda descompensada e em broncoespasmo severo. Metoprolol e carvedilol são preferidos em pacientes com disfunção do VE.
Atenolol	25-50 mg VO 12/12h	
Carvedilol	3,125-50 mg VO 12/12h	
Nebivolol	2,5-10 mg/dia VO ÷ 1-2 doses	
Bisoprolol	0,15-20mg/dia VO ÷ 1-2 doses	
Propafenona	300 mg VO 12/12h; ou 150 mg VO 8/8h; ou 300 mg VO 8/8h	Contraindicação: disfunção do VE, hipertrofia miocárdica maior que 14 mm, doença do sistema de condução, como DNS, BAV, distúrbios de condução intraventricular, sobretudo bloqueio de ramo esquerdo com QRS muito alargado em indivíduos sem marca-passo, doença isquêmica do coração.
Amiodarona	200-800 mg/dia VO nas primeiras semanas Dose de manutenção 100-200 mg/dia	Efeitos indesejados: hipotensão, bradicardia, náusea, prolongamento do QT Toxicidade pulmonar que pode ocorrer em qualquer momento do tratamento. Toxicidade tireoidiana a qualquer momento do tratamento, mais comum hipotireoidismo e menos comum hipertireoidismo. Depósitos na córnea e retina. Toxicidade hepática.

(continua)

Tabela 13.3 Medicamentos para manutenção após o tratamento das taquicardias supraventriculares – alta da emergência. *(continuação)*

Medicamentos	Dose	Comentários
Sotalol	40-160 mg VO 12/12h	Efeitos indesejados: prolonga intervalo QT, insuficiência cardíaca e asma, bradicardia e bloqueio AV variados. Cautela na insuficiência renal, associado a diuréticos. Torsades de pointes é o efeito colateral mais temido e ocorre com mais frequência se houver hipocalemia, hipomagnesemia e prolongamento do intervalo QT com aumento da dispersão do intervalo QT.
Digoxina	0,125-0,375 mg/dia VO	Desconforto gastrointestinal, tontura, turvação visual, cefaleia e *rash*. Níveis acima de 2 ng/mL têm efeito pró-arrítmico, sobretudo se associado à hipocalemia (taquicardia atrial, taquicardia juncional, bloqueios atrioventriculares de graus variados, taquicardia ventricular, em especial taquicardia ventricular bidirecional). Deve ter dose reduzida na presença de insuficiência renal. Não deve ser usado em associação a outras medicações que prolongam o intervalo QT. Contraindicado na presença de pré-excitação ventricular (vias acessórias), taquicardia ventricular e miocardiopatia hipertrófica com obstrução da via de saída do VE.

Grupo de baixo risco de morte súbita ou de tromboembolismo sistêmico

São os indivíduos que tiveram TSV revertida com manobra vagal ou adenosina, betabloqueador, diltiazem ou verapamil endovenoso. Não têm cardiopatia estrutural e o ECG de repouso é normal. As principais taquicardias desse grupo são a taquicardia por reentrada nodal (TRN – Figura 13.7) e a taquicardia por reentrada atrioven-

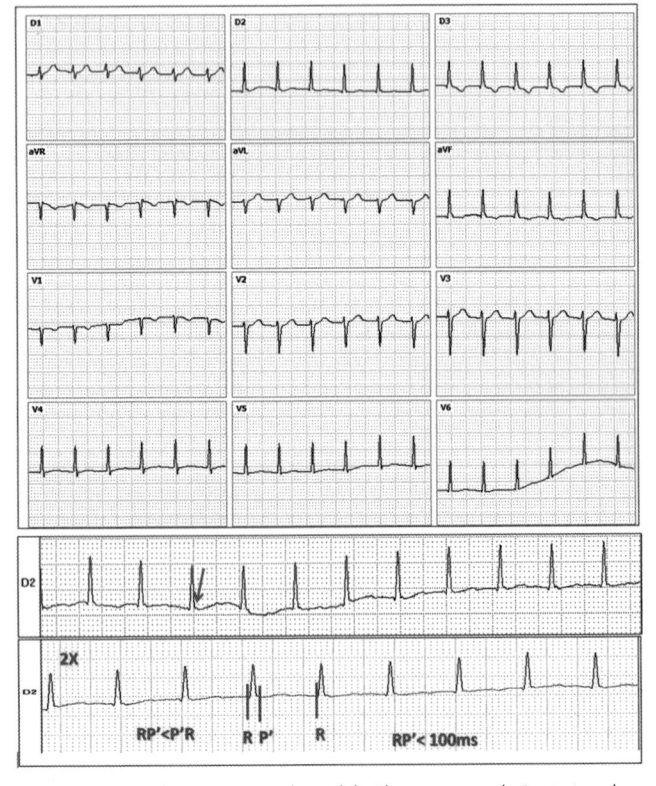

Figura 13.7 Taquicardia por reentrada nodal. Observa-se onda P retrógrada inscrita no final do QRS da derivação D2. RP' < P'R com RP' < 100 ms. Estudo eletrofisiológico confirmou dupla via nodal submetida à ablação com sucesso.

tricular (TRAV), com condução apenas ventriculo-atrial, tipo WPW oculto (Figura 13.8). Algumas taquicardias atriais ou juncionais podem ser revertidas com adenosina. Os indivíduos desse grupo, após a reversão da arritmia, podem receber alta com betabloqueadores ou

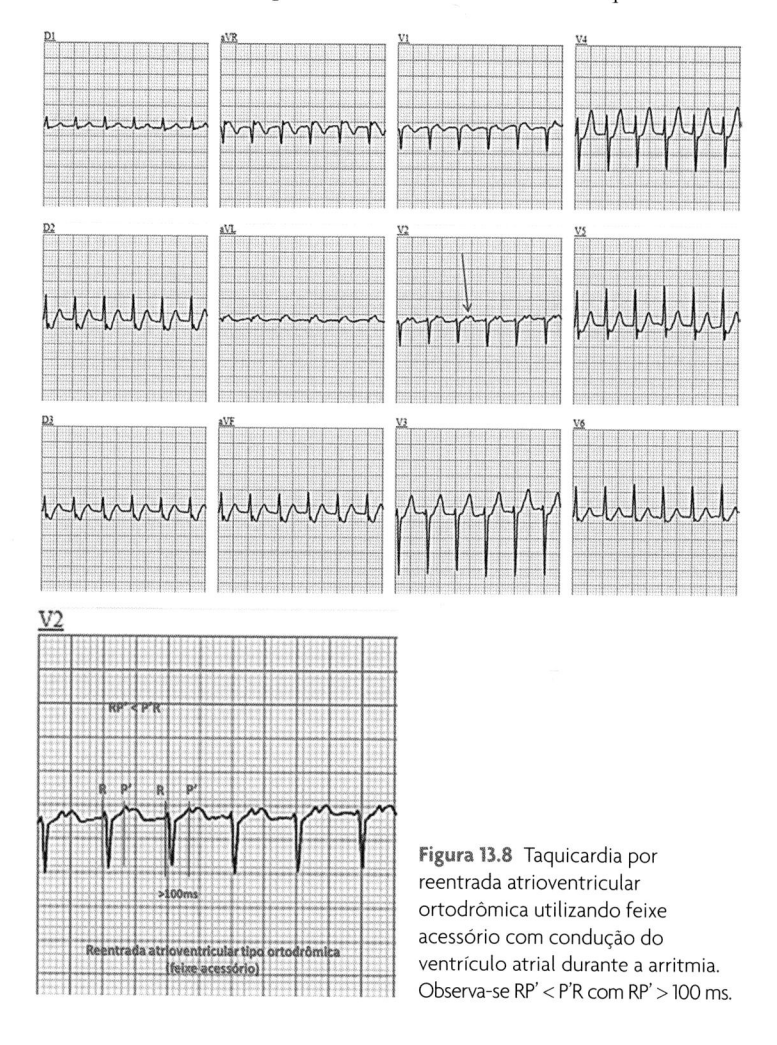

Figura 13.8 Taquicardia por reentrada atrioventricular ortodrômica utilizando feixe acessório com condução do ventrículo atrial durante a arritmia. Observa-se RP' < P'R com RP' > 100 ms.

bloqueadores de canais de cálcio (diltiazem e verapamil) e podem ser encaminhados para estudo eletrofisiológico para confirmação e ablação do substrato da arritmia. Cerca de 75% desses pacientes tornam-se assintomáticos após a ablação e não necessitam de medicamentos. Nesses casos, o tratamento das TSV por ablação melhora a qualidade de vida e tem melhor custo-efetividade em comparação ao tratamento farmacológico.

No caso das TAs (Figura 13.9), opta-se por medicamentos que controlem a resposta ventricular bloqueando o nó AV, sendo a primeira escolha os betabloqueadores e os antagonistas dos canais de cálcio (diltiazem e verapamil). Quando houver contraindicação, pode-se optar pela propafenona ou amiodarona. Alguns indivíduos com cardiopatia estrutural, átrios esquerdos muito grandes e atividade elétrica atrial muito instável, como na taquicardia atrial multifocal e nas taquicardias atriais reentrantes, parecem ter maior risco de fibrilação atrial.

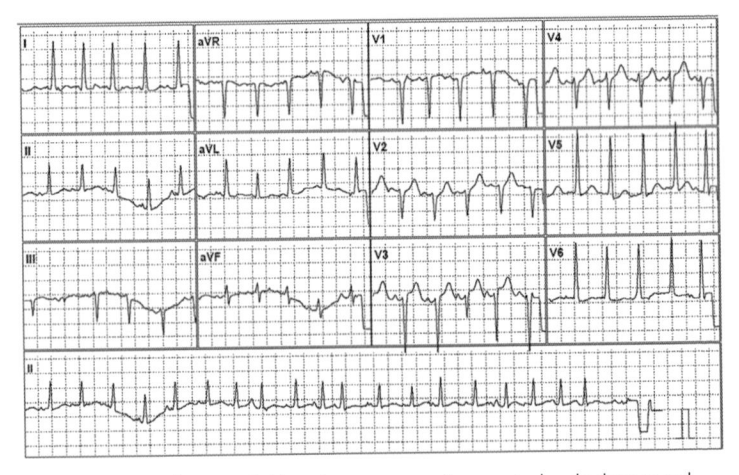

Figura 13.9 ECG de um indivíduo do sexo masculino, portador de doença pulmonar obstrutiva crônica que procurou a emergência com queixa de palpitações, evidenciando taquicardia atrial.

Grupo com risco de morte súbita cardíaca

São indivíduos que apresentaram TSV e o ECG de base tem pré-excitação ventricular (Figura 13.10). Recomenda-se que, após a reversão da arritmia, eles sejam encaminhados para estudo eletrofisiológico invasivo e ablação da via acessória, que é o tratamento definitivo da arritmia. Enquanto aguarda-se o procedimento, esses pacientes necessitam de medicamentos que tenham ação no feixe acessório, como a propafenona ou a amiodarona. A propafenona é a medicação de primeira escolha e a amiodarona é uma medicação segura e eficaz nesses casos; contudo, devido aos seus potenciais efeitos colaterais, fica reservada para os casos em que há disfunção ventricular esquerda ou impossibilidade do uso de propafenona. Os betabloqueadores e os bloqueadores de canais de cálcio não são seguros se utilizados isoladamente para esses pacientes. Os portadores de pré-excitação ventricular que apresentaram TSV com QRS largo ou síncopes, ou que em algum momento do atendimento apresentaram *flutter* atrial ou fibrilação atrial pré-excitados, têm maior risco de morte súbita e devem ser submetidos a estudo eletrofisiológico com ablação do feixe acessório e, se disponível laboratório de estudo eletrofisiológico invasivo, sugere-se que a ablação seja considerada antes da alta hospitalar.

Grupo com risco de tromboembolismo sistêmico

São os indivíduos que apresentaram *flutter* atrial (Figura 13.11) ou fibrilação atrial (Figura 13.12). Esses indivíduos, além da medicação para o controle da arritmia, devem ser estratificados quanto ao risco de apresentarem tromboembolismo sistêmico (Quadro 13.1). Hoje em dia, esse risco é calculado pelo escore de CHA2DS2VASC (Figura 13.13), que quando ≥ 2 indica anticoagulação. Avalia-se também o risco de sangramento pelo escore HAS-BLED (Quadro 13.2). Considera-se alto risco para sangramento quando o HAS-BLED for maior que 3. Ainda assim, muitas vezes o benefício da anticoagulação poderá ser maior que o risco de sangramento.

A anticoagulação deverá ser iniciada assim que possível e mesmo antes do início da terapêutica antiarrítmica, seja ela controle de resposta ventricular, seja reversão para ritmo sinusal. Os indivíduos de baixo risco para tromboembolismo, mas que foram submetidos à cardioversão elétrica ou química após 48 h do início da arritmia, deverão ser anticoagulados por

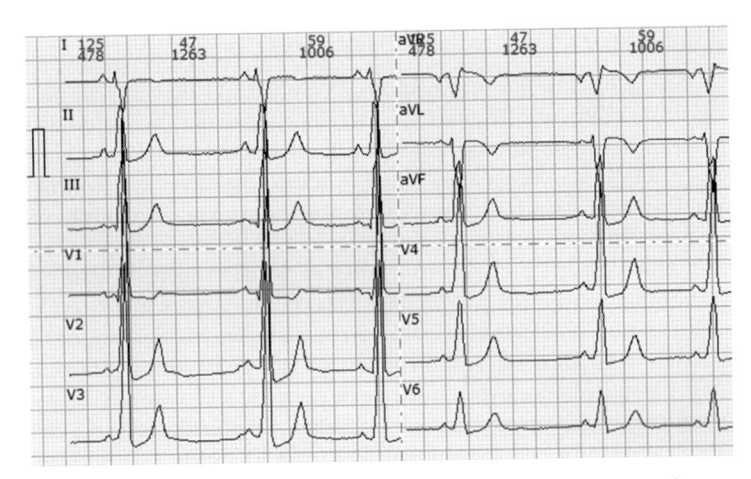

Figura 13.10 Pré-excitação ventricular em criança de nove anos evidenciado após reversão de uma taquicardia supraventricular por reentrada atrioventricular ortodrômica.

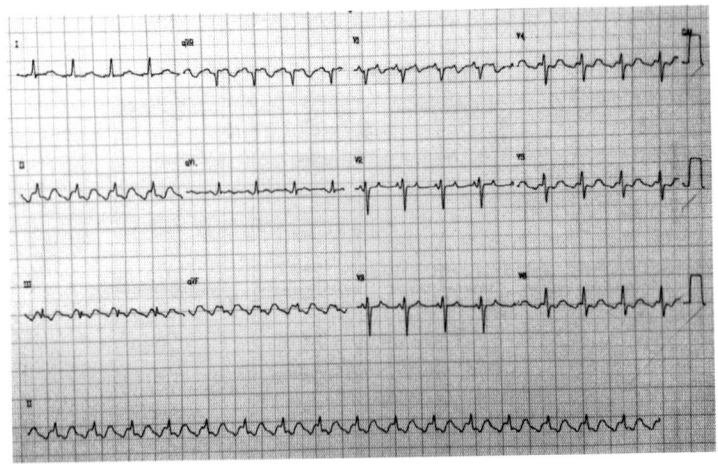

Figura 13.11 *Flutter* atrial com condução AV 2:1.

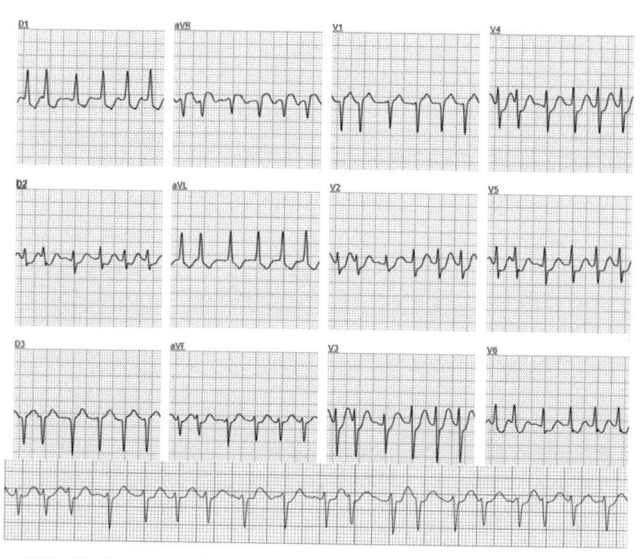

Figura 13.12 Fibrilação atrial.

Quadro 13.1 Estratificação de risco cardioembólico na FA/*flutter* atrial não valvar (CHA$_2$DS$_2$VASc).

Fator de risco	Pontuação
Insuficiência cardíaca congestiva/disfunção DO VE	1
Hipertensão	1
Idade > 75 anos	2
Diabetes mellitus	1
AVC/AIT/tromboembolismo	2
Doença vascular*	1
Idade: 65-74 anos	1
Sexo (i.e., sexo feminino)	1
Pontuação máxima	9

(continua)

Quadro 13.1 Estratificação de risco cardioembólico na FA/*flutter* atrial não valvar (CHA₂DS₂VASc). *(continuação)*		
Fator de risco		**Pontuação**
CHA$_2$DS$_2$-VASc	Pacientes (n = 7.329)	Variação de ataque súbito ajustado (%/ano)
0	1	0%
1	422	1,3%
2	1.230	2,2%
3	1.730	3,2%
4	1.718	4,0%
5	1.159	6,7%
6	679	9,8%
7	294	9,6%
8	82	6,7%
9	14	15,2%

*Infarto do miocárdio prévio, doença arterial periférica, placa aterosclerótica em aorta.
AVC: acidente vascular cerebral; AIT: ataque isquêmico transitório; VE: ventrículo esquerdo.

pelo menos quatro semanas após a reversão para ritmo sinusal. Já os indivíduos de alto risco devem ser mantidos anticoagulados por tempo indeterminado mesmo que ocorra reversão permanente para ritmo sinusal.

A anticoagulação pode ser iniciada com heparina não fracionada ou de baixo peso molecular e depois associada aos anticoagulantes orais durante a transição para a anticoagulação oral.

Hoje em dia, dispomos de anticoagulantes orais inibidores da vitamina K (varfarina e coumadim) e inibidores diretos da trombina ou do fator Xa, chamados de novos anticoagulantes orais (NOACs). Os inibidores da vitamina K são medicamentos utilizados há muitos anos, necessitam de ajuste da dose de forma individualizada e têm interação medicamentosa com vários medicamentos. O controle da anticoagulação com os inibidores da vitamina K é feito mediante o Tempo e atividade Protrombina (TAP) e a *International Normalized Ratio* (INR), que deve ser mantido de 2,5 a 3,5 nos indivíduos com alto risco de tromboembolismo (fibrilação

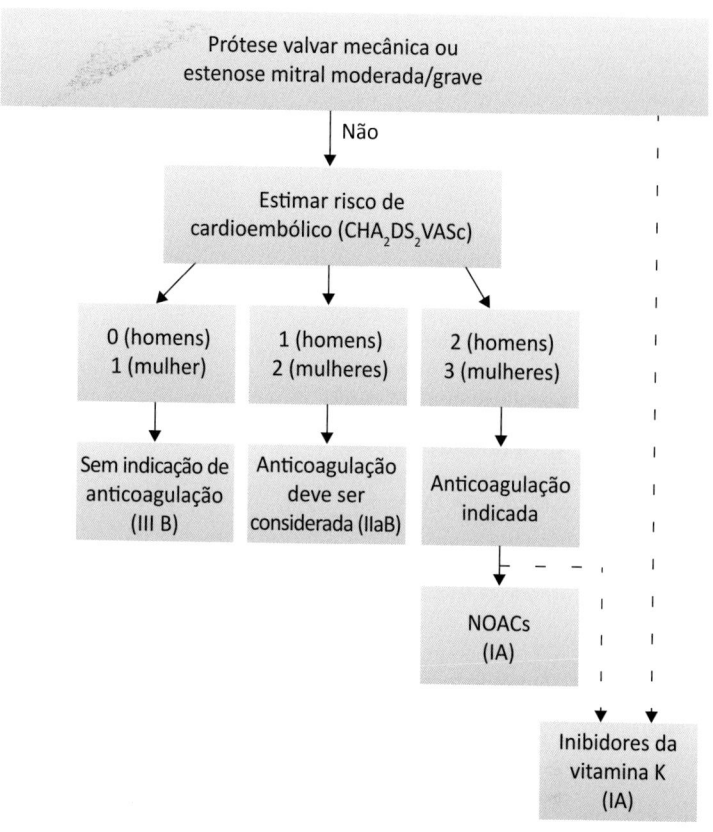

Figura 13.13 Escore de estratificação de risco para eventos embólicos na FA não valvar.

atrial associada a valvopatias ou próteses valvares cardíacas) e de 2,0 a 3,0 nos indivíduos com menor risco de tromboembolismo (fibrilação atrial isolada).

Atualmente os NOACs devem ser preferidos em relação aos inibidores da vit.K, exceto nos casos de FA relacionadas à estenose mitral moderada/grave e nas próteses valvares mecânicas. Nos indivíduos com

Quadro 13.2 Escore de risco para sangramento em candidatos à anticoagulação oral.

Fator de risco para sangramento		Pontos	HAS-BLED total de pontos	Sangramento para cada 100 pacientes ao ano
H: Hipertensão	Hipertensão arterial não controlada (PAS > 160 mmHg)	1	0	1,13
A: Função renal e/ ou hepática anormal	Doença renal crônica (hemodialise, transplante renal, creatinina > 2,6 mg/dL)	1	1	1,02
	Doença hepática cirrose ou bilurrubina > 2× normal com AST/ALT/FA > 3× normal	1	2	1,88
S: *Stroke* (acidente vascular encefálico)	Acidente vascular cerebral	1	3	3,74
B: *Bleeding* (sangramento)	Sangramento maior prévio ou predisposição para sangramento	1	4	8,70
L: Labilidade	Labilidade de INR	1	5 a 9	Números não definidos **alto risco**
E: *Eldery* (idoso)	Idade > 65 anos	1	Máximo de pontos 9	
D: Drogas	Uso concomitante de medicação que aumenta sangramento (AAS/AINES)	1		
	Álcool ou uso de drogas (> 8 *drinks*/semana)	1		

disfunção renal grave clearence de creatinina (ClCr) < 30 mL/min pre-fere-se a varfarina ou coumadin; a ultima diretriz americana do manejo de FA, de 2019, inclui o uso de apixabana naqueles com doença renal terminal (ClCr < 15 mL/min) e uso de terapia renal de substituição (classe IIb NE B). A vantagem dos novos anticoagulantes é a posologia mais estável e a não necessidade de coletas de TAP/INR para ajuste de dose do medicamento (Tabela 13.4).

Se houver instabilidade hemodinâmica, deve-se proceder a CVE sincronizada imediata com 120-200 J (bifásico) ou 200 J (monofásico), independente do tempo de instalação da FA.

Nos cenários estáveis, a escolha entre reversão da arritmia ou con-trole da frequencia cardíaca dependerá do tempo de instalação da FA e do risco cardioembólico.

Nos casos estáveis com início da FA há menos de 48 horas, consi-dera-se a seguinte abordagem baseada no risco cardioembólico:

A abordagem antitrombótica da FA/*flutter* atrial no contexto da cardioversão está resumida no Figura 13.14.

Quando se opta pelo controle da resposta ventricular objetiva-se FC de repouso entre 70 e 110 bpm, utilizando-se, para isso, betablo-queadores e bloqueadores de canais de cálcio não diidropiridínicos, como verapamil e diltiazem. A adição da digoxina ao tratamento com betabloqueador está entre as medidas mais efetivas para controle da FC. A amiodarona é reservada para indivíduos portadores de disfunção ventricular esquerda, quando há falha da terapia digitálica isolada.

A CVQ é uma opção à CVE nos indivíduos estáveis. Para tal, po-de-se lançar mão do esquema *pill-in-the-pocket* naqueles sem cardiopa-tia estrutural. Trata-se da utilização de um betabloqueador oral, seguido após cerca de 30 minutos por propafenona 600 mg via oral; caso não haja reversão, pode-se repetir 300 mg em até 2 horas. Quando este fár-maco está contraindicado, resta a utilização da amiodarona endovenosa.

A dosagem e via de administração de todas as drogas citadas po-dem ser conferidas nas Tabelas 13.2 e 13.3 mencionadas anteriormente.

Apesar da abordagem iniciar se assemelhar à da FA, o *flutter* atrial tem melhor resposta à ablação por cateter e deve ser propos-to aos pacientes como terapêutica definitiva e de manutenção do ritmo sinusal.

Tabela 13.4 Novos anticoagulantes orais para prevenção de eventos embólicos na FA não valvar.

Novos anticoagulantes	Dose	Não entraram nos estudos/ Uso não recomendado
Dabigratana (inibidor direto da trombina)	**150 mg** VO 12/12 h **110 mg** VO 12/12 h (dose sugerida para ≥ 75 anos ou maior risco de sangramento)	ClCr < 30 mL/min
Rivaroxabana (inibidor direto do fator Xa)	**20 mg** VO uma vez ao dia (ClCr > 50 mL/min) **15 mg** VO uma vez ao dia (ClCr 30-49 mL/min)	ClCr < 30 mL/min
Apixabana (inibidor direto do fator Xa)	**5 mg** VO 12/12 h **2,5 mg** VO 12/12 h (se presença de duas das seguintes condições: creatinina ≥ 1,5 mg/dL, idade ≥ 80 anos e peso ≤ 60 kg)	ClCr < 25 mL/min ou Cr > 2,5 mg/dL
Endoxabana (inibidor direto do fator Xa)	**60 mg** VO uma vez ao dia **30 mg** VO uma vez ao dia (opção de dose inicial quando ClCr 30-49 mL/min ou se chegar a esses níveis durante o tratamento) **15 mg** VO uma vez ao dia (opção de ajuste de dose se ocorrer queda do ClCr após o início da dose de 30 mg/dia)	ClCr < 30 mL/min
Comentários	Todos foram não inferiores aos inibidores da vitamina K na prevenção de AVC e tromboembolismos sistêmicos com taxas de sangramento maior semelhantes. Apixabana diminuiu sangramento maior comparado aos inibidores da vitamina K com algumas críticas ao modelo utilizado no estudo ARISTOTLE Contraaindicado para gestantes e portadores de próteses valvares. Interação medicamentosa que contraindica uso: medicamentos anticonvulsivantes indutores de enzimas, como a fenitoína e antirretrovirais inibidores de protease (pacientes HIV positivos) A dose adequada para indivíduos com IMC ≥ 40 kg/m^2 ou peso ≥ 120 kg não está estabelecida para esses indivíduos, e as doses habituais podem não oferecer a proteção desejada.	

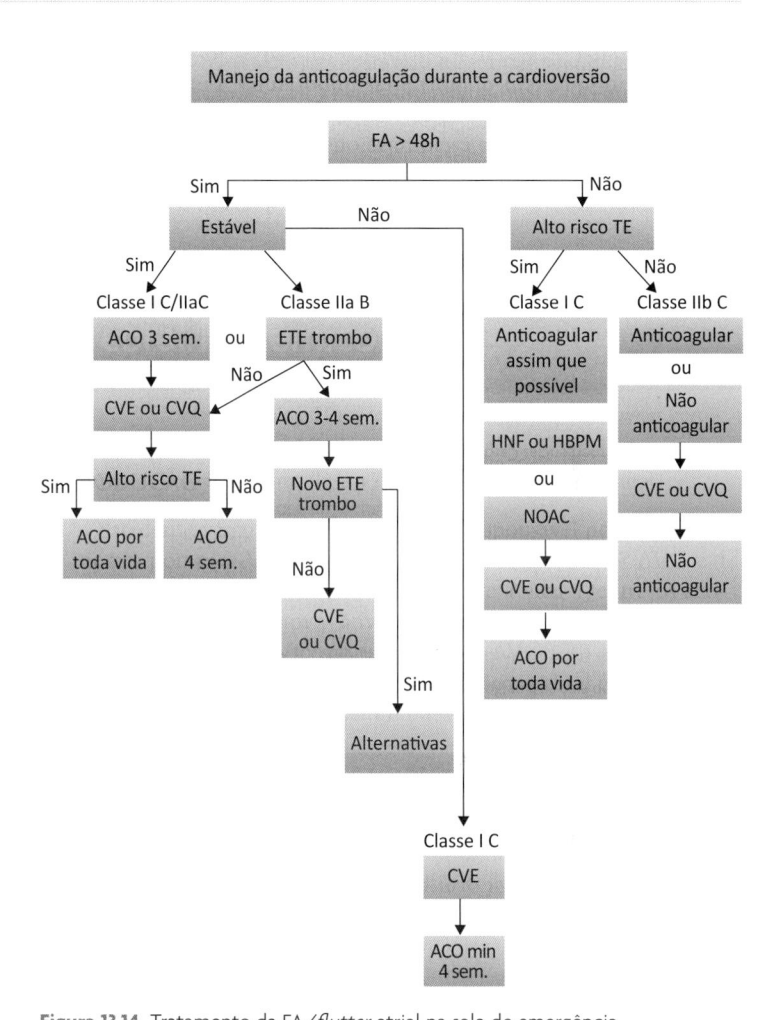

Figura 13.14 Tratamento da FA/*flutter* atrial na sala de emergência.
FA: fibrilação atrial; TE: tromboembólico; HNF: heparina não fracionada; HBPM: Heparina de baixo peso muscular; NOAC: novos anticoagulantes orais; ACO: anticoagulação oral; ETE: ecocardiograma transesofágico; CVE: cardioversão elétrica; CVQ: cardioversão química; sem: semanas.

SITUAÇÕES ESPECIAIS

- **Taquicardia por reentrada AV antidrômica:** a característica do ECG dessa arritmia faz diagnóstico diferencial com taquicardia ventricular por se apresentar com QRS largo (> 120 ms) e deverá ser revertida conforme os protocolos do Advanced Cardiologic Life Support (ACLS) para taquicardia de QRS largo. Após a reversão da taquicardia, o ECG apresenta pré-excitação ventricular e deverá ser tratada com medicamentos que tenham ação no feixe acessório, como a propafenona. A amiodarona é uma medicação segura e eficaz nesses casos, mas devido aos seus diversos efeitos colaterais fica reservada para casos em que há disfunção ventricular esquerda ou impossibilidade do uso de propafenona. Os betabloqueadores e os bloqueadores de canais de cálcio não são seguros se utilizados isoladamente para esses pacientes. O verapamil e o diltiazem podem aumentar a condução através da via acessória e bloquear o nó AV aumentando o grau de pré-excitação ventricular. O uso de betabloqueadores em doses baixas associados à propafenona oferece melhor resposta terapêutica até que a ablação por cateter seja realizada.
- **Fibrilação atrial pré-excitada:** o tratamento de escolha na sala de emergência é a cardioversão elétrica sincronizada e o tratamento ideal após a reversão da taquicardia é a ablação da via acessória por cateter. Enquanto se aguarda o procedimento de ablação, deve ser medicada como as taquicardias por reentrada AV antidrômica (Figura 13.15).

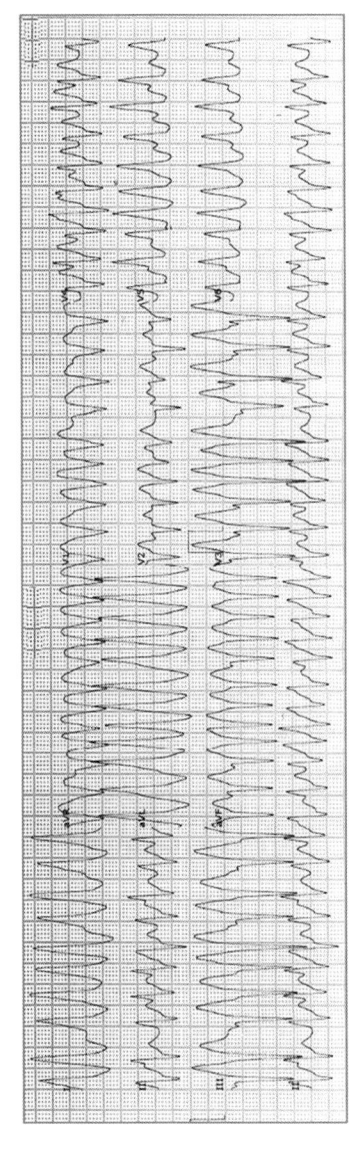

Figura 13.15 Fibrilação atrial com pré-excitação ventricular. Observa-se RR irregular e QRS mais estreitos nos ciclos mais curtos e mais largos nos ciclos mais longos, contrárioao que ocorre nas aberrâncias de condução. Observa-se espessamento inicial do QRS – ondas delta.

BIBLIOGRAFIA

1. Blomström-Lundqvist C, Scheinman MM, Aliot EM, et al. ACC/AHA/ESC guidelines for the management of patients with supraventricular arrhythmias—executive summary: a report of the American College of Cardiology/American Heart Association Task Force on Practice Guidelines, and the European Society of Cardiology Committee for Practice Guidelines (Writing Committee to Develop Guidelines for the Management of Patients With Supraventricular Arrhythmias). Circulation. 2003;108(15):1871-909.

2. Connolly SJ, Ezekowitz MD, Yusuf S, et al. Dabigatran versus warfarin in patients with atrial fibrillation. N Engl J Med. 2009;361(12):1139-51.

3. Ferguson JD, DiMarco JP. Contemporary management of paroxysmal supraventricular tachycardia. Circulation. 2003;107(8):1096-9.

4. Giugliano RP, Ruff CT, Braunwald E, et al. Edoxaban versus warfarin in patients with atrial fibrillation. N Engl J Med. 2013;369(22): 2093-104.

5. Granger CB, Alexander JH, McMurray JJ, et al. Apixaban versus warfarin in patients with atrial fibrillation. N Engl J Med. 2011; 365(11):981-92.

6. Granger CB, Alexander JH, McMurray JJ, et al. Apixaban versus warfarin in patients with atrial fibrillation. N Engl J Med 2011;365(11):981-92.

7. Hohnloser SH, Hijazi Z, Thomas L, et al. Efficacy of apixaban when compared with warfarin in relation to renal function in patients with atrial fibrillation: insights from the ARISTOTLE trial. Eur Heart J. 2012;33(22): 2821-30.

8. Issa Z, Miller JM, Douglas P, Zipes DP. Clinical arrhythmology and electrophysiology: a companion to Braunwald's heart disease. 2nd ed. 2009. p.393-403.

9. January C.T., Wann S, Calkins H, et al. 2019 AHA/ACC/HRS Focused Update of the 2014 AHA/ACC/HRS Guideline for the Management of Patients With Atrial Fibrillation. Circulation. 2019;139:e000-e000.

10. Kirchhof P., Benussi S, Kotecha D, et al. , 2016 ESC Guidelines for the management of atrial fibrillation developed in collaboration with EACTS The Task Force for the management of atrial fibrillation of the European Society of Cardiology (ESC) Developed with the special contribution of the European Heart Rhythm Association (EHRA) of the ESC Endorsed by the European Stroke Organisation (ESO). European Heart Journal (2016) 37, 2893-2962.

11. Lee KW, Badhwar N, Scheinman MM. Supraventricular tachycardia---Part I. Curr Probl Cardiol. 2008;33(9):467-546.

12. Lee KW, Badhwar N, Scheinman MM. Supraventricular tachycardia---Part II: history, presentation, mechanism, and treatment. Curr Probl Cardiol 2008;33(10):557-622.

13. Lip GY, Nieuwlaat R, Pisters R, et al. Refining Clinical Risk Stratification for Predicting Stroke and Thromboembolism in Atrial Fibrillation Using a Novel Risk Factor-Based Approach. Chest. 2010;137(2):263-72.

14. Page RL, Joglar JA, Caldwell MA, et al. 2015 ACC/AHA/ HRS guideline for the management of adult patients with supraventricular tachycardia: a report of the American College of Cardiology/American Heart Association Task Force on Clinical Practice Guidelines and the Heart Rhythm Society. J Am Coll Cardiol. 2016; 67(13):e27-e115.

15. Page RL, Joglar JA, Caldwell MA, et al. 2015 ACC/AHA/ HRS guideline for the management of adult patients with supraventricular tachycardia: a report of the American College of Cardiology/American Heart Association Task Force on Clinical Practice Guidelines and the Heart Rhythm Society. J Am Coll Cardiol. 2016;67(13):e27-e115.

16. Patel MR, Mahaffey KW, Garg J, et al. Rivaroxaban versus warfarin in nonvalvular atrial fibrillation. N Engl J Med. 2011;365(10):883-91.

17. Pisters R, Lane DA, Nieuwlaat R, et al. A novel user-friendly score (HAS-BLED) to assess one-year risk of major bleeding in atrial fibrillation patients: the Euro Heart Survey. Chest. 2010;138(5):1093-100.

18. Santos ES, Trindade PH, Moreira, HG. Tratado Dante Pazzanese de Emergências Cardiovasculares. São Paulo: Atheneu; 2016.

19. Silva Neto AO, Kusnir CE. Taquicardia supraventricular: diagnóstico e tratamento. Revisão/Review. Rev Fac Cienc Méd Sorocaba. 2006;8(4):6-17.

20. Wang PJ, Estes NA 3rd. Cardiology patient pages. Supraventricular Tachycardia. Circulation 2002;106(25):e206-8.

capítulo 14

Bento Gomes de Moraes Neto

Taquicardias Ventriculares

INTRODUÇÃO

As arritmias ventriculares podem ocorrer na população com ou sem cardiopatia estrutural subjacente, e sua forma de apresentação varia desde extrassístoles ventriculares isoladas, episódios de taquicardias ventriculares não sustentadas ou sustentadas até fibrilação ventricular. As arritmias complexas, como a taquicardia ventricular (TV) e a fibrilação ventricular (FV), respondem por cerca de 2/3 dos casos de morte súbita. Nesse contexto, a cardiopatia isquêmica é o principal fator etiológico. Dentre as principais causas de TV em pacientes com cardiopatia estrutural, destacam-se as miocardiopatias (isquêmicas, dilatadas idiopáticas, restritivas, hipertróficas, chagásicas e valvares), a displasia arritmogênica de ventrículo direito (DAVD), o miocárdio não compactado, a miocardite, as cardiopatias congênitas, entre outras.

Entretanto, nos últimos anos, as TVs em pacientes com coração estruturalmente normal têm sido diagnosticadas com certa frequência em salas de emergência e em ambulatórios especializados. Esse grupo de arritmias pode ser dividido em:

1. Arritmias ventriculares idiopáticas (sem causa identificável);
2. Arritmias ventriculares hereditárias:
   a) Síndrome de intervalo QT longo;
   b) Síndrome de intervalo QT curto;

c) Síndrome de Brugada;
d) Taquicardia ventricular polimórfica catecolaminérgica (TVPC);
e) Síndrome da repolarização precoce maligna (RP);
f) Fibrilação ventricular idiopática (FVI).

Desse grupo, fazem parte aquelas arritmias originadas por alterações genéticas em canais iônicos, associadas a maior risco de morte súbita cardíaca (MSC). Neste capítulo, serão abordadas as principais entidades associadas a taquiarritmias ventriculares em pacientes com cardiopatia estrutural e coração estruturalmente normal.

FISIOPATOLOGIA E MECANISMOS DA TAQUICARDIA VENTRICULAR E FIBRILAÇÃO VENTRICULAR

Taquicardia ventricular

O automatismo, a atividade deflagrada e a reentrada são os principais mecanismos envolvidos nas TVs.

- **Automatismo:** pode se encontrar exacerbado ou anormal. No primeiro, há um aumento da atividade automática de uma célula que normalmente iniciaria um potencial de ação; no segundo, células que em condições normais não teriam capacidade automática passam a tê-la.
- **Atividade deflagrada:** ocorre por pós-potenciais tardios secundários a aumento do cálcio intracelular, em condições de intoxicação digitálica ou por pós-potenciais precoces por prolongamento do potencial de ação, causando *torsades de pointes*. Outras condições associadas a arritmias por pós-potenciais precoces incluem estiramento ventricular por insuficiência cardíaca e mutações em canais de sódio, cálcio e potássio.
- **Reentrada:** requer a presença de um circuito com duas vias e um obstáculo anatômico e/ou funcional, com uma zona de condução lenta e bloqueio unidirecional nas vias do circuito. Essas vias têm que apresentar diferentes velocidades de condução, como diferentes períodos refratários.

Fibrilação ventricular

Fibrilação ventricular é o resultado da reentrada de diversas ondas espiraliformes no miocárdio ventricular. A FV depende de um substrato estrutural (cardiomiopatia, coronariopatia), de um fator deflagrador (geralmente representado pelas extrassistolias) e/ou de um fator modulador (distúrbios eletrolíticos, hipóxia, inflamação, substâncias, desbalanço autonômico, entre outros).

ELETROCARDIOGRAMA DE 12 DERIVAÇÕES COMO FERRAMENTA DIAGNÓSTICA NA IDENTIFICAÇÃO DO SÍTIO DE ORIGEM DA TAQUICARDIA VENTRICULAR

A localização do sítio de origem da arritmia ventricular pelo ECG é de extrema importância, sobretudo quando se planeja uma estratégia invasiva. Contudo, áreas de fibrose, substâncias antiarrítmicas, distúrbios de condução, anormalidades metabólicas e efeitos de isquemia podem afetar a morfologia do QRS e limitar a acurácia do ECG. A despeito dessas limitações, algumas regras gerais podem ser aplicadas na análise do QRS durante a taquicardia, independentemente do substrato. Dentre essas, destacam-se:

1. A duração do QRS é afetada pela proximidade do septo, sendo as TVs septais mais estreitas.
2. A morfologia de bloqueio de ramo esquerdo (BRE) sugere taquicardias com origem no ventrículo direito (VD) ou no septo ventricular, enquanto a presença da onda R dominante em V1 ou deflexões predominantemente negativas em DI indicam taquicardias com origem no ventrículo esquerdo (VE).
3. As taquicardias com origem apical geralmente cursam com onda S dominante em parede inferior, enquanto as taquicardias que cursam com onda R dominante sugerem origem basal.
4. A presença de complexos QR/QS indica que a ativação está movendo-se em direção oposta ao sítio onde o complexo foi registrado.

5. As taquicardias de origens epicárdicas geralmente se manifestam com QRSs mais largos e ativação inicial mais lenta quando comparadas com as TVs de origens endocárdicas. Essa distinção é de extrema importância, uma vez que TVs com origem epicárdica requerem, em caso de tratamento ablativo planejado, acesso pericárdico e mapeamento epicárdico. Berruezo *et al.* demonstraram que taquicardias com origem epicárdica podem ser reconhecidas por um atraso na porção inicial do QRS (pseudodelta) e QRSs mais largos. Os respectivos valores estão representados na Tabela 14.1.

Tabela 14.1 Critérios de Berruezo para reconhecimento de taquicardias ventriculares de origem epicárdica.	
Achados eletrocardiográficos	**Limitação**
Pseudodelta > 34 ms	
Deflexão intrinsecoide V2 ≥ 85 ms	Não se aplica para TVs com morfologia de BRE

TV: Taquicardia ventricular; BRE: Bloqueio de ramo esquerdo.

TV EM CARDIOPATIA ESTRUTURAL

Displasia arritmogênica do ventrículo direito

A DAVD é caracterizada pela substituição, em graus variáveis, do tecido miocárdico por tecido gorduroso e fibrose, geralmente diagnosticada durante a adolescência, ou em adultos jovens, mais comumente no sexo masculino. Na maioria dos casos, tem caráter autossômico dominante, com mutações nos genes que codificam a proteína plakofilina 2 e outras proteínas do desmossomo.

Entretanto, a MSC pode ser a primeira manifestação da doença. Ocorre geralmente durante o exercício físico ou estresse emocional, mas também pode ocorrer sem fator causal aparente. Embora seja mais frequente em indivíduos com extensa infiltração do VD, casos de morte súbita foram descritos em indivíduos com alterações puramente microscópicas. Dilatação do VD, anormalidades da repolarização ventricular em derivações precordiais no ECG e envolvimento do VE estão associados a maior risco.

O principal mecanismo das arritmias ventriculares é a reentrada, e os critérios para diagnóstico são aplicados conforme Tabela 14.2.

Tabela 14.2 Critérios para o diagnóstico de DAVD.

Critérios maiores

- História familiar (necrópsia ou cirurgia)
- Ondas Épsilon ou duração QRS > 110 ms em V_1, V_2 ou V_2 (na ausência de BRD)
- Substituição fibrogordurosa do miocárdio na biópsia endomiocárdica
- Dilatação grave e redução de fração de ejeção de VD com envolvimento leve ou ausente de VE
- Aneurisma localizado de VD (áreas acinéticas ou discinéticas com abaulamento diastólico)/grave dilatação segmentar da VD (doença difusa de VD)

Critérios menores

- História familiar MSC presumida por DAVD presumida
- Potenciais tardios no ECGAR
- Substituição fibrogordurosa do miocárdio na biópsia endomiocárdica
- Ondas T invertidas nas derivações precordiais direitas (V_2-V_3) acima de 12 anos de idade na ausência de BRD
- Dilatação discreta do VD
- TVNS ou TV com morfologia de BRE no ECG, holter ou teste ergométrico

*O indivíduo deve ter 2 critérios maiores ou 1 maior mais 2 menores ou 4 menores de diferentes categorias para atender ao diagnóstico de DAVD.

BRD: Bloqueio de ramo direito; VD: Ventrículo direito; DAVD: Displasia arritmogênica de ventrículo direito; MSC: Morte súbita cardíaca; ECGAR: Eletrocardiograma de alta resolução; TVNS: Taquicardia ventricular não sustentada; TV: Taquicardia ventricular; BRE: Bloqueio de ramo esquerdo.

Tratamento

O tratamento da DAVD visa a melhora dos sintomas e a prevenção da MSC. Em casos de taquicardia ventricular, a amiodarona e o sotalol são medicamentos de escolha. Contudo, há evidências de superioridade do sotalol na prevenção de arritmias em longo prazo.

O cardiodesfibrilador implantável (CDI) está indicado nas situações nas quais há maior risco de MSC: história de MSC abortada e TV hemodinamicamente instável. A indicação nos casos de TV estáveis deve ser feita após levar em consideração os riscos das terapias elétricas inapropriadas e outras complicações.

MIOCARDIOPATIA CHAGÁSICA

A doença de Chagas, principal causa de miocardite infecciosa nas Américas Central e do Sul, é causada pelo protozoário flagelado *Trypanossoma cruzi*, e pode acometer tanto o coração como o sistema nervoso e o trato digestório. Cerca de 2/3 dos casos infectados têm envolvimento cardíaco. Distúrbios de condução, insuficiência cardíaca, arritmias atriais e ventriculares e não raramente MSC são manifestações da cardiomiopatia chagásica crônica.

Anormalidades segmentares (geralmente em parede inferolateral do ventrículo esquerdo) associadas à fibrose miocárdica focal e intersticial, entremeadas por tecido normal, são o substrato anatômico para a ocorrência de arritmias ventriculares por reentrada na miocardiopatia chagásica. Pacientes com arritmias ventriculares complexas apresentam maior risco de MSC. Seu manuseio permanece controverso e, portanto, não há evidências que comprovem os benefícios do tratamento preventivo primário.

Tratamento

Não obstante a falta de estudos randomizados para tratamento das arritmias, estudos observacionais sugerem que a amiodarona melhora a sobrevida de pacientes com cardiopatia chagásica considerados de alto risco para arritmias ventriculares malignas, além de ser o tratamento de escolha em casos de TVs sustentadas e TVs não sustentadas, sobretudo naqueles portadores de disfunção ventricular.

O CDI deve ser considerado naqueles indivíduos recuperados de MSC ou TV instável, principalmente se houver fração de ejeção do VE inferior a 40% e expectativa de vida superior a um ano.

CARDIOMIOPATIA HIPERTRÓFICA

A cardiomiopatia hipertrófica (CMH) é uma doença cardíaca genética caracterizada por hipertrofia e fibrose acentuada do músculo cardíaco, na ausência de uma causa aparente (como estenose aórtica ou hipertensão arterial), que cursa com VE hiperdinâmico, disfunção diastólica e arritmias complexas por circuitos de reentrada. Resulta da mutação de um ou mais genes responsáveis pela codificação das proteínas dos sarcômeros no músculo cardíaco e é a principal causa de MSC em atletas jovens, com taxas anuais variando entre 0,5% e 1,5% para a maioria das faixas etárias.

A CMH pode ser classificada em obstrutiva (caracterizada por hipertrofia septal associada à sucção do folheto anterior da válvula mitral provocando obstrução subaórtica) e não obstrutiva. As manifestações clínicas são variáveis, podendo os pacientes serem assintomáticos ou apresentarem sintomas, como dor torácica, dispneia, palpitações e síncope. O diagnóstico é fundamentado nas alterações eletrocardiográficas (sobrecarga de VE), confirmadas pelo ecocardiograma.

A MSC pode ser a primeira manifestação da doença, tendo como seus principais fatores de risco os descritos na Tabela 14.3.

Tabela 14.3 Fatores de risco associados à morte súbita em pacientes com cardiomiopatia hipertrófica.

Fatores de risco maiores	Fatores de risco possíveis
• Recuperados de MSC por FV • TV sustentada espontânea • História familiar de MSC em idade precoce • Síncope de etiologia incerta • Espessamento de parede de VE > 30 mm • Resposta anormal de PA durante o esforço (PA em platô ou queda patológica) • TVNS espontânea	• Fibrilação atrial • Isquemia miocárdica • Obstrução de VSVE • Mutações de alto risco* • Atividade física competitiva

*Betamiosina de cadeia pesada e troponina T.

Tratamento

O tratamento medicamentoso da CMH é limitado e visa primariamente o alívio dos sintomas com os diuréticos em baixa dose (reduz congestão) e os bloqueadores beta-adrenérgicos e/ou antagonistas dos canais de cálcio que reduzem o consumo de oxigênio e o gradiente pressórico. Em casos refratários, a cirurgia (miectomia septal) e a alcoolização percutânea podem ser alternativas terapêuticas.

O CDI deve ser considerado como prevenção secundária naqueles indivíduos recuperados de MSC e nas TV instáveis ou associadas à síncope e expectativa de vida superior a um ano.

A profilaxia primária em pacientes com mais de 16 anos é feita pelo cálculo da estimativa de risco de MSC em cinco anos, que leva em consideração a idade, espessura da parede livre de VE, tamanho do átrio esquerdo, gradiente máximo de saída de VE, história familiar de MSC,

TVNS e síncope inexplicada (ver calculadora no *site http://doc2do.com/ hcm/webHCM.html*). O CDI está indicado quando houver mais de 6% de chances de MSC e a expectativa de vida for maior que um ano; naqueles com estimativa entre 4% e 6%, particularmente abaixo de 4%, os riscos e benefícios do implante do CDI devem ser cuidadosamente estudados a fim de decidir pelo seu implante ou não.

A última diretriz americana de arritmias ventriculares e MSC de 2017, indica o implante de CDI nos portadores de CMH com 1 dos seguintes achados: espessura do septo maior ou igual a 30mm; história de MSC em pelo menos 1 familiar de primeiro grau cuja principal hipótese seja CMH; 1 ou mais episódios de síncope inexplicada nos últimos 6 meses. Nos indivíduos com TVNS ao holter e/ou resposta pressórica anormal do teste de esforço, o CDI pode ser indicado, desde que na presença de modificadores de risco (idade < 30 anos; fibrose miocárdica na ressonancia magnética; obstrução da via de saída de VE; síncope ha mais de 5 anos; aneurisma de VE; FEVE < 50%).

Para crianças com menos de 16 anos, o CDI está indicado como profilaxia secundária ou em casos selecionados, como profilaxia primária (quando dois ou mais dos seguintes fatores estiverem presentes: espessura septal ≥ 30 mm, síncope inexplicada, TVNS ou história familiar de MSC).

MIOCARDIOPATIAS RESTRITIVAS

As miocardiopatias restritivas são um grupo de patologia cujo principal mecanismo patogênico é a disfunção diastólica, caracterizada por paredes ventriculares excessivamente rígidas e função sistólica usualmente preservada, mesmo em casos de extensa infiltração miocárdica. Dentre as principais causas estão amiloidose, hemocromatose, doença de Fabry, sarcoidose, endocardiomiofibrose, entre outras.

O prognóstico da miocardiopatia restritiva é variável, não há estudos randomizados sobre a prevenção de morte súbita. Nenhuma terapia específica, exceto para os sintomas, está disponível para as formas idiopáticas da miocardiopatia restritiva. Nas miocardiopatias restritivas secundárias, os benefícios podem ser obtidos com o tratamento específico do processo etiológico.

O CDI deve ser considerado como prevenção secundária naqueles indivíduos recuperados de MSC e nas TV instáveis, e a expectativa de vida é superior a um ano.

DOENÇAS CONGÊNITAS EM ADULTOS

Dentre as principais cardiopatias congênitas (CC) associadas ao maior risco de MSC incluem-se a tetralogia de Fallot, estenose aórtica, coarctação de aorta, transposição de grandes vasos, anomalia de Ebstein, Síndrome de Marfan, Síndrome de Eisenmenger, BAVT congênito e ventrículo único. A maioria dos estudos de MSC e arritmia ventricular têm como alvos pacientes portadores de tetralogia de Fallot ou aqueles em pós-operatório de reparo cirúrgico utilizando as técnicas de Mustard e Senning para a correção de transposição de grandes vasos. Embora tenham sido descritos casos de morte secundária a bloqueios atroventriculares, bradicardia e *flutter* atrial com alta resposta ventricular, sobretudo relacionados com procedimentos como Fontan, as arritmias ventriculares permanecem como a principal etiologia de MS.

Tratamento em cardiopatias congênitas

A melhor estratégia de tratamento é incerta, e os antiarrítmicos não parecem ser opções de escolha. Dentre os possíveis tratamentos, destacam-se a ablação com radiofrequência, o implante de CDI e o reparo cirúrgico em casos selecionados.

MIOCARDIOPATIA ISQUÊMICA

Mais de 80% dos casos de MSC ocorrem em portadores de doença arterial coronária (DAC). Acredita-se que o comprometimento da função ventricular esquerda seja um forte preditor de risco de MSC, sobretudo no período pós-infarto.

Três são os possíveis mecanismos de arritmias ventriculares em pacientes com DAC:

1. instabilidade elétrica (pós-potenciais ou automatismo alterado) induzida por isquemia;
2. macrorreentrada ao redor da zona de cicatriz de um VE remodelado; e
3. reentrada ramo a ramo em pacientes com distúrbios de condução intraventricular e VE dilatado.

As arritmias ventriculares na fase aguda do infarto, secundárias a isquemia e necrose, quase sempre manifestam-se como TVs polimórficas ou FV e têm como principais mecanismos o automatismo e a atividade deflagrada. Na fase crônica, geralmente estão associadas a circuitos de reentrada em áreas de cicatrizes e costumam manifestar-se como TV monomórfica, podendo ocorrer anos após o infarto. Em casos de disfunção ventricular avançada e insuficiência cardíaca, a TV pode manifestar-se novamente como monomórfica ou polimórfica. Clinicamente, podem surgir como episódios isolados ou múltiplos, TV/FV incessante ou tempestade elétrica.

Tratamento

A amiodarona foi a substância antiarrítmica mais estudada em relação à eficácia e segurança em populações com insuficiência cardíaca ou disfunção ventricular esquerda, não reduzindo a incidência de MSC e nem substituindo a indicação do CDI em casos selecionados.

Os estudos MERIT-HF (*Metoprolol CR/XL Randomized Intervention Trial in Congestive Heart Failure*) e CIBIS-II (*Cardiac Insufficiency Bisoprolol Study II*) mostraram benefício do metoprolol e bisoprolol, respectivamente, na prevenção de morte arrítmica em pacientes com insuficiência cardíaca.

Nos pacientes sobreviventes de MSC ou TV instável por causa não reversível, indica-se o implante do CDI como profilaxia secundária. Como prevenção primária, o CDI está indicado nas seguintes situações:

A. FEVE ≤ 35% e CF II-III, ou FEVE ≤ 30% e CF I, II ou III;
B. FEVE ≤ 40%, TVNS espontânea e TVS indutível ao EEF.

MIOCARDIOPATIA DILATADA

Miocardiopatia dilatada (MCD), caracterizada por aumento das cavidades cardíacas, deterioração da função sistólica e sintomas de insuficiência cardíaca, pode ser secundária à doença arterial coronária, valvopatias, hipertensão arterial, gestação, uso de álcool e infecções. Em algumas situações, o agente etiológico não é identificado. Nesses casos, fatores genéticos, autoimunes, virais ou metabólicos parecem estar implicados na fisiopatogenia.

Alterações da mecânica e geometria ventricular podem predispor ao desenvolvimento de arritmias por reentrada devido a variações da tensão da parede e encurtamento do período refratário ventricular, ou ainda por meio de hiperautomaticidade ou atividade deflagrada. Efeitos pró-arrítmicos de substâncias antiarrítmicas também são mais prevalentes em pacientes com disfunção ventricular.

Extrassístoles ventriculares polimórficas, isoladas, pareadas e em salvas estão presentes em 80% a 95% dos pacientes com MCD e se tornam mais frequentes e mais complexas à medida que a função ventricular diminui.

Tratamento

Tratamento convencional para insuficiência cardíaca aumenta a sobrevida dos pacientes, retardando a progressão da disfunção ventricular. Na presença de arritmia ventricular complexa não sustentada, opta-se pela associação da amiodarona, na ausência de contraindicações. Embora a maioria dos estudos sugira o uso de CDI para prevenção primária, são imperativas a individualização do paciente, as possibilidades de complicações relacionadas com o procedimento e a ocorrência de choques inapropriados.

A indicação do CDI neste cenário ocorre nas seguintes situações:

- **Primária:** FEVE $\leq$ 35% e CF II-III, após pelo menos três meses de tratamento otimizado;
- **Secundária:** sobreviventes de MSC e TV instável.

ABLAÇÃO EM PACIENTES COM CARDIOPATIA ESTRUTURAL

Em geral, as técnicas de mapeamento empregadas na ablação de arritmias ventriculares dependem do mecanismo da taquicardia e da natureza do substrato. Taquicardias de origem focal podem ser secundárias ao automatismo, atividade deflagrada ou microrreentradas. Esses focos usualmente são localizados por mapeamentos de ativação, no qual se define a sequência de ativação ventricular pela avaliação de eletrogramas intracavitários e, em casos selecionados, com auxílio de imagens tridimensionais.

De fato, a maioria dos pacientes com cardiopatia subjacente apresenta uma ou mais morfologias de TV não toleráveis o suficiente para mapeamento. O mapeamento fundamentado no substrato é uma alternativa nesses casos. Esse método envolve a criação de uma imagem tridimensional com cores variadas que representam a voltagem na área selecionada; as regiões de baixa voltagem são secundárias a zonas de cicatriz e as zonas de alta voltagem representam tecido normal (Figura 14.1). Após avaliação da área de cicatriz e suas bordas, linhas de radiofrequência são então produzidas.

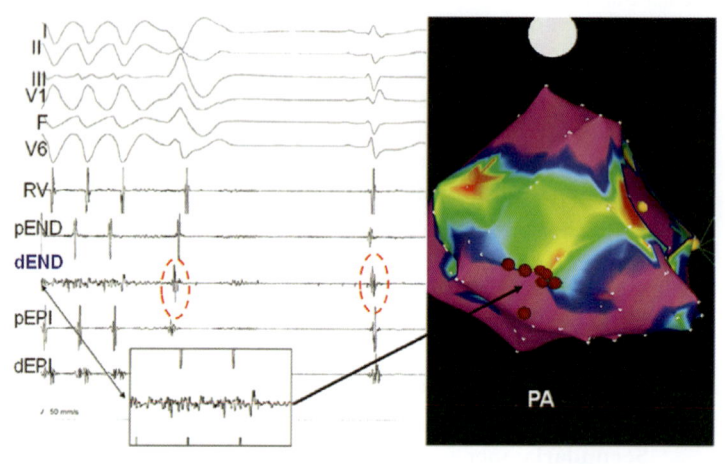

Figura 14.1 Mapeamento de voltagem em miocardiopatia isquêmica.

TV EM CORAÇÃO ESTRUTURALMENTE NORMAL

Taquicardia ventricular idiopática

A taquicardia ventricular idiopática (TVI) é uma forma incomum de taquiarritmia que se manifesta em indivíduos geralmente com coração normal e representa 10% a 20% das taquicardias diagnósticas nos grandes centros. Apresenta curso benigno na maioria dos casos e raramente está associada a taquicardiomiopatia. Pode ser classificada em monomórfica e polimórfica, conforme mencionado na Tabela 14.4.

Tabela 14.4 Classificação das arritmias ventriculares idiopáticas.

Taquicardias ventriculares idiopáticas	
TV idiopática monomórfica: <ul><li>Trato de saída: ventrículo direito, ventrículo esquerdo, cúspide aórtica</li><li>Fasciculares: anterossuperior esquerdo, posteroinferior esquerdo, septal</li><li>Anular: anel mitral, anel tricúspide</li><li>Monomórfica adrenérgica</li></ul>	**TV idiopática polimórfica**

Taquicardia ventricular do trato de saída do ventrículo direito

Representam 60% a 70% de todas as taquicardias ventriculares idiopáticas, acometendo mulheres de terceira e quinta décadas de vida, é sensível à adenosina e apresenta como principal mecanismo desencadeante a atividade deflagrada por pós-potencial tardio mediada por catecolaminas, sendo reproduzida em laboratório de eletrofisiologia pela infusão de isoproterenol. Os principais sintomas incluem palpitação, tontura, precordialgia atípica e, raramente, síncope. Apresenta evolução clínica benigna, tendo baixo risco de morte súbita.

Apresenta-se com padrão morfológico de bloqueio de ramo esquerdo e eixo elétrico do QRS orientado inferiormente, ou seja, com polaridade positiva em derivações inferiores do plano frontal (DII, DIII, aVF) (Figura 14.2). Quando a derivação D1 tem polaridade negativa, o foco está localizado anteriormente; quando sua polaridade é positiva, a arritmia origina-se na região posterior.

Abordagem terapêutica

A abordagem terapêutica da taquicardia ventricular direita envolve a reversão da crise com betabloqueadores ou bloqueadores de canal de cálcio não diidropiridínicos (verapamil), terapia farmacológica de manutenção e terapia não farmacológica por meio da ablação por cateter.

Medidas como massagem do seio carotídeo e administração venosa de adenosina podem reverter a arritmia em alguns casos. Em segundo plano, outros antiarrítmicos, como a amiodarona, podem ser utilizados.

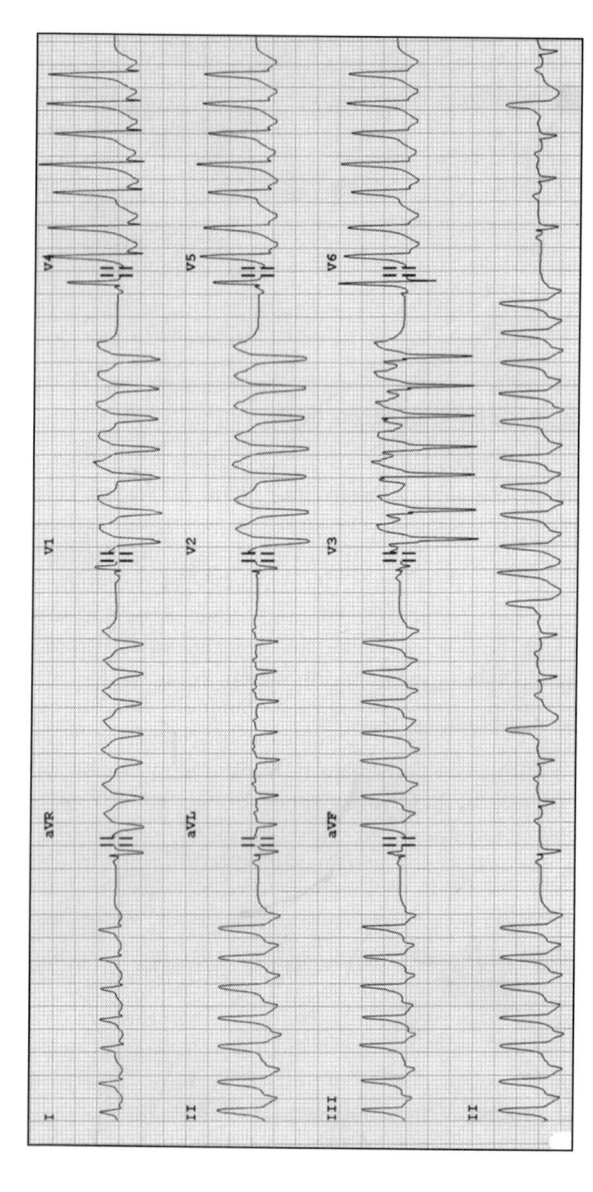

Figura 14.2 TV idiopática de via de saída de VD. Observe na derivação DII longo reversão da taquicardia para ritmo sinusal e extrassístole ventricular com mesmo padrão morfológico da taquicardia.

Taquicardia ventricular fascicular

Acomete o sexo masculino em 60% a 70%, com média de idade entre 15 e 40 anos, e apresentação clínica mais precoce em mulheres. Sintomas de palpitação, tontura, dispneia e pré-síncope podem ocorrer. Na maioria das situações, elas surgem ao repouso e, por vezes, tornam-se incessantes, podendo resultar em taquicardiomiopatia quando não revertidos.

Apresenta-se com padrão morfológico de bloqueio de ramo direito com eixo QRS desviado para cima e para a esquerda no plano frontal quando sai do fascículo posteroinferior esquerdo (Figura 14.3), e com padrão morfológico de bloqueio de ramo direito com eixo de QRS desviado inferiormente e para a direita no plano frontal quando sai do fascículo anterossuperior esquerdo.

Abordagem terapêutica

A abordagem terapêutica envolve a conduta na fase aguda (terapia de reversão verapamil endovenoso), o tratamento farmacológico de manutenção e a terapia de ablação por radiofrequência, que proporciona a cura na maioria dos casos.

Taquicardia ventricular hereditária

As canalopatias são doenças hereditárias arritmogênicas, causadas por mutações genéticas que levam à disfunção de canais iônicos cardíacos, responsáveis pela despolarização e repolarização em todo miocárdio. Essas mutações podem produzir ganho ou perda de função do canal e são classificadas de acordo com a Tabela 14.5 a seguir.

Tabela 14.5 Classificação das arritmias ventriculares hereditárias.
Taquicardias ventriculares hereditárias
• Síndrome de intervalo QT longo;
• Síndrome de intervalo QT curto;
• Síndrome de Brugada;
• Taquicardia ventricular polimórfica catecolaminérgica;
• Síndrome da repolarização precoce maligna (RP);
• Fibrilação ventricular idiopática (FVI).

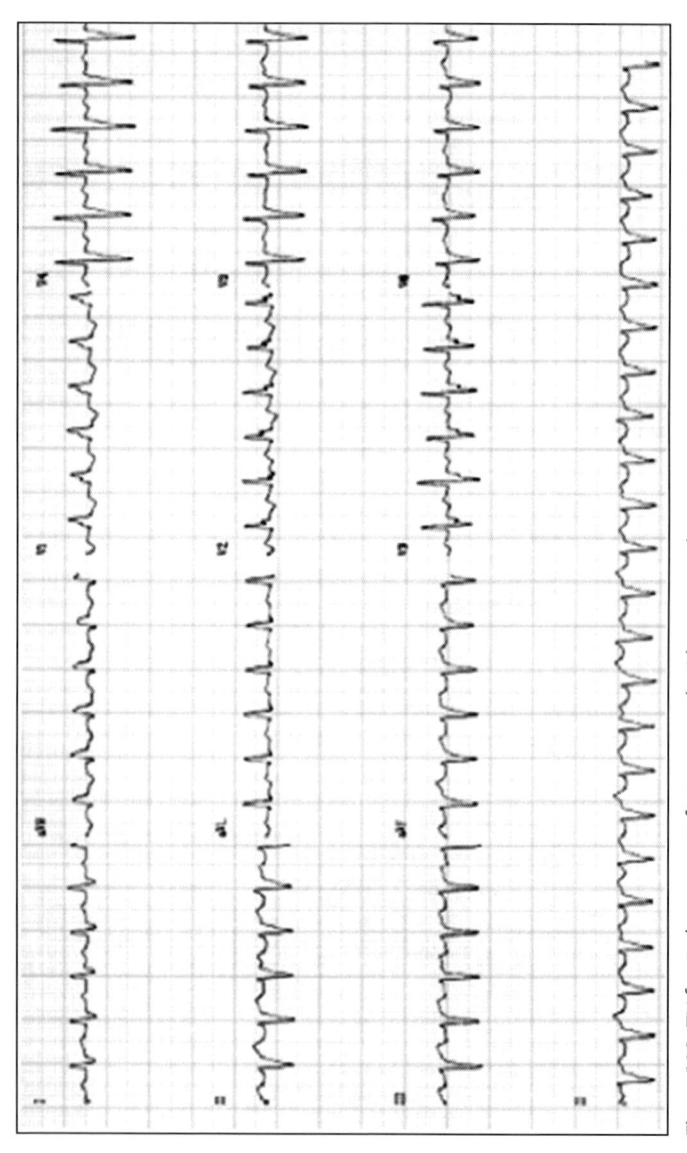

Figura 14.3 TV fascicular posteroinferior esquerda. Observe o padrão tipo BRD em V1 e o eixo QRS desviado à esquerda no plano frontal.

Síndrome do QT longo congênito

Doença hereditária que se manifesta em crianças e adolescentes com coração estruturalmente normal e pode causar MSC em elevada proporção de pacientes não tratados.

A atividade deflagrada por pós-potenciais precoces é o principal mecanismo arritmogênico responsável pela taquicardia ventricular polimórfica do tipo *torsades de pointes* observada em pacientes portadores da SQTL.

A marca característica dos pacientes portadores da SQTL é o intervalo QT corrigido prolongado, com valores acima de 460 ms na criança, maior que 450 ms no homem, ou maior que 470 ms na mulher. Tal medida fica prejudicada na presença de fibrilação atrial, nas bradicardias (FC < 50 bpm) e taquicardias (FC > 100 bmp).

Padrões morfológicos diferentes do segmento ST e da onda T podem ser observados conforme o subtipo da SQTL. Observa-se duração da onda T particularmente prolongada no subtipo SQTL1. Na maioria das vezes, pacientes com SQTL2 apresentam onda T pequena e/ou entalhada-bífida. Já no subtipo SQTL3, o início da onda T é caracteristicamente prolongado (Figura 14.4).

Palpitações ou sensação de batedeira são incomuns; desse modo, síncope e parada cardíaca são a apresentação clínica mais comum, podendo ou não estar associada ao estresse adrenérgico. Em portadores da SQTL1, os eventos arrítmicos estão associados à atividade física vigorosa, mais especificamente à natação. Pacientes com SQTL2 são particularmente sensíveis ao susto decorrente de estímulos sonoros, como alarme de relógio ou telefone. Já no subtipo SQTL3, os eventos ocorrem geralmente durante o sono sem relação com o despertar.

Síndrome do QT longo adquirido

Nos últimos anos, tem-se identificado um vasto número de fármacos de ação cardiovascular e não cardiovascular capazes de aumentar o tempo de repolarização ventricular, prolongando o intervalo QT e causando *torsades de pointes* (Tabela 14.6). A lista completa e atualizada das substâncias que afetam o intervalo QT pode ser encontrada no *site* http://www.qtdrugs.org.

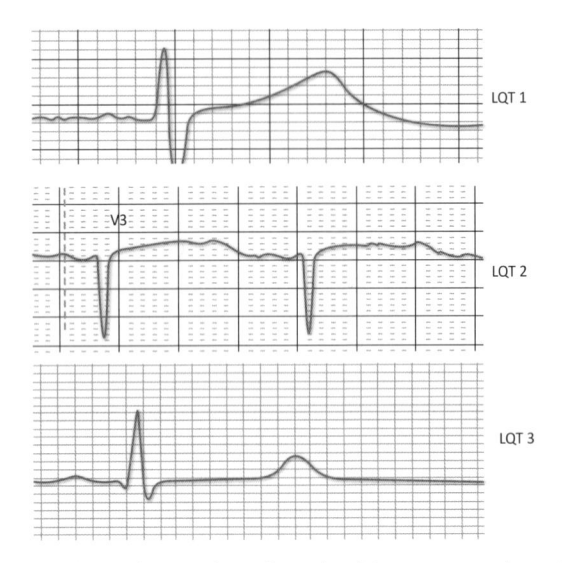

Figura 14.4 Padrões eletrocardiográficos dos diferentes tipos de síndrome do QT longo.

Tabela 14.6 Relação das substâncias com potencial risco de causar TDP.
Substâncias: risco de causar *torsades de pointes*
Amiodarona, bepridil, clorpromazina, cisapride, claritromicina, disopiramida, dofetilida, domperidona, droperidol, eritromicina, haloperidol, ibutilida, levometadil, mesoridazina, metadona, pentamidina, procainamida, quinidina, sotalol, tioridazina

Adaptada de www.qtdrugs.org

São considerados fatores de risco ou fatores precipitantes para *torsades de pointes* fármaco-induzida: intervalo QTc longo prévio; história de SQTL adquirida ou *torsades de pointes* prévio, hipocalemia, hipomagnesemia, hipocalcemia, bradicardia sinusal, rápida infusão de substâncias que prolongam o intervalo QTc, entre outras.

Abordagem terapêutica

O primeiro passo na abordagem dos pacientes com intervalo QT longo é a correção dos distúrbios eletrolíticos e suspensão de medicações que sabidamente interferem com o intervalo QT. Nos pacientes portadores de genótipos conhecidos, devem ser evitados os agentes deflagradores, como natação, exposição a sons altos etc.

Os betabloqueadores estão indicados em todos os pacientes diagnosticados clinicamente com síndrome do QT longo e naqueles com intervalo QT normal que carregam as mutações genéticas para a síndrome.

Nos pacientes recuperados de MSC e naqueles que experimentaram síncope e/ou TV enquanto utilizavam betabloqueadores, indica-se o implante do CDI.

Síndrome do intervalo QT curto congênito

Entidade muito rara de origem hereditária, caracterizada por intervalo QT curto, arritmias ventriculares graves e MSCa. Dentre as principais características, apresenta padrão autossômico dominante, intervalo QTc < 340 ms, episódios de FA frequentes e risco aumentado de MSC.

Eletrocardiograficamente, a SQTC é caracterizada pelo intervalo QT curto, geralmente inferior a 360 ms, podendo variar de 220 a 360 ms (Figura 14.5).

Assim como na SQTL, a apresentação clínica da SQTC é bastante heterogênea, variando entre famílias distintas ou ainda entre membros da mesma família. A idade de apresentação da doença é bastante variável, desde o primeiro mês de vida até a idade adulta, e muitos pacientes são portadores assintomáticos, sendo diagnosticados pela história familiar.

O diagnóstico de síndrome do QT curto se faz na presença de QTc ≤ 340 ms. Outra maneira de se fazer o diagnóstico é com QTc ≤ 360 ms associado a um ou mais dos seguintes achados:

- Mutação genética confirmada;
- História familiar de síndrome do QT curto;
- História familiar de MSC em idade < 40 anos;
- Sobrevivente de episódio de TV/FV na ausência de doença cardíaca.

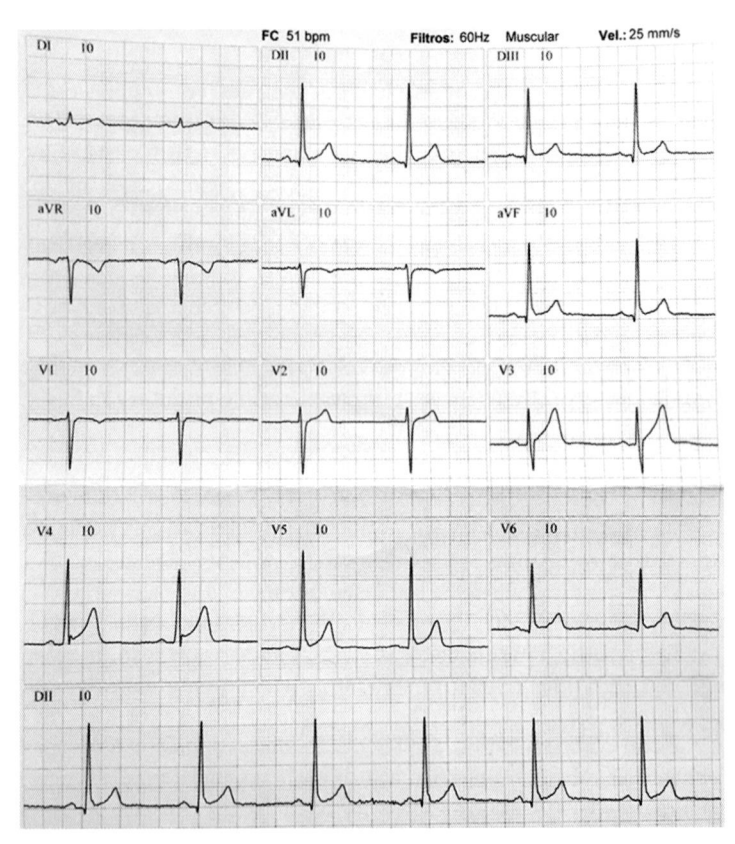

Figura 14.5 Síndrome do QT curto. Neste caso, o QTc é de 305 ms.

Abordagem terapêutica

Por ser uma entidade extremamente rara, não há grandes evidências científicas acerca do melhor tratamento medicamentoso. Há uma fraca indicação do emprego de quinidina ou sotalol nos pacientes assintomáticos com história familiar de MSC.

O CDI está indicado naqueles sobreviventes de MSC e/ou com TV documentada.

Síndrome de Brugada

A Síndrome de Brugada (SB) é uma desordem genética de herança autossômico-dominante, mais comum em homens (até 80%) com idade entre 35 e 40 anos, raramente ocorrendo na infância. Na maioria das vezes, é consequente a mutações do gene SCN5A, que criam uma "perda de função" dos canais de sódio transmembrana, resultando nos achados de supradesnivelamento do ponto J com segmento ST convexo nas derivações precordiais V1, V2 e V3. O espectro clínico pode variar desde formas assintomáticas até episódios de taquicardias ventriculares polimórficas seguidas ou não de síncope e MSC.

São descritos dois padrões diferentes de eletrocardiograma (ECG) relacionados com a SB (Figura 14.6):

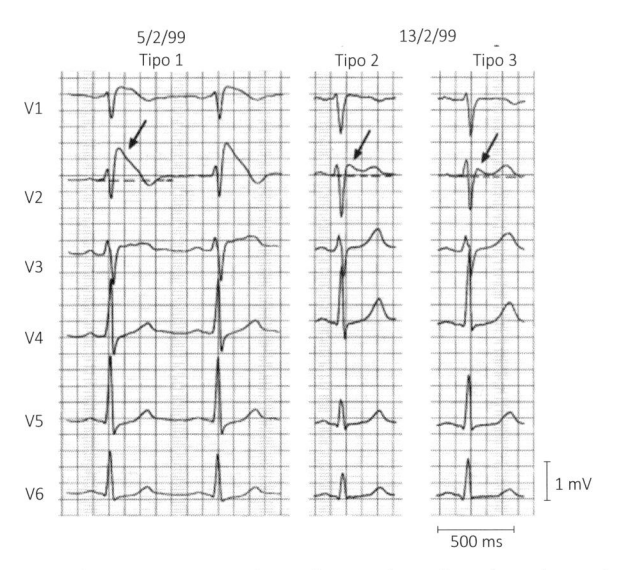

Figura 14.6 Observa-se os três padrões eletrocardiográficos da Síndrome de Brugada. Note as alterações dinâmicas do eletrocardiograma de um mesmo paciente ao longo dos dias.

Extraída de "Pedro Brugada P, Brugada R, Brugada J e cols. Patients with an asymptomatic brugada electrocardiogram should undergo pharmacological and electrophysiological testing circulation. 2005;112:279-292.

- Clássico padrão de Brugada tipo 1 (padrão côncavo);
- Padrão do 2 (combinação dos antigos padrões 2 e 3) – padrão em sela.

O diagnóstico definitivo de SB é feito na presença do padrão eletrocardiográfico tipo 1 espontâneo ou após administração de bloqueadores de canais de sódio endovenoso, associado a um ou mais dos seguintes:

- Fibrilação ventricular documentada;
- Taquicardia ventricular polimórfica;
- História familiar de morte súbita cardíaca em menores de 45 anos;
- ECG padrão tipo I em membros da família;
- Indução de taquicardia ventricular durante o estudo eletrofisiológico;
- Síncope inexplicada;
- Respiração agônica noturna.

Abordagem terapêutica

De todos os fármacos já testados para o tratamento dessa síndrome, o único que mostrou algum resultado positivo foi a quinidina, antiarrítmico da classe IA, cujo provável benefício poderia estar atribuído ao bloqueio da corrente transitória de potássio (I_{to}). Não obstante esses achados, sua utilização não deve ser encorajada por falta de evidências clínicas mais contundentes. Na ausência de fármacos confiáveis capazes de prevenir arritmias e consequente MSC, resta somente o uso do CDI.

Com base no algoritmo proposto pela segunda conferência de Brugada, as indicações de CDI são:

- Padrão de Brugada tipo I espontâneo:
  - MSC abortada
  - Síncope inexplicada
  - Assintomático com indução de taquicardia ventricular no EEF.
- Padrão de Brugada tipo I induzido por fármacos (padrão II):
  - MSC abortada
  - Síncope inexplicada
  - Assintomático com história familiar de MSC e indução de taquicardia ventricular no EEF.

Taquicardia ventricular polimórfica catecolaminérgica

É uma desordem arritmogênica familiar associada a mutações do gene que codifica a proteína que constitui os receptores de ryanodina (RyR2) e calsequestrina (CASQ2), caracterizada por taquicardia ventricular polimórfica induzida por ação adrenérgica mediante atividade física ou estresse emocional em corações estruturalmente normais e com intervalo QT normal. É reconhecida como causa significativa de morte cardíaca súbita em crianças e adultos jovens.

A apresentação clínica é semelhante à da SQTL e é caracterizada por episódios de síncopes provocados por atividade física ou estresse emocional; uma diferença entre ambas são os tipos de taquicardias responsáveis pelos episódios sincopais, *torsades de pointes* na SQTL e taquicardia ventricular polimórfica bidirecional com rotação 180 graus na taquicardia ventricular polimórfica catecolaminérgica (Figura 14.7).

Abordagem terapêutica

O tratamento padrão da taquicardia ventricular polimórfica catecolaminérgica baseia-se no uso de betabloqueadores associados à interrupção de atividade física indicados em todos os pacientes que apresenta manifestação clínica.

Para aqueles que, apesar do tratamento medicamentoso otimizado, apresentaram MSC abortada, síncope recorrente ou TV polimórfica/bidirecional, está indicado o implante do CDI.

Síndrome do repolarização precoce maligna

É uma condição caracterizada por elevação do ponto J > 0,1 mV e empastamento da porção final do QRS em duas derivações contínuas. Esses achados sempre foram considerados benignos; entretanto, diversos autores vêm observando a relação dessas alterações eletrocardiográficas com arritmias de alto risco (Figura 14.8).

Características de alto risco em repolarização maligna:

1. Localização em parede inferior;
2. Elevação do ponto J > 0,2 mV;
3. Entalhe da onda J caracteriza maior risco que o empastamento;
4. Sexo masculino.

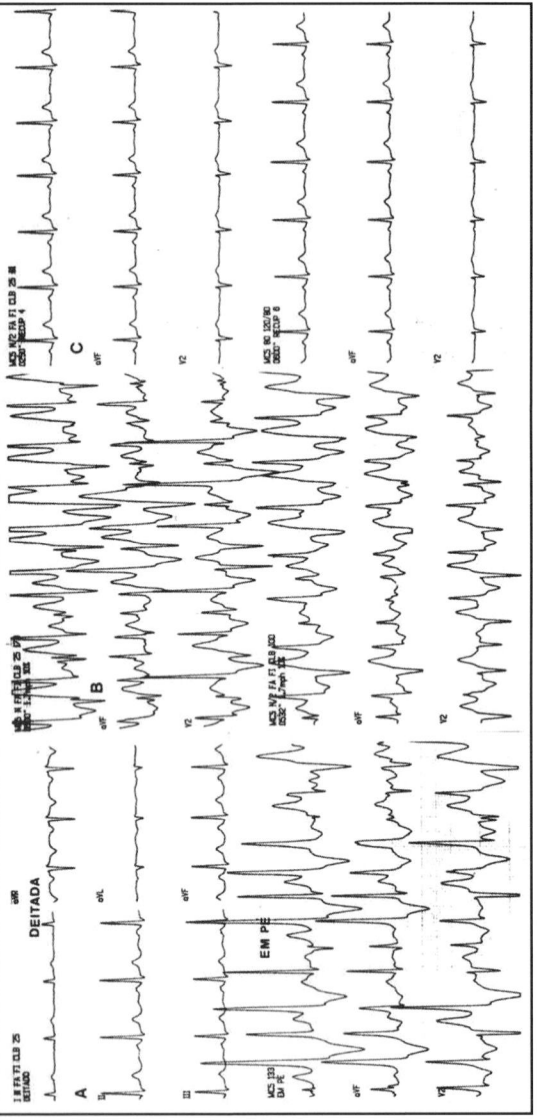

Figura 14.7 Taquicardia ventricular polimórfica em jovem de 23 anos com história de palpitações e tonturas aos esforços. (A) Derivações eletrocardiográficas do plano frontal, antes da realização do esforço físico (posição deitada). Quando a paciente fica de pé, observe o surgimento de ectopias ventriculares polimórficas. (B) Paciente inicia o teste ergométrico. Observe a ectopia ventricular na forma de taquicardia ventricular polimórfica. (C) Logo após a interrupção do exercício, com a queda da frequência sinusal (indicando diminuição do tônus adrenérgico do esforço) ocorre abolição completa das ectopias ventriculares. Essa é a forma de manifestação da taquicardia ventricular catecolaminérgica reproduzida ao teste ergométrico (paciente do Instituto Dante Pazzanese de Cardiologia).

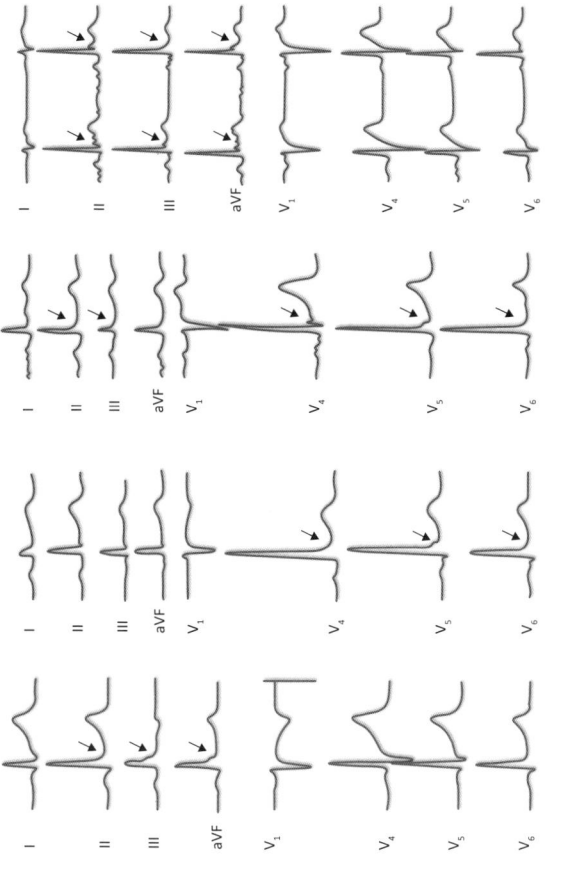

Figura 14.8 O painel mostra padrões variados de repolarização precoce.

Fibrilação ventricular idiopática

Condição extremamente rara e qualquer uma das patologias anteriormente descritas podem se manifestar com fibrilação ventricular e morte súbita abortada. Têm sido mais observado em homens de meia-idade, com episódios de fibrilação ventricular durante o sono. Considera-se diagnóstico de exclusão das outras canalopatias. O tratamento envolve o implante do CDI, a fim de evitar a MSC.

TRATAMENTO DAS TVS NA SALA DE EMERGÊNCIA

A primeira abordagem diante de uma taquicardia ventricular na sala de emergência seria a avaliação do *status* hemodinâmico do paciente. Em casos de sinais de instabilidade hemodinâmica (pressão arterial sistólica menor que 90 mmHg ou sinais de choque, dor torácica típica, insuficiência cardíaca aguda com dispneia intensa/dessaturação, rebaixamento do nível de consciência ou confusão mental), deve-se proceder imediatamente à cardioversão elétrica sincronizada (CVE), com cargas iniciais de 100 J. Em situações de TV bem tolerada, após o registro do ECG de 12 derivações, deve-se iniciar o tratamento com medicações antiarrítmicas (Tabela 14.7) visando à cardioversão química da arritmia. Naqueles nos quais não se obtém sucesso medicamentoso com o antiarrítmico escolhido, deve-se evoluir para a CVE.

Tempestade elétrica

Define-se tempestade elétrica como três ou mais episódios de arritmias ventriculares potencialmente malignas em 24 horas, cuja reversão requer intervenção da função antitaquicardia do CDI (sobre-estimulação ou choque). Evento grave em que é necessário internação em unidade de terapia intensiva, provocando grande desconforto, estresse emocional e piora da função ventricular.

A correção de eventuais comorbidades, como insuficiência cardíaca, desequilíbrio hidroeletrolítico, insuficiência coronariana etc., é fundamental para o controle da arritmia. Administração de amiodarona de ataque e manutenção associada a betabloqueadores mostra-se como boa opção para controles de quadros agudos e prevenção de recorrência.

A quinidina tem se mostrado como alternativa em taquicardias recorrentes na SB, na síndrome do QT curto e na FV idiopática. Além da avaliação do especialista, é necessário realizar telemetria do dispositivo. Em casos refratários, indica-se a ablação por cateter do substrato da TV, com resultados muito bons, sobretudo quando se utiliza o mapeamento eletroanatômico.

Tabela 14.7 Fármacos antiarrítmicos no tratamento de TV na sala de emergência.

Fármaco	Dose	Observações
Amiodarona	Ataque: 150 mg, EV em 10 min. Manutenção: 1,0 mg/min por 6h, seguido de 0,5 mg/min por 18h (máx. 2,2 g/dia)	EA: hipotensão arterial, bradicardia sinusal, piora da ICC, *torsades de pointes* (raro)
Lidocaína (2%)	Ataque: 1,5 mg/kg em 2 min (repetir a dose em 5 min, se necessário) Manutenção: 4 mg/min na 1ªh, 2 mg/min na 2ªh e 1 mg/min após	Neurotoxidade central
Cardioversão elétrica	Choque 100-200 J (bifásico) ou 100-360 J (monofásico)	Requer jejum e sedação apropriada

EV: Endovenoso; IC: Insuficiência cardíaca; EA: Efeitos adversos.

Cuidados pós-reversão de taquicardia ventricular

- Realizar raios X de tórax e ECG.
- Correção de distúrbios hidroeletrolíticos.
- Ajuste hemodinâmico: administração de volume e/ou substâncias (inotrópicas/vasopressoras).
- Solicitar ecocardiograma transtorácico de urgência.
- Implante de marca-passo transvenoso (no *torsade de pointes*).
- Descartar isquemia com cineangiocoronariografia em casos selecionados.
- Descartar canalopatias (Síndrome do QT longo, Síndrome do QT curto, Síndrome de Brugada); suspender a amiodarona e iniciar a infusão de lidocaína e sulfato de magnésio em caso de QT longo.

- Considerar ressonância magnética, estudo eletrofisiológico/ ablação e CDI.
- Considerar a avaliação do especialista.

Os Fluxogramas 14.1 e 14.2 resumem de forma prática o atendimento das taquicardias ventriculares estaveis e instaveis, respectivamente.

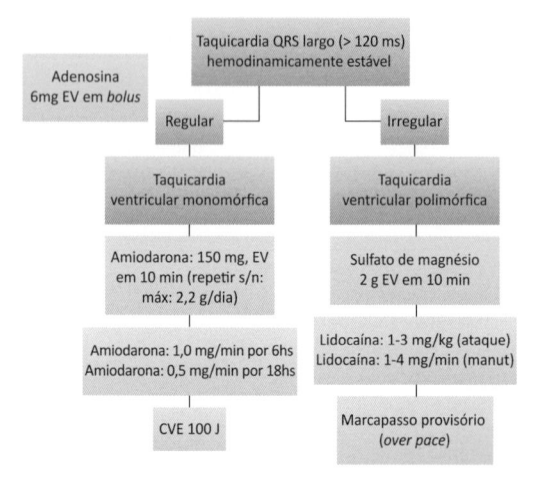

Fluxograma 14.1 Abordagem das taquicardias ventriculares estáveis.
EV: endovenoso; CVE: cardioversão elétrica sincronizada.

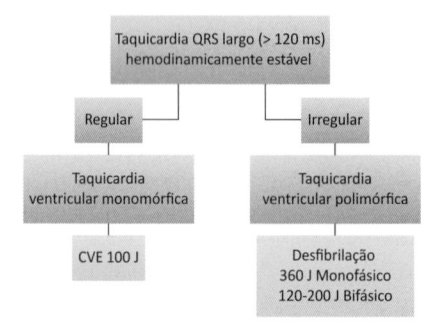

Fluxograma 14.2 Abordagem das taquicardias ventriculares instáveis.
CVE: cardioversão elétrica sincronizada.

BIBLIOGRAFIA

1. Al-Khatib, S.M, Stevenson, W.G, Ackerman M.J et al 2017 AHA/ACC/HRS Guideline for Management of Patients With Ventricular Arrhythmias and the Prevention of Sudden Cardiac Death: Executive Summary A Report of the American College of Cardiology/American Heart Association Task Force on Clinical Practice Guidelines and the Heart Rhythm Society. JACC VOL. 72, NO. 14, 2018

2. Brugada J, Brugada R, Brugada P. Channelopathies: a new category of diseases causing sudden death. Herz. 2007;32(3):185-91.

3. Douglas L, Mann DP, Zipes PL, et al. Braunwald's heart disease: a textbook of cardiovascular medicine. 10th ed. Philadelphia: Elsevier; 2015.

4. Fenelon G, Lorga Filho A. Morte súbita. São Paulo: Atheneu; 2012. (Série Clínicas Brasileiras de Arritmias Cardíacas v.5)

5. Issa Z, Miller JM, Douglas P, Zipes DP. Clinical arrhythmology and electrophysiology: a companion to Braunwald's heart disease. 2nd ed. 2009.

6. Klein GJ, Prystowsky EN. Clinical electrophysiology review. 2nd ed. New York: Mc Graw Hill; 2013.

7. Magalhães LP, Guimarães IC, Melo SL, et al. Diretriz de Arritmias Cardíacas em Crianças e Cardiopatias Congênitas SOBRAC e DCC-CP. Arq Bras Cardiol 2016;107(1 Suppl III):1-58.

8. Priori SG, Blomstrom-Lundqvist C, Mazzanti A, et al. 2015 ESC Guidelines for the management of patients with ventricular arrhythmias and the prevention of sudden cardiac death. Eur Heart J. 2015;36(41):2793-867.

9. Russo AM, Stainback RF, Bailey SR, et al. ACCF/HRS/AHA/ASE/HFSA/SCAI/SCCT/ SCMR 2013 appropriate use criteria for implantable cardioverter-defibrillators and cardiac resynchronization therapy: a report of the American College of Cardiology Foundation appropriate use criteria task force, Heart Rhythm Society, American Heart Association, American Society of Echocardiography, Heart Failure Society of America, Society for Cardiovascular Angiography and Interventions, Society of Cardiovascular Computed Tomography, and Society for Cardiovascular Magnetic Resonance. J Am Coll Cardiol. 2013;61(12):1318-68.

10. Santos ES, Trindade PH, Moreira HG, et al. Tratado Dante Pazzanese de Emergências Cardiovasculares. São Paulo: Atheneu; 2016.

11. Vallès E, Bazan V, Marchlinski FE. ECG criteria to identify epicardial ventricular tachycardia in nonischemic cardiomyopathy. Circ Arrhythm Electrophysiol. 2010;3(1):63-71.

11. Zipes DP, Jalife J. Cardiac electrophysiology: from cell to bedside. 6th ed. Philadephia: Elsevier; 2014.

capítulo 15

Helbert Pereira Tomé

Diagnóstico Diferencial das Taquiarritmias com QRS Largo

INTRODUÇÃO

Frequentemente, o confronto do médico com um traçado de taquicardia com QRS largo em um pronto-socorro se mostra uma situação desafiadora. A elucidação do diagnóstico é de grande relevância para o adequado manejo inicial da taquicardia, assim como para definição do manejo crônico, prognóstico e seguimento.

A taquicardia com QRS largo é definida como todo ritmo cardíaco com frequência maior que 100 bpm e QRS superior ou igual a 120 ms.

Em 80% dos casos, estas taquicardias são de origem ventricular, a grande maioria originada em regiões de fibrose miocárdica devido a um infarto agudo do miocárdio.

Em 15% dos casos ocorrem por taquicardia supraventricular (TSV) conduzida com aberrância funcional (transitória) ou conduzida com bloqueio de ramo preexistente (fixo).

Os demais casos respondem pela parcela de 5%, sendo que a grande maioria destes é dependente de feixe acessório com condução antidrômica, ou seja, anterógrada pelo feixe e retrógrada pelo sistema *His–Purkinje* (SHP). São as chamadas taquicardias pré-excitadas (Figuras 15.1 e 15.2).

Taquicardias com complexo QRS largo

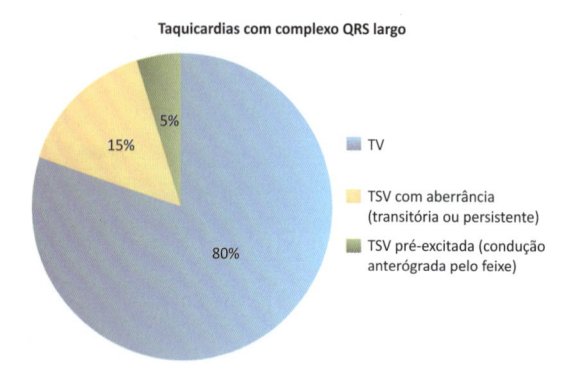

- ■ TV
- ■ TSV com aberrância (transitória ou persistente)
- ■ TSV pré-excitada (condução anterógrada pelo feixe)

Figura 15.1 Distribuição percentual das taquicardias com QRS largo.
TV: taquicardia venrtricular; TSV: taquicardia supraventricular.

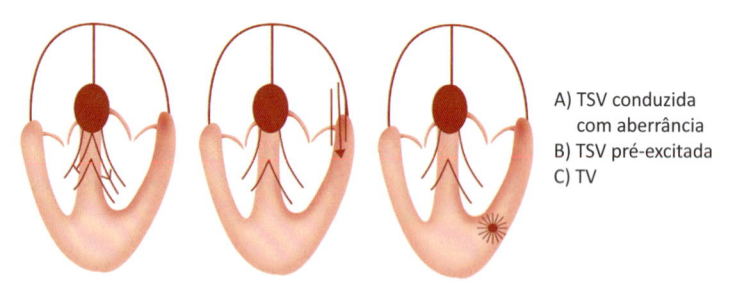

A) TSV conduzida com aberrância
B) TSV pré-excitada
C) TV

Figura 15.2 Ilustração esquemática dos tipos principais de taquicardia com QRS largo.
TV: taquicardia venrtricular; TSV: taquicardia supraventricular.

Importante lembrar que a condução no SHP pode estar lentificada em situações de distúrbio eletrolítico como na hipercalemia e nos pacientes em uso de drogas antiarrítmicas do grupo IA (procainamida, quinidina, disopiramida), IC (propafenona e flecainida) e amiodarona. Podemos ter também atraso na condução intramiocárdica nos casos de hipertrofia e/ou dilatação importante ventricular, cardiomiopatias e doenças congênitas.

Em pacientes portadores de dispositivos cardíacos eletrônicos implantáveis (DCEI), com um sistema atrioventricular (bicameral), sempre lembrar das taquicardias relacionadas à estimulação ventricular artificial, especificamente no diagnóstico diferencial das taquicardias com QRS largo, as taquicardias mediadas e conduzidas pelo marca-passo (MP).

A taquicardia mediada por marca-passo, também conhecida pela sigla PMT (*pacemaker-mediated tachycardia*), é originada por um mecanismo de reentrada eletrônica, na qual a via anterógrada da taquicardia é sempre feita pelo eletrodo ventricular e a via retrógrada conduzida pelo SHP ou por feixe acessório. Esta taquicardia é resolvida através da reprogramação do dispositivo.

Na taquicardia conduzida por marca-passo, este não participa do mecanismo de origem da arritmia supraventricular, e a reprogramação não pode evitar o surgimento desta. No entanto, podemos limitar a resposta ventricular máxima da taquicardia através da programação do dispositivo. Lembrar que, caso a estimulação do marca-passo esteja programada em modo bipolar, a espícula pode não ser visível no eletrocardiograma (ECG) de 12 derivações. Todas as seis causas clássicas de taquicardia com QRS largo podem ser resumidas no Quadro 15.1.

Quadro 15.1 As seis causas clássicas de taquicardia com QRS largo.

1) Taquicardia ventricular (TV)

2) TSV conduzida com aberrância de condução funcional (transitória)

3) TSV conduzida com bloqueio de ramo preexistente (fixo)

4) TSV por reentrada atrioventricular antidrômica

5) TSV com pré-excitação ventricular

6) Taquicardias relacionadas à estimulação ventricular artificial

TV: taquicardia ventricular; TSV: taquicardia supraventricular.

Dada a relevância do diagnóstico diferencial das taquiarritmias com QRS largo, devemos lançar mão de dados clínicos e exames complementares para esse desafio, no qual o ECG de 12 derivações é o exame essencial na definição diagnóstica.

As TVs têm duração do QRS aumentada pela ativação ectópica ventricular, comumente sem a participação do SHP. A velocidade de condução das fibras do SHP, é em torno de 5 vezes maior que a condução através do miocárdio.

Existem formas específicas de TV que se originam nos fascículos do sistema *his-purkinje,* denominadas TV fasciculares, que apresentam QRS relativamente estreito (120 a 140 ms), porém, com morfologia característica de bloqueio de ramo direito (BRD) associado a um bloqueio divisional anterossuperior esquerdo (BDASE).

Taquicardias com origem no septo interventricular, próximos ao SHP, também podem se apresentar com QRS relativamente estreito.

Quanto à duração da taquicardia, podem ser classificadas em não sustentada, quando apresentam três ou mais batimentos consecutivos e duração inferior a 30 segundos, ou sustentada, com duração maior que 30 segundos ou com sinais de instabilidade hemodinâmica (hipotensão, desorientação, angina, dispneia).

Quanto à morfologia, podem ser monomórficas ou polimórficas, quando há ou não uniformidade dos complexos QRS em uma mesma derivação, e podem apresentar morfologia de BRD ou bloqueio de ramo esquerdo (BRE), associados ou não a bloqueios divisionais.

O principal mecanismo arritmogênico das taquicardias é a reentrada (anatômica ou funcional), sendo a atividade deflagrada (por pós--potenciais precoces ou tardios) e as alterações do automatismo, outros mecanismos relacionados à gênese das taquicardias.

Taquicardias supraventriculares conceitualmente são definidas como aquelas nas quais o foco de origem ou o circuito de reentrada, pelo menos em parte, é originado ou dependente de estruturas acima da bifurcação do feixe de His.

A aberrância de condução intraventricular funcional ocorre quando o impulso elétrico conduzido pelo nó AV atinge um dos ramos em período refratário efetivo (PRE). Classicamente, o ramo direito é o que apresenta PRE mais prolongado em frequências cardíacas normais ou pouco elevadas.

Já em frequências cardíacas mais elevadas, os períodos refratários efetivos dos ramos direito e esquerdo são encurtados; entretanto, o PRE do ramo direito encurta em maior grau quando comparado ao ramo esquerdo, o que faz com que em frequências cardíacas elevadas, a aberrância de condução se apresente com padrão morfológico de BRE devido ao PRE mais prolongado deste. Esse é o bloqueio funcional de fase 3, taquicardia dependente.

História

Dados da história clínica como idade, história de infarto prévio, presença ou ausência de cardiopatia estrutural, e tempo de evolução de doença devem ser coletados como etapa inicial da investigação, juntamente com a análise do ECG de 12 derivações.

Nos pacientes com mais de 35 anos e taquicardia com QRS largo, a TV é a mais prevalente, com um valor preditivo positivo de 85%. Em pacientes com menos de 35 anos, as TSVs são mais comuns, com valor preditivo positivo de 70%.

Nos pacientes com história de infarto prévio, cerca de 95% apresentam taquicardia ventricular como causa da taquicardia com QRS largo.

Os pacientes que se apresentam com taquicardia, seja de origem supraventricular ou ventricular, podem cursar com sintomas leves como palpitações, angústia, desconforto torácico ou sintomas graves, que refletem instabilidade hemodinâmica como hipotensão, angina, dispneia, confusão mental.

Importante frisar que a presença de instabilidade não define a origem da arritmia, que é basicamente dependente da frequência cardíaca da taquicardia, da doença cardíaca de base e da função ventricular esquerda.

Exame físico

A evidência de dissociação atrioventricular (dissociação AV) através da avaliação do pulso venoso jugular, representada pelas ondas A em canhão, leva-nos à suspeita de TV.

Manobras vagais, como massagem do seio carotídeo e a manobra de Valsalva, também têm utilidade no diagnóstico diferencial das taquiarritmias estáveis com QRS largo. A interrupção da taquicardia ou o bloqueio AV transitório, praticamente confirma o diagnóstico de TSV. Porém, importante lembrar que casos menos comuns de TV de via de saída ventricular, originadas mais comumente por mecanismo de atividade deflagrada, podem ser revertidos com manobra vagal e adenosina.

Aspectos eletrocardiográficos

Vários dados devem ser avaliados durante a análise do ECG: frequência cardíaca, regularidade do ritmo, relação atrioventricular (dissociação AV, batimentos de fusão ou de captura), análise do complexo QRS (eixo no plano frontal, duração, presença de concordância nas derivações precordiais, presença de ondas Q, padrões morfológicos). Esses dados poderão ser utilizados isoladamente ou em conjunto na forma de algoritmos, objetivando maior sensibilidade e especificidade no diagnóstico diferencial.

A correlação com o ECG prévio obtido em ritmo sinusal pode facilitar o diagnóstico. Mudanças significativas de eixo e morfologia do QRS durante a taquicardia em relação ao ECG prévio sugerem TV.

A presença de dissociação AV durante uma taquicardia com QRS largo estabelece o diagnóstico de TV com especificidade de praticamente 100%. Algumas técnicas podem auxiliar na visualização da onda P dissociada, como a derivação de Lewis e a derivação esofágica (Figuras 15.3 e 15.4).

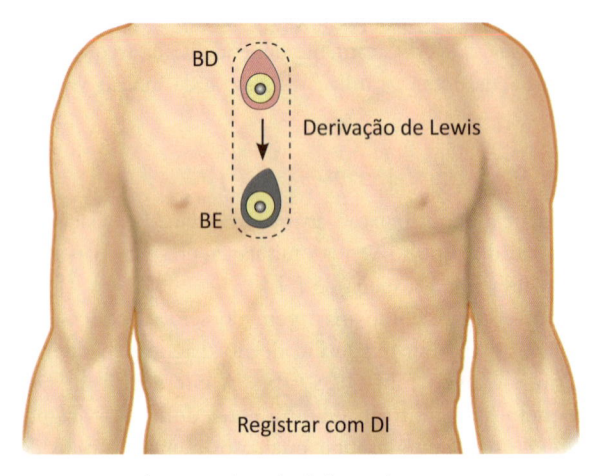

Figura 15.3 Derivação de Lewis: eletrodo do braço direito no 2º espaço intercostal direito e eletrodo do braço esquerdo no 4º espaço intercostal direito. Registrar através da derivação bipolar DI.

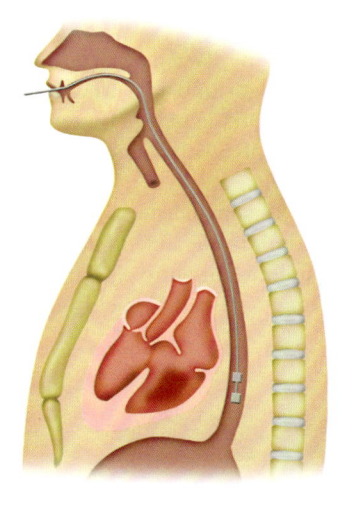

Figura 15.4 Derivação esofágica: utilizada devido à proximidade do esôfago ao átrio esquerdo. Comumente realizamos a introdução do eletrodo por via nasofaríngea, após uso de *spray* anestésico, com o paciente sentado com ligeira flexão do pescoço e com auxílio da ingestão de água para diminuição de eventuais reflexos de vômito. O registro é feito através da derivação unipolar V.

Em pacientes com bloqueio de ramo no ECG basal em ritmo sinusal, o desenvolvimento de uma taquicardia com QRS mais estreito que o QRS sinusal, é altamente sugestivo de TV. Tal fenômeno é raro, ocorrendo em menos de 1% das TVs, e necessita de um ECG basal para comparação dos traçados.

Padrão concordante de QRS nas derivações precordiais (todos os complexos QRS com a mesma polaridade de V1 a V6) sugere fortemente o diagnóstico de TV.

O padrão concordante negativo de V1 a V6 (QS ou S predominante) é praticamente diagnóstico de TV, com foco em região ânteroapical de ventrículo esquerdo (VE). O padrão concordante positivo de V1 a V6 geralmente ocorre por uma TV com foco em região lateral basal de VE. Entretanto, a TSV com condução antidrômica por feixe acessório esquerdo (localização mais comum dos feixes acessórios) lateral basal também apresenta mesmo padrão concordante positivo.

Na presença de taquicardias com QRS largo, morfologias de complexo QRS que diferem dos critérios clássicos estabelecidos para diagnóstico de bloqueio de ramo, sugerem o diagnóstico de TV.

ALGORITMOS DIAGNÓSTICOS

No pronto-socorro do Instituto Dante Pazzanese de Cardiologia utilizamos os algoritmos de Brugada (Algoritmo 15.1), a VR de Vereckei e o tempo de pico da onda R em DII, de maneira sistemática na avaliação inicial das taquiarritmias com QRS largo através do ECG de 12 derivações.

Nos casos mais complexos onde há dificuldade na diferenciação entre TV e TSV com condução antidrômica (grande limitação de todos os algoritmos), ainda podemos utilizar um outro algoritmo publicado pelo grupo de Brugada, para auxílio nesta diferenciação.

Algoritmo de Brugada (Algoritmo 15.1)

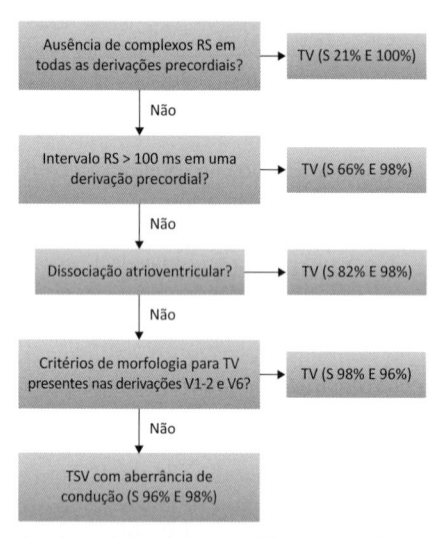

Algoritmo 15.1 Algoritmo de Brugada para diferenciação de TV *vs.* TSV com aberrância.

TV: taquicardia ventricular; TSV: taquicardia supraventricular; S: sensibilidade; E: especificidade.

As figuras a seguir (Figuras 15.5, 15.6 e 15.7) detalham a aplicação do algoritmo de Brugada.

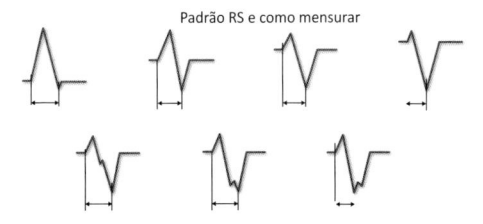

Figura 15.5 Padrão de RS e como mensurar.

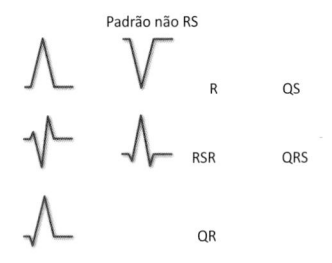

Figura 15.6 Padrão não RS.

Detalhes do algoritmo de Brugada

Reparem que, com o avançar dos critérios, a especificidade para TV vai diminuindo, ao contrário da sensibilidade, que vai aumentando a cada passo do algoritmo.

No primeiro passo, para diagnóstico de TV só nos interessa a ausência completa de RS (complexos QR, QRS, QS, R monofásico ou rSR' não são considerados complexos RS).

No segundo passo, que avalia o início do QRS ao nadir da onda S, este deve ser mensurado na derivação precordial que apresenta o intervalo mais prolongado. Lembrar que drogas antiarrítmicas dos grupos IA, IC e amiodarona lentificam a condução atrioventricular e diminuem a acurácia deste critério.

No terceiro critério, que analisa a dissociação AV, também podem ser avaliados os batimentos de captura e fusão.

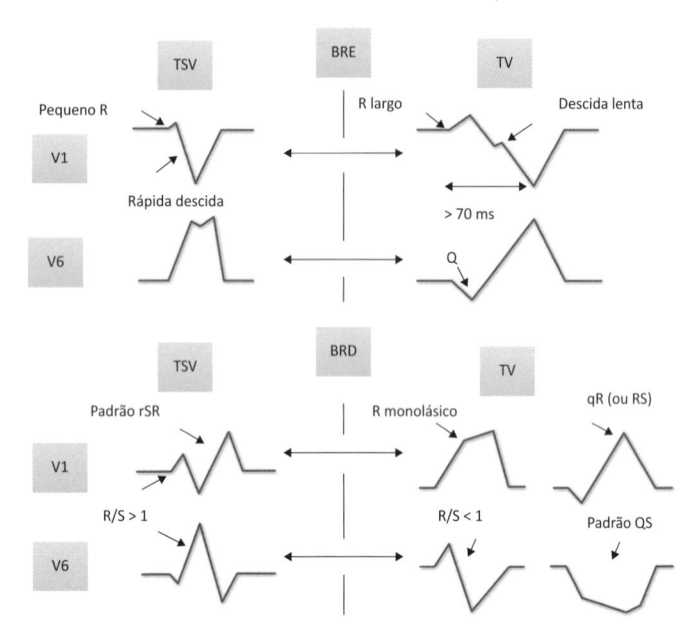

Figura 15.7 Diferenciando o tipo de arritmia por critério morfológico.

* BRD: Bloqueio de ramo direito; BRE: Bloqueio de ramo esquerdo; TV: taquicardia ventricular; TSV: taquicardia supraventricular.

No quarto critério, são as derivações V1 e V2 que definem o padrão morfológico. Manifestação positiva em V1-V2, padrão de BRD. Manifestação negativa em V1-V2, padrão de BRE. Para ser TV por critério morfológico o padrão deve coincidir nas derivações V1-V2 e V6. Se houver inconsistência entre os achados em V1-V2 e V6, o diagnóstico é de TSV por exclusão.

Observem que ao utilizarmos os critérios de Brugada, o diagnóstico de taquicardia supraventricular com aberrância é feito por exclusão. Com o desenvolvimento desse algoritmo, Brugada *et al.* conseguiram alta sensibilidade (98,7%) e especificidade (96,5%) para o diagnóstico diferencial das taquiarritmias com QRS largo.

Algoritmo de aVR de Vereckei (algoritmo simplificado) (Algoritmo 15.2)

Esse algoritmo demonstrou acurácia superior aos critérios de Brugada (91,5% × 85,5%). Entretanto, também apresenta limitações, entre as quais a dificuldade de utilização na presença de infarto do miocárdio anterosseptal (perda do vetor inicial septal), na presença de áreas de fibrose na região ventricular ativada tardiamente (diminuindo a voltagem da ativação terminal), no bloqueio divisional posteroinferior esquerdo e/ou na presença de estimulação ventricular artificial apical (ambos pelo desvio de eixo do QRS e possibilidade de onda r em aVR), e na vigência de TV fascicular ou TV por reentrada ramo a ramo (que pode alterar a relação V_i/V_t devido à rápida ativação inicial).

Detalhes do algoritmo de aVR de Vereckei

Este algoritmo é baseado unicamente na diferença de sentido dos vetores de ativação ventricular e na velocidade inicial e final de ativação. O primeiro critério identifica a TV decorrente da região inferior ou apical que produz onda R inicial em aVR. Os demais critérios se baseiam na ativação lenta inicial da taquicardia de origem ventricular (originada longe do SHP) quando comparada à ativação ventricular final conduzida, na maior parte, pelo sistema de condução especializado.

Tempo de pico da onda R em DII (R-wave peak time – RWPT) (Algoritmo 15.3)

Publicado por Pava *et al.* em 2010, este critério propõe que quando o intervalo do início do QRS ao pico da onda R (deflexão intrinsecoide) ou até a primeira mudança de polaridade do QRS é maior ou igual a 50 ms, a taquicardia é de origem ventricular, com sensibilidade de 93,2% e especificidade de 99,3%.

Detalhes do critério de tempo de pico da onda R em DII

Se o QRS for negativo (com S), a medida deve ser realizada do início do QRS até o nadir do S; porém, caso exista um entalhe na onda S, considerar este entalhe como mudança de polaridade e realizar a medida até o início do mesmo.

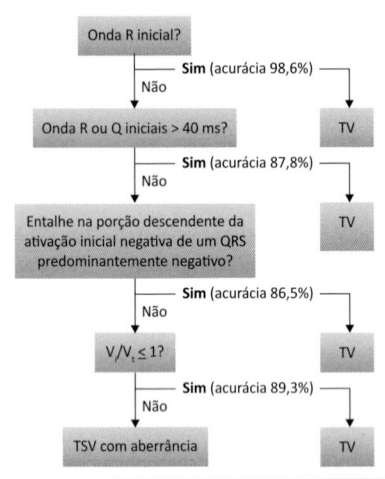

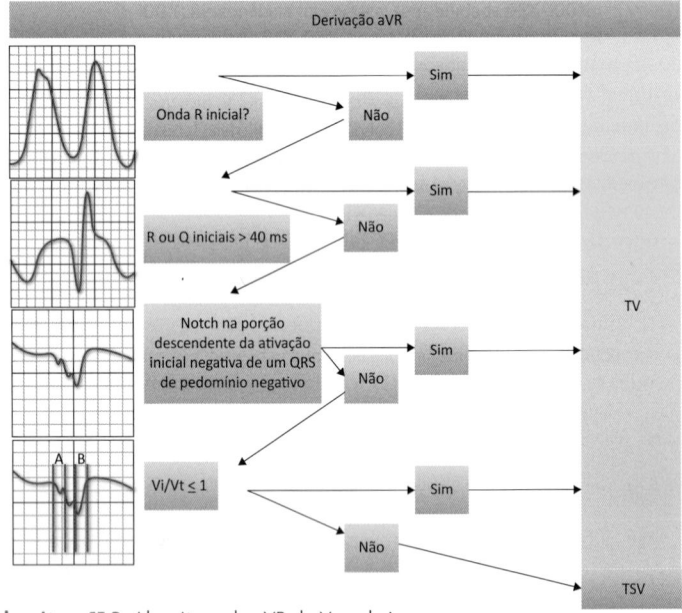

Algoritmo 15.2 Algoritmo de aVR de Vereckei.

TV: taquicardia ventricular; TSV: taquicardia supraventricular.

Condução II

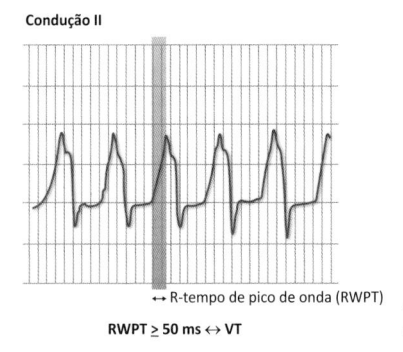

↔ R-tempo de pico de onda (RWPT)

RWPT ≥ 50 ms ↔ VT

Algoritmo 15.3 Tempo de pico da onda R em DII.

Algoritmo de Brugada para diferenciação entre TV e TSV antidrômica (Algoritmo 15.4)

Este algoritmo foi desenvolvido pelo grupo de Brugada em 1994, para auxílio na diferenciação entre TV e TSV com condução antidrômica, e demonstrou sensibilidade de 75% e especificidade de 100% nesta diferenciação. Importante enfatizar que mesmo quando obtivermos resposta negativa nos três passos do algoritmo, ainda podemos errar em 25% dos casos ao considerar como TSV pré-excitada uma arritimia de origem ventricular.

Este é um diagnóstico diferencial sempre muito difícil, já que em ambos os casos a ativação ventricular se inicia fora do SHP e com sentido da ativação da base para os ventrículos.

Nesse cenário, mais que em todos os outros, devemos investigar a história clínica do paciente minuciosamente e, se possível, tentar obter um traçado de ECG prévio para auxílio diagnóstico. Em muitos casos só conseguiremos definir a origem da arritmia através do estudo eletrofisiológico (padrão ouro para definição da origem arrítmica).

Detalhes do algoritmo de Brugada para diferenciação entre TV e TSV antidrômica

O racional do 1º critério é de que a ativação ventricular conduzida pelo SHP resulta em um padrão eletrocardiográfico de predomínio

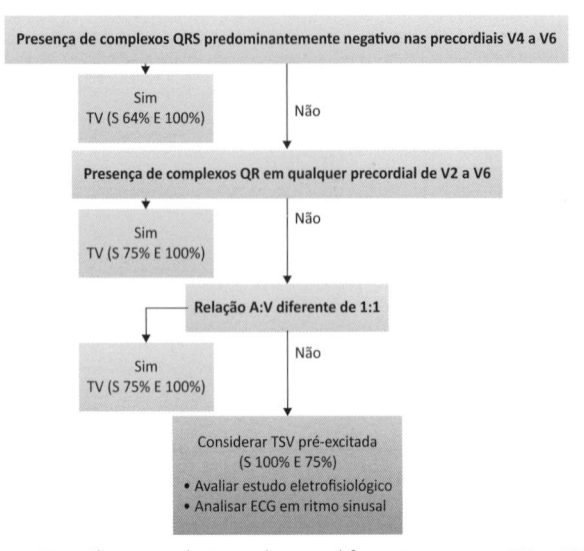

Algoritmo 15.4 Algoritmo de Brugada para diferenciação entre TV e TSV anti-drômica.

TV: taquicardia ventricular; TSV: taquicardia supraventricular; S: sensibilidade; E: especificidade.

positivo do QRS nas derivações V4 – V6, devido ao predomínio dos potenciais do VE e consequente padrão vetorial de orientação posterior, inferior e lateral esquerdo. Logo, um padrão de predomínio negativo do QRS nestas derivações sugere a origem ventricular da arritmia.

O racional do 2º critério baseia-se no princípio de que na ausência de cardiopatia estrutural (achado frequente nas TSVs), os complexos QR não devem ser observados em uma ou mais derivações de V2 –V6. A presença de QR nestas derivações sugere área elétrica inativa e favorece a hipótese de TV.

PRINCÍPIOS GERAIS DOS ALGORITMOS

- A maioria das taquicardias ventriculares apresenta ativação inicial lenta devido à condução intramiocárdica fora do SHP. Nos casos de ativação supraventricular com condução pelo SHP, a ativação inicial é sempre rápida, e caso haja atraso na condução devido ao BRE ou BRD, o atraso ocorre na porção médio-final e porção final da ativação, respectivamente.

- Na taquicardia de origem supraventricular, os vetores de ativação septal e de parede livre conduzidos pelo SHP se afastam da derivação aVR e seguem em sentidos opostos, formando complexos QRS de predomínio negativo em V1 e predomínio positivo em V6. Por isso, a concordância de complexos QRS é fortemente sugestivo de TV. Este é um critério com boa especificidade (> 90%), porém pouca sensibilidade, pois apenas 20% das taquicardias ventriculares apresentam padrão concordante.
- Em 20% a 50% dos casos encontra-se a presença de dissociação AV, achado que sugere TV com especificidade próxima a 100%.

CRITÉRIOS AUXILIARES ADICIONAIS

- Na derivação V6, a presença de onda Q ou QS sugere TV (em uma proporção de cerca de 50:1), enquanto a ausência de Q favorece TSV.
- Taquicardia com padrão morfológico de bloqueio de ramo contralateral ao ritmo sinusal, sugere fortemente origem ventricular (Exemplo: ritmo sinusal com BRE e surgimento de taquicardia com padrão morfológico de BRD).
- Em taquicardias com morfologia de BRE, o achado de onda r inicial > 40 ms na análise das derivações V1-V2, assim como a presença de intervalo do início do QRS ao nadir da onda S maior ou igual a 70 ms, são achados sugestivos de TV.
- Taquicardias com morfologia de BRD e desvio do eixo para esquerda (> -30°) e taquicardias com morfologia de BRE com desvio de eixo para direita (> +90°) são sugestivas de TV.
- Taquicardia com morfologia de BRE >160 ms ou BRD > 140 ms é sugestiva de TV.
- Grande mudança de eixo do QRS (> 40°) em relação ao ECG sinusal, assim como eixo localizado no quadrante superior direito (-90° a 180°), favorecem a hipótese de TV.

A Figura 15.8 ilustra os diferentes tipos de morfologias nas taquicardias com QRS largo.

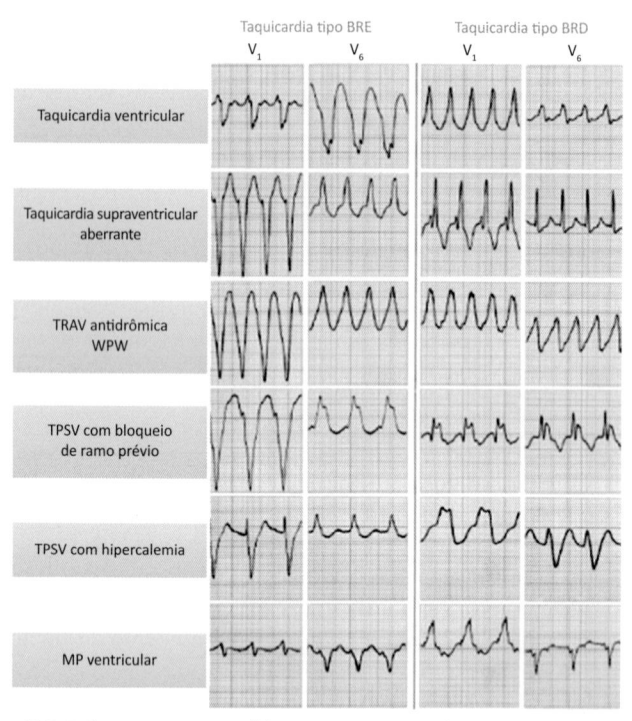

Figura 15.8 Diferentes tipos morfológicos nas taquicardias com QRS largo.
TRAV: taquicardia por reentrada atrioventricular; WPW: Wolff-Parkinson-White; TPSV: taquicardia paroxística supraventricular; MP: marcapasso.

CONCLUSÃO

O diagnóstico diferencial das taquicardias com QRS largo no pronto-socorro é de grande importância, pois o diagnóstico incorreto pode culminar em terapias inadequadas e com grande potencial maléfico.

Devemos ter muita atenção aos dados clínicos do paciente e sempre valorizar a história clínica e o exame físico como grandes ferramentas no auxílio diagnóstico, além da análise criteriosa do eletrocardiograma de 12 derivações. A metodologia de análise sequencial e sistemática dos algoritmos favorece o êxito no diagnóstico e consequentemente se traduz em melhor tratamento para o paciente.

Como conclusão deste capítulo, segue um algoritmo proposto para abordagem diagnóstico-terapêutica das taquicardias com QRS largo (Algoritmo 15.5).

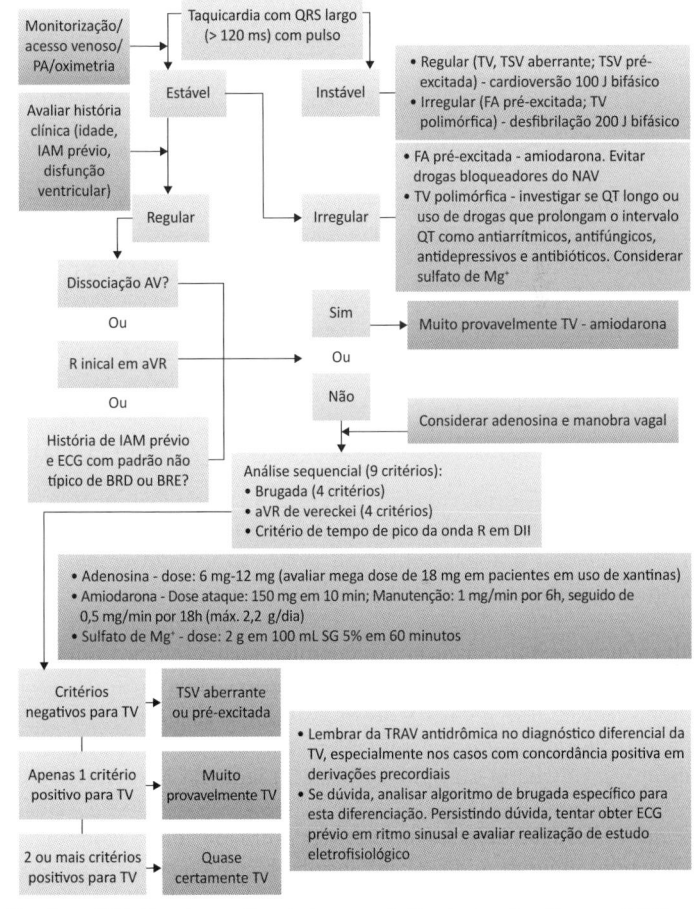

Algoritmo 15.5 Abordagem diagnóstico-terapêutica das taquicardias com QRS largo.

BIBLIOGRAFIA

1. Issa F, Miller JM, Zipes DP. Approach to wide QRS complex tachycardias. Clinical arrhythmology and electrophysiology. 2nd ed. Philadelphia: Elsevier; 2012. p.499-511.
2. Miller JM, Das MK. Differential diagnosis for wide QRS complex tachycardia. Cardiac electrophysiology: from cell to bedside. 5th edition. Philadelphia: Elsevier; 2009. p.823-30.
3. Santos, ES, Trindade PHDM, Moreira HG. Tradado Dante Pazzanese de Emergências Cardiovasculares. Atheneu. São Paulo, 2016. p.655-668.
4. Sousa PA, Pereira S, Candeias R, et al. The value of electrocardiography for differential diagnosis in wide QRS complex tachycardia. Rev Port Cardiol. 2014;33(3): 165-73.
5. Vereckei A. Current algorithms for the diagnosis of wide QRS complex tachycardias. Curr Cardiol Rev. 2014;10(3):262-76.

capítulo 16

Raoni de Castro Galvão

Bradiarritmias

INTRODUÇÃO

Bradicardia é um achado comum durante a avaliação clínica de indivíduos saudáveis ou doentes, e significa ritmo cardíaco lento. Historicamente, aceita-se que a frequência cardíaca normal em repouso e em vigília se situe entre 50 e 100 batimentos por minuto, no entanto, esse conceito é relativo à condição clínica do paciente. Como exemplo, um atleta bem condicionado fisicamente pode apresentar uma frequência cardíaca menor que 50 batimentos por minuto sem qualquer implicação clínica; no entanto, um paciente com quadro infeccioso agudo e choque pode ser considerado bradicárdico, com frequências superiores a 60 batimentos por minuto.

As bradiarritmias são alterações patológicas do ritmo que reduzem a frequência cardíaca e podem ser classificadas de diversas formas. Como qualquer distúrbio do ritmo cardíaco, elas são resultado de transtornos do cronotropismo (geração do impulso elétrico ou automatismo), do dromotropismo (capacidade de condução do impulso elétrico) ou, mais comumente, da associação das duas nos miócitos cardíacos. Podem ter etiologia intrínseca ou extrínseca (Tabela 16.1).

Tabela 16.1 Causas de bradiarritmias.

Causas intrínsecas	Causas extrínsecas
Degeneração idiopática Isquemia miocárdica Doenças infiltrativas • Sarcoidose • Amiloidose • Hemocromatose	Autonômicas • Síncope neurocardiogênica • Hiperssensibilidade do seio carotídeo • Situacionais
Colagenoses • Lúpus eritematoso sistêmico • Artrite reumatoide • Esclerodermia	Drogas • Betabloqueadores • Antagonistas dos canais de cálcio • Clonidina • Digoxina • Antiarrítmicos
Distrofias musculares Traumatismo cirúrgico • Próteses valvares • Cardiopatias congênitas • Transplante cardíaco	Hipotireoidismo Hipotermia Hipertensão intracraniana Distúrbios hidroeletrolíticos • Hipercalemia • Hipocalemia
Doenças inflamatórias Miocardites Doenças familiares Doenças infecciosas • Doença de Chagas • Endocardite	

Em geral, a deficiência de cronotropismo leva a bradiarritmias sinusais e aos ritmos de suplência; já as deficiências de dromotropismo resultam nos bloqueios sinoatriais, atrioventriculares e intraventriculares.

ANATOMIA DO SISTEMA DE CONDUÇÃO CARDÍACO

O sistema especializado excitocondutor cardíaco controla as contrações cardíacas. Ele é composto pelo nó sinoatrial (SA), onde é gerado o impulso elétrico inicial; pelas vias internodais, condutoras dos impulsos do nó SA para o nó atrioventricular (AV), onde os impulsos provenientes dos átrios sofrem retardo antes de atingirem os ventrículos; pelo feixe de His, que conduz os impulsos do nó AV para os ventrículos; e pelos ramos esquerdo e direito e redes de Purkinje, que levam os impulsos para todas as partes dos ventrículos.

O nó SA morfologicamente assemelha-se a uma pequena tira achatada, filamentosa, em forma de elipse, localizado na parede lateral e superior do átrio direito, mais precisamente no subepicárdio, na junção desse átrio com a veia cava superior. É irrigado pela artéria do nó sinusal, ramo da coronária direita em 60% dos casos, e da circunflexa nos 40% restantes.

O nó SA é formado por dois principais tipos de células, as P e as células T, que estão sustentadas em uma densa rede de colágeno e entremeadas com vasta quantidade de fibras do sistema nervoso autônomo. As células P (*pacemaker cell ou* células marca-passo) são responsáveis pela ritmicidade elétrica. Sua ação tem potencial transmembrana de repouso pouco negativo (cerca de -55 mV), que mantém desativado os canais rápidos de sódio e leva a uma fase 0 de pouca amplitude e dependente dos canais de cálcio. O potencial de ação dessas células ainda não possui platô e apresenta como característica fundamental a ascensão espontânea íngreme na fase 4, que determina seu automatismo (Figura 16.1).

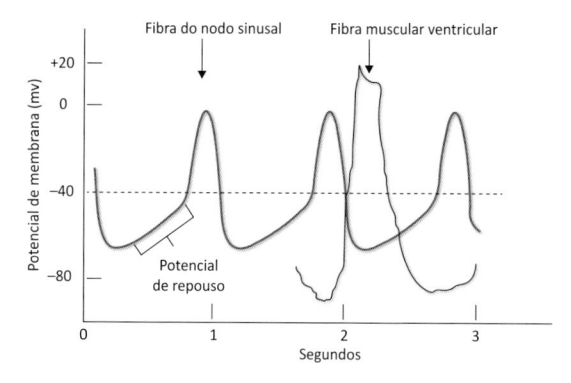

Figura 16.1 Potencial de ação da célula P. Nota-se potencial de repouso em ascensão espontânea na fase 4. Reparar ainda potencial de ação de célula ventricular.

As células T (células transicionais) são responsáveis pela amplificação e transmissão dos potenciais de ação das células P para os átrios. A condução através dos átrios até o nó AV é facilitada por um conjunto de fibras musculares especializadas, organizadas em três feixes, chamados de feixes internodais, o fascículo posterior (Thorel), o fascículo intermédio (Wenckebach) e o fascículo ventral ou anterior (Bachmann). Este último fascículo chega ao teto do átrio esquerdo e contribui para sua ativação.

O nó AV pode ser considerado o segundo marca-passo cardíaco, pois pode assumir o comando ventricular com uma frequência cardíaca menor em razão da falência do nó SA. Fica situado na região posterior da parede septal do átrio direito, no subendocárdio, adjacente ao seio coronário, mais precisamente no triângulo de Koch, que é delimitado superiormente pelo tendão de Todaro ou banda sinusal, inferiormente pelo folheto septal da válvula tricúspide e, posteriormente, pelo seio coronário. A sua irrigação sanguínea é proveniente principalmente da artéria do nó AV, que se origina da artéria interventricular posterior, na altura do *Crux Cordis*, ramo da coronária direita, em cerca de 85% das pessoas, e da artéria circunflexa, nas demais. O nó AV é composto de duas porções, sendo a primeira a porção atrial ou de transição, e a segunda, a porção ventricular, central ou compacta, que faz comunicação direta com a porção penetrante do feixe de His.

É no nó AV que ocorre o retardo principal responsável pela sincronia atrioventricular. O retardo no sistema a partir do nó AV é de cerca de 0,13 s. A causa da condução lenta nas fibras nodais, transicionais e penetrantes do feixe AV acontece principalmente pelo potencial de ação de repouso menos negativo dessas células e pela menor quantidade de junções abertas conectando célula a célula, o que leva a uma maior resistência à passagem da corrente iônica.

O feixe de His tem origem na porção penetrante do nó AV e dirige-se posteroanteriormente, fazendo uma curva em direção à região posterior, dividindo-se em ramos direito e esquerdo quando passa sobre a região central da porção fibrosa do septo interventricular. O ramo direito é uma continuação do feixe de His e desce através do septo, na sua face direita, na região subendocárdica, até atingir a base do músculo papilar anterior do ventrículo direito. O ramo esquerdo é mais espesso e ultrapassa o septo membranoso em direção ao ventrículo esquerdo através de uma abertura própria, situada entre as cúspides aórticas posterior e anterior. Na porção muscular esquerda do septo, na região subepicárdica, o ramo esquerdo se divide em dois fascículos septais que se dirigem para a base dos músculos papilares anterior e posterior da valva mitral. Funcionalmente, as células desse sistema apresentam características quase opostas às do nó AV, transmitindo o potencial de ação numa velocidade seis vezes mais veloz do que o músculo cardíaco normal, e cerca de 150 vezes mais rápida do que as células transicionais do nó AV. Isso permite a transmissão quase imediata do impulso a todas as regiões dos ventrículos (Figura 16.2).

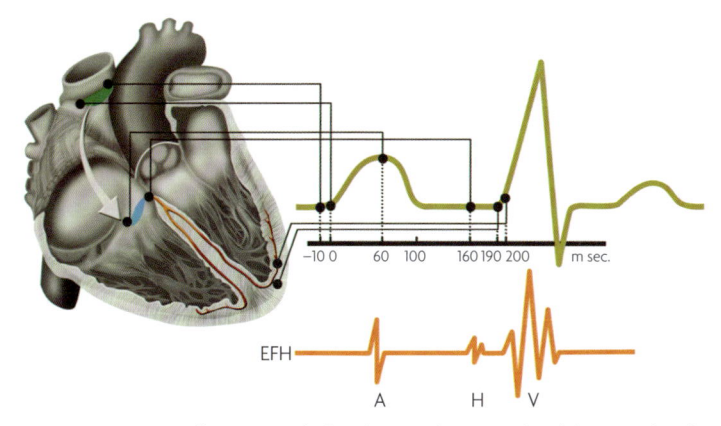

Figura 16.2 Imagem demonstrando localização do nó SA (verde), nó AV (azul) e representação da transmissão do impulso elétrico dos átrios para os ventrículos e sua representação eletrocardiográfica, e por eletrograma de HIS no estudo eletrofisiológico.

FORMAS DE BRADIARRITMIAS

Bradicardia sinusal

A bradicardia sinusal (BS) é a condição na qual existe uma menor quantidade de despolarizações provenientes do nó SA e de consequentes sístoles atriais e ventriculares do que aquela taxa considerada normal. A Sociedade Brasileira de Cardiologia recomenda em sua última diretriz o valor de 50 bpm como limite inferior da normalidade.

Podemos dividir didaticamente a BS em dois grupos: aquela que ocorre em indivíduos normais e aquela que ocorre em condições patológicas ou associadas.

Bradicardia sinusal em pessoas normais

A BS ocorre no indivíduo normal em qualquer faixa etária, particularmente durante o sono, quando frequências cardíacas de 30 bpm e pausas de cerca de 2,0 segundos não são incomuns. Pode ser vista ainda em 25% a 30% de indivíduos assintomáticos abaixo dos 25 anos, em atletas bem condicionados e em alguns idosos.

Bradicardia sinusal em condições patológicas ou associadas

- **Atividade vagal exagerada:** Respostas vagais podem estar associadas a bradicardias importantes e clinicamente significativas, quando a estimulação parassimpática supera a simpática no nó SA e no nó AV. A combinação de frequência cardíaca baixa e queda na resistência vascular periférica são suficientes para causar baixo débito cerebral com pré-síncope e síncope. A ativação vagal surge de uma variedade de estímulos: pressão no seio carotídeo, tosse e vômitos, manobra de Valsalva, exposição da face à água gelada, longos períodos de ortostatismo via reflexo de Bezold-Jarisch, dentre outros. Hipervagotonia pode ainda resultar em bradicardia sinusal crônica de repouso, e esse é um dos mecanismos da bradicardia no atleta bem condicionado.
- **Hipertensão intracraniana:** Hipertensão intracraniana deve sempre ser excluída quando a BS acontece em pacientes com sintomas neurológicos significativos. A presença de bradicardia, hipertensão arterial sistêmica e depressão respiratória configuram a Tríade de Cushing. A presença dessa resposta é um achado de grande gravidade e indica que a condição exige intervenções urgentes.
- **Infarto agudo do miocárdio (IAM):** BS ocorre em 25% a 30% dos pacientes com IAM, particularmente naqueles em que

há envolvimento da parede inferior, visto que a coronária direita irriga o nó SA em cerca de 60% das pessoas.

- **Apneia obstrutiva do sono:** Indivíduos com apneia obstrutiva do sono podem apresentar bradicardia importante (FC < 30 bpm) durante episódios de apneia.
- **Fármacos:** Várias classes de fármacos podem levar à BS por deprimir a função do nó SA, entre elas os parassimpaticomiméticos, os betabloqueadores, os simpaticolíticos, a cimetidina, os digitais, antagonistas dos canais de cálcio, lítio, amiodarona e outros antiarrítmicos.
- **Doença do nó sinusal:** Será discutida adiante.
- **Outras causas:** Hipotireoidismo, hipotermia, hipóxia e infecções.

Manifestações clínicas

A BS é assintomática na maioria das vezes. Todavia, sintomas relacionados à frequência cardíaca reduzida podem ser relatados, como tonturas, lipotímia, síncope e piora de angina ou de insuficiência cardíaca. A relação entre sintomas e bradicardia é a meta principal da anamnese, pois o tratamento tem indicação mais robusta em pacientes sintomáticos. O paciente deve sempre ser questionado em relação ao uso de drogas potencialmente culpadas pelo quadro clínico.

Diagnóstico

O eletrocardiograma (ECG) é fundamental nesse contexto. O ritmo deve ser sinusal, com ondas P iguais entre si e despolarização atrial normal, ou seja, de cima para baixo e com um eixo elétrico entre 0 e 90 graus. Para cada onda P, segue um complexo QRS, com relação 1:1 (Figura 16.3). A frequência cardíaca, como já comentada anteriormente, deve estar abaixo dos 50 bpm, ou maior em condições com maior demanda metabólica ou maior tônus simpático (bradicardia relativa).

Tratamento

O tratamento deve envolver apenas os pacientes sintomáticos ou com risco de desenvolver sintomas. As drogas com potencial efeito bradicardizante devem ser imediatamente suspensas, se não forem essenciais e insubstituíveis.

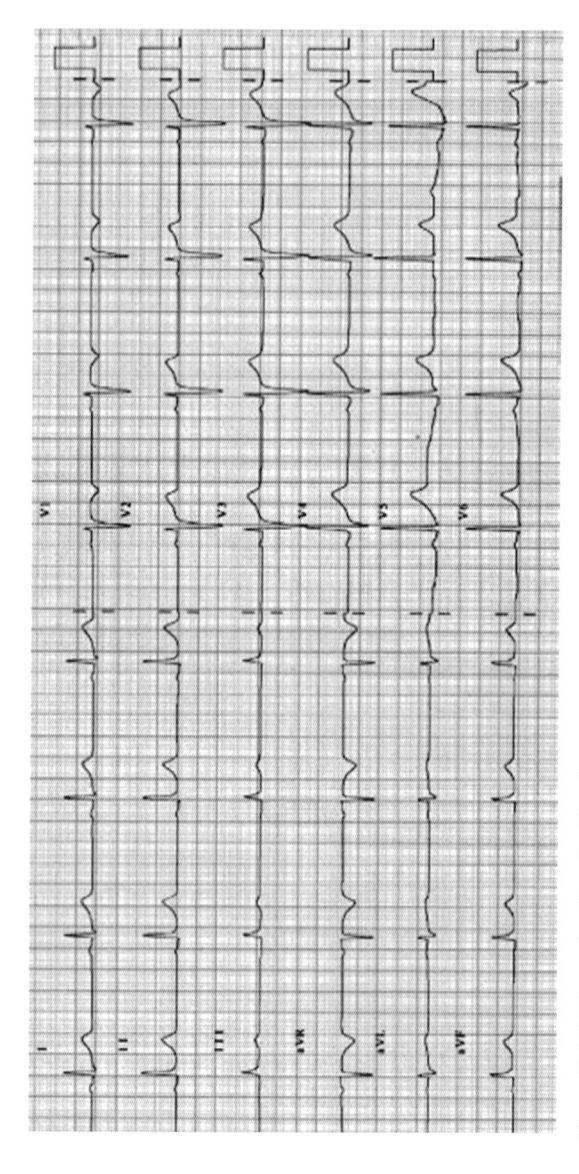

Figura 16.3 ECG com bradicardia sinusal.

Todos os pacientes sintomáticos deverão ser monitorizados na sala de emergência. Uma história clínica resumida e dirigida deve ser coletada para direcionar a causa da BS e seu respectivo tratamento. Estes casos podem ser conduzidos na sala de emergência com administração de atropina endovenosa. O sulfato de atropina é aplicado EV, em injeção rápida, na dose de 0,04 mg/Kg, até o máximo de 3 mg, para se obter completa cessação da atividade parassimpática. Após o seu uso, controla-se o ritmo e a frequência por um período de 30 minutos. Em indivíduos normais, observa-se uma aceleração do número de batimentos, já nos primeiros 30 segundos, superior a 90 sístoles por minuto, permanecendo acima de 80, no final do controle. Em casos sintomáticos, refratários ao uso de atropina, deve ser implantado um marca-passo temporário para a devida estabilização clínica, ventricular ou atrial (ver Capítulo 27).

Doença do nó sinoatrial (DNS)

DNS é a maior causa de implante de marca-passos nos EUA, e a segunda no Brasil. É caracterizada eletrofisiologicamente por distúrbios da geração de impulsos e da condução elétrica no nó SA e nos átrios. As manifestações eletrocardiográficas incluem: bradicardia sinusal, pausas e paradas sinusais, bloqueio sinoatrial, escapes juncionais, taquicardia atrial, fibrilação atrial, incompetência cronotrópica sinusal e síndrome braditaquicárdica. Atualmente classifica-se como tendo disfunção do nó sinoatrial aquele paciente que tem bradicardia ou bradiarritmia sinusal, sem sintomatologia. A presença de sintomas relacionados à bradiarritmia define o paciente como portador de DNS.

Fisiopatologia

A causa mais comum da DNS é a substituição fibrosa do tecido atrial e do nó SA, que pode ser acompanhada de degeneração de demais localidades do tecido de condução, incluindo o nó AV. A transição entre o nó SA e o átrio direito também é acometida. Outras causas que podem ser citadas são as doenças infiltrativas, como a amiloidose e a hemossiderose, as doenças do miocárdio e do pericárdio, doenças inflamatórias, trauma, hipotireoidismo e a hipoxemia. Mutações genéticas também podem estar envolvidas com o desenvolvimento da doença.

Portanto, a DNS é multifatorial, e surge da interação entre a disfunção de canais iônicos, transportadores e receptores, que podem ser herdadas ou adquiridas através de estados patológicos ou com o avanço da idade.

Nos pacientes com DNS, existe significante aumento do período refratário atrial em todas as regiões dos átrios, assim como diminuição da velocidade de condução do impulso através da região lateral do átrio direito e do seio coronário. Essas condições favorecem o aparecimento de fibrilação atrial nestes pacientes, o que agrava a DNS.

Apresentação clínica

Os sintomas mais comuns para os quais o paciente procura atendimento médico são: tonturas, pré-síncope, síncope, palpitações, intolerância aos esforços e fadiga. Os sintomas são muito variáveis e é de grande importância a sua correlação com a bradiarritmia. Em pacientes com grandes pausas e paradas sinusais, pode haver síncope ou pré-síncope com traumatismo importante, que justificam internação hospitalar e tratamento de emergência. Atenção especial deve ser dada em pacientes idosos, pois a doença do nó sinusal potencializa e pode ser confundida com sintomas de senilidade, ocasionando perda de reflexos, acidentes e quedas. Na síndrome braditaquicárdica (Figura 16.4) ocorrem momentos de taquicardia paroxística interrompidos por períodos de bradicardia ou longas pausas; comumente se manifestam por crises de palpitações associadas ou não a tonturas e síncopes, principalmente no momento da reversão das taquiarritmias. São geralmente

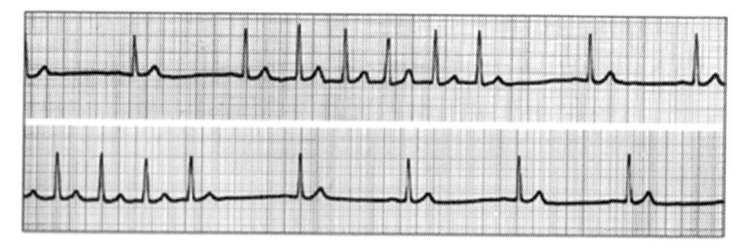

Figura 16.4 Síndrome braditaquicárdica: ECG evidenciando períodos de taquicardia supraventricular intercalados com momentos de bradicardia.

representadas por fibrilação atrial paroxística seguida de longas pausas ou assistolia. Nessa forma de apresentação podem ocorrer sintomas relacionados à embolização sistêmica.

Diagnóstico

O diagnóstico definitivo, além de uma cuidadosa avaliação clínica, depende de vários exames complementares, tais como ECG, Holter 24h, gravadores de eventos de longa duração (*looper recorders*) implantáveis ou não, teste ergométrico, testes autonômicos (teste de atropina), cardioestimulação transesofágica e estudo eletrofisiológico invasivo.

O ECG classicamente evidencia bradicardia sinusal. O automatismo das outras porções do sistema de condução e o tônus autonômico do paciente podem levar a outros ritmos de origem ectópica, na maioria das vezes, de origem juncional. Este ritmo de escape se caracteriza por bradicardia sem onda P sinusal e por despolarizar os ventrículos através do sistema normal de condução, o que leva a um complexo QRS estreito, com morfologia igual ou semelhante à do paciente em ritmo sinusal. As ondas P podem acompanhar esses complexos, coincidindo, sucedendo ou raramente precedendo cada um deles. Escapes ventriculares podem ocorrer mais raramente; normalmente têm frequência cardíaca mais lenta que os juncionais e, devido à sua origem fora do sistema especializado de condução, apresentam complexos QRS alargados, são mais instáveis, com maior risco de assistolia.

Outras manifestações eletrocardiográficas da DNS compreendem os Bloqueios Sinoatriais e Síndrome Braditaquicárdica, já relatada. Os Bloqueios Sinoatriais (BSA) podem ser classificados em 1º grau, 2º grau tipo I e tipo II e, por fim o BSA de 3º grau:

- **BSA 1º grau:** Há um atraso fixo na condução do estímulo dentro do nó sinusal até chegar às células miocárdicas atriais; no entanto, não é perceptível ao ECG.
- **BSA 2º grau tipo I:** Há um encurtamento batimento a batimento do intervalo PP, seguido por uma pausa (fenômeno de Wenckebach sinusal). A pausa que acompanha esse bloqueio (ausência de P) deve ser menor que dois ciclos sinusais consecutivos.

- **BSA 2º grau tipo II:** a pausa que acompanha a ausência de onda P é sempre múltipla da frequência cardíaca básica e não é precedida de encurtamento dos intervalos P-P (Figura 16.5).
- **BSA 3º grau:** Nenhum estímulo dentro do nó sinusal consegue atingir o miocárdio atrial. Nestes casos, um ritmo ectópico é assumido, seja ele atrial, juncional ou ventricular.

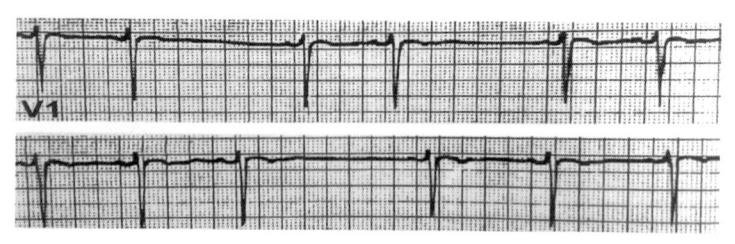

Figura 16.5 ECG evidenciando BSA 2º grau tipo II. Note que a pausa representa o dobro da frequência sinusal.

Pacientes com bradicardia sinusal, quando internados, podem ser monitorados com Holter, para eventualmente analisar com maior especificidade se os sintomas relatados pelo paciente são relacionados à bradiarritmia registrada. Não existem valores críticos para pausas em ritmo sinusal ou para bradicardias sinusais durante o sono, deve-se, portanto, atentar para aquelas sintomáticas, que ocorrem no período de vigília, ou para bradicardias importantes, definidas pela frequência cardíaca em vigília menor que 40 bpm.

O teste ergométrico é indicado para avaliação da resposta cronotrópica (aumento de frequência cardíaca) com o aumento do tônus simpático com o esforço, assim como a sua relação com a capacidade funcional do paciente e os seus sintomas. Uma das definições para déficit cronotrópico é a incapacidade de se atingir 85% da FC máxima estimada para a idade com o esforço máximo.

Tratamento

O tratamento de escolha para a DNS sintomática e irreversível é o marca-passo cardíaco definitivo. As indicações para implante de marca-passo na DNS segundo as diretrizes brasileiras estão na Tabela 16.2. Os sintomas melhoram com o uso do marca-passo, todavia a mortalidade, que é baixa nessa patologia, não parece ser modificada.

O tratamento medicamentoso com teofilina, o cilostazol e a hidralazina apresentam resultados modestos, no entanto, sem grandes estudos randomizados e sem grande utilidade clínica.

Em pacientes estáveis, sem pausas sintomáticas e sem síncope, o risco de morte súbita é baixo, e o implante de marca-passo pode ser realizado no nível ambulatorial. Nos pacientes muito sintomáticos, deve ser programado implante durante internação hospitalar.

Em pacientes com documentação de FA Paroxística e Síndrome Braditaquicárdica, o risco de eventos embólicos é aumentado significativamente. Esse paciente deve ser avaliado em relação à anticoagulação oral.

Tabela 16.2 Recomendações para implante de marca-passo definitivo na DNS.

Classe I

- Espontânea, irreversível ou induzida por fármacos necessários e insubstituíveis, com manifestações documentadas de síncope, pré-síncope ou tonturas, ou com IC relacionada à bradicardia *(NE C)*.
- Com intolerância aos esforços claramente relacionada à incompetência cronotrópica *(NE C)*.

Classe IIa

- Espontânea, irreversível ou induzida por fármacos necessários e insubstituíveis, com manifestações de síncope, pré-síncope ou tonturas, ou com IC relacionada à bradicardia, mas não documentada *(NE C)*.
- Síncope de etiologia indefinida, na presença de DNS documentada ao EEF *(NE C)*.

Classe IIb

- Bradiarritmia sinusal que desencadeia ou agrava IC, angina do peito ou taquiarritmias *(NE C)*.
- Pacientes oligossintomáticos com FC crônica < 40 min., durante vigília *(NE C)*.

Classe III

- DNS assintomática ou com sintomas comprovadamente não relacionados à bradicardia *(NE C)*.
- DNS na presença de bradicardia sintomática por uso de fármacos não essenciais ou substituíveis *(NE C)*.

Bloqueios atrioventriculares

Bloqueio atrioventricular (BAV) é o atraso ou interrupção da transmissão do impulso elétrico dos átrios para os ventrículos devido ao comprometimento anatômico ou funcional do sistema excitocondutor cardíaco, que pode ser transitório ou permanente. A condução pode ser atrasada, acontecer de forma intermitente ou ser completamente interrompida, levando aos bloqueios classificados como de primeiro, segundo e terceiro graus.

Fisiopatologia

As causas de distúrbio de condução AV são diversas, destacando-se as degenerativas, as isquêmicas e as chagásicas.

A doença idiopática progressiva do sistema de condução é a substituição das células do sistema especializado do Complexo Estimulante Cardíaco por tecido fibroso e esclerótico. A incapacitação progressiva do sistema de condução é conhecida como doenças de Lev e de Lenègre.

A fibrose do septo muscular alto é uma causa comum de bloqueio de ramo direito (BRD) e bloqueio da divisão anterossuperior esquerda (BDAS) em indivíduos idosos. A calcificação do esqueleto fibroso e do anel mitral pode ser a causa mais comum de BAV total com QRS estreito em idosos. A calcificação do anel aórtico, por outro lado, pode invadir os ramos do feixe de His, tanto o direito como o esquerdo levando, portanto, a um complexo QRS largo.

A doença arterial coronária e a isquemia são responsáveis por cerca de 40% dos casos de BAV total nos EUA e podem ser causadas tanto pela doença crônica como pela aguda no IAM.

Classificação e localização do bloqueio atrioventricular

De maneira didática, o sistema de condução AV tem duas partes: o nó AV e a porção proximal dos ramos esquerdo e direito do sistema His-Purkinje. Quando existe um bloqueio AV é importante determinar qual elemento do sistema de condução está comprometido. Uma lesão única no nó AV pode levar ao comprometimento da condução dos átrios para os ventrículos, porém abaixo, nos ramos do sistema His-

-Purkinje, a lesão tem que ser bilateral para provocar bloqueio AV. Se o bloqueio não for bilateral, existirão os bloqueios fasciculares e alargamento do complexo QRS.

Os bloqueios atrioventriculares podem ser divididos em bloqueios de primeiro, segundo ou terceiro graus.

Bloqueio atrioventricular de primeiro grau

O bloqueio atrioventricular (BAV) do primeiro grau é o atraso da condução do impulso dos átrios para os ventrículos, com intervalo PR maior que o normal para idade e a frequência cardíaca, mantendo-se fixo, com duração acima de 200 ms. A condução AV mantém relação 1:1 (Figura 16.6).

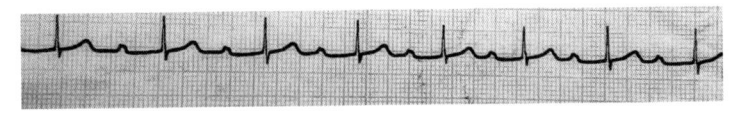

Figura 16.6 ECG com BAV 1º grau. Intervalo PR longo (350 ms) e fixo com relação AV 1:1.

O atraso pode ocorrer nos átrios, no nó AV e nos feixes de His, até as porções terminais das fibras de Purkinje. A localização mais comum é no nó AV. Em pacientes com complexo QRS estreito, como regra geral, o atraso se encontra no nó AV. Em pacientes com QRS alargado, não é possível determinar a região de bloqueio.

Bloqueio AV de primeiro grau, isoladamente, principalmente associado a QRS estreito, normalmente não é uma ameaça à vida. Porém, em pacientes com síncope, deve-se atentar para alterações eletrocardiográficas associadas, principalmente para os bloqueios fasciculares. Se houver associação com bloqueio bifascicular, excluídas outras causas de síncope, pode-se indicar marca-passo definitivo pressupondo bradicardia. Nessa situação, o estudo eletrofisiológico é indicado.

As indicações de marca-passo segundo as diretrizes brasileiras se encontram na Tabela 16.3.

Tabela 16.3 Indicações de MP no BAV de primeiro grau.
Classe I
Nenhuma
Classe IIa
Irreversível, com síncopes, pré-síncopes ou tonturas, de localização intra ou infra-His e com agravamento por estimulação atrial ou teste farmacológico *(NE C)*.
Classe IIb
Com sintomas consequentes ao acoplamento AV anormal *(NE C)*.
Classe III
Assintomático *(NE C)*.

Bloqueio atrioventricular de segundo grau

No BAV de segundo grau existe interrupção intermitente da condução dos estímulos para os ventrículos. Wenckebach descreveu o prolongar progressivo entre as contrações atriais e ventriculares e a eventual falha do batimento atrial em alcançar os ventrículos através da análise do pulso venoso jugular em polígrafo. Em 1924, com o uso do eletrocardiograma, Mobitz descreveu o BAV de segundo grau em dois tipos:

- **Tipo I:** É a tradução do fenômeno descrito por Wenckebach para a eletrocardiografia, que evidencia progressivo aumento do intervalo PR que precede uma onda P bloqueada. Esta onda P é seguida por outra com encurtamento do intervalo PR, iniciando um novo ciclo de alargamento do PR. Comumente este bloqueio localiza-se no nó AV e costuma apresentar evolução benigna (Figura 16.7).
- **Tipo II:** O intervalo PR se mantém constante e existe uma interrupção súbita da condução e uma onda P bloqueada, ou seja, o bloqueio ocorre de maneira inesperada, podendo acontecer em ciclos de 2:1, 3:2, 4:3 (Figura 16.8). A pausa que acontece no batimento bloqueado deve corresponder a dois ciclos sinusais. A localização do bloqueio é frequentemente infranodal, podendo ser infra-hissiana. Na maioria dos casos, os pacientes têm complexo QRS alargado,

com bloqueios bifasciculares ou trifasciculares em mais de 2/3 das vezes. Atenção para situações que simulam BAV 2:1; no entanto, ocorrem por consequência de extrassístoles hissianas, e nestes casos deve-se tratar as extrassístoles hissianas e dificilmente o implante do marcapasso definitivo está indicado.

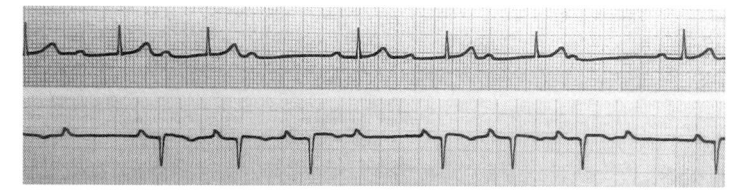

Figura 16.7 ECG com BAV 2º grau tipo I (Wenckebach). Note o prolongamento do PR até o surgimento de uma onda P bloqueada. A onda P seguinte conduz para os ventrículos com intervalo AV menor.

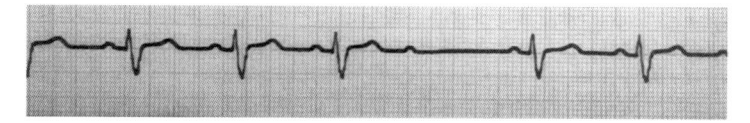

Figura 16.8 BAV 2º grau tipo II. 1 onda P bloqueada abruptamente após ondas P pregressas conduzirem aos ventrículos com intervalo AV fixo.

Bloqueio atrioventricular de grau avançado

Classifica-se o BAV em avançado quando existem dois ou mais impulsos atriais bloqueados para um conduzido, ou seja, padrões de condução maiores ou iguais a 3. Deve-se obter registros longos para observação de dois ciclos consecutivos conduzidos, o que leva ao esclarecimento da localização do bloqueio (Figura 16.9).

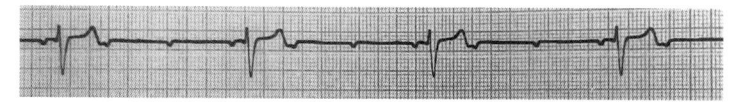

Figura 16.9 BAV avançado. Relação 3:1 entre ondas P e QRS.

As indicações de marca-passo nos pacientes com BAV do segundo grau, segundo as diretrizes brasileiras, estão na Tabela 16.4.

Tabela 16.4 Indicações de MP no BAV de segundo grau.

Classe I

- Permanente ou intermitente, irreversível ou causado por drogas necessárias e insubstituíveis, independente do tipo e localização, com sintomas definidos de baixo fluxo cerebral ou IC consequentes à bradicardia *(NE C)*.
- Tipo II, com QRS largo ou infra-His, assintomático, permanente ou intermitente e irreversível *(NE C)*.
- Com *flutter* atrial ou FA, com períodos de resposta ventricular baixa, em pacientes com sintomas definidos de baixo fluxo cerebral ou IC consequentes à bradicardia *(NE C)*.

Classe IIa

- Tipo avançado, assintomático, permanente ou intermitente e irreversível ou persistente após 15 dias de cirurgia cardíaca ou infarto agudo do miocárdio (IAM) – *(NE C)*.
- Tipo II, QRS estreito, assintomático, permanente ou intermitente e irreversível *(NE C)*.
- Com *flutter* atrial ou FA, assintomático, com frequência ventricular média abaixo de 40 bpm em vigília, irreversível ou por uso de fármaco necessário e insubstituível *(NE C)*.

Classe IIb

- Tipo avançado, assintomático, permanente ou intermitente e irreversível não relacionada à cirurgia cardíaca ou IAM *(NE C)*.
- Tipo 2:1, assintomático, permanente ou intermitente e irreversível associado a arritmias ventriculares, que necessitam de tratamento medicamentoso com fármacos insubstituíveis depressores da condução AV *(NE C)*.

Classe III

- Tipo I, assintomático, com normalização da condução AV com exercício ou atropina IV *(NE C)*.

Bloqueio atrioventricular de terceiro grau ou total (BAVT)

Nesse caso, não existe condução dos impulsos dos átrios para os ventrículos. Isso pode ocorrer de maneira permanente ou intermitente. O bloqueio pode estar localizado no nó AV ou abaixo dele, no feixe de

His ou nos fascículos do sistema de Purkinje. No BAVT, o que comanda os batimentos ventriculares é o ritmo de escape.

Em pacientes com complexo QRS estreito, a lesão se encontra no nó AV em cerca de 1/3 dos casos. Se o ritmo de escape tem complexo QRS alargado, com morfologia de bloqueio bifascicular, o bloqueio é de localização infra-hissiana em mais de 80% das vezes. Como uma regra geral, quanto menor a frequência cardíaca do ritmo de escape, mais distal é a sua origem, assim como pior é a sua estabilidade, ocorrendo mais frequentemente síncopes e assistolia. Bloqueio no nó AV também tem maior probabilidade de ser por isquemia transitória, como no BAVT que acompanha o IAM inferior. Por outro lado, BAVT no sistema His-Purkinje carrega um pior prognóstico. Na maioria dos casos ele representa causas intrínsecas e irreversíveis, e o marca-passo é indicado para grande parte desses pacientes.

O diagnóstico do BAVT é eletrocardiográfico e se baseia em quatro critérios fundamentais:

1. Ausência de condução atrioventricular. Isso se manifesta com a falta de relação entre os complexos P e QRS;
2. Frequência cardíaca atrial maior que a ventricular;
3. A frequência ventricular é regular;
4. Deve haver um número significante de ondas P para que essas aconteçam na diástole, certificando a ausência de condução (Figura 16.10).

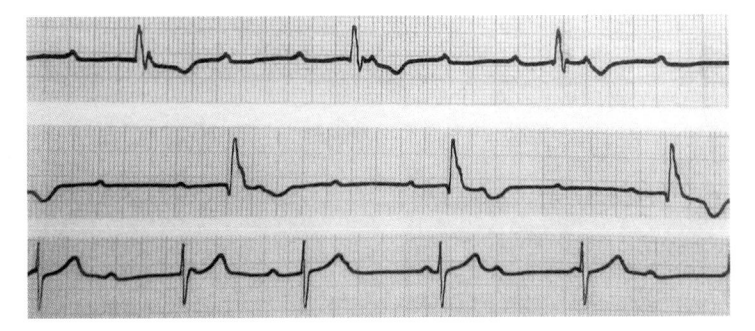

Figura 16.10 Diferentes ECG com BAVT. Note a ausência de relação entre as ondas P e os QRS.

Em pacientes portadores de FA que se apresentem com BAVT, o intervalo RR se regulariza, apesar do ritmo de base. Isso porque as centenas de impulsos gerados nos átrios não progridem para os ventrículos, que por sua vez são estimulados por ritmos de escape (Figura 16.11).

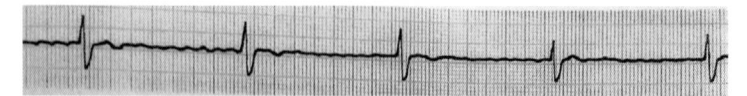

Figura 16.11 ECG com ritmo de FA com BAVT. Ritmo bradicárdico com RR regular.

Pacientes com BAVT podem apresentar-se com sintomas diversos. Aqueles com escape proximal e estável mais comumente são oligossintomáticos, podendo apenas referir tontura e fadiga. Não é infrequente o achado acidental de BAVT em pacientes assintomáticos. Os pacientes com escape ventricular distal apresentam-se com a Síndrome de Stokes-Adams, com síncope tipo liga-desliga, com períodos de assistolia e também com piora de angina ou de insuficiência cardíaca.

Os pacientes sintomáticos devem ser tratados com marca-passo l, podendo ser usado marca-passo provisório como ponte até o implante do definitivo. Em pacientes assintomáticos com evidência de bloqueio infranodal, com ritmo de escape ventricular distal ou distúrbio de condução intraventricular, o tratamento deve ser feito com marca-passo.

As indicações de marca-passo no BAV de 3º grau adquirido, segundo as diretrizes nacionais podem ser visualizadas na Tabela 16.5.

Bloqueios intraventriculares

Atrasos e/ou bloqueios nos sistemas de condução intraventricular podem ocorrer por anormalidade no músculo cardíaco ou no sistema His-Purkinje. São três os principais ramos do sistema de condução ventricular: os fascículos posteroinferior e anterossuperior do ramo esquerdo, e o ramo direito. Mesmo quando há bloqueio de dois destes ramos, a condução atrioventricular é garantida. No entanto, quando o bloqueio ocorre simultaneamente nos três ramos, surgem os BAV de alto grau ou total. O ECG informa se existem bloqueios unifasciculares, bifasciculares, bloqueios completos de ramo e bloqueios de ramo alternantes. Deve-

Tabela 16.5 Indicações de MP no BAV de 3° grau.

Classe I

- Permanente ou intermitente, irreversível, de qualquer etiologia ou local, com sintomas de hipofluxo cerebral ou IC consequentes à bradicardia (NE C).
- Assintomático, consequente a IAM, persistente > 15 dias (NE C).
- Assintomático, com QRS largo após cirurgia cardíaca, persistente > 15 dias, (NE C).
- Assintomático, irreversível, com QRS largo ou intra/infra-His, ou ritmo de escape infra-His (NE C).
- Assintomático, irreversível, QRS estreito, com indicação de antiarrítmicos depressores do ritmo de escape (NE C).
- Adquirido, irreversível, assintomático, com FC média < 40 bpm na vigília, com pausas > 3 segundos e sem resposta adequada ao exercício (NE C).
- Irreversível, assintomático, com assistolia > 3 segundos na vigília (NE C).
- Irreversível, assintomático, com cardiomegalia progressiva (NE C).
- Congênito, assintomático, com ritmo de escape de QRS largo, com cardiomegalia progressiva ou com FC inadequada para a idade (NE C).
- Adquirido, assintomático, de etiologia chagásica ou degenerativa (NE C).
- Irreversível, permanente ou intermitente, consequente à ablação da junção do nó AV (NE C).

Classe IIa

- Consequente à cirurgia cardíaca, assintomático, persistente > 15 dias, com QRS estreito ou ritmo de escape nodal e boa resposta cronotrópica (NE C).
- Consequente à cirurgia cardíaca sem perspectiva de reversão < 15 dias (NE C).
- Congênito assintomático, com QRS estreito, má resposta cronotrópica, sem cardiomegalia, com arritmia ventricular expressiva ou QT longo (NE C).

Classe IIb

Congênito, com QRS estreito, boa resposta cronotrópica, sem cardiomegalia, com arritmia ventricular expressiva ou QT longo (NE C).

Classe III

- Congênito, assintomático, QRS estreito, com frequência apropriada para a idade e aceleração adequada ao exercício, sem cardiomegalia, arritmia ventricular e QT longo (NE C).
- Transitório por ação medicamentosa, processo inflamatório agudo, cirurgia cardíaca, ablação ou outra causa reversível (NE C).

-se estar atento às lesões progressivas dos fascículos, que podem evoluir para BAVT. Quando não há certeza do grau de comprometimento do sistema de condução intraventricular, ou atrioventricular, um estudo eletrofisiológico invasivo deve ser realizado. O estudo determina a extensão, localização e prognóstico das lesões. O intervalo HV (tempo decorrido da despolarização inicial do feixe de His até a despolarização ventricular) acima de 70 ms, demonstra alto risco de evolução para BAVT, devendo ser considerado o tratamento com implante de marcapasso (Tabela 16.6).

Tabela 16.6 Indicações de MP nos bloqueios intraventriculares.

Classe I

Bloqueio de ramo bilateral alternante documentado com síncopes, pré-síncopes ou tonturas recorrentes (*NE C*).

Classe IIa

Intervalo HV > 70 ms espontâneo ou com bloqueio intra ou infra-His induzido por estimulação atrial ou teste farmacológico, em pacientes com síncopes, pré-síncopes ou tonturas sem causa determinada (*NE C*).
Pacientes assintomáticos com intervalo HV > 100 ms espontâneo (*NE C*).
Bloqueios de ramo ou bifascicular, associados ou não a BAV de 1º grau, com episódios sincopais sem documentação de BAVT paroxístico, em que foram afastadas outras causas (*NE C*).

Classe IIb

Bloqueio de ramo bilateral, assintomático (*NE C*).

Classe III

Bloqueios de ramo ou bifascicular em pacientes assintomáticos, de qualquer etiologia com ou sem BAV de 1º grau (*NE C*).

ABORDAGEM DA BRADICARDIA NA UNIDADE DE EMERGÊNCIA

A abordagem da bradicardia sintomática na unidade de emergência, passa obrigatoriamente por uma anamnese e dirigida e um exame físico detalhado, à procura de sinais e sintomas de instabilidade, quais sejam: dor torácica típica; dispneia e queda da saturação arterial de oxigênio; confusão mental e/ou torpor; e hipotensão arterial/choque. Basta um destes sinais/sintomas para classificar o paciente como instável.

De acordo com as últimas diretrizes de ACLS (*Advanced Cardiovascular Life Support*), o manejo inicial deve incluir a monitorização cardíaca e oximétrica, além de acesso venoso periférico calibroso. Na detecção de instabilidade, inicia-se o tratamento com atropina 0,5 mg em bolus venoso, podendo ser repetida a cada 3 a 5 minutos (dose máxima 3 mg). Caso não haja resposta, o próximo passo deve ser a instalação de Dopamina (2 a 20 mcg/kg/minuto) ou Epinefrina (2 a 10 mcg/minuto) em bomba de infusão contínua; se disponível, o marcapasso provisório transcutâneo torna-se uma boa alternativa, com igual nível de evidência e importância. Nos casos de bradicardias por BAV total ou BAV 2º grau Mobitz 2, a atropina esta contraindicada pela chance de piora paradoxal da resposta ventricular. O Algoritmo 16.1 resume o atendimento da bradiarritmia instável na unidade de emergência.

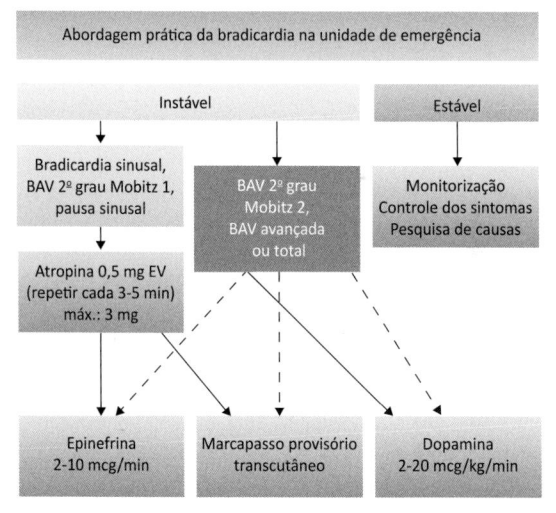

Algoritmo 16.1 Abordagem prática das bradiarritmias no pronto socorro.

BAV: bloqueio atrio-ventricular.

CONCLUSÃO

As bradiarritmias são achados comuns em pacientes atendidos em unidades de emergência. Diferenciar entre bradicardia patológica e achado de exame físico ou eletrocardiográfico é o primeiro desafio. As bradiarritmias patológicas usualmente estão acompanhadas de sintomas de baixo débito central ou periférico e podem acompanhar doenças clínicas agudas. Eletrocardiograficamente elas estão relacionadas aos sistemas neuroautonômico e excitocondutor cardíaco e são classificadas em bradiarritmias sinusais, bloqueios intraventriculares e bloqueios atrioventriculares. A sua correta identificação e classificação determina sua gravidade. Deve ser dada atenção primeiramente para a investigação de causas reversíveis e seu tratamento. O marca-passo, provisório ou definitivo, deve ser instituído para as bradiarritmias sintomáticas ou potencialmente sintomáticas, ou seja, aquelas com risco de assistolia, tão logo se dê a sua identificação, em que pesem riscos e benefícios da terapia invasiva contra o risco de mortalidade súbita.

BIBLIOGRAFIA

1. Abdon NJ, Landin K, Johansson BW. Athlete's bradycardia as an embolising disorder? Symptomatic arrhythmias in patients aged less than 50 years. Br Heart J. 1984;52(6):660-6.
2. ACC/AHA Guidelines for Clinical Intracardiac Electrophysiological and Catheter Ablation Procedures: A Report of the American College of Cardiology/ American Heart Association Task Force on Practice Guidelines (Committee on Clinical Intracardiac Electrophysiologic and Catheter Ablation Procedures). Developed in Collaboration With the North American Society of Pacing and Electrophysiology. Circulation. 1995;92(3):673-91.
3. Alboni P, Menozzi C, Brignole M, et al. Effects of permanent pacemaker and oral theophylline in sick sinus syndrome the THEOPACE study: a randomized controlled trial. Circulation. 1997;96(1):260-6.
4. Fairfax AJ, Lambert CD, Leatham A. Systemic embolism in chronic sinoatrial disorder. N Engl J Med. 1976;295(4):190-2.

5. Fitzgerald D, Lazzara R. Functional anatomy of the conduction system. Hosp Pract. 1988; 23(6):81-90, 92.

6. Flaker G, Greenspon A, Tardiff B. Death in patients with permanent pacemakers for sick sinus syndrome. Am Heart J. 2003;146(5):887-93.

7. Gardner E, Gray KD, O'Rkahilly. Estudo regional do corpo humano. 4 ed. Rio de Janeiro: Guanabara Koogan; 1978. p. 367-72.

8. Gillis AM. Pacing for sinus node disease: indications, techniques, and clinical trials. In: Ellenbogen KA, Kay GN, Wilkoff BL. Clinical cardiac pacing. 3rd ed. Philadelphia: WB Saunders; 2007. p. 407-23.

9. Gizzi JC, Sierra-Reyes CA, Moreira DA. Disfunção do nódulo sino-atrial: clinica e terapêutica. Reblampa 1995;8(3):254-64.

10. Guyton AC, Hall JE. Tratado de fisiologia médica. Philadelphia: Saunders; 2002.

11. Hadziselimovic H. Vascularization of the conducting system in the human heart. Acta Anat (Basel). 1978;102(2):105-10.

12. Hiss, RG, Lamb, LE, Allen MF. Electrocardiographic findings in 67,375 asymptomatic subjects. X. Normal Values. Am J Cardiol. 1960;6:200.

13. Kaye AH. Brain tumors: an encyclopedic approach. 2nd ed. New York: Churchill Livingstone; 2001. p. 205.

14. Koch W. Uber das Ultimum Moriens des menschlichen Herzen. Beitr Path Anat. 1907;42:203.

15. Lenegre J. Etiology and pathology of bilateral bundle branch block in relation to complete heart block. Prog Cardiovasc Dis. 1964;55:409-44.

16. Lev M. Anatomic basis for atrioventricular block. Am J Med. 1964;37:742-8.

17. Lev M. The pathology of complete atrioventricular block. Prog Cardiovasc Dis. 1964; 6:317-26.

18. Levine SA, Miller H, Penton GB. Some clinical features of complete heart block. Circulation. 1956; 13(6):801-24.

19. Lévy S, Melvin M. Cardiac arrhythmias. New York: Futura; 1984.

20. Martinelli Filho M, Zimerman LI, Lorga AM, et al. Guidelines for Implantable Electronic Cardiac Devices of the Brazilian Society of Cardiology. Arq Bras Cardiol. 2007;89(6):e210-e38.

21. Melo CS. Temas de marcapasso. 4 ed. São Paulo: Leitura Médica; 2011.

22. Miller WP. Cardiac arrhythmias and conduction disturbances in the sleep apnea syndrome. Prevalence and significance. Am J Med. 1982;73(3):317-21.

23. Mobitz W. Über die unvollständige Störung der Erregungsüberleitung zwischen Vorhof und Kammer des menschlichen Herzens. Z Gesamte Exp Med. 1924;41:180.

24. Moffa PJ, Sanches PCR. Tranchesi: eletrocardiograma normal e patológico. 7 ed. São Paulo: Roca; 2001.

25. Narula OS. Conduction disorders in the AV transmission system. In: Dreifus L, Likoff W. Cardiac arrhythmias. New York: Grune and Stratton; 1973. p.259.

26. Narula, OS, Scherlag, BJ, Javier, RP, et al. Analysis of the A-V conduction defect in complete heart block utilizing His bundle electrograms. Circulation. 1970; 41(3):437-48.

27. Pastore CA, Pinho C, Germiniani H, et al. Diretrizes da Sociedade Brasileira de Cardiologia sobre Análise e Emissão de Laudos Eletrocardiográficos. Arq Bras Cardiol. 2009;93(3 Suppl II):1-19.

28. Peuch P, Grolleau R, Guimond C. Incidence of different types of A-V block and their localization by His bundle recordings. In: Wellens HJJ, Lie KI, Jansen MJ. The conduction system of the heart. Leiden: Stenfert Kroese; 1976. p.467.

29. Phibbs BP. Advanced ECG: boards and beyond. 2nd ed. Philadelphia: Elsevier; 2006.

30. Puech P, Wainwright RJ. Clinical electrophysiology of atrioventricular block. Cardiol Clin. 1983;1(2):209-24.

31. Rowe JC, White PD. Complete heart block: a follow-up study. Ann Intern Med. 1958; 49(2):260-70.

32. Santos, ES, Trindade PHDM, Moreira HG. Tradado Dante Pazzanese de Emergências Cardiovasculares. Atheneu: São Paulo; 2016.

33. Simon AB, Zloto AE. Atrioventricular block: natural history after permanent ventricular pacing. Am J Cardiol. 1978;41(3):500-7.

34. Spodick DH, Raju P, Bishop RL, et al. Operational definition of normal sinus heart rate. Am J Cardiol. 1992;69(14):1245-6.

35. Spodick DH. Normal sinus heart rate: Sinus tachycardia and sinus bradycardia redefined. Am Heart J. 1992; 124(4):1119-21.

36. Sutton R, Kenny RA. The natural history of sick sinus syndrome. Pacing Clin Electrophysiol. 1986;9(6 Pt 2):1110-4.

37. Talan DA, Bauernfeind RA, Ashley WW, et al. Twenty-four hour continuous ECG recordings in long-distance runners. Chest. 1982;82(1):19-24.

38. Tawara S. Das Reizleitungssystem des Säugetierherzens. Eine anatomische Studie über das atrioventrikuläre Bündel und die Purkinjeschen Fäden. Mit einem Vorwort von L. Aschoff. Jena, G. Fischer 1906.

39. Tilkian AG, Guilleminault C, Schroeder JS, et al. Sleep-induced apnea syndrome. Prevalence of cardiac arrhythmias and their reversal after tracheostomy. Am J Med. 1977;63(3):348-58.

40. Weiss AT, Rod JL, Gotsman MS, et al. Hydralazine in the management of symptomatic sinus bradycardia. Eur J Cardiol. 1981;12(5):261-70.

41. Wellens HJ, Brugada P, Bär FW. The role of intraventricular conduction disorders in precipitating sudden death. Ann NY Acad Sci. 1982;382:136-42.

42. Wenckebach, KF. Zur Analyse der unregelmässigen Pulses. Ztschr Klin Med. 1899;36:181.

capítulo 17

José Nunes de Alencar Neto

Morte Súbita Cardíaca

DEFINIÇÃO

Morte súbita cardíaca (MSC) é definida como uma morte natural de qualquer causa cardíaca que ocorre fora do ambiente hospitalar ou em um departamento de emergências, ou em um indivíduo declarado morto desde sua chegada ao hospital. A morte deve ter ocorrido dentro de uma hora do início dos sintomas. Doença cardíaca preexistente pode ou não estar presente, excluindo outras causas de morte súbita, como insuficiência respiratória, envenenamento, anafilaxia ou trauma. O tempo e o mecanismo da morte são inesperados. Em muitos casos, a parada cardíaca pode ser o primeiro e único sintoma.

A MSC pode ser decorrente de Fibrilação Ventricular (FV), Taquicardia Ventricular (TV) sem pulso, assistolia ou AESP (Atividade Elétrica Sem Pulso), que podem ter gatilhos arrítmicos isolados ou estruturais. Uma grande maioria dos pacientes apresenta alguma forma de doença cardíaca estrutural, o que permite concluir que, quando ocorre em indivíduos aparentemente hígidos, deve-se ao fato de estes apresentarem doença cardíaca prévia não detectada ou desordens genéticas canaliculares.

Não obstante à redução do número de mortes de causas cardiovasculares nos últimos 40 a 50 anos, a doença cardiovascular se mantém como a maior causa de morte natural em países desenvolvidos.

A alta incidência e a natureza súbita e inesperada, combinadas com a baixa taxa de sucesso de ressuscitação, tornam a MSC um grande problema não solucionado em Cardiologia Clínica, Medicina de Urgência e em Saúde Pública.

EPIDEMIOLOGIA

A maioria das mortes súbitas não é documentada porque, em geral, ocorrem fora do ambiente hospitalar. Aproximadamente 50% delas são causadas por doenças cardiovasculares.

A incidência geográfica de MSC varia em função da prevalência de doença arterial coronariana (DAC) nas diferentes regiões. Estima-se que a incidência nos Estados Unidos da América (EUA) varie entre menos de 200 mil a mais de 450 mil casos anuais.

Após um primeiro pico de incidência entre o nascimento e 6 meses de vida (síndrome da morte súbita neonatal), o risco de morte súbita torna-se pequeno até os 30 anos, voltando a aumentar entre os 45 e 75 anos. A incidência é 100 vezes menor em adolescentes e adultos com menos de 30 anos que em adultos maiores de 35 anos.

FATORES DE RISCO PARA MORTE SÚBITA CARDÍACA

Dentre os subgrupos populacionais de maior risco, estão incluídos, principalmente, os indivíduos portadores de disfunção ventricular esquerda, especialmente aqueles com fração de ejeção do ventrículo esquerdo (FEVE) ≤ 30% a 40%. Uma FEVE ≤ 30% é o maior preditor independente de risco para MSC.

Doença arterial coronariana e fatores de risco relacionados a esta entidade guardam um paralelo com risco de MSC. A hipertensão arterial sistêmica (HAS), a hipertrofia ventricular esquerda (HVE), os distúrbios da condução intraventricular, como o bloqueio de ramo esquerdo (BRE), tabagismo, obesidade e diabetes (DM) estão todos associados a um aumento do risco de MSC.

As ectopias ventriculares e a taquicardia ventricular não sustentada (TVNS) têm um prognóstico benigno na ausência de doença cardíaca estrutural, com exceção das formas polimórficas de TVNS em indivíduos sem doença cardíaca estrutural.

A associação de doença cardiovascular insuspeita e MSC em jovens atletas não é coincidência. Em grandes levantamentos com base em autópsias em populações de atletas nos EUA, a miocardiopatia hipertrófica (MCPH) foi consistentemente a causa mais comum, computando cerca de um terço dos casos.

A maioria dos casos de MSC é observada em pacientes de baixo risco, risco intermediário, e até mesmo em pacientes sem fatores de risco conhecidos. O subgrupo de alto risco, cujo foco de toda atenção da comunidade médica é voltado pela magnitude do risco de MSC, constitui, atualmente, uma pequena proporção do número de mortes anual.

Os principais fatores de risco para MSC podem ser explicitados, portanto, da seguinte maneira:

a) Disfunção ventricular esquerda, avaliada pela FEVE ($\leq$ 30% a 40%), sintomas de insuficiência cardíaca (IC) e avaliação funcional da *New York Heart Association* (NYHA III e IV);
b) Isquemia miocárdica;
c) Instabilidade elétrica evidenciada por ectopias ventriculares frequentes, TVNS, estudo eletrofisiológico (EEF) positivo, presença de potenciais tardios no ECG de alta resolução, alternância da onda T, dispersão do intervalo QT e anormalidade na variabilidade da frequência cardíaca.

FISIOPATOLOGIA

A fisiopatologia envolve uma interação entre um evento deflagrador e um substrato anormal que induz a uma instabilidade elétrica e TV que degenera para FV – este mecanismo é responsável por até 85% das MSC Menos comumente, é iniciada por TV polimórfica ou FV. Bradiarritmias relacionadas à MSC usualmente representam doença cardíaca terminal e evoluem para dissociação eletromecânica não reversível, constituindo 15% a 20% dos casos.

Fatores desencadeantes ou modulares da TV/FV incluem mudanças na atividade do sistema nervoso autonômico, distúrbios metabólicos ou eletrolíticos, isquemia miocárdica, inflamação miocárdica, sobrecarga aguda de volume/pressão dos ventrículos, anormalidades nos canais iônicos e drogas cardíacas ou não cardíacas com ação pró-arrítmica.

CAUSAS DE MORTE SÚBITA CARDÍACA

O substrato para a MSC depende da doença cardíaca de base, e varia desde a ausência de dano estrutural evidente até cardiomiopatias estruturais avançadas. As doenças cardíacas mais relacionadas à MSC são: DAC (doença arterial coronariana), HVE(incluindo a MCPH), miocardiopatia dilatada (MCPD), IC, doença de Chagas, displasia arritmogênica do ventrículo direito (DAVD), valvopatias e anormalidades eletrofisiológicas.

Doença arterial coronariana (DAC)

A DAC é responsável por cerca de 80% dos casos de MSC em países ocidentais, sendo as demais cardiomiopatias responsáveis pelos outros 10% a 15%.

A origem anômala das artérias coronárias é a segunda causa mais frequente de MSC em atletas jovens. O diagnóstico dessa entidade requer um alto grau de suspeição em jovens atletas com história de dor torácica desencadeada pelo exercício e/ou síncope, principalmente por estes pacientes apresentarem exames indutores de isquemia normais.

Hipertrofia ventricular esquerda e miocardiopatia hipertrófica

A hipertrofia ventricular esquerda é um fator de risco independente para MSC e pode contribuir fisiologicamente para arritmias de grande potencial letal. Dentre as causas de HVE, podemos citar a HAS, valvopatias, doenças congênitas e MCPH.

A MCPH é a causa mais comum de MSC em indivíduos jovens, incluindo atletas treinados. É a doença genética cardiovascular mais comum, sendo transmitida por gene autossômico dominante, com prevalência de 1:500 na população geral e apresenta expressão clínica heterogênea. Pode ser definida como uma HVE na ausência de uma causa detectável.

Seu diagnóstico é estabelecido pela ecocardiografia ou ressonância. O achado de espessura parietal maior que 15 mm em qualquer segmento do ventrículo esquerdo confirma o diagnóstico. Em familiares de pacientes portadores de MCPH, espessura maior que 13 mm torna o diagnóstico altamente provável.

Estudos observacionais com portadores de MCPH ajudaram a identificar alguns fatores de risco para MSC nesta população, conhecidos como fatores de risco maior:

a) História familiar de morte prematura na família (< 50 anos) associada à MCPH, particularmente parentes de primeiro grau;

b) Síncope inexplicável recorrente, sobretudo em pacientes jovens e durante o exercício;

c) TVNS, particularmente se múltiplas ou repetitivas, em Holter de 24 horas (três batimentos por minuto ou mais com frequência cardíaca > 120 batimentos por minuto);

d) Episódio de TV sustentada;

e) HVE importante com espessamento da parede do ventrículo esquerdo maior que 30 mm.

Um novo modelo de estratificação de risco de morte súbita em pacientes portadores de MCPH foi proposto pela Sociedade Europeia de Cardiologia (ESC) em suas diretrizes sobre o assunto de 2014. O estudo que validou esta ferramenta contou com quase quatro mil pacientes de toda a Europa em um *follow-up* médio de 5,7 anos. Das variáveis estudadas, a idade, a espessura da parede ventricular ao ecocardiograma, o diâmetro do átrio esquerdo, a presença de gradiente na via de saída do ventrículo esquerdo, uma história familiar positiva para morte súbita, a presença de TVNS e síncope inexplicada foram preditores de risco. A ferramenta para cálculo de risco está disponível na web no site http://www.doc2do.com/hcm/webHCM.html.

Miocardiopatia dilatada e insuficiência cardíaca

A prevalência de MCPD em adultos de países ocidentais varia de 36 a 40/100.000 indivíduos. Apesar do uso rotineiro dos medicamentos disponíveis (inibidores da enzima conversora da angiotensina, betabloqueadores e espironolactona), a mortalidade anual nesta patologia continua alta (5% a 10%). A MSC é a causa do óbito em mais de 50% dos indivíduos acometidos, geralmente devido a TV/FV.

A gravidade da IC tem relação com a modalidade de morte: na classe II da NYHA, 64% das mortes são súbitas, 12% por insuficiência cardíaca congestiva e 24% por outras causas; na classe III da NYHA, as mortes súbitas representam 59% dos casos, 26% por insuficiência congestiva e 15% por outras causas; na classe IV, 33% são súbitas, 56% por insuficiência cardíaca congestiva e 11% por outras causas.

Doença de Chagas

Estima-se que 18 milhões de pessoas estão cronicamente infectadas pelo *Trypanosoma cruzi*. O envolvimento cardíaco é a principal causa de óbito. O curso clínico da doença é variável e a identificação dos pacientes com risco para óbito permanece um desafio.

Os fatores de risco para óbito na doença de Chagas estão dispostos no Escore de Rassi: classe funcional da NYHA III ou IV, cardiomegalia na radiografia de tórax, anormalidades na contratilidade segmentar ou global vista ao ECO, TVNS no Holter de 24 horas, baixa voltagem do QRS no ECG e sexo masculino. Uma pontuação acima de 12 pontos classifica o indivíduo como de alto risco para morte em 10 anos (ver Quadro 17.1).

O envolvimento do miocárdio ventricular por fibrose e progressiva infiltração inflamatória, a presença de defeitos no sistema de condução, de aneurismas ventriculares e de lesões no sistema nervoso autonômico são fatores importantes para o desenvolvimento de arritmias graves no portador de doença de Chagas. A MSC decorre, principalmente, das TVs. Cerca de 50% dos óbitos são de natureza súbita, 40% em decorrência da IC terminal e 10% devem-se a fenômenos embólicos, principalmente cerebrais.

Quadro 17.1 Escore de risco de morte na cardiopatia chagásica.	
Escore de risco de morte na cardiopatia chagásica	
Classe funcional III ou IV (NYHA)	5 pontos
Cardiomegalia na radiografia de tórax	5 pontos
Disfunção sistólica	3 pontos
TVNS ao Holter	3 pontos
Baixa voltagem do QRS	2 pontos
Sexo masculino	2 pontos

Adaptada de Rassi. Development and Validation of a Risk Score for Predicting Death in Chagas' Heart Disease. 2006.

Valvopatias

Com o surgimento de procedimentos seguros e efetivos para trocas valvares, foi reduzida a incidência desta causa de MSC. Lesões estenóticas das demais válvulas apresentam risco muito menor de MSC quando comparadas à estenose aórtica. Lesões regurgitantes também apresentam risco menor.

Prolapso de valva mitral está associada a uma alta incidência de arritmias cardíacas de baixo risco; entretanto, há um aparente baixo risco de MSC que provavelmente correlaciona-se com alterações não específicas do segmento ST nas derivações inferiores.

Displasia arritmogênica do ventrículo direito

É uma doença primária do miocárdio que envolve primariamente o ventrículo direito, com prevalência de um para 5 mil indivíduos. Caracteriza-se por perda gradual de miócitos com substituição por tecido fibroso e adiposo, com escasso infiltrado inflamatório. O fenótipo desta patologia é variado e inclui TV, arritmias supraventriculares, IC direita e até a apresentação assintomática.

O diagnóstico é difícil pelo pouco acometimento da função ventricular e pela presença de alterações eletrocardiográficas muito sutis que, com frequência, não são percebidas. ECG pode mostrar inversão de onda T de V1 a V3 na ausência de bloqueio de ramo direito e em pacientes com mais de 12 anos, alargamento do QRS de V1 a V3 e presença de onda épsilon.

Para o diagnóstico de certeza, lança-se mão do *Task Force Criteria* (2010), onde analisam-se disfunção global ou regional e alterações estruturais pela ressonância magnética cardíaca, a presença de anormalidades na despolarização e repolarização pelo ECG, o histórico familiar e a presença de arritmias.

Feixes acessórios

São as vias anômalas de condução atrioventricular, como o Feixe de Kent na síndrome de Wolff-Parkinson-White (WPW) e as fibras de Mahaim, comumente associadas a arritmias não letais. A propriedade de condução anterógrada destas vias é o que define o risco de arritmias mais graves com possível letalidade: um período refratário mais curto que 250 ms está associado a uma maior taxa de MSC. Na síndrome de

WPW, a MSC gira em torno de 0,15%, em sua maioria em decorrência do desenvolvimento de fibrilação atrial com uma rápida resposta ventricular que degenera para FV.

CAUSAS DE MORTE SÚBITA EM CORAÇÃO ESTRUTURALMENTE NORMAL

QT longo

A síndrome do QT-Longo congênito é uma anormalidade funcional causada por defeitos hereditários moleculares em proteínas de canais iônicos associados a um gatilho neurogênico ou ambiental capaz de deflagrar arritmias sintomáticas ou letais. Foram descritos inicialmente dois padrões, o primeiro autossômico dominante e mais comum conhecido como Síndrome de Romano-Ward, e o segundo, um raro padrão autossômico recessivo associado à surdez, conhecido com Síndrome de Jervell e Lange-Nielsen (10% dos casos). A alteração eletrocardiográfica consiste em intervalo QT prolongado e síncope é a expressão fenotípica mais frequente em pacientes sintomáticos. Além de episódios de síncopes e desfalecimentos, pode ocorrer MSC, e estes eventos são frequentemente precipitados por estresse emocional ou físico, geralmente aparecendo nas duas primeiras décadas de vida. As manifestações clínicas são muito variáveis, com muitos pacientes apresentando QT-Longo sem quaisquer manifestações arrítmicas, enquanto outros apresentam alta suscetibilidade para a ocorrência de arritmias, particularmente o *torsades des pointes*. Sexo feminino, graus avançados de prolongamento do intervalo QT (QT > 500 ms) ou QT *alternans*, síncope sem causa identificável, história familiar positiva para MSC em jovens, *torsades des pointes* documentada ou episódio de FV são fatores de risco para MSC. Em 1995 e 1996, foram identificados os primeiros três genes associados com as formas mais comuns da doença (mais de 90% dos casos), os tipos LQT1, LQT2 e LQT3, com posterior identificação de outros genes relacionados, do LQT4 ao LQT10.

Outra forma mais rara associada à sindactilia, cardiopatia congênita (hipertrofia cardíaca, ducto *arteriosus*, defeitos do septo interartrial e interventricular e tetralogia de Fallot) e alta letalidade com intervalos QT superiores a 600 ms é a síndrome de Timothy.

A síndrome do QT-Longo adquirido está relacionada ao uso de medicações, alterações eletrolíticas, hipotermia, substâncias tóxicas e lesões do sistema nervoso central, e, assim como na forma congênita, o *torsades des pointes* é arritmia deflagradora que degenera para FV.

QT curto

A síndrome do QT curto é uma síndrome familiar com risco de MSC, síncope, arritmia atrial e MSC causada por várias mutações nas funções retificadoras das correntes de potássio resultando em dramático encurtamento do intervalo QT no ECG de repouso. Estes pacientes apresentam intervalo QT corrigido menor que 300 ms. De forma similar à síndrome do QT longo, apresenta heterogeneidade genética e pode ser subdividida em três tipos (1, 2 e 3). Entretanto, esta síndrome tem uma importante relação com MSC e parece ter herança autossômica dominante.

Brugada

A síndrome de Brugada, uma desordem familiar decorrente da mutação de canal de sódio cardíaco (*SCN5A*) e que ocorre com mais frequência em homens de meia-idade, está associada a um maior risco de MSC. É caracterizada por um padrão eletrocardiográfico que se assemelha ao padrão de bloqueio de ramo direito (r' em V1 e V2), associado a uma forma incomum de supradesnivelamento do segmento ST não isquêmico nas derivações precordiais direitas. O risco de MSC não está bem definido, e podem ser considerados preditores de maior risco: as alterações eletrocardiográficas persistentes, a síncope, as arritmias complexas, história familiar positiva de morte súbita e TVs induzíveis em estudo eletrofisiológico. De modo similar à síndrome do QT-Longo 3 (seu correlato genético, pois são causadas por uma mutação no mesmo gene), arritmia e morte ocorrem principalmente no início da manhã, durante o sono e em períodos de bradicardia. Indivíduos com síncope e ECG espontâneo tipo I têm risco de MSC de 8,8% ao ano; outra série de trabalhos observou taxas de risco que variaram de 1,7% a 10% ao ano.

FV idiopática

Outro integrante deste grupo é a taquicardia ventricular polimórfica catecolaminérgica, descrita inicialmente por Coumel e Leenhardt, caracterizada por TV induzida por estímulo adrenérgico, levando à síncope e MSC na ausência de anormalidades estruturais cardíacas. Atividade física e/ou estresse emocional são os gatilhos para a arritmia, e os portadores da síndrome apresentam, durante o exercício, aparecimento de atividade ectópica ventricular em um limiar de 100 a 120 bpm, seguido do aparecimento de TVNS com a progressão do exercício, se ele não for interrompido, até um quadro mais grave de TV.

Repolarização precoce

Consiste na elevação do ponto J ao eletrocardiograma que foi, durante anos, encarada como benigna. No entanto, novos estudos vêm modificando este conceito nos últimos anos. A relação entre a repolarização precoce e as arritmias ventriculares malignas continua incerta, mas os padrões de elevação global e inferolateral no ECG aparentemente trazem maior risco.

As principais anormalidades eletrofisiológicas estão resumidas no Quadro 17.2.

Quadro 17.2 Resumo das anormalidades eletrofisiológicas.				
Doença	**Anormalidade do ritmo**	**Herança**	**Genes**	**Característica**
Síndrome de Romano-Ward	FV, TdP	AD	KVLQT1, SCN5A, HERG	QT longo
Jervell e Lange-Nielsen	FV, TdP	AD	KVLQT1, minK	QT longo, surdez congênita
Síndrome de Brugada	FV, TV	AD	SCN5A	Padrão de BRD em V1 e V2 + Supra em tenda até V3
TV catecolaminérgica	TV	AD	RYR2	TV bidirecional relacionada aos esforços

Adaptado de Saksena, 2012.

AD: Autossômica dominante; BRD: Bloqueio de ramo direito. FV: Fibrilação ventricular; TV: Taquicardia ventricular; TdP: *Torsade de pointes*.

Commotio cordis

Resulta de golpe abrupto não penetrante ao tórax e que pode provocar o surgimento de FV. Isso é possível se o golpe for direcionado diretamente ao coração e ocorrer entre a faixa de 15 a 30 ms antes do pico da onda T (que representa 1% do tempo do ciclo cardíaco), fase sabidamente vulnerável da repolarização ventricular.

AVALIAÇÃO DOS PACIENTES COM MSC

Características clínicas do paciente com MSC

Os pacientes sob risco de MSC podem apresentar pródromos, como dor torácica, dispneia, fraqueza ou fadiga, palpitações, síncopes e numerosas outras queixas inespecíficas. No entanto, estima-se que mais de 50% das vítimas de MSC não apresentaram qualquer sintoma prévio.

O início do evento terminal é definido como o período de 1 hora ou menos entre as alterações agudas no estado cardiovascular e a parada cardíaca propriamente dita. Compreende alterações dinâmicas na atividade elétrica cardíaca, aumento da frequência cardíaca e graus avançados de ectopia ventricular precedendo a FV e a MSC.

Exames complementares

Assim como as manifestações clínicas, achados de exames complementares podem ajudar a prever indícios de maior probabilidade de MSC, além de avaliar a presença de cardiopatia estrutural e a sua possível etiologia.

As recomendações para utilização de exames complementares das diretrizes da *European Society of Cardiology (*ESC) sobre arritmias ventriculares e MSC, publicadas em 2015, estão sintetizadas no Quadro 17.3.

Quadro 17.3 Recomendações da Sociedade Europeia de Cardiologia para exames complementares na avaliação de arritmias ventriculares e morte súbita cardíaca.

Recomendações para realização de ECG

Classe I 1. Eletrocardiograma é recomendado em todos os pacientes em investigação de arritmias ventriculares. (NE:A)

Recomendações para realização de teste ergométrico

Classe I 1. Teste ergométrico é recomendado em pacientes adultos com arritmias ventriculares que têm probabilidade intermediária a alta de ter doença coronária por idade, sexo e sintomas. (NE:B)
2. Teste ergométrico, independentemente da idade, é útil em pacientes com arritmias ventriculares exercício-induzidas conhecidas ou suspeitas, incluindo a TV catecolaminérgica, para chegar ao diagnóstico e definir prognóstico. (NE:B)

Classe IIa 1. Teste ergométrico, independentemente da idade, é útil na avaliação da resposta à terapia medicamentosa ou ablação em pacientes com arritmias ventriculares exercício-induzidas conhecida. (NE:C)

Recomendações para realização de Holter, monitor de eventos e gravadores implantáveis

Classe I 1. Holter é indicado para esclarecimento diagnóstico na detecção de arritmias, alterações do intervalo QT, da onda T ou do segmento ST, para avaliar o risco, ou para julgar terapia. (NE:A)
2. Monitores de eventos são indicados quando os sintomas são esporádicos para determinar se eles são causados por arritmias. (NE:B)
3. Gravadores implantáveis são úteis em pacientes com sintomas esporádicos suspeitos de estar relacionados a arritmias, como síncope, quando uma correlação sintoma-ritmo não pode ser estabelecida por técnicas convencionais de diagnóstico. (NE:B)
4. ECG de alta resolução é recomendado para complementação diagnóstica de DAVD em pacientes com arritmias ou naqueles que estão em risco de desenvolvimento de arritmias. (NE: B)

Recomendações para realização de exames de imagem

Classe I 1. A ecocardiografia é recomendada em pacientes com arritmias que são suspeitos de ter doença estrutural cardíaca. (NE: B)

2. A ecocardiografia é recomendada para o subconjunto de pacientes com alto risco para o desenvolvimento de arritmias ventriculares graves ou MSC, como aqueles com miocardiopatia dilatada, miocardiopatia hipertrófica, DAVD, sobreviventes de infarto agudo do miocárdio, ou parentes de pacientes com doenças hereditárias associados com MSC. (NE:B)
3. Teste ergométrico associado a uma modalidade de imagem (ecocardiografia ou cintilografria de perfusão miocárdica) é recomendado para detecção de isquemia silenciosa em pacientes com arritmias ventriculares que têm uma probabilidade intermediária de apresentar DAC por idade, sintomas e gênero, e em quem a avaliação de ECG é menos confiável por alterações eletrocardiográficas de base. (NE:B)
4. Teste de estresse farmacológico com uma modalidade de imagem (ecocardiograma ou cintilografia de perfusão miocárdica) é recomendado para detecção de isquemia silenciosa em pacientes com arritmias ventriculares que têm uma probabilidade intermediária de ter doença coronária por idade, sintomas e gênero, e são fisicamente incapazes de realizar um teste ergométrico. (NE:B)

Classe IIa	1. Ressonância nuclear magnética (RNM) ou tomografia computadorizada (TC) podem ser úteis em pacientes com arritmias ventriculares quando o ecocardiograma não fornece avaliação precisa da função do VE e do VD e/ou avaliação de alterações estruturais. (NE B) 2. Coronariografia deve ser considerada para estabelecer ou excluir DAC em pacientes sobreviventes de MSC que tenham risco moderado a alto de DAC. (NE:C)

Recomendações para realização de estudo eletrofisiológico

Classe I	1. EEF em pacientes com DAC é recomendado para avaliação diagnóstica em pacientes com infarto prévio e sintomas sugestivos de taquiarritmias ventriculares, incluindo palpitações, pré-síncope e síncope. (NE:B) 2. EEF em pacientes com síncope quando uma bradiarritmia ou taquiarritmia é suspeitada baseado nos sintomas. (NE:B)
Classe IIb	1. EEF pode ser considerado para diagnóstico diferencial de DAVD e arritmias benignas de vias de saída ou sarcoidose. (NE B)

TV: Taquicardia ventricular; DAC: Doença arterial coronariana); MSC: Morte súbita cardíaca; EEF: Estudo eletrofisiológico; ECG: Eletrocardiograma; VE: Ventrículo esquerdo; VD: Ventrículo direito.

Outros exames

Variabilidade da frequência cardíaca, microalternância da onda T, ECG de alta resolução

A variabilidade da frequência cardíaca determina a influência do sistema autonômico (simpático e parassimpático) sobre o ciclo cardíaco em um Holter de 24 horas. A presença de baixa variabilidade da frequência cardíaca está associada a maior risco de morte no período pós-infarto (não necessariamente morte arrítmica).

A microalternância de T batimento a batimento avalia a vulnerabilidade para o aparecimento de bloqueio funcional da condução do estímulo, o que facilitaria a ocorrência de TV ou FV.

O ECG de alta resolução (ECGAR) é aplicado para avaliar alterações estruturais microscópicas que predispõem fenômenos de reentradas (potenciais tardios). As variáveis avaliadas são: duração do complexo QRS (normal até 114 ms); duração da porção terminal do complexo QRS abaixo de 40 microvolt (conhecida como LAS; normal abaixo de 38 ms); raiz quadrada média da voltagem dos 40 ms finais do QRS (conhecida como RMS; normal superior a 20 microvolt). Tais achados são representativos de área de fibrose e predizem maior risco de taquicardias ventriculares.

Angiografia coronária

Em pacientes com alto risco de morte ou em sobreviventes de MSC com arritmias ventriculares complexas, a angiografia coronária desempenha um importante papel diagnóstico em estabelecer ou excluir a presença de DAC obstrutiva significativa.

TRATAMENTO

Prevenção primária de morte súbita cardíaca

Terapia farmacológica

A prevenção farmacológica de morte súbita leva em consideração etiologia da arritmia ou miocardiopatia que o paciente apresente.

No Chagas, a amiodarona recebe lugar de destaque se houver disfunção ventricular esquerda e TVNS sintomáticas ao Holter.

Em pacientes que possuam outras etiologias, inclusive miocardiopatia isquêmica, a amiodarona segue tendo seu papel, em conjunto com o betabloqueador, em controlar as arritmias sintomáticas, mas apenas o betabloqueador é capaz de alterar o curso natural da doença, pelas ações contrárias ao remodelamento cardíaco.

Caso não haja cardiopatia estrutural ou risco de seu desenvolvimento nem sintomas, o tratamento com amiodarona não tem nenhum benefício e tem sua indicação classificada como classe III.

Medicamentos da classe I ou sotalol são proscritos em casos de cardiopatias estruturais com disfunção sistólica.

Cardiodesfibriladores implantáveis

O desenvolvimento do CDI revolucionou o tratamento dos pacientes sob alto risco de morte súbita e também dos que já tiveram um evento fatal abortado ou uma arritmia maligna sustentada. Desde então, vários estudos foram conduzidos nos últimos anos testando a efetividade do CDI na prevenção primária desses eventos fatais. Nos quadros abaixo, revisaremos as indicações de profilaxia primária e secundária com cardiodesfibrilador implantável da *European Society of Cardiology* em cardiopatias estruturais ou em canalopatias (Quadros 17.4 a 17.11).

Prevenção primária

Quadro 17.4 Recomendações para implante de CDI na prevenção primária de MSC em pacientes com cardiopatia estrutural.	
Classe I	1. Recomendado para reduzir risco de MSC em pacientes com insuficiência cardíaca sintomática (NYHA II-III) e FeVE $\leq$ 35% após 3 meses de terapia médica otimizada e com expectativa de vida de pelo menos 1 ano. • De etiologia isquêmica (NE A) • De etiologia não isquêmica (NE B)

Prevenção secundária

Quadro 17.5 Recomendações para implante de CDI na prevenção secundária de MSC em pacientes com cardiopatia estrutural.

Classe I	1. Parada cardíaca por TV/FV de causa não reversível e expectativa de vida de pelo menos 1 ano, desde que nas primeiras 48h pós-infarto (NE A);
Classe IIa	2. TV sustentada recorrente, que não esteja nas primeiras 48h pós-infarto, com FE $\geq$ 35% e expectativa de vida de pelo menos 1 ano (NE C);
Classe IIb	3. Em pacientes com FV/TV, amiodarona pode ser considerada enquanto o CDI não estiver disponível, estiver contra-indicado ou se for recusado pelo paciente (NE C).
Classe III	Implante de CDI para prevenção de MSC geralmente não é indicado se < 40 dias pós-infarto do miocárdio.

TV: Taquicardia ventricular; FV: Fibrilação ventricular; FE: Fração de ejeção; TVS: Taquicardia ventricular sustentada.

Prevenção em taquicardia ventricular polimórfica catecolaminérgica

Quadro 17.6 Recomendações para implante de CDI na prevenção primária e secundária de MSC em pacientes com taquicardia ventricular polimórfica catecolaminérgica.

Classe I	1. Pacientes com TVPC, sobreviventes de parada cardíaca, com expectativa de vida de pelo menos 1 ano, em adição a betabloqueadores com ou sem flecainida (NE C);
Classe IIa	2. Betabloqueadores devem ser considerados para famílias com expressão genética, mesmo se teste de esforço for negativo *(NE C)*; 3. Flecainida em adição a betabloqueadores deve ser considerada se o paciente apresentar síncope ou TV bidirecional mesmo na vigência de betabloqueadores, caso o CDI esteja contraindicado por alguma razão ou seja recusado pelo paciente (NE C).

TVPC: Taquicardia ventricular polimórfica catecolaminérgica; TVS: Taquicardia ventricular sustentada.

Displasia arritmogênica do ventrículo direito

Quadro 17.7 Recomendações para implante de CDI na prevenção primária e secundária de MSC em pacientes com displasia arritmogênica do ventrículo direito.	
Classe I	Pacientes com DAVD que tenham apresentado TV/FV sustentada de causa não reversível e com expectativa de vida de pelo menos 1 ano *(NE B)*.
Classe IIa	Pacientes com DAVD que tenham TV sustentada hemodinamicamente bem tolerada devem ter seu risco-benefício do implante de CDI avaliado, inclusive as complicações em longo prazo e o potencial benefício ao paciente *(NE B)*.
Classe IIb	Pacientes com DAVD com um ou mais fatores de risco (i.e., TVNS frequente, síncope inexplicada, história familiar de MSC prematura, captação tardia de gadolíneo, etc.) para arritmias ventriculares com expectativa de vida > 1 ano *(NE C)*.

DAVD: Displasia arritmogênica do ventrículo direito; TV: Taquicardia ventricular; FV: Fibrilação ventricular; MSC: Morte súbita cardíaca.

Cardiomiopatia hipertrófica

Quadro 17.8 Recomendações para implante de CDI na prevenção primária e secundária de MSC em pacientes com cardiomiopatia hipertrófica.	
Classe I	Pacientes com CMH que tenham apresentado FV/TV sustentada de causa não reversível e expectativa de vida de pelo menos 1 ano *(NE B)*.
Classe IIa	Pacientes com CMH que apresentem risco de MSC ≥ 6% em 5 anos *(NE B)*.
Classe IIb	1. Pacientes com CMH que apresentem risco de MSC ≥ 4% e < 6% em 5 anos *(NE B)*. 2. Pacientes com CMH que apresentem risco de MSC < 4% e que tiverem outros fatores de mau prognóstico.

CMH: Cardiomiopatia hipertrófica; TV: Taquicardia ventricular; FV: Fibrilação ventricular. MSC: Morte súbita cardíaca.

Síndrome de Brugada

Quadro 17.9 Recomendações da Sociedade Brasileira de Cardiologia para implante de CDI na prevenção de MSC em pacientes com síndrome de Brugada.	
Classe I	Pacientes com SB, sobreviventes de parada cardíaca e expectativa de vida de pelo menos 1 ano (NE C).
Classe IIa	Pacientes com SB e alterações eletrocardiográficas espontâneas, síncope e expectativa de vida de pelo menos 1 ano (NE C). Pacientes com SB e documentação de TVS espontânea que não provocou parada cardíaca, e expectativa de vida de pelo menos 1 ano (NE C). Quinidina ou isoproterenol podem ser considerados em pacientes com tempestades elétricas (NE C)
Classe IIb	Pacientes com SB e indução de FV durante estimulação ventricular programada em EEF com 2 ou 3 extra-estímulos e expectativa de vida de pelo menos 1 ano (NE C).

SB: Síndrome de brugada; EEF: Estudo eletrofisiológico; TVS: Taquicardia ventricular sustentada.

Síndrome do QT longo congênito

Quadro 17.10 Recomendaçoes para implante de CDI na prevenção primária e secundária de MSC em pacientes com Síndrome do QT longo congênito.	
Classe I	Pacientes com SQTLc, sobreviventes de parada cardíaca e expectativa de vida de pelo menos 1 ano, associado ao uso de betabloqueadores (NE B).
Classe IIa	Pacientes com SQTLc que evoluem com síncope ou TVS, apesar de terapêutica otimizada com β-bloqueador e expectativa de vida de pelo menos 1 ano (NE B).
Classe IIb	Paciente com SQTLc do subtipo LQT2 ou LQT3 com QTc > 500 ms e expectativa de vida de pelo menos 1 ano (NE C).

SQTLc: Síndrome do QT longo congênito; TVS: Taquicardia ventricular sustentada.

Doença de Chagas

Quadro 17.11 Recomendações para implante de CDI na prevenção primária de MSC em pacientes com Chagas.	
Classe IIa	Considerar CDI em pacientes com miocardiopatía chagásica e uma FeVE < 40% com expectativa de vida de pelo menos 1 ano (NE C).

SQTLc: Síndrome do QT longo congênito; TVS: Taquicardia ventricular sustentada.

BIBLIOGRAFIA

1. A comparison of antyarrhythmic drug therapy with implantable defi-brillators in patients resuscitated from near-fatal ventricular arrhythmias. N Engl J Med. 1997;337(22):1576-83.

2. Almeida DR, Viégas RF, Silveira JA, et al. Cardiomiopatia arritmo-gênica do ventrículo direito. Rev Soc Cardiol Estado de São Paulo. 2009;19(1):67-72 .

3. Bardy GH, Lee KL, Mark DB, et al. Amiodarone or an implantable cardioverter-defibrillator for congestive heart failure. N Engl J Med. 2005;352(3):225-37.

4. Bigger JT. Prophylactic use of implanted cardiac defibrillators in patients at high risk for ventricular arrhythmias after coronary artery bypass graft surgery. N Engl J Med. 1997; 337(22):1569-75.

5. Brugada P, Brugada R, Brugada J. Should patients with an asymptomatic Brugada electrocardiogram undergo pharmacological anseletrofisiologi-cal tenting? Circulation. 2005; 112(2):279-92.

6. Buxton AE, Lee KL, Fisher JD, et al. A randomized study of thepre-vention of sudden death in patients with coronary artery disease. Mul-ticenter Unsustained Tachycardia Trial Investigators. N Engl J Med. 1999;341(25):1882-90.

7. Cairns JA, Connolly SJ, Gent M, et al. Canadian amiodarone myocardial infarction arrhythmia trial. Circulation. 1991;84(2):550-7.

8. Camm AJ, Julian D, Janse G, et al. European Myocardial Infarct Amioda-rone Trial. Am J Cardiol. 1993;72(16):95F-98F.

9. Connolly SJ, Gent M, Roberts RS, et al. Canadian implanta-ble defibrillator study (CIDS): a randomized trial of the implan-table cardioverter defibrillator against amiodarone. Circulation. 2000;101(11):1297-302.

10. Dietrich CO, Dalegrave C, Cirenza C, et al. Dispositivos eletrônicos implantáveis no tratamento de pacientes com miocardiopatia chagásica crônica. Rev Soc Cardiol Estado de São Paulo. 2009;19(1):32-8.

11. Echt DS, Liebson PR, Mitchell LB, et al. Mortality and morbidity in pa-tients receiving encainide, flecainide, or placebo: the cardiac arrhythmia suppression trial. N Engl J Med. 1991;324(12):781-8.

12. Ellison KE, Hafley GE, Hickey K, et al. Effect of beta-clocking therapy on outcome in the multicenter unsustained tachycardia trial (MUSTT). Circulation. 2002; 106(21):2694-9.

13. Frank I, William J, McKenna DS. Diagnosis of arrhythmogenic right ventricular cardiomyopathy/dysplasia proposed modification of the task force criteria. Circulation. 2010; 121(13):1533-41.

14. Golberger JJ, Cain ME, Hohnloser SH, et al. American Heart Association/ American College of Cardiology/Heart Rhythm Society Scientific Statement on noninvasive risk stratification techniques for identifying patients at risk for sudden cardiac death. Circulation 2008; 118(14):1497-1518.

15. Goldberger JJ, Cain ME, Hohnloser SH, et al. American Heart Association/American Colege of Cardiology Foundation/Heart Rhythm Society scientific statement on noninvasive risk stratification techniques for identifying patients at risk for sudden cardiac death: a scientific statement from the American Heart Association Council on Clinical Cardiology Committee on Electrocardiography and Arrhythmias and Council on Epidemiology and Prevention. J Am Coll Cardiol. 2008; 52(14):1179-99.

16. Haïssaguerre M, Derval N, Sacher F. Sudden cardiac arrest associated with early repolarization. N Engl J Med 2008;358(19):2016-23.

17. Hamilton RM, Azevedo ER. Sudden Cardiac Death in Dilated Cardiomyopathies. PACE. 2009; 32(Suppl 2):S32-40.

18. Hohnloser SH, Kuck KH, Dorian P, et al. Prophylactic use of an implantable cardioverter-defibrillator after acute myocardial infarction. N Engl J Med. 2004;351(24):2481-8.

19. Josephson M, Wellens HJ. Implantable defibrillators and sudden cardiac death. Circulation. 2004; 109(22):2685-91. Review.

20. Jouven X, Zureik M, Desnos M, et al. Long-term outcome in asymptomatic men with exercise-induced premature ventricular depolarizations. N Engl J Med. 2000; 343(12):826-33.

21. Kadish A, Dyer A, Daubert JP, et al. Prophylactic defibrillator implantation in patients with nonischemic dilated cardiomyopathy. N Engl J Med. 2004;350(21):2151-8.

22. Køber L, Thune JJ, Nielsen JC, et al. Defibrillator implantation in patients with nonischemic systolic heart failure. N Engl J Med 2016; 375(13):1221-30.

23. Kuck KH, Cappato R, Siebels J, et al. Randomized comparison of antiarrhythmic drug therapy with implantable defibrillators in patients resuscitated from cardiac arrest: the cardiac arrest study Hamburg. Circulation. 2000; 102(7):748-54.

24. Maron BJ. Sudden death in young athletes. N Engl J Med. 2003; 349(11):1064-75. Review.

25. Martinelli Filho M, Zimerman LI, Lorga AM, et al. Guidelines for Implantable Electronic Cardiac Devices of the Brazilian Society of Cardiology. Arq Bras Cardiol. 2007;89(6):e210-e238.

26. Moss AJ, Hall WJ, Cannon DS, et al. Prophylactic implantation of a defibrillator in patients with myocardial infarction and reduced ejection fraction. N Engl J Med. 1996;335(26):1933-40.

27. Moss AJ, Zareba W, Hall WJ, et al. Prophylactic implantation of a defibrillator in patients with myocardial infarction and reduced ejection fraction. N Engl J Med. 2002;346(12): 877-83.

28. Myerburg RJ, Castellanos A. Parada cardíaca e morte súbita cardíaca. In: Braunwald – tratado de doenças cardiovasculares. Rio de Janeiro: Elservier; 2008.

29. O'Mahony C, Jichi F, Pavlou M, et al. A novel clinical risk prediction model for sudden cardiac death in hypertrophic cardiomyopathy (HCM risk-SCD). Eur Heart J. 2014;35 (30):2010-20

30. Priori SG, Schwartz PJ, Mapolitano C, et al. Risk stratification in the long-QT syndrome. N Engl J Med. 2003;348(19):1866-74.

31. Rassi A Jr, Rassi A, Little WC, et al. Development and Validation of a Risk Score for Predicting Death in Chagas' Heart Disease. N Engl J Med. 2006;355(8):799-808.

32. Rassi A Jr, Rassi SG, Rassi A. Sudden death in Chagas' disease. Arq Bras Cardiol. 2001;76(1):75-96.

33. Saksena S, Camm J. Electrophysiological disorders of the heart. Philadelphia: Elselvier Saunders; 2012.

34. Salerno HD, Oliveira JC, Melo CS, et al. Evidências atuais para indicações de cardioversores-desfibriladores implantáveis e ressincronizadores cardíacos em temas de marcapasso. In: de Melo CS. Temas de marcapasso. 3 ed. Sao Paulo: Editorial Lemos; 2007. p.401-8.

35. Silvia GP, Blomström-Lundqvist C, Mazzanti A. 2015 ESC Guidelines for the management of patients with ventricular arrhythmias and the prevention of sudden cardiac death. Eur Heart J 2015; 36(41):2793-867.

36. Vaglio JC, Ommen SR, Nishimura RA, et al. Clinical characteristics and outcomes of patients with hypertrophic cardiomyopathy with latent obstruction. Am Heart J. 2008; 156(2):342-7.

37. Veras FH, Victor EG, Saraiva LC, et al. Origem anômala das artérias coronárias. Rev Bras Cardiol Invas. 2007;15(3):285-92.

38. Wilber DJ, Garan H, Finkelstein D, et al. Out-of-hospital cardiac arrest. Use of electrophysiologic testing in the prediction of long-term outcome. N Engl J Med. 1988; 318(1):19-24.

39. Zipes DP, Camm AJ, Borggrefe M, et al. ACC/AHA/ESC 2006 guidelines for management of patients with ventricular arrhythmias and the prevention of sudden cardiac death: a report of the American College of Cardiology/American Heart Association Task Force and the European Society of Cardiology Committee for Practice Guidelines (Writing Committee to Develop Guidelines for Management of Patients With Ventricular Arrhythmias and the Prevention of Sudden Cardiac Death). Europace. 2006; 8(9):746-837.

capítulo 18

Freddy Antonio Brito Moscoso

Edema Agudo Pulmonar

INTRODUÇÃO

Edema agudo pulmonar é definido como a infiltração de soro dentro do parênquima desse órgão, em intensidade suficiente para diminuir sua permeabilidade ao ar e sua respiração.

Em uma situação normal e de acordo com a teoria de Starling, o transudado se desloca continuamente do leito capilar pulmonar para o espaço intersticial dependendo da diferença entre pressões hidrostáticas e oncóticas desses territórios, assim como da permeabilidade da membrana capilar. Complementando esse processo fisiológico, os vasos linfáticos removem o ultrafiltrado do espaço intersticial de volta para o sistema circulatório, evitando o acúmulo excessivo de líquido no interstício e espaço alveolar.

A ruptura desse equilíbrio fisiológico entre pressões e permeabilidade capilar, seja por grande elevação no componente hidrostático vascular ou pelo aumento na permeabilidade da barreira endotelial, pode gerar acúmulo de líquido no parênquima e no alvéolo. Clinicamente, quando se apresenta com início agudo e difuso, denomina-se edema agudo de pulmão (EAP).

O EAP constitui uma emergência clínica e motivo frequente de internação hospitalar. O paciente apresenta-se com um quadro de insuficiência respiratória hipoxêmica aguda, podendo evoluir eventualmente com apneia e parada cardíaca. De diagnóstico essencialmente clínico, é fundamental, portanto, que o socorrista esteja habilitado a reconhecer e iniciar o tratamento dessa entidade.

CLASSIFICAÇÃO

- **EAP cardiogênico ou hidrostático:** O termo "cardiogênico" é destinado aos casos em que o aumento da pressão do capilar pulmonar foi secundário a uma cardiopatia (estenose mitral ou disfunção sistólica de ventrículo esquerdo, por exemplo). Já o termo "hidrostático" é mais abrangente, refere-se a todos os casos de EAP com elevação de pressão hidrostática, podendo ser secundário a uma cardiopatia ou não. Exemplos nos quais EAP hidrostático ocorre sem uma cardiopatia associada: crise hipertensiva e *status* hipervolêmico.
- **EAP não cardiogênico:** Ocorre por aumento na permeabilidade da membrana do capilar a proteínas. Nesse processo, há extravasamento de macromoléculas proteicas do intra para o extravascular. Consequentemente, ocorre diminuição do gradiente oncótico, favorecendo o acúmulo de líquido no espaço intersticial. Isso ocorre na ausência de aumento da pressão das câmaras cardíacas esquerdas e capilar pulmonar.

QUADRO CLÍNICO

O paciente, classicamente, queixa-se de dispneia importante e tosse seca ou produtiva. Ao exame físico, observa-se taquipneia e sinais de estimulação simpática, como taquicardia e ansiedade. O escarro de cor rosa e espumoso pode aparecer nos pacientes com doença severa. Ocasionalmente, rouquidão pode estar presente em pacientes como resultado da compressão do nervo laríngeo por um átrio esquerdo de tamanho aumentado. À ausculta pulmonar evidenciam-se, invariavelmente, crepitações difusas, muitas vezes acometendo todo o território pulmonar, inclusive os ápices. A hipoxemia é fácil de ser evidenciada com o uso da oximetria de pulso. A radiografia torácica revela um infiltrado pulmonar difuso.

Geralmente, a hipertensão está presente devido ao estado hiper-radrenérgico. Se o paciente apresentar hipotensão é um indicativo de provável disfunção sistólica do ventrículo esquerdo e possibilidade de choque cardiogênico. No caso do EAP cardiogênico, os achados cardiovasculares são usualmente notados pela acentuação de B3, e acentuação do componente pulmonar de B2 junto com turgência jugular. A ausculta de sopros pode ajudar no diagnóstico de doenças valvares.

DIAGNÓSTICO ETIOLÓGICO

EAP cardiogênico ou hidrostático

As causas mais comuns de EAP cardiogênico são isquemia miocárdica com ou sem infarto agudo, exacerbação de insuficiência cardíaca (IC) sistólica ou diastólica, e disfunção de valva mitral ou aórtica.

Por isso, dados na história clínica que sugiram uma síndrome coronariana aguda (angina aos esforços, sudorese, equivalentes anginosos) associada a indícios de isquemia ao eletrocardiograma (ECG) devem ser investigados. Nessa situação, além de sugerir a forma cardiogênica, impõe-se que, paralelamente ao tratamento do edema pulmonar, se tomem atitudes específicas para a síndrome coronariana aguda, como antiagregação plaquetária, anticoagulação e intervenção percutânea (ver capítulo específico sobre o tema).

Relatos de ortopneia e dispneia paroxística noturna também falam a favor de quadro cardiogênico. Sopros cardíacos à ausculta podem estar associados à doença valvar aórtica ou mitral.

Outros achados do exame físico que sugerem etiologia cardiogênica são presença de ritmo de galope, terceira bulha, turgência jugular patológica e edema em membros inferiores, apesar desses últimos serem menos específicos.

Edema agudo pulmonar não cardiogênico

A maioria dos casos de EAP não cardiogênico deve-se à lesão pulmonar aguda (LPA) e à síndrome do desconforto respiratório agudo (SDRA).

Nesses pacientes, as queixas iniciais são referentes à condição clínica adjacente que levou à lesão pulmonar. É importante questionar sobre febre, episódios de aspiração de conteúdo gástrico (convulsões, perda de consciência, sequelas neurológicas), politraumatismo, transfusões sanguíneas, radiação, viagens a áreas endêmicas etc. Os critérios diagnósticos de SDRA e LPA estão resumidos na Tabela 18.1.

Tabela 18.1 Critérios diagnósticos de SDRA e LPA.			
Oxigenação	Início	Radiografia de tórax	Ausência de hipertensão atrial esquerda
LPA: PaO_2/FiO_2 ≤ 300 mmHg SDRA: PaO_2/FiO_2 ≤ 200 mmHg	Agudo	Infiltrado alveolar ou intersticial bilateral	POAP ≤ 18 mmHg ou ausência de evidência clínica de elevação da pressão do átrio esquerdo

Fonte: Tratado Dante Pazzanese de Emergências Cardiovasculares.

EXAMES COMPLEMENTARES

Como descrito anteriormente, apesar de a história clínica fornecer importantes indícios para a caracterização correta entre a etiologia do EAP como cardiogênico/hidrostático ou não cardiogênico, a diferenciação entre estes nem sempre pode ser definida claramente. Alguns exames complementares podem auxiliar nessa investigação.

Eletrocardiograma

Na investigação complementar, o ECG deve ser realizado e interpretado logo após a admissão. Alterações no segmento ST, novo BRE ou alterações da onda T podem sugerir um quadro de isquemia cardíaca. O ECG também pode ser útil no diagnóstico de taquiarritmias (fibrilação atrial, taquicardia ventricular) ou bradiarritmias (bloqueios avançados), que podem estar contribuindo para a diminuição do débito cardíaco.

A pesquisa por doenças cardíacas prévias também pode ser realizada com o ECG, que pode demonstrar sinais sugestivos de sobrecarga ventricular esquerda (Figura 18.1) e atrial esquerda.

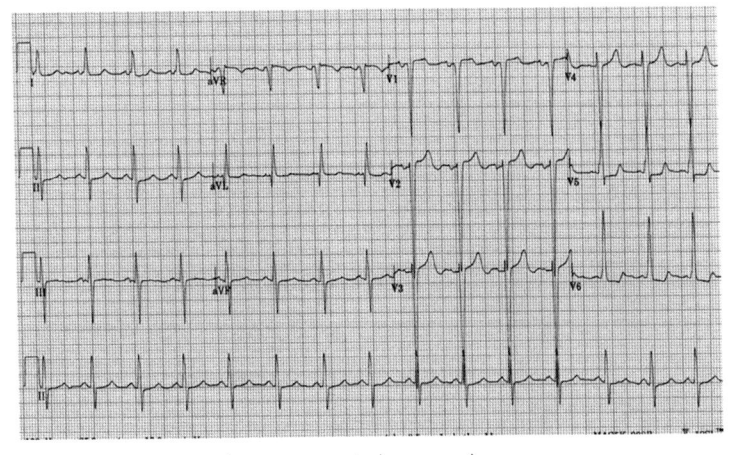

Figura 18.1 ECG com sobrecarga ventricular esquerda.

Radiografia de tórax

Apesar de muitas vezes ser impossível definir se o edema é de origem cardiogênica ou não cardiogênica apenas pela radiografia de tórax, algumas características são úteis nessa diferenciação. A presença de uma área cardíaca aumentada, linhas B de Kerley, derrame pleural e o predomínio de opacidade nas zonas centrais dos pulmões, poupando a periferia, classicamente descrito como "asa de borboleta", além da cefalização da trama vascular, sugerem a forma cardiogênica ou hidrostática (Figura 18.2).

É importante ressaltar que em aproximadamente 2% dos pacientes o EAP cardiogênico apresenta-se à radiografia de tórax com edema unilateral. Essa forma menos comum de apresentação está mais associada à insuficiência mitral importante. Na LPA/SDRA, entretanto, o infiltrado é tipicamente alveolar bilateral. Nessa entidade, o infiltrado não necessita ser difuso ou intenso, basta ser bilateral que já se configura como um dos critérios para o diagnóstico.

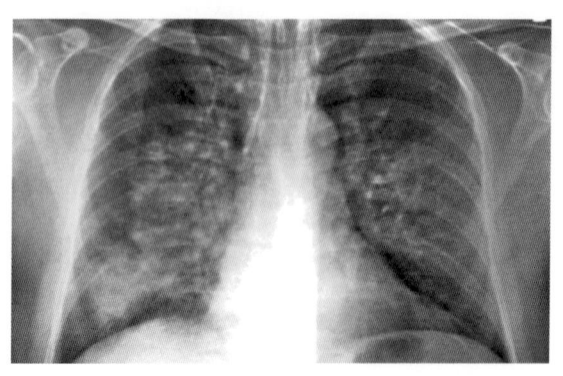

Figura 18.2 Rx de tórax com aspecto de edema agudo pulmonar.

Exames laboratoriais

Entre os exames laboratoriais úteis ao diagnóstico, a elevação da troponina cardíaca (T ou I) pode sugerir lesão em miócitos; entretanto, seus valores séricos podem estar aumentados em pacientes com sepse grave na ausência de síndrome coronariana aguda.

O peptídeo natriurético cerebral (*brain natriuretic peptide* - BNP) já é bem estabelecido como ferramenta útil na avaliação diagnóstica e prognóstica do paciente com IC crônica. Atualmente, tem sido exaustivamente estudado como potencial método não invasivo para a diferenciação do edema pulmonar cardiogênico/hidrostático do não cardiogênico.

O BNP é secretado predominantemente pelos ventrículos cardíacos em resposta ao estiramento e à elevação das pressões intracardíacas. Em pacientes com IC, seus níveis estão relacionados com a pressão diastólica final do ventrículo esquerdo e com a pressão de oclusão do capilar pulmonar. De acordo com o painel do consenso do BNP 2004, o valor de BNP abaixo de 100 pg/dL indica ser improvável tratar-se de insuficiência cardíaca (valor preditivo negativo > 90%), enquanto valores acima de 500 pg/dL indicam a presença de IC (valor preditivo positivo > 90%). Entretanto, valores intermediários (entre 100 e 500 pg/dL) mostraram-se com pouco valor discriminatório. Além disso, a validação inicial com os valores de normalidade para o BNP ocorreu em pacientes ambulatoriais e em departamento de emergência com quadro de dispneia. A extrapolação desses resultados para pacientes críticos, internados em UTI, deve ser realizada com cautela. Outros fatores, como diminuição do *clearence* renal, sobrecarga de ventrículo direito ou embolia pulmonar, podem elevar os valores séricos do BNP nessa população sem ter relação com insuficiência ventricular esquerda.

Considera-se que, na maioria dos casos, a dosagem do BNP não consegue discernir entre o tipo fisiopatológico do edema, porém pode ser útil quando revela valores inferiores a 100 pg/dL.

Ecocardiografia

O ecocardiograma bidimensional é uma ferramenta muito útil à beira do leito na avaliação da função ventricular e da funcionalidade das valvas cardíacas.

Sua utilização deve ser a primeira medida quando história, exames laboratoriais e radiografia de tórax não esclarecem a origem do EAP.

Apesar disso, não se pode excluir uma etiologia cardiogênica apenas com base em um ecocardiograma com função ventricular contrátil normal. A disfunção diastólica pode estar presente em um paciente com função ventricular esquerda preservada.

Cateter de artéria pulmonar (Swan Ganz)

A medida de pressão de oclusão da artéria pulmonar (POAP), com a cateterização da artéria pulmonar, é considerada o padrão-ouro na definição do tipo fisiopatológico do edema pulmonar. Valores da POAP acima de 18 mmHg sugerem edema pulmonar cardiogênico ou hidrostático. Apesar disso, inúmeros estudos indicam que não há benefício no uso rotineiro do cateter de Swan Ganz para determinação do diagnóstico ou manejo de um paciente com LPA ou SDRA. Não obstante, a cateterização da artéria pulmonar deve ser considerada somente quando não se consegue definir o tipo fisiopatológico de edema pulmonar apenas com o uso da avaliação clínica, radiografia, BNP e ecocardiograma.

TRATAMENTO
Tratamento do EAP cardiogênico ou hidrostático
Oxigenoterapia

A oferta de oxigenioterapia deve ser feita inicialmente sob forma de cateter nasal em todos os pacientes que se apresentam com dispneia, estertoração pulmonar, cianose ou saturação de oxigênio inferior a 94%. Na ausência de melhora, concentrações maiores de oxigênio podem ser oferecidas através da máscara de Venturi e da máscara facial com reservatório.

Uma opção eficaz é a ventilação não invasiva com pressão positiva (CPAP e BiPAP). Estudos apontam para uma redução de mortalidade hospitalar e de necessidade de intubação orotraqueal quando comparado ao uso de máscara com oxigênio apenas. Quando comparados, os modos de ventilação não invasiva CPAP e BiPAP não se mostraram diferentes quanto à mortalidade hospitalar nem quanto à necessidade de ventilação mecânica invasiva.

Nos pacientes com síndrome coronariana aguda e EAP, há controvérsias quanto ao uso da VNI. A atual diretriz brasileira e americana para IC aguda recomenda a utilização da VNI para os pacientes com EAP cardiogênico que foram refratários à suplementação de oxigênio com máscara de Venturi, na ausência de contraindicações (Tabela 18.2).

Tabela 18.2 Contraindicações ao suporte mecânico respiratório não invasivo.

Contraindicações absolutas

- Falência respiratória;
- Instabilidade hemodinâmica;
- Rebaixamento do nível de consciência (inabilidade em proteger via aérea);
- Secreção excessiva, tosse ineficaz;
- Agitação ou falta de cooperação;
- Inabilidade em se adequar à máscara;
- Cirurgia de vias aéreas superiores ou esofágica.

Contraindicações relativas

- Síndrome coronariana aguda;
- Gravidez;
- Cirurgia gástrica.

Fonte: Tratado Dante Pazzanese de Emergências Cardiovasculares.

Diuréticos

Pacientes com EAP associado à elevação na pressão do capilar pulmonar geralmente se encontram com sobrecarga hídrica. Mesmo em situações em que esse edema ocorre sem uma sobrecarga importante de volume (crise hipertensiva, insuficiência aórtica ou mitral aguda), a retirada de líquido do meio intravascular com o uso de diurético pode aliviar sintomas e melhorar a oxigenação.

A diretriz Brasileira de Insuficiencia Cardíaca Crônica e Aguda de 2018 sugere que seja feita furosemida por via intravenosa em bolus, na dose inicial de 20 a 40 mg, em pacientes que não vinham em uso prévio; naqueles que faziam uso crônico, a dose deve ser, no mínimo, equivalente a de uso habitual. A posologia e os intervalo dos diuréticos devem alcançar os alvos clínicos de descongestão, confome abaixo:

- Diurese (1 L nas primeiras 6 horas; 1,5 a 2,5 mL/kg/hora);
- Ausência de ortopneia e esforço respiratório em 24 horas;
- Ausência de dispneia aos mínimos esforços em até 72 horas;
- $SatO_2$ > 90% em ar ambiente;
- Frequência cardíaca < 100 bpm;
- Frequência respiratória < 22 irpm;
- PA sistólica de 110 a 130 mmHg;

Caso a resposta diurética seja ineficaz, é possível instalar furosemida em bomba de infusão contínua (se ClCr < 30 mL/min) ou associar diurético tiazídico (se ClCr > 30 mL/min) afim de bloquear sequencialmente o nefron e promover maior diurese.

Acredita-se que, por meio da redução do volume intravascular, os diuréticos diminuem a pressão venosa central e do capilar pulmonar. A furosemida também tem um efeito "semelhante à morfina" no contexto do EAP cardiogênico, uma vez que causa venodilatação e diminuição da pressão capilar pulmonar antes mesmo de iniciar seu efeito diurético.

Entretanto, observa-se que, em alguns pacientes, o uso do diurético pode causar hipotensão sintomática associada à diminuição do débito cardíaco. Pacientes com função sistólica preservada com alguma patologia restritiva geralmente são mais sensíveis à redução da pré--carga, necessitando de monitorização frequente da pressão arterial.

Vasodilatadores

Em pacientes sem hipotensão (PA sistólica > 90 mmHg), o uso de vasodilatadores intravenosos, como nitroglicerina, nitroprussiato de sódio pode ser benéfico no tratamento do EAP cardiogênico/hidrostático.

As diretrizes nacionais e internacionais de IC recomendam o uso da nitroglicerina e do nitroprussiato para o tratamento do EAP e de crises hipertensivas (ver Capítulo de Emergências Hipertensivas). É importante a monitorização frequente da pressão arterial e o ajuste da dose em casos de hipotensão sintomática.

A nitroglicerina é o vasodilatador mais utilizado, e sua associação com diuréticos melhora rapidamente os sintomas congestivos. Os nitratos reduzem as pressões de enchimento das câmaras esquerdas por meio da dilatação venosa e redução da pré-carga, primariamente. Com doses maiores, ocorre uma redução da pós-carga, elevação do volume sistólico e do débito cardíaco. Inicialmente, recomenda-se uma dose de 10 a 20 mcg/min, com incrementos gradativos a cada dez minutos, até uma dose máxima de 200 mcg/min.

A associação de nitrato com inibidores da fosfodiesterase 5 (PDE-5) pode causar hipotensão arterial sintomática e grave. O uso de nitrato está contraindicado nos pacientes com dor torácica com infarto de ventrículo direito ou naqueles que fizeram uso de sildenafil ou vardenafil nas últimas 24 horas (e por tempo maior em portadores de insuficiência renal ou hepática) ou tadalafil nas últimas 48 horas.

Outro vasodilatador útil no tratamento do EAP cardiogênico é o nitroprussiato de sódio. Este atua com efeito balanceado na dilatação venosa e arterial, produzindo uma rápida redução na pressão capilar pulmonar e aumento do débito cardíaco. Em situações em que se necessita de uma rápida redução da pós-carga (insuficiência aórtica ou mitral aguda, ruptura do septo ventricular, crises hipertensivas), seu uso deve ser preferencial em relação à nitroglicerina.

Inicia-se com dose de 0,5 mcg/kg/min, ajustando a cada dez minutos, até uma dose máxima de 10 mcg/kg/min., se necessário.

A maior limitação ao nitroprussiato é seu metabolismo para cianato. O acúmulo dos metabólitos do nitroprussiato pode precipitar uma intoxicação por cianeto ou tiocianeto, potencialmente fatal. Doses acima de 400 mcg/min não trazem benefícios vasodilatadores e aumentam o risco de intoxicação.

A posologia e o ajustes de doses dos vasodilatadores intravenosos na IC aguda encontram-se na Tabela 18.3.

Agentes inotrópicos

Agentes inotrópicos como dobutamina, milrinona e levosimedana podem ser úteis em pacientes com EAP cardiogênico que se apresentam com disfunção grave sistólica do ventrículo esquerdo (VE) e sinais de baixo débito. Nesses pacientes, as opções terapêuticas são reduzidas devido à pressão sistólica arterial diminuída e à resposta inadequada aos vasodilatadores e diuréticos.

As diretrizes de IC recomendam para pacientes com evidência de hipotensão arterial (pressão arterial sistólica < 90 mmHg) associada à hipoperfusão e sinais óbvios de elevação das pressões de enchimento cardíacas (pressão jugular elevada, pressão capilar pulmonar elevada), o uso de inotrópicos ou vasopressores para a manutenção de adequada perfusão orgânica.

A monitorização cardíaca e pressórica contínua é mandatória, visto que complicações como hipotensão sintomática e taquiarritmias são frequentes.

Em pacientes com função sistólica preservada, os inotrópicos não devem ser utilizados, dando preferência aos vasodilatadores, como citado anteriormente.

A dobutamina atua primariamente em receptores beta 1 adrenérgicos com mínimo efeito β-2 e α-1. Os efeitos hemodinâmicos estão associados ao aumento no volume sistólico, aumento no débito cardíaco e ao modesto efeito na diminuição da resistência vascular periférica e na pressão capilar pulmonar. Os efeitos adversos do uso desse simpaticomimético β-agonista são aumento na frequência cardíaca, no consumo de oxigênio pelo miocárdio, no número de extrassístoles e no surgimento de episódios de taquicardia ventricular.

Deve ser iniciada com dose de 2,5 mcg/kg por minuto, com aumento gradual até 20 mcg/kg por minuto, se tolerável.

Outra droga útil nesses pacientes é a milrinona, um inibidor da fosfodiesterase que aumenta o inotropismo por inibir a degradação do AMP cíclico. Entre outros efeitos diretos estão a redução da resistência vascular sistêmica e pulmonar, e o aumento da complacência distólica do VE.

Tabela 18.3 Resumo dos efeitos hemodinâmicos e a posologia dos vasodilatadores intravenosos.

Agente	DC	PCP	PA	FC	Arritmia	Início da ação	Duração do efeito	Diurese	Dose
Nitroglicerina	↑	↓↓↓	↓↓	↑	Não	Rápido	Curta	Indireto	Iniciar com 10-20 mg/min. Ajuste a cada 10 min. Aumentar até 200 mg/min.
Nitroprussiato de sódio	↑↑↑	↓↓↓	↓↓↓	↑	Não	Rápido	Curta	Indireto	Ajuste a cada 10 min. Dose: 0,3 a 10 mg/kg/min.

DC: Débito cardíaco; PCP: Pressão de capilar pulmonar; PA: Pressão arterial sistêmica; FC: Frequência cardíaca.
Adaptada de Montera et al.

A dose inicial de ataque de 50 mcg/kg deve ser realizada em dez minutos, seguida de manutenção com infusão contínua de 0,375 a 0,750 mcg/min.

A levosimedana atua aumentando a sensibilidade da troponina C ao cálcio intracelular, sem aumento no consumo de oxigênio pela célula. Traz aumento na contratilidade miocárdica semelhante ao atingido pelo uso da dobutamina e da milrinona.

A Tabela 18.4 traz a posologia dos inotrópicos utilizados em pacientes com IC aguda.

Tabela 18.4 Posologia dos inotrópicos na IC aguda.		
Inotrópicos/ Inodilatadores	Dose inicial (g)	Dose máxima (g)
Agonistas β-adrenérgicos: Dobutamina	2,5 mg/kg/min – avaliar ajuste a cada 10 min. Efeito hemodinâmico em até duas horas.	20 mg/kg/min.
Inibidores da fosfodiesterase: Milrinona	Ataque: 50 mg/kg em 10 minutos (evitar se PAS < 110 mmHg – risco de hipotensão). Manutenção: 0,375 mg/kg/min (necessidade de correção pela função renal).	0,75 mg/kg/min.
Sensibilizadores de cálcio: Levosimendana	Ataque: 6-12 mg/kg em 10 minutos (evitar se PAS < 110 mmHg – risco de hipotensão). Manutenção: 0,05-0,1 mg/kg/min. por 24h.	0,2 mg/kg/min.

PAS: pressão arterial sistólica; IC: insuficiencia cardíaca.

Adaptada de Montera *et al.*

Morfina

A morfina tem um efeito simpaticolítico causando dilatação arteriolar e venosa, além de diminuir a ansiedade, reduzindo o esforço respiratório. Entretanto, pode causar liberação de histamina e hipotensão, devendo ser administrada com cuidado em portadores de asma e em hipotensos.

A dose preconizada de morfina é de 2 a 5 mg IV a cada 5 a 10 min. (dose máxima = 15 mg).

Tratamento do EAP não cardiogênico

Recentes reduções na mortalidade em pacientes com LPA/SDRA, principais causas de edema pulmonar não cardiogênico, acompanharam os avanços gerais no manejo do doente crítico.

Atualmente, os principais pilares para o manejo desses pacientes são:

* Diagnosticar e tratar a doença clínica adjacente à lesão pulmonar (sepse, aspiração, trauma etc.);
* Minimizar procedimentos invasivos e suas complicações;
* Profilaxia para tromboembolia pulmonar, sangramento gastrointestinal e infecção de cateter;
* Rápido reconhecimento de infecções nosocomiais;
* Prover suporte nutricional adequado.

Praticamente todos os pacientes que desenvolvem SDRA necessitam de ventilação mecânica invasiva na fase inicial.

Dentre todas as medidas já estudadas para redução da mortalidade nos pacientes com LPA/SDRA, a estratégia de ventilação protetora foi a que trouxe melhor benefício na sobrevida.

Em virtude da perda do surfactante e da diminuição da complacência pulmonar, os pacientes com LPA/SDRA apresentam colabamento de alvéolos durante a expiração, gerando atelectasias cíclicas. Para evitar isso, deve-se manter uma pressão positiva no final da expiração (*positive end expiratory pressure*) (PEEP) entre 12 e 15 cmH$_2$O.

Evitar balanços hídricos excessivamente positivos, com uso de diuréticos e cautela na infusão de líquidos, demonstrou ser útil. Apesar de o mecanismo do edema pulmonar estar principalmente relacionado ao aumento da permeabilidade capilar, a redução do componente hidrostático também diminui a transudação de líquidos para o parênquima.

Outras estratégias como uso de corticoide, suplementação de surfactante pulmonar, inalação de óxido nítrico, não demonstraram eficácia suficiente para estimular seu uso rotineiro.

PROGNÓSTICO

A mortalidade hospitalar em pacientes com diagnóstico de EAP é difícil de quantificar, já que as causas e a severidade da doença variam consideravelmente. Mesmo assim, a taxa de morte intra-hospitalar chega a estar entre 15% e 20%.

BIBLIOGRAFIA

1. Ammann P, Minder EI, Gunter C, et al. Elevation of troponin I in sepsis and septic shock. Intensive Care Med. 2001;27(6):965-9.

2. Ashbaugh DG, Petty TL, Levine BE. Acute respiratory distress in adults. Lancet. 1967; 2(7511):319-23.

3. Attias D, Auvert B, Vieillard-Baron A, et al. Prevalence, characteristics, and outcomes of patients presenting with cardiogenic unilateral pulmonary edema. Circulation. 2010; 122(11):1109-15.

4. Bernard GR, Artigas A, Brigham KL, et al. The American-European Consensus Conference on ARDS. Definitions, mechanisms, relevant outcomes and clinical trial coordination. Am J Respir Crit Care Med. 1994; 149(3 Pt 1):818-24. Review.

5. Colucci WS. Treatment of acute decompensated heart failure: general considerations. https://www.uptodate.com/contents/treatment-of-acute-decompensated-heart-failure-general-considerations. (Acessado em agosto de 2017)

6. ComfortGel Full mask. 2004-2011 Koninklijke Philips Electronics N.V. [Internet] [acesso em 2014 jun 26]. Disponível em: http://www.healthcare.philips.com/main/ homehealth/sleep/comfortgelfull/default.wpd

7. Comitê Coordenador da Diretriz de Insuficiência Cardíaca. Diretriz Brasileira de Insuficiência Cardíaca Crônica e Aguda. Arq Bras Cardiol. 2018; 111(3):436-539

8. Duane PG. Impact of noninvasive studies to distinguish volume overload from ARDS in acutely ill patients with pulmonary edema: analysis of the medical literature from 1966 to 1998. Chest. 2000;118(6):1709-17.

9. Ely EW, Haponik EF. Using the chest radiograph to determine the intravascular volume status: the role of vascular pedicle width. Chest. 2002; 121(3):942-50.

10. Estenssoro E DA, Laffaire E, Laffaire E, et al. Incidence, clinical course and outcome in 217 patients with acute respiratory distress syndrome. Crit Care Med. 2003; 30(11):2450-6.

11. Fauci AS, Longo DL, Braunwald E, et al. Harrison's principles of internal medicine. 17th ed. New York: McGraw Hill; 2008. p. 221-5.

12. Givertz MM. Noncardiogenic pulmonary edema. https://www.uptodate.com/ contents/noncardiogenic-pulmonary-edema. (Acesso em agosto 2017)

13. Givertz MM. Noncardiogenic pulmonary edema. https://www.upto-date.com/contents/ noncardiogenic-pulmonary-edema. (Acessado em agosto de 2017.

14. Goodman LR. Congestive heart failure and adult respiratory distres s syndrome. New insights using computed tomography. Radiol Clin North Am. 1996; 34(1):33-46.

15. Guyton AC. Pulmonary circulation, pulmonary edema, pleural fluid. In: Hall JE, editor. Textbook of medical physiology. 11th ed. Philadelphia: Saunders Elsevier; 2006. p.483-90.

16. Guyton AC. The microcirculation and the lymphatic system: capillary fluid exchange, interstitial fluid and lymph flow. In: Hall JE, editor. Textbook of medical physiology. 11th ed. Philadelphia: Saunders Elsevier; 2006. p.181-94.

17. Hunt SA, Abraham WT, Chin MH, et al. 2009 focused update incorporated into the ACC/AHA 2005 Guidelines for the Diagnosis and Management of Heart Failure in Adults: a report of the American College of Cardiology Foudation/American Heart Association Task Force on Practice Guidelines: developed in collaboration with the International Society for Heart and Lung Transplantation. Circulation. 2009;119(14):e391-479.

18. Jefic D, Savoy-Moore RT, Rosman HS. Utility of B-type natriuretic peptide and N-terminal pro B-type natriuretic peptide in evaluation of respiratory failure in critically ill patients. Chest. 2005; 128(1):288-95.

19. Kaul S, Pollock SG, Marieb MA, et al. Value of two dimensional echocardiography for determinig the basis of hemodynamic compromise in critically ill patients: a prospective study. J Am Soc Echocardiogr. 1994;7(6):598-606.

20. Levitti JE, Gehlbach BK, Pohlman A, et al. Diagnostic utility of B-type natriuretic peptide in critically ill patients with pulmonary edema: a prospective cohort study. Crit Care. 2008;12(1):R3.

21. Levy BD. Acute respiratory distress syndrome. In: Fauci AS, Longo DL, Braunwald E, et al. Harrison's principles of internal medicine. 17th ed. New York: McGraw Hill; 2008. p.1680-84.

22. Li G, Cartin-Ceba R, Venkata CV, et al Eight-year trend of acute respiratory distress syndrome: a population-based study in Olmsted County, Minnesota. Am J Respir Crit Care Med. 2011; 183(1):59-66.

23. Libby P, Mann DL, Zipes DP, et al. Braunwald´s heart disease: a textbook of cardiovascular medicine. 8th ed. Philadelphia: Saunders Elsevier; 2008. p. 583-610.

24. Luisada AA CL. Pulmonary Edema: Pathology, Physiology and Clinical Management. Circulation. 1956;13:113-35.

25. Maisel AS KP, Nowak RM, Nowak RM, et al. Rapid measurement of B-type natriuretic peptide in the emergency diagnosis of heart failure. N Eng J Med. 2002; 347(3):161-7.

26. Máscara de Venturi. DSM Comercial Biomédica Ltda 2011. [Internet] [acesso 2014 jun 26]. Disponível em: www.dsmbiomedica.com.br/fotos/produtos/187.jpg

27. Montera MW, Tinoco EM, Rocha RM, Moura LZ, et al. II Diretriz Brasileira de Insuficiência Cardíaca Aguda. Arq Bras Cardiol. 2009; 93(3 Suppl III):2-65.

28. Morrison LK, Krishnaswamy P, Kazanegra R, et al. Utility of a rapid B-natriuretic peptide assay in differentiating congestive heart failure from lung disease in patients presenting with dispnea. J Am Coll Cardiol. 2002;39(2):202-9.

29. Peter JV, Philips-Hughes J, Graham P, et al. Effect of non-invasive positive pressure ventilation (NIPPV) on mortality in patients with acute cardiogenic pulmonary oedema: a meta-analysis. Lancet. 2006; 367(9517):1155-63.

30. Ponikowski P, Voors AA, Anker SD, et al. 2016 ESC Guidelines for the diagnosis and treatment of acute and chronic heart failure: The Task Force for the diagnosis and treatment of acute and chronic heart failure of the European Society of Cardiology (ESC)Developed with the special contribution of the Heart FailureAssociation (HFA) of the ESC. Eur Heart J. 2016;37(27):2129-200.

31. Rasanen J, Heikkilä J, Downs J, et al. Continuous positive airway pressure by face mask in acute cardiogenic pulmonary edema. Am J Cardiol. 1985; 55(4):296-300.

32. Rubenfeld GD, Caldwell E, Granton J, et al. Interobserver variability in applying a radiographic definition for ARDS. Chest. 1999; 116(5):1347-53.

33. Santos ES, Trindade PH, Moreira HG. Tratado Dante Pazzanese de Emergências Cardiovasculares. São Paulo: Atheneu; 2016.

34. Sibbald WJ, Cunningham DR, Chin DN. Non-cardiac or cardiac pulmonary edema? A practical approach to clinical differentiation in critically ill patient. Chest. 1983; 84(4):452-61.

35. Sibbald WJ, Cunningham DR, Chin DN. Non-cardiac or cardiac pulmonary edema? A practical approach to clinical differentiation in critically ill patient. Chest. 1983; 84(4):452-61.

36. Siegel MD. Acute respiratory distress syndrome: definition, clinical features, and diagnosis.https://www.uptodate.com/contents/acute--respiratory-distress-syndrome-clinical-features-and-diagnosis-in-adults. (Acessado em agosto de 2017)

37. Silver MA, Maisel A, Yancy CW, et al. BNP Consensus Panel 2004: a clinical approach for the diagnostic, prognostic, screening, treatment monitoring, and therapeutic roles of natriuretic peptides in cardiovascular diseases. Congest Heart Fail. 2004;10(5 Suppl 3):1-30.

38. Swan HJ, Forrester J, Marcus H, et al. Catheterization of the heart in man with use of a flow-directed balloon-tipped catheter. N Engl J Med. 1970; 283(9):447-51.

39. Ware LB. Acute pulmonary edema. N Engl J Med. 2005; 353(26):2788-96. Review.

40. Wheeler AP, Bernard GR, Thompson BT, et al. Pulmonary-artery versus central venous catheter to guide treatment of acute lung injury. N Engl J Med. 2006; 354(21):2213-24.

41. Woolley K, Stark P. Pulmonary parenchymal manifestations of mitral valve disease. Radio Graphics. 1999; 19(4):965-72.

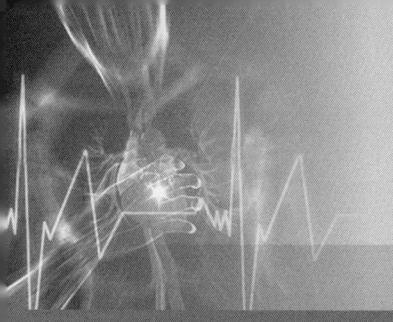

capítulo **19**

Marcela Cerqueira Cesar Bertonha

Síncope

INTRODUÇÃO

Síncope consiste em uma perda transitória da consciência, secundária à hipoperfusão cerebral, de início súbito e curta duração, com recuperação espontânea completa. A hipoperfusão cerebral constitui a característica que diferencia a síncope de outros possíveis diagnósticos de perda transitória de consciência, como crises epiléticas, concussões e pseudo-síncope psicogênica.

Essa condição é responsável por aproximadamente 1% a 3% dos atendimentos de emergência e até 6% das admissões hospitalares, sendo que na maioria das vezes gera internações desnecessárias, solicitações de exames com baixa acurácia diagnóstica e, consequentemente, alto custo para os sistemas de saúde.

CLASSIFICAÇÃO E FISIOPATOLOGIA

A queda momentânea da pressão arterial (PA) levando à síncope, pode ser, resumidamente, dividida em três causas. A primeira é consequente a um reflexo central que causa vasodilatação com ou sem bradicardia, como ocorre na síncope neuromediada. A segunda se deve à deficiência da ativação da venoconstrição ao assumir a posição ortostática, ocasionando hipotensão postural. A última ocorre devido a causas cardíacas, como arritmias e doenças cardíacas estruturais, além de outras causas responsáveis por obstrução do fluxo sanguíneo, como embolia pulmonar e hipertensão arterial pulmonar.

A Tabela 19.1 propõe uma classificação de síncope de acordo com suas causas.

Tabela 19.1 Classificação da síncope
Síncope neuromediada ou relfexa
• Vasovagal • Situacional • Hipersensibilidade seio carotídeo • Formas atípicas
Síncope por hipetensão ortostática
• Falência autonômica primária • Falência autonômica secundária • Hipotensão ortostática causada por drogas • Hipovolemia
Síncope cardíaca

• Arritmia
  • Bradicardia
  • Taquicardia
  • Arritmias induzidas por drogas
• Doença estrutural
  • Cardíaca
  • Outras (embolia pulmonar, dissecção de aorta, hipertensão pulmonar)

Síncope neuromediada ou reflexa ou neurocardiogênica

Refere-se a um grupo de condições nas quais há controle inapropriado dos reflexos cardiovasculares normais, em resposta a um estímulo específico, resultando em vasodilatação e/ou bradicardia, levando à queda na PA e hipoperfusão cerebral. É a causa mais comum de síncope em qualquer cenário. Este grupo pode ser subdividido em:

Síncope vasovagal

Forma mais frequente de apresentação dos distúrbios dos controles autonômicos da PA e é mediada pela emoção (estresse, dor, etc) ou pelo estresse ortostático.

Nesses casos, a síncope geralmente é precedida por sintomas de ativação autonômica como sudorese, turvação visual, palidez cutânea, náuseas, fraqueza, entre outros.

Síncope situacional

Caracteristicamente, apresenta-se após circunstâncias específicas como evacuação, micção, deglutição e tosse.

Hipersensibilidade do seio carotídeo

Na forma mais rara, é desencadeada por estímulos pressóricos aplicados aos seios carotídeos, como por exemplo o ato de se barbear, uso de colar, rotação lateral da cabeça, etc. No entanto, na sua forma mais comum, nenhum gatilho mecânico é encontrado e o diagnóstico é obtido após massagem do seio carotídeo.

Formas atípicas

Usadas para descrever as situações em que a síncope neuromediada ocorre com gatilhos incertos ou mesmo sem mecanismos deflagradores aparentes. O diagnóstico é realizado principalmente excluindo-se outras causas de síncope e pela reprodução dos sintomas semelhantes no teste de inclinação (Tilt-Test).

Síncope por hipotensão ortostática

A hipotensão ortostática é definida como queda da pressão arterial sistólica (PAS) maior ou igual a 20 mmHg e pressão arterial diastólica (PAD) maior ou igual a 10 mmHg, após 3 a 5 minutos na posição em pé, e/ou pela existência de sintomas de baixo débito cerebral relacionados à mudança postural. Pode ocorrer devido à incapacidade do sistema autonômico periférico em manter o tônus vasomotor ou por hipovolemia, como em casos de diurese excessiva, hemorragia, vômitos, entre outros. O uso de medicamentos também pode ocasionar essa condição, como nos casos de agentes anti-hipertensivos, antidepressivos tricíclicos, diuréticos, vasodilatadores ou outras substâncias como o álcool.

Os distúrbios de intolerância ortostática podem ser subdivididos em:

Taquicardia postural ortostática (POTS)

Síndrome clínica que ocorre principalmente em jovens, caracterizada por taquicardia excessiva (aumento de 30 bpm da frequência cardíaca ou sua manutenção acima de 120 bpm após assumir posição ortostática) e sintomas de hipoperfusão cerebral. A etiologia e a fisiopatologia dessa síndrome ainda não foram totalmente esclarecidas.

Falência autonômica primária

Ocorre quando existe comprometimento neurológico degenerativo, como observado na doença de Parkinson, demência de Lewy, atrofia sistêmica ou falência autonômica pura.

Falência autonômica secundária

Ocorre quando envolve dano autonômico ocasionado por doenças específicas como diabetes mellitus, amiloidose e polineuropatias ou induzidas por medicamentos.

Síncope cardíaca

A ocorrência de doença cardíaca estrutural e doença elétrica primária são os maiores preditores de risco para morte súbita cardíaca (MSC), quando associadas à síncope. Porém, a presença de doença cardíaca não implica necessariamente que esta seja a etiologia da síncope. Dentre as causas de síncope cardíaca, as arritmias são as mais comuns.

Na sala de emergência, o diagnóstico de uma etiologia arrítmica da síncope é difícil de ser feita, uma vez que a maioria das arritmias é paroxística e não está presente no momento do atendimento inicial.

Tanto a bradicardia quanto a taquicardia pode levar à síncope. As bradicardias podem ser causadas por anormalidades na geração ou na condução do impulso elétrico, levando à síncope se a frequência cardíaca for insuficiente para manter o débito cardíaco. Geralmente, nesses casos, a síncope ocorre sem pródromos (padrão "desliga-liga").

Na doença do nó sinusal, a síncope ocorre devido a longas pausas ou bloqueio sinoatrial associados à falha no mecanismo de escape. Essas pausas prolongadas são mais frequentemente encontradas quando a taquicardia supraventricular cessa subitamente (síndrome bradi-taqui).

Os distúrbios da condução atrioventricular (AV) mais associados à síncope são os mais avançados, como bloqueio AV de segundo grau tipo Mobitz II e bloqueio AV total. Bloqueio AV de segundo grau tipo Mobitz I (Fenômeno de Wenckebach) geralmente é benigno e não progressivo ou com progressão lenta. Quando um bloqueio AV de segundo grau (Mobitz I ou II) ou bloqueio AV total estão associados à síncope, o implante de marca-passo definitivo está indicado.

Paciente com bloqueios de ramo podem apresentar síncope devido a períodos de assistolia causados por bloqueio AV paroxísticos ou por taquicardia ventricular (TV).

Nas taquicardias, a diminuição no tempo de enchimento ventricular leva à queda no volume sistêmico, com consequente hipoperfusão cerebral e síncope. Quando a síncope ocorre secundária a uma taquicardia, geralmente é precedida por palpitação e, por vezes, sem pródromos.

Taquicardias supraventriculares (TSV) raramente estão associadas à síncope, principalmente na ausência de doença cardíaca estrutural. A mais frequentes são a fibrilação atrial, flutter atrial paroxístico, TSV por reentrada nodal ou por via acessória AV.

A TV como causa de síncope, na maioria das vezes, está associada à doença cardíaca estrutural, como a doença arterial coronária; neste caso, o risco de morte está diretamente relacionado com a gravidade da disfunção ventricular esquerda. Indivíduos com cardiomiopatia dilatada não isquêmica também podem apresentar síncope por TV, como por exemplo, nos casos de cardiopatia chagásica.

Displasia arritmogência do ventrículo direito (DAVD) é uma doença degenerativa caracterizada pela substituição do miocárdio por tecido fibrogorduroso, podendo apresentar-se clinicamente de diversas formas, desde ectopias ventriculares até TV, levando à síncope ou morte súbita.

A síndrome do QT longo congênito apresenta maior risco para eventos sincopais graves secundários a arritmias ventriculares polimórficas. Nesses pacientes, a história familiar de MSC está associada a um maior risco de síncope de origem cardíaca e deve ser sempre pesquisada. A forma adquirida pode estar relacionada ao uso de diversos medicamentos (enumerados no site www.qtdrugs.org) ou a distúrbios hidroeletrolíticos (principalmente hipocalemia) que podem prolongar o intervalo QT, predispondo à ocorrência de TV polimórfica (torsades de pointes).

Outras patologias hereditárias que devemos atentar ao avaliar os pacientes com síncope são a síndrome de Brugada, miocardiopatia hipertrófica, síndrome de QT curto e TV catecolaminérgica.

Doenças cardíacas estruturais podem causar síncope devido à incapacidade do coração em aumentar seu débito para compensar adequadamente a demanda circulatória. As causas mais comuns são estenose aórtica, miocardiopatia hipertrófica, mixoma atrial, hipertensão pulmonar, origem anômala das coronárias, tromboembolismo pulmonar, tamponamento pericárdico, dissecção de aorta e infarto agudo do miocárdio.

AVALIAÇÃO INICIAL

História clínica

A avaliação inicial do paciente com síncope deve conter história clínica, exame físico e eletrocardiograma (ECG). As principais questões que devem ser feitas sobre a história do episódio são:

- Houve perda completa da consciência, de início súbito e curta duração, com perda do tônus postural e recuperação completa sem sequelas?
- Existe cardiopatia estrutural ou história familiar de morte súbita?
- Foi o primeiro episódio ou já ocorreram eventos prévios? Descrever características de eventos anteriores.
- Há fatores precipitantes?
- Houve pródromos?
- Qual a idade do paciente?
- Existem medicamentos que podem ter precipitado a síncope?
- Houve trauma associado ao episódio?

Essas perguntas ajudam a identificar a possível etiologia da síncope e, consequentemente, o risco de MSC.

A faixa etária do paciente que se apresenta com síncope auxilia na formulação da hipótese diagnóstica inicial. Em paciente jovens, geralmente a síncope é neuromediada. Entretanto, o emergencista deve considerar a possibilidade de arritmia, particularmente quando associada a condições de risco. Já os pacientes idosos possuem mais disfunção autonômica, hipotensão ortostática, e geralmente utilizam grande quantidade de medicamentos, o que os colocam sob maior risco para síncope.

Os sintomas relatados sobre o evento também fornecem importantes pistas diagnósticas. A Tabela 19.2 demonstra algumas características encontradas na história clínica e sua relação com a provável etiologia.

Tabela 19.2 História e achados clínicos relevantes para diagnóstico etiológico de quadros de perda transitória da consciência.

Síncope vasovagal	I. Após longos períodos em pé, em lugares quentes, multidões ou associada a estresse emocional II. Síncope no repouso ou após exercício III. Pródromos como náusea, dispneia, sudorese IV. Perda de consciência de curta duração (> 5 min) V. História de síncope recorrente VI. Após rotação da cabeça ou compressão do seio carotídeo
Síncope devido à hipotensão ortostática	I. Após levantar-se II. Associação do episódio com início ou mudança de drogas vasodepressoras III. Presença de neuropatia ou Parkinson
Síncope cardíaca	I. Síncope no repouso ou durante o esforço II. Ausência de pródromos III. Recuperação rápida IV. Perda de consciência de curta duração (> 5 min) V. Pode ser precedida por palpitações VI. Presença de cardiopatia estrutural VII. ECG anormal VIII. História familiar de morte subita

(continua)

Tabela 19.2 História e achados clínicos relevantes para diagnóstico etiológico de quadros de perda transitória da consciência. *(continuação)*

Convulsões	I.	Presença de aura
	II.	Movimentos tônico-clônicos geralmente prolongados
	III.	Lesão de língua
	IV.	Rotação da cabeça para um lado durante a crise
	V.	Movimentos sincronizados e grosseiros começando antes ou coincidindo com a crise
Pseudossíncope	I.	Perda de consciência > 15-20 min
	II.	Ausência de lesões apesar da frequência dos episódios
	III.	Olhos abertos durante a crise
	IV.	Doença psiquiátrica conhecida

ECG: Eletrocardiograma.

Exame físico

Devemos inicialmente proceder a uma cuidadosa inspeção à procura de sinais de trauma, principalmente em indivíduos idosos.

A avaliação dos sinais vitais, como a pressão arterial e a frequência cardíaca, deve ser obtida com o paciente deitado e após 3 a 5 minutos em posição ortostática, objetivando diagnosticar a presença de hipotensão ortostática e síndrome de taquicardia ortostática postural.

A discrepância na palpação dos pulsos dos membros superiores em relação aos inferiores pode indicar dissecção de aorta ou síndrome do roubo da subclávia e merece abordagem específica.

Na ausculta cardíaca deve-se avaliar a presença de sopros e características das bulhas, que podem auxiliar no diagnóstico de determinadas cardiopatias.

A realização de massagem do seio carotídeo pode identificar a hipersensibilidade deste, particularmente se associada a uma pausa sistólica maior que 3 segundos ou queda na PAS maior que 50 mmHg.

Na sala de emergência

Quando o paciente com síncope apresenta-se na sala de emergência, as seguintes questões devem ser realizadas com objetivo de guiar a condução do caso:

É síncope?

Diferenciar síncope das outras causas de perda súbita e temporária da consciência.

Existe uma condição subjacente grave identificada na emergência?

Alguns pacientes apresentam-se na emergência com quadros graves (arritmia, anemia grave, infarto do miocárdio, embolia pulmonar, etc) como apresentação inicial da síncope. Nesses pacientes, nos quais o diagnóstico etiológico é realizado prontamente, não há necessidade de estratificação de risco; em vez disso, o caso deve ser conduzido de acordo com a causa identificada e seu respectivo tratamento.

Se a causa é incerta, qual é o risco de um evento adverso sério?

Se a causa da síncope permanecer incerta após essa avaliação inicial, deve ser realizada uma estratificação de risco para esses pacientes. A estratificação de risco tem o objetivo de guiar adequadamente a condução do caso e decidir sobre a necessidade de internação hospitalar ou a possibilidade de alta para acompanhamento ambulatorial.

Diversas formas de estratificação de risco foram desenvolvidas, mas ainda nenhuma provou ser melhor do que o julgamento clínico. A Tabela 19.3 demonstra algumas das estratificações de risco já propostas e validadas por estudos anteriores.

Tabela 19.3 Estratificação de risco na avaliação inicial em estudos populacionais prospectivos, incluindo coorte de validação.

Score	Variáveis	Como funciona?
SFSR	I. História de IC II. Hematócrito < 30% III. ECG anormal IV. Dispneia V. PAS < 90 mmHg	Alto risco de uma das variáveis presente

(continua)

Tabela 19.3 Estratificação de risco na avaliação inicial em estudos populacionais prospectivos, incluindo coorte de validação. *(continuação)*

ROSE		
	I. BNP $\geq$ 300pg/mL oubradicardia $\leq$ 50 na emergência II. Exame proctológico com evidência de sangramento (se suspeita de sangramento gastrointestinal) III. Hemoglobina $\leq$ 90g/l IV. Dor precordial V. ECG com onda Q (exceto em DIII) VI. Saturação $O_2 \leq$ 94% em ar ambiente	Alto risco de uma das variáveis presente
BOSTON	I. Sinais e sintomas de SCA II. História de doença cardíaca III. História familiar de morte súbita IV. Doença valvular V. Sinais de doença na condução VI. Hipovolemia VII. Sinais vitais alterados em sala de emergência, mas sem necessidade de intervenção como O_2 suplementar, drogas vasoativas e marcapasso temporário VIII. CNS	Alto risco de uma das variáveis presente
OESIL	I. História de doença cardiovascular II. ECG alterado III. Idade > 65 anos IV. Ausência de pródromos	Cada fator vale 1 ponto • Soma $\leq$ 1 - baixo risco • Soma > 1 - alto risco
EGSYS	I. Palpitações precedendo a síncope (4pts) II. Doença cardíaca e/ou ECG alterado (3pts) III. Síncope durante esforço físico (3pts) IV. Síncope deitado (2pts) V. Fatores presisponentes ou precipitantes (-1pt) VI. Sintomas autonômicos (-1pt)	Soma $\leq$ 3 pontos é considerado baixa probabilidade de síncope cardíaca

IC: Insuficiência cardíaca; PAS: Pressão arterial sistólica; BNP: Brain natriuretic peptídeo; SCA: Síndrome coronariana aguda; ECG: Eletrocardiograma; SNC: Sistema nervoso central (evento primário).

Recente publicação do *European Heart Journal* sugeriu uma nova classificação de risco (Tabela 19.4) baseada nas características do paciente e do episódio de síncope.

1. **Baixo risco:** presença de uma ou mais características de baixo risco e sem quaisquer características de alto risco;
2. **Alto risco:** presença de pelo menos uma característica de alto risco;
3. **Intermediário risco:** presença de qualquer uma das seguintes características:
   a) Presença de comorbidades não relacionadas a alto risco;
   b) Pacientes sem comorbidades, porém com alguma característica preocupante relacionada ao episódio de síncope;
   c) Ausência de qualquer característica pertencente ao grupo de baixo ou de alto risco.

Tabela 19.4 Características de baixo e alto risco.

Baixo risco	Alto risco
Característica do paciente	
I. Jovens (< 40 anos)	
Característica da síncope	
I. Apenas em posição ereta	I. Durante esforço físico
II. Ao se levantar	II. Deitado
III. Náusea/vômito precedendo a síncope	III. Durante desconforto precordial
IV. Sensação de calor precedendo a síncope	IV. Com palpitações precedendo o episódio
V. Desencadeada por estresse emocional ("gatilho")	
VI. Desencadeada por tosse, micção ou defecação	
História do paciente	
I. História pregressa de síncope com as mesmas características do episódio atual	I. História familiar de morte súbita
	II. IC
	III. Estenose aórtica

(continua)

Tabela 19.4 Características de baixo e alto risco. *(continuação)*

I. História pregressa de síncope com as mesmas características do episódio atual	IV. Doença do trato de saída de VE V. Cardiomiopatia hipertrófica VI. Cardiomiopatia dilatada VII. Displasia arritmogênica do VD VIII. Doença coronariana IX. Cardiopatia congênita X. Hipertensão pulmonar XI. Presença de CDI

Sinais e sintomas associados com o episódio de síncope

I. Anemia (HB < 9 g/dL) II. PAS < 90 mmHg III. Bradicardia sinusal (< 40 bpm)

Alterações no ECG

I. BRE novo II. Bloqueio bifascicular + BAV 1° grau III. EG com padrão de Brugada IV. ECG compatível com isquemia V. Ritmo não sinusal (novo) VI. Bloqueio bifascicular VII. QTc prolongado (> 450 ms)

IC: Insuficiência cardíaca; VE: Ventrículo esquerdo; VD: Ventrículo direito; CDI: Cardiodesfibrilador implantável; BRE: Bloqueio de ramo esquerdo; BAV: Bloqueio atrioventricular; ECG: Eletrocardiograma.

Para um dado perfil de risco, como estes doentes devem ser conduzidos e qual avaliação e restrições são necessárias?

Após a classificação do paciente em uma determinada categoria de risco (baixo, alto ou intermediário), deve-se seguir o algoritmo respectivo para cada risco (Fluxograma 19.1):

Alto risco

Os pacientes de alto risco devem ser internados e monitorizados na sala de emergência, com investigação detalhada e tratamento específico para cada caso.

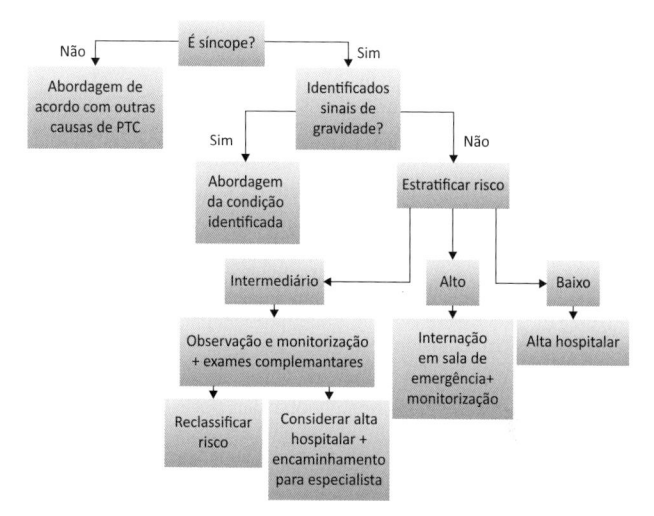

Fluxograma 19.1 Avaliação inicial dos pacientes com síncope na sala de emergência.

PTC: Perda transitória da consciência.

Baixo risco

Os pacientes de baixo risco não necessitam de realização de testes complementares em ambiente hospitalar devido ao bom prognóstico, podendo receber alta e ser acompanhados apenas ambulatorialmente pelo especialista.

Risco intermediário

Os pacientes desta categoria ainda são os mais difíceis de conduzir, porque seu real risco ainda é indeterminado.

Nessas situações, orienta-se monitoramento eletrocardiográfico por pelo menos 3 horas na sala de emergência para observação e realização de novos testes complementares, e posterior reclassificação em baixo ou alto risco.

Diagnóstico diferencial

Causas neurológicas e cerebrovasculares

Desordens neurológicas podem causar síncope como resultado de um distúrbio autonômico ou cerebrovascular. Outros transtornos neurológicos podem causar perda súbita da consciência e serem confundidos com síncope.

A doença aterosclerótica cerebral, como o acidente vascular encefálico (AVE) e o ataque isquêmico transitório (AIT), raramente está associada a episódios verdadeiros de síncope. Alterações do sistema carotídeo não ocasionam síncope e estão associadas a déficits focais (desvio de rima, alteração na linguagem, perda ou diminuição da força). O acometimento do sistema vertebrobasilar pode levar à síncope, no entanto, está associado a sinais e sintomas como vertigens, diplopia, ataxia de marcha e alterações de fala. Portanto, não há recomendação do uso de Doppler de carótidas e vertebrais nos episódios típicos de síncope, exceto na suspeita da síndrome do roubo da subclávia, que é uma afecção de rara ocorrência na qual há obstrução da artéria subclávia entre a sua origem na aorta e a origem da artéria vertebral. Nesses casos, os episódios de síncope costumam ocorrer após exercício com o braço afetado.

A epilepsia pode ocasionar perda transitória da consciência quando se manifesta por crises tônico-clônicas e de grande mal, porém geralmente os pacientes ficam não responsivos por mais tempo e apresentam estado pós-ictal típico. Sinais como abalos musculares podem ocorrer tanto na epilepsia como na síncope, e a principal diferença entre eles consiste na duração do episódio e no momento em que ocorre. Na epilepsia os episódios de abalos musculares são prolongados e os movimentos ocorrem antes da perda transitória da consciência, enquanto na síncope os episódios habitualmente duram segundos e acontecem após a perda da consciência e queda ao solo.

Outros achados que sugerem convulsão são:

- Aura precedendo o episódio;
- Desvio horizontal dos olhos durante o episódio;
- Elevação da PA e pulso amplo durante a crise;

- Cefaleia após o evento;
- Mordeduras na língua e incontinência urinária ou fecal podem ocorrer tanto no episódio sincopal quanto convulsivo, porém, é mais comumente associado ao último.

Causas psicogênicas (pseudossíncope)

Podemos notar alguns aspectos que facilitam na diferenciação entre síncope e pseudosíncope. Os fatores que apontam para causa psicogênica são:

- Crises prolongadas, não raras ultrapassando os 15 minutos;
- Alta freqüência de recorrência, inclusive com vários episódios no mesmo dia;
- Ausência de bradicardia durante as crises;
- Ausência de um fator deflagrador;
- A presença de certo tônus motor durante os episódios. Importante salientar que pode haver trauma associado às crises psicogênicas.

Outras causas de perda transitória da consciência

Em alguns casos realmente há perda de consciência, porém, por outro mecanismo que não a hipoperfusão cerebral (síncope-like). São alguns exemplos: causas metabólicas (hipóxia, hipoglicemia ou distúrbios eletrolíticos), intoxicações por medicamentos como benzodiazepínicos ou outros com efeitos anticolinérgicos, AIT em território vertebrobasilar e epilepsia (já relatados anteriormente). Determinar o diagnóstico nestas situações pode ser difícil devido à escassez de história clínica, informações conflitantes ou dificuldade na interpretação, e desconhecimento da definição da síncope.

Testes diagnósticos

Monitorizaçao eletrocardiográfica

O ECG faz parte da avaliação inicial de todos os pacientes que se apresentam com quadro sincopal. A presença de alteração no ECG é um preditor independente de síncope de causa cardíaca e está associada a maior risco de MSC. As alterações que podem ser encontradas no ECG auxiliam no diagnóstico etiológico da síncope, como por exemplo, presença de bradicardia sinusal, intervalo PR prolongado ou bloqueio de ramo, e aumentam a possibilidade de doença do nó sinusal ou bloqueio AV intermitente. A presença de intervalo PR curto e onda delta, indica via acessória e Síndrome de Wolff-Parkinson-White. Outros achados que podem ser identificados incluem um intervalo QT longo (Síndrome do QT longo) ou curto (Síndrome do QT curto), bloqueio de ramo direito associado a supradesnivelamento do segmento ST em derivações precordiais direitas (Síndrome de Brugada), ondas T negativas em derivações precordiais associadas à presença de onda epsilon (DAVD), entre outros.

O Holter, exame que realiza monitorização contínua por mais de 24 horas até 7 dias, possui valor limitado no diagnóstico da causa da síncope, já que a maioria dos pacientes não reproduz os sintomas durante o período de monitorização. Sua indicação está nos casos de sincopes ou pré-sincopes frequentes (1 ou mais vezes na semana).

Estudos recentes demonstraram que o Looper, monitor externo com possibilidade de registrar eventos por até 4 semanas, tem uma acurácia diagnóstica mais elevada em relação ao Holter em pacientes com sintomas relativamente frequentes. O rendimento diagnóstico foi de 21% em 48 horas, 50% em 15 dias e 90% aos 33 dias. Sua indicação está nos casos de sincopes ou pré-sincopes pouco frequentes (mais de 1 evento no mês).

O monitor implantável de eventos é um aparelho pequeno, implantado no tecido subcutâneo sob anestesia local, e atualmente tem uma bateria com meia-vida de até 3 anos. As principais vantagens são os longos tempos de gravação, a ausência de necessidade de eletrodos externos e a exclusão da participação do paciente na gravação (possui atividade automática nos modelos mais novos e capacidade de registro retrógrado). As desvantagens são ainda o custo elevado e a necessidade da realização de um pequeno procedimento cirúrgico. O uso do monitor implantável de eventos está indicado na investigação de pacientes com síncope recorrente de origem incerta na falta de fatores de risco para MSC e em pacientes com suspeita de síncope cardíaca arrítmica no qual o estudo eletrofisiológico foi negativo. O exame pode ser considerado na suspeita de epilepsia que apresentou falha de tratamento e naqueles com quedas inexplicadas.

Teste de inclinação ortostática (tilt test)

O *tilt test* é útil principalmente no diagnóstico de síncope neuromediada em pacientes com suspeita clínica não confirmada pela avaliação inicial. O exame também é util para avaliação de falência autonômica, em especial para diagnóstico de hipotensão postural tardia e sindrome da taquicardia postural ortostática (POTS).

O teste é realizado com o paciente inicialmente na posição supina e posteriormente na posição em pé após a inclinação entre 60 e 70 graus, sob monitorização de PA e frequência cardíaca (FC). O paciente permanece nessa posição cerca de 40 minutos, podendo variar se houver estimulação farmacológica sensibilizadora ou não (isoproterenol ou nitroglicerina sublingual). Em um teste positivo podemos encontrar predominância do componente vasodepressor, cardioinibitório ou de ambos (resposta mista), dependendo da predominância dos reflexos encontrados.

A sensibilidade reportada para síncope vasovagal varia muito entre os estudos, de 26% a 80%, com uma especificidade de cerca de 90%. A especificidade do teste aumenta se o pródromo é reproduzido.

Importante salientar que um *tilt test* negativo não exclui síncope neuromediada devido sua baixa sensibilidade.

Teste ergométrico

O teste ergométrico deve ser solicitado em pacientes com história de síncope induzida pelo esforço. A síncope durante o esforço sugere causa cardíaca, enquanto a síncope após o exercício relaciona-se quase sempre ao mecanismo reflexo (síncope neuromediada). Taquiarritmias induzidas pelo exercício costumam ser mais graves e bloqueios AV de segundo ou terceiro graus durante o exame predizem evolução para BAV total.

Ecocardiograma

O ecocardiograma pode ser utilizado na avaliação de doença cardíaca estrutural relacionada à síncope, por meio principalmente da avaliação da fração de ejeção do ventrículo esquerdo. No entanto, o exame identifica a causa da síncope apenas em casos raros, como estenose aórtica grave, mixoma atrial, tamponamento cardíaco, miocardiopatia hipertrófica, etc.

Massagem do seio carotídeo

A compressão do seio carotídeo constitui um recurso utilizado em pacientes com suspeita de síndrome do seio carotídeo.

A presença de pausa ventricular maior que 3 segundos e/ou queda na PAS maior que 50 mmHg após 10 segundos de manobra realizada no paciente em posição supina e ortostática, definem a hipersensibilidade do seio carotídeo. Quando essas alterações se associam à síncope, então define-se a síndrome do seio carotídeo (SSC). Uma resposta anormal (positiva) pode ser vista em mais de 30% dos pacientes, especialmente em homens idosos, e não relacionada necessariamente à SSC.

A compressão do seio carotídeo está contraindicada em pacientes com infarto agudo do miocárdio, AVC ou AIT nos últimos 3 meses e/ou com sopros carotídeos ao exame físico (exceto se o Doppler arterial excluir estenose significativa).

Teste da adenosina

O teste de adenosina é considerado positivo quando ocorre indução de bloqueio AV com assistolia maior que 6 segundos ou bloqueio AV sem assistolia com duração maior que 10 segundos, após a infusão rápida do fármaco.

A administração de adenosina intravenosa em pacientes com síncope de etiologia incerta apresenta resultados conflitantes nos estudos realizados, e até o momento não é recomendada na prática clínica devido ao seu baixo valor preditivo.

Estudo eletrofisiológico (EEF)

A eficácia do EEF em determinar a causa da síncope depende fundamentalmente da suspeita diagnóstica levantada previamente (probabilidade pré-teste) e do protocolo utilizado.

As principais indicações atuais para realização do EEF são:

- Síncope em pacientes com bloqueio de ramo preexistente. Nesses casos, os achados no EEF de um intervalo HV aumentado (> 70 ms) ou de bloqueio AV induzido durante a estimulação atrial incremental ou através do estresse farmacológico, são preditivos de progressão para BAV de alto grau.
- Pacientes com síncope de origem incerta associada a palpitações sustentadas, com suspeita de taquiarritmia. Nestes pacientes está indicada a realização do EEF tanto para diagnóstico quanto para avaliar a possibilidade de tratamento.

- Pacientes com sincope e bradicardia sinusal assintomática, quando testes não invasivos forem inconclusivos.

O papel do EEF na investigação da síncope tem diminuído cada vez mais devido a disponibilidade de novas técnicas de monitoramento, e de estudos sugerindo um benefício na mortalidade após implante de cardiodesfibrilador (CDI) em pacientes com baixa fração de ejeção, sem necessidade da realização de EEF.

TRATAMENTO

Tratamento da síncope neuromediada e hipotensão ortostática

Tratamento não medicamentoso

A primeira recomendação é evitar os possíveis "gatilhos" das crises, como ambientes quentes, desidratação, álcool, medicações vasodilatadoras e outros. O reconhecimento dos sintomas prodrômicos, quando presentes, também é útil para instituir condutas que possam abortar as crises, como manobras que aumentam o débito cardíaco (ex.: pernas cruzadas em posição ortostática e manobras de handgrip) (Figuras 19.1 e 19.2).

O *tilt-training* parece diminuir a recorrência de síncope precipitada por ortostatismo e consiste em permanecer encostado em uma superfície vertical plana (na parede, por exemplo), com os pés afastados 15 cm desta. O paciente deve permanecer desse modo inicialmente por 30 minutos, duas vezes ao dia, e a sessão deve ser interrompida na iminência de síncope. Contudo, esse tratamento é de difícil adesão e poucos pacientes conseguem realizar o treinamento programado por longos períodos.

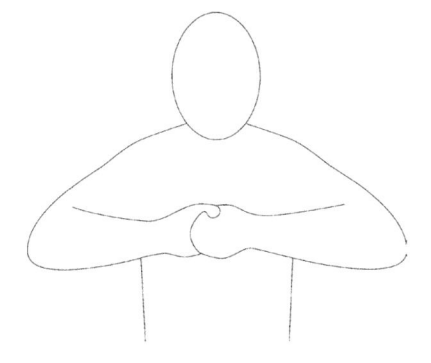

Figura 19.1 Estiramento do braço consiste em contração isométrica dos braços, segurando uma mão com a outra e ao mesmo tempo abduzindo os braços.

Adaptada de Mayo Clin Proc. 2008 Nov; 83(11): 1280-93.

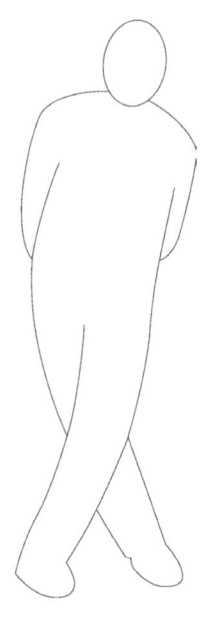

Figura 19.2 A manobra de cruzamento da perna consiste em cruzar as pernas na posição de pé, com estiramento dos músculos da perna, abdominais e glúteos. As pernas estão bem espremidas.

Adaptada de Mayo Clin Proc. 2008 Nov;83(11):1280-93.

Na suspeita de sincope por hipotensão ortostática, medidas não farmacológicas adicionais podem ser assumidas:

- Ingesta de 2 a 3 litros de líquido ao dia. A rápida ingestão de água gelada pode ser efetiva nos casos de intolerância ortostática e hipotensão pós-prandial;
- Ingesta de 10 g de sódio (exceto nos hipertensos);
- Descontinuação/redução de drogas vasoativas como diuréticos, vasodilatadores, neurolépticos, antidepressivos ou agentes dopaminérgicos;
- Elevar a cabeceira da cama > 10 cm.

Tratamento medicamentoso

Há poucos estudos clínicos randomizados que comprovem benefício de um fármaco específico para tratamento nessas situações. Alguns dos medicamentos que podem ser utilizados incluem:

- **Fludrocortisona:** mineralocorticoide sintético que atua aumentando a reabsorção renal do sódio e expandindo o volume plasmático. Seu uso está indicado nas síncopes recorrentes em indivíduos jovens com níveis pressóricos normais/baixo e sem comorbidades. A dose varia de 0,1 a 0,3 mg/dia. Alguns dos seus efeitos adversos incluem hipertensão arterial e hipocalemia.
- **Midodrina:** é um agonista adrenérgico e potente vasoconstritor, melhorando o retorno venoso durante o estresse ortostático. Esse fármaco foi utilizado em três pequenos estudos randomizados e mostrou resultados positivos. A dose utilizada é de 2,5 mg a 10 mg, de 3 vezes ao dia. São efeitos adversos potenciais a hipertensão arterial em posição supina, reações pilomotoras e retenção urinária.
- **Bloqueadores dos receptores de serotonina:** a paroxetina e a venlafaxina mostraram-se eficazes em poucos estudos placebos-controlados e parecem auxiliar na redução da ansiedade, que pode ser um fator desencadeante de eventos sincopais. Entretanto, a experiência clínica não reproduziu os resultados relatados nos estudos.

Marca-passo

A estimulação artificial desempenha um pequeno papel no tratamento da síncope neuromediada, mas deve ser considerada em casos de:

- Síncope em pacientes > 40 anos com pausa sinusal e/ou BAV espontâneo sintomático > 3 segundos ou assintomático > 6 segundos;
- Síncope recorrente/imprevisível em pacientes > 40 anos com hipersensibilidade do seio carotídeo e resposta cardioinibitória;
- Síncope recorrente/imprevisível em pacientes > 40 anos com resposta cardioinibitória no *tilt test*.

Tratamento da síncope cardíaca

Na síncope arrítmica, o tratamento deve ser guiado para cada tipo específico de arritmia. Nos casos de síncope associada à doença cardíaca estrutural, o objetivo não é apenas a prevenção da recorrência dos episódios, mas também realizar o tratamento da doença subjacente e consequentemente diminuir o risco de MSC (ver detalhes nos capítulos correspondentes).

CONSIDERAÇÕES FINAIS

A síncope é um sintoma bastante comum no ambiente hospitalar, e pode se apresentar como manifestação de diferentes patologias de prognósticos variáveis.

Apesar de todo o avanço diagnóstico, a investigação da síncope continua sendo um grande desafio, em especial na sala de emergência, principalmente pela dificuldade na reprodução e documentação da causa responsável pelo evento. A presença de uma Unidade de Síncope composta por uma equipe hospitalar treinada, com especialistas, através da utilização de uma estratégia de investigação direcionada e estratificação adequada de risco de eventos adversos relacionadas à síncope, resultará em diminuição geral do custo e aumento da acurácia diagnóstica (Fluxograma 19.2).

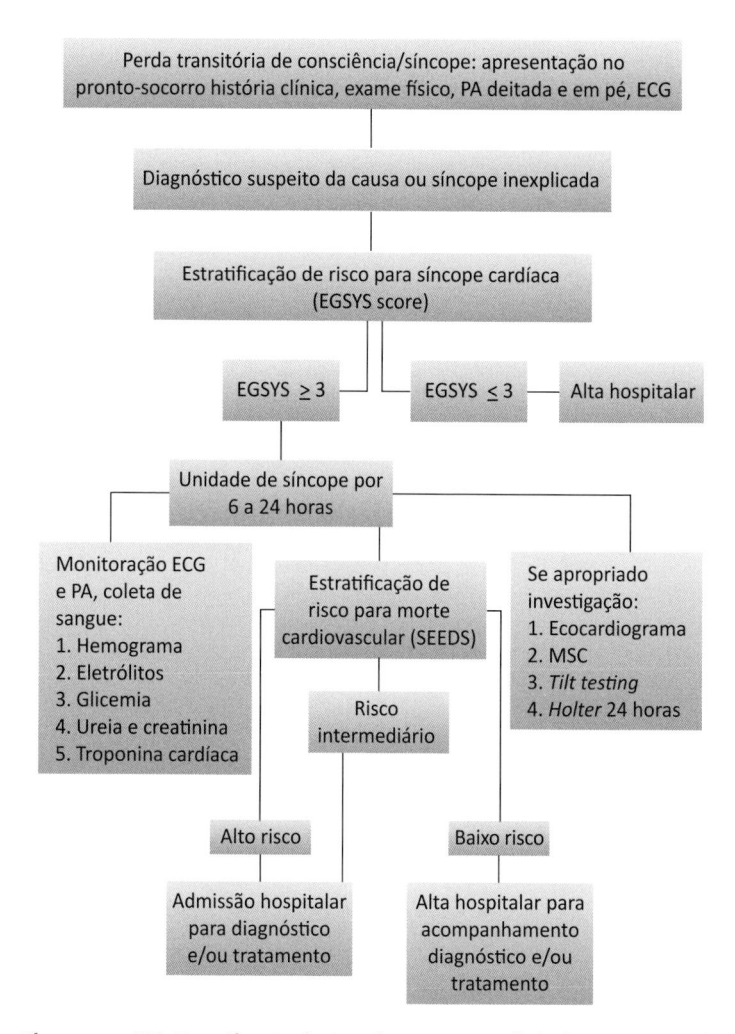

Fluxograma 19.2 Estratificação de risco da síncope - Unidade de Emergências do Instituto Dante Pazzanese de Cardiologia.

PA: Pressão arterial; ECG: eletrocardiograma; MSC: massagem de seio carotídeo.

BIBLIOGRAFIA

1. Ammann P, Minder EI, Gunter C, et al. Elevation of troponin I in sepsis and septic shock. Intensive Care Med. 2001;27(6):965-9.
2. Ashbaugh DG, Petty TL, Levine BE. Acute respiratory distress in adults. Lancet. 1967; 2(7511):319-23.
3. Attias D, Auvert B, Vieillard-Baron A, et al. Prevalence, characteristics, and outcomes of patients presenting with cardiogenic unilateral pulmonary edema. Circulation. 2010; 122(11):1109-15.
4. Bernard GR, Artigas A, Brigham KL, et al. The American-European Consensus Conference on ARDS. Definitions, mechanisms, relevant outcomes and clinical trial coordination. Am J Respir Crit Care Med. 1994; 149(3 Pt 1):818-24. Review.
5. Brignole M, Moya A, Lange FJ, et al. 2018 ESC Guidelines for the diagnosis and management of syncope The Task Force for the diagnosis and management of syncope of the European Society of Cardiology (ESC) Developed with the special contribution of the European Heart Rhythm Association (EHRA).European Heart Journal (2018) 39, 1883–1948.
6. Colucci WS. Treatment of acute decompensated heart failure: general considerations. https://www.uptodate.com/contents/treatment-of-acute-decompensated-heart-failure-general-considerations. (Acessado em agosto de 2017)
7. ComfortGel Full mask. 2004-2011 Koninklijke Philips Electronics N.V. [Internet] [acesso em 2014 jun 26]. Disponível em: http://www. healthcare.philips.com/main/homehealth/sleep/comfortgelfull/default.wpd
8. Duane PG. Impact of noninvasive studies to distinguish volume overload from ARDS in acutely ill patients with pulmonary edema: analysis of the medical literature from 1966 to 1998. Chest. 2000;118(6):1709-17.
9. Ely EW, Haponik EF. Using the chest radiograph to determine the intravascular volume status: the role of vascular pedicle width. Chest. 2002; 121(3):942-50.
10. Estenssoro E DA, Laffaire E, Laffaire E, et al. Incidence, clinical course and outcome in 217 patients with acute respiratory distress syndrome. Crit Care Med. 2003; 30(11):2450-6.
11. Fauci AS, Longo DL, Braunwald E, et al. Harrison's principles of internal medicine. 17th ed. New York: McGraw Hill; 2008. p. 221-5.

12. Givertz MM. Noncardiogenic pulmonary edema. https://www.uptodate.com/contents/noncardiogenic-pulmonary-edema. (Acesso em agosto 2017)

13. Givertz MM. Noncardiogenic pulmonary edema. https://www.uptodate.com/contents/noncardiogenic-pulmonary-edema. (Acessado em agosto de 2017.

14. Goodman LR. Congestive heart failure and adult respiratory distres s syndrome. New insights using computed tomography. Radiol Clin North Am. 1996; 34(1):33-46.

15. Guyton AC. Pulmonary circulation, pulmonary edema, pleural fluid. In: Hall JE, editor. Textbook of medical physiology. 11th ed. Philadelphia: Saunders Elsevier; 2006. p.483-90.

16. Guyton AC. The microcirculation and the lymphatic system: capillary fluid exchange, interstitial fluid and lymph flow. In: Hall JE, editor. Textbook of medical physiology. 11th ed. Philadelphia: Saunders Elsevier; 2006. p.181-94.

17. Hunt SA, Abraham WT, Chin MH, et al. 2009 focused update incorporated into the ACC/AHA 2005 Guidelines for the Diagnosis and Management of Heart Failure in Adults: a report of the American College of Cardiology Foudation/American Heart Association Task Force on Practice Guidelines: developed in collaboration with the International Society for Heart and Lung Transplantation. Circulation. 2009;119(14):e391-479.

18. Jefic D, Savoy-Moore RT, Rosman HS. Utility of B-type natriuretic peptide and N-terminal pro B-type natriuretic peptide in evaluation of respiratory failure in critically ill patients. Chest. 2005; 128(1): 288-95.

19. Kaul S, Pollock SG, Marieb MA, et al. Value of two dimensional echocardiography for determinig the basis of hemodynamic compromise in critically ill patients: a prospective study. J Am Soc Echocardiogr. 1994;7(6):598-606.

20. Levitti JE, Gehlbach BK, Pohlman A, et al. Diagnostic utility of B-type natriuretic peptide in critically ill patients with pulmonary edema: a prospective cohort study. Crit Care. 2008;12(1):R3.

21. Levy BD. Acute respiratory distress syndrome. In: Fauci AS, Longo DL, Braunwald E, et al. Harrison's principles of internal medicine. 17th ed. New York: McGraw Hill; 2008. p.1680-84.

22. Li G, Cartin-Ceba R, Venkata CV, et al Eight-year trend of acute respiratory distress syndrome: a population-based study in Olmsted County, Minnesota. Am J Respir Crit Care Med. 2011; 183(1):59-66.

23. Libby P, Mann DL, Zipes DP, et al. Braunwald's heart disease: a textbook of cardiovascular medicine. 8th ed. Philadelphia: Saunders Elsevier; 2008. p. 583-610.

24. Luisada AA CL. Pulmonary Edema: Pathology, Physiology and Clinical Management. Circulation. 1956;13:113-35.

25. Maisel AS KP, Nowak RM, Nowak RM, et al. Rapid measurement of B-type natriuretic peptide in the emergency diagnosis of heart failure. N Eng J Med. 2002; 347(3):161-7.

26. Máscara de Venturi. DSM Comercial Biomédica Ltda 2011. [Internet] [acesso 2014 jun 26]. Disponível em: www.dsmbiomedica.com.br/fotos/produtos/187.jpg

27. Montera MW, Tinoco EM, Rocha RM, Moura LZ, et al. II Diretriz Brasileira de Insuficiência Cardíaca Aguda. Arq Bras Cardiol. 2009; 93(3 Suppl III):2-65.

28. Morrison LK, Krishnaswamy P, Kazanegra R, et al. Utility of a rapid B-natriuretic peptide assay in differentiating congestive heart failure from lung disease in patients presenting with dispnea. J Am Coll Cardiol. 2002;39(2):202-9.

29. Peter JV, Philips-Hughes J, Graham P, et al. Effect of non-invasive positive pressure ventilation (NIPPV) on mortality in patients with acute cardiogenic pulmonary oedema: a meta-analysis. Lancet. 2006; 367(9517):1155-63.

30. Ponikowski P, Voors AA, Anker SD, et al. 2016 ESC Guidelines for the diagnosis and treatment of acute and chronic heart failure: The Task Force for the diagnosis and treatment of acute and chronic heart failure of the European Society of Cardiology (ESC)Developed with the special contribution of the Heart FailureAssociation (HFA) of the ESC. Eur Heart J. 2016;37(27):2129-200.

31. Rasanen J, Heikkilä J, Downs J, et al. Continuous positive airway pressure by face mask in acute cardiogenic pulmonary edema. Am J Cardiol. 1985; 55(4):296-300.

32. Rubenfeld GD, Caldwell E, Granton J, et al. Interobserver variability in applying a radiographic definition for ARDS. Chest. 1999; 116(5):1347-53.

33. Santos ES, Trindade PH, Moreira HG. Tratado Dante Pazzanese de Emergências Cardiovasculares. São Paulo: Atheneu; 2016.

34. Sibbald WJ, Cunningham DR, Chin DN. Non-cardiac or cardiac pulmonary edema? A practical approach to clinical differentiation in critically ill patient. Chest. 1983; 84(4):452-61.

35. Sibbald WJ, Cunningham DR, Chin DN. Non-cardiac or cardiac pulmonary edema? A practical approach to clinical differentiation in critically ill patient. Chest. 1983; 84(4):452-61.

36. Siegel MD. Acute respiratory distress syndrome: definition, clinical features, and diagnosis.https://www.uptodate.com/contents/acute-respiratory-distress-syndrome-clinical-features-and-diagnosis-in-adults. (Acessado em agosto de 2017)

37. Silver MA, Maisel A, Yancy CW, et al. BNP Consensus Panel 2004: a clinical approach for the diagnostic, prognostic, screening, treatment monitoring, and therapeutic roles of natriuretic peptides in cardiovascular diseases. Congest Heart Fail. 2004;10(5 Suppl 3):1-30.

38. Swan HJ, Forrester J, Marcus H, et al. Catheterization of the heart in man with use of a flow-directed balloon-tipped catheter. N Engl J Med. 1970; 283(9):447-51.

39. Ware LB. Acute pulmonary edema. N Engl J Med. 2005; 353(26):2788-96. Review.

40. Wheeler AP, Bernard GR, Thompson BT, et al. Pulmonary-artery versus central venous catheter to guide treatment of acute lung injury. N Engl J Med. 2006; 354(21):2213-24.

41. Woolley K, Stark P. Pulmonary parenchymal manifestations of mitral valve disease. Radio Graphics. 1999; 19(4):965-72.

capítulo 20

Rogério Braga Andalaft ■ Carla de Almeida

Emergências Cardiovasculares na Infância

INTRODUÇÃO

As emergências pediátricas são raras quando comparadas àquelas que ocorrem na população adulta; porém, sua rápida identificação e a possibilidade de proporcionar o tratamento adequado são de extrema importância para um atendimento ideal.

COMPREENDENDO A AVALIAÇÃO PEDIÁTRICA NA SALA DE EMERGÊNCIA

Os princípios básicos do atendimento pediátrico estão relacionados a um ciclo contínuo de avaliação, identificação e intervenção (Figura 20.1). Neste modelo de avaliação pediátrica observamos a classificação de problemas potenciais do ponto de vista respiratório, circulatório ou uma conjunção de fatores cardiorrespiratórios. De forma simples podemos atribuir gravidade aos problemas respiratórios (desconforto ou insuficiência) e aos problemas circulatórios, classificando-os com base na pressão arterial como compensados ou hipotensivos. Deve estar claro ao profissional de saúde que quadros de insuficiência respiratória e quadros hipotensivos caminham rapidamente para ritmos de parada cardiorrespiratória (Quadro 20.1).

O paciente que comparece a uma emergência recebe sempre uma triagem visual que consiste em avaliar a cor, a respiração e o

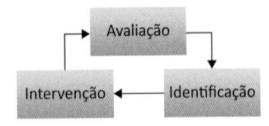

Figura 20.1 Ciclo de atendimento pediátrico.

Quadro 20.1 Classificação dos problemas pediátricos mais comuns na sala de emergência.		
	Quadros respiratórios	**Quadros circulatórios**
Gravidade	**Desconforto/Insuficiência**	**Compensado/Hipotensivo**
Grupos de doenças	• Obstrução de via aérea superior • Obstrução de via aérea superior • Doenças do parênquima pulmonar • Alteração do controle da respiração	• Choque cardiogênico • Choque obstrutivo • Choque distributivo • Choque hipovolêmico

nível de consciência. Essa triagem vai identificar qual o próximo passo no atendimento; crianças que estão inconscientes, não respiram ou apresentam movimentos agônicos recebem atendimento de imediato, sendo que a avaliação será iniciada pela circulação.

Os pacientes que na impressão inicial apresentam algum critério de gravidade (por exemplo, estão cianóticos, pálidos, taquipneicos, bradipneicos, com rebaixamento do nível de consciência, etc.) serão priorizados e a avaliação iniciará a partir do sistema respiratório.

Já os pacientes conscientes, sem alterações na impressão inicial serão atendidos na medida do possível e sua avaliação será a tradicional, constituída de anamnese seguido de exame físico (Figura 20.2).

Este capítulo abordará as duas primeiras situações, as emergências.

Iniciamos a abordagem do paciente responsivo em algum grau, que será submetido à avaliação pediátrica sistemática para identificação de problemas clínicos e intervenções terapêuticas adequadas.

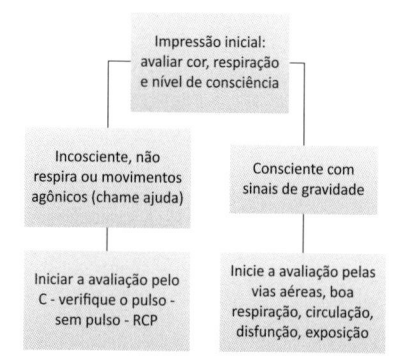

Figura 20.2 Definição da conduta com base na resposta do paciente.

Ao final do capítulo, será revisado de modo sucinto a abordagem do paciente não responsivo, avaliando os ritmos de parada pediátrica, que ocorrem em decorrência de quadros respiratórios, circulatórios e mais raramente de condições eletrogenéticas específicas como as canalopatias.

Abordaremos neste capítulo quadros cardiogênicos, obstrutivos em pacientes cardiopatas e não cardiopatas, assim como as complicações respiratórias decorrentes desses quadros. Todos os medicamentos estarão dispostos em uma tabela com doses ajustadas para a população pediátrica para facilitar o uso pelo leitor. Todos os problemas discutidos neste capítulo observam a sequência de avaliação, identificação e intervenção adequada. Os principais fatores a serem utilizados na avaliação pediátrica no setor de emergência estão dispostos no Quadro 20.2.

Quadro 20.2 Resumo da avaliação pediátrica (adaptado de PALS - AHA 2015).		
Fase da avaliação	**Forma de avaliação**	**O que avaliar**
Impressão inicial	Visual	**Coloração da pele, nível de consciência e respiração**
Avaliação primária	Visual/sinais vitais e exame físico	**A - Via aérea** ■ Posicionamento da cabeça, sons respiratórios, corpo estranho e uso de musculatura acessória

(continua)

Quadro 20.2 Resumo da avaliação pediátrica (adaptado de PALS - AHA 2015). *(continuação)*

Avaliação primária	Visual/sinais vitais e exame físico	**B - Respiração** • FR, saturação, exame físico do pulmão e avaliação do trabalho respiratório **C - Circulação** • Olhar o monitor e checar o ritmo, checar pulso central e periférico, pressão arterial, perfusão periférica e complementar com ausculta pulmonar e cardíaca **D - Disfunção** • Nível de consciência, reflexo pupilar, sinais meníngeos, motricidade e glicemia **E - Exposição** • Avaliar a pele, sentir a temperatura, sentir o turgor e olhar o dorso na busca de edema ou lesões
Avaliação secundária	Conversa com a família e paciente/ visual e exame físico	**SAMPLE (S**inais e sintomas, **A**lergias, **M**edicamentos em uso, **P**assado médico, **L**íquidos e alimentos ingeridos, **E**ventos que desencadearam o quadro). Exame físico completo
Exames complementares	Propedêutica armada	RX de tórax, ECG, ecocardiograma, USG.....

RX: Radiografia; ECG: Eletrocardiograma; USG: Ultrassonografia.

PRINCIPAIS QUADROS QUE PODEM GERAR EMERGÊNCIAS CARDIOVASCULARES EM PEDIATRIA

Crise de hipóxia

São quadros caracterizados pela queda da saturação de oxigênio com surgimento de níveis de hemoglobina reduzida, superiores a 5g/dL. Ocorrem caracteristicamente em pacientes portadores de Tetralogia de Fallot ou fisiologia tipo Fallot, e são secundárias à redução abrupta do fluxo pulmonar e intensificação do *shunt* direita-esquerda (Quadro 20.3).

Quadro 20.3 Achados mais comuns na crise de hipóxia na Tetralogia de Fallot.	
Fase da avaliação	**O que avaliar**
Impressão inicial	**Cianose, agitação ou torpor e taquipneia**
Avaliação primária	**A - Via aérea** ▪ Habitualmente normal **B - Respiração** ▪ Taquipneia, queda de saturação, exame pulmonar normal **C - Circulação** ▪ Taquicardia, pulsos simétricos, PA normal ou baixa, sopro sistólico pulmonar quase ausente (Fallot), perfusão lentificada **D - Disfunção** ▪ Agitação psicomotora ou torpor. Podem ocorrer déficits focais **E - Exposição** ▪ Cianose
Avaliação secundária	**SAMPLE** (história de cianose ao nascimento, crise de hipóxia habitualmente em maiores de 3 meses) Exame físico completo com achados compatíveis com estenose pulmonar valvar (insuficiência cardíaca característico do lado direito do coração e cianose)
Exames complementares	Rx tórax (coração em bota), ECG (sobrecarga de VD), ecocardiograma (achados de fisiologia tipo Fallot)

RX: Radiografia; ECG: Eletrocardiograma; VD: Ventrículo direito.

▪ **Avaliação:** Verificar se o paciente apresenta desconforto respiratório para oferecer oxigênio de forma correta (através de máscara não reinalante, bolsa-válvula-máscara...). A ausculta respiratória e a resposta ou não ao oxigênio irá ajudar a definir se o quadro é de origem pulmonar ou de origem cardíaca. Quadros de origem cardíaca têm resposta débil à suplementação de oxigênio a 100%.

▪ **Causas precipitantes:** situações que diminuem a resistência vascular sistêmica, que aumentam o consumo subitamente de oxigênio ou que aumentam a pressão intratorácica: febre, exercícios, drogas vasodilatadoras, choro, anemia, hiperpneia, evacuações difíceis. Doenças como Tetralogia de Fallot, transposição de grandes artérias, atresia pulmonar, atresia tricúspide estão entre as cardiopatias precipitantes.

- **Fisiopatologia:** diminuição do fluxo pulmonar pelo aumento do *shunt* da direita para a esquerda (através da comunicação intra--atrial, intraventricular, pelo canal arterial ou ainda na microcirculação do pulmão), causado pela queda da resistência vascular periférica, facilitando o fluxo de sangue da direita para a esquerda.

Tratamento na sala de emergência

- Colocar o paciente em posição genitopeitoral (flexão da perna sobre a coxa e desta sobre o quadril). A compressão das artérias femorais aumenta a resistência vascular periférica e o retorno venoso.
- Fornecer oxigenioterapia. Habitualmente o fechamento do canal arterial está relacionado ao conteúdo arterial de oxigênio e não ao fornecimento de oxigênio em si.
- Realizar sedação e analgesia (preferência: morfina ou meperidina endovenosa ou intramuscular se não conseguir acesso), evitando a hiperpneia.
- Se a saturação de O_2 permanecer menor que 70%, avaliar a necessidade de associar outros recursos terapêuticos, como os betabloqueadores, para reduzir o componente dinâmico da estenose infundíbulo valvar que ocorre na Tetralogia de Fallot (ex.: metoprolol ou propranolol).
- Corrigir distúrbios metabólicos se existir (acidose, hipoglicemia, infecção).
- Reposição volêmica rápida com bolus de soro fisiológico entre 10 e 20 mL/kg.
- Manutenção da hemoglobina superior a 15 g/dL para manutenção do conteúdo arterial de oxigênio.
- **Prostaglandinas:** crises hipoxêmicas nas cardiopatias congênitas canal-dependente (que ocorrem no período perinatal). A prostaglandina mantém o canal arterial pérvio enquanto se providencia uma cirurgia paliativa ou definitiva.

- Avaliar terapêutica intervencionista ou cirúrgica, de acordo com a patologia.

Choque cardiogênico secundário a miocardiopatias ou arritmias

Condição de manutenção inadequada do débito cardíaco que pode ocorrer por problemas no ritmo ou no músculo cardíaco, o que leva inexoravelmente à piora da perfusão periférica, com consequente vaso-constrição, na tentativa de manutenção da pressão arterial. Quanto à gravidade, o choque pode ser compensado ou hipotensivo (Quadro 20.4).

Quadro 20.4 Principais eventos que podem levar ao choque cardiogênico.		
Mecanismo	**Condições**	**Gravidade**
Problemas no miocárdio	- Miocardiopatias - Miocardite - Cardiopatias congênitas	- Compensado - Hipotensivo
Problemas no ritmo	- Taquicardias - Bradicardias	- Estável hemodinamicamente - Instável hemodinamicamente

Choque cardiogênico secundário a problemas no músculo cardíaco

- **Avaliação:** A presença de perfusão inadequada caracteriza o quadro de choque, a pressão arterial deve ser também verificada para classificarmos o quadro em compensado ou hipotensivo; a avaliação do ABCDE ajudará a achar sinais que, ao receber uma intervenção, possibilitarão a estabilidade da criança, diminuindo sua chance de evoluir para uma parada cardiopulmonar, como suporte ventilatório nas crianças com desconforto ou insufi-ciência respiratória; porém, nem sempre será possível a definição do choque cardiogênico neste primeiro exame. Nesta avaliação podemos encontrar estertores crepitantes bilaterais pela sobre-carga de volume da circulação venopulmonar e ritmo de galope, situação de difícil identificação pela frequência já aumentada da criança como consequência do choque (Quadro 20.5).

Quadro 20.5 Achados possíveis em um modelo de avaliação para choque cardiogênico em paciente com miocardite ou miocardiopatia.	
Fase da avaliação	**O que avaliar**
Impressão inicial	Palidez, agitação ou torpor e taquipneia
Avaliação primária	**A - Via aérea** • Habitualmente normal **B - Respiração** • Taquipneia, queda de saturação - quando edema pulmonar, exame pulmonar com sinais de doença do parênquima **C - Circulação** • Taquicardia, pulsos simétricos, PA normal ou baixa, pode haver terceira ou quarta bulha, perfusão lentificada **D - Disfunção** • Agitação psicomotora ou torpor **E - Exposição** • Pode haver edema, intensa palidez cutânea, pode haver rendilhado
Avaliação secundária	**SAMPLE** (história de prévia de restrição aos exercícios, infecções respiratórias e cansaço, ganho de peso excessivo, dor abdominal e palidez) Exame físico completo: edema, crepitações pulmonares, ritmo de galope, hepatomegalia, edema sacral por exemplo
Exames complementares	Rx de tórax (área cardíaca aumentada) ECG (pode haver sobrecarga ventricular) Ecocardiograma (disfunção ventricular)

RX: Radiografia; ECG: Eletrocardiograma; PA: Pressão arterial.

■ **Identificação:** Sinais clínicos de choque (perfusão periférica inadequada, sinais de hipoperfusão de órgãos ou alteração do nível de consciência).

Uma avaliação secundária, com um exame físico completo, será de extrema importância para a correta classificação deste quadro: os sinais que iremos encontrar são estase jugular em crianças maiores (pelo tamanho reduzido da região cervical em crianças menores, há dificuldade em avaliar estase jugular), fígado aumentado (palpável a mais de 3 cm de rebordo costal), edema periférico (membros inferiores ou região sacral para os pacientes que permanecem deitados por muito tempo).

- **Causas precipitantes:** Alta ingesta de sódio e líquidos ou evolução de quadros de acometimento do músculo cardíaco, quadros primários (doenças genéticas do miocárdio e evolução final de miocardiopatia hipertrófica e distrofias musculares, por exemplo) ou quadros secundários (miocardites, miocardiopatia dilatada pós-miocardite).

- **Fisiopatologia:** A fisiopatologia do choque cardiogênico é basicamente a diminuição do débito cardíaco, este definido pela frequência cardíaca (FC) vezes o volume sistólico. Portanto, temos as causas elétricas que levam a este quadro (bradicardia ou taquicardias com repercussão hemodinâmica, que possuem tratamentos específicos e estão exemplificados neste capítulo em outros itens) e as causas musculares que diminuem o volume sistólico por comprometimento do músculo cardíaco (a causa mais frequente é a miocardite, porém, as doenças congênitas também podem levar ao comprometimento muscular com a sua evolução). A diminuição do débito cardíaco pela diminuição do inotropismo cardíaco leva a um estado catecolaminérgico e a liberação da renina pelo baixo fluxo de sangue renal. A renina libera a angiotensina I que transformada em angiotensina II provoca vasoconstrição importante, com aumento da resistência vascular periférica. Essas compensações são importantes para a preservação dos órgãos vitais. No entanto, quando esses mecanismos atingem seu limite máximo de reserva é instalada a insuficiência cardíaca, muitas vezes com evolução para choque cardiogênico.

- **Intervenção:** Avaliar a necessidade de suporte ventilatório e correção dos distúrbios metabólicos, ácido-básicos e manutenção dos níveis de hemoglobina acima de 10 g/dL.
  - Ajuste da pré-carga. O ajuste pode ser feito com volume com parcimônia de 5 a 10 mL/kg em 10 a 20 min, sempre reavaliando o paciente. Parar se houver aumento da estertoração pulmonar ou da hepatomegalia. Em casos onde já existe si-

nais de congestão importante pode ser necessária a redução da pré-carga como forma de ajuste. A redução pode ser feita com uso de venodilatadores ou diuréticos de alça.

- Suporte inotrópico com objetivo de aumentar a fração de ejeção da câmara sistêmica. São exemplos de inotrópicos: dobutamina, dopamina, epinefrina, milrinona e levosimedana.
- Redução da pós-carga com uso de vasodilatadores tais como nitroprussiato, nitroglicerina, milrinona (inodilatador).

Taquicardia com pulso e perfusão inadequados

As taquicardias de origem supraventricular são relativamente frequentes na infância e podem alcançar elevadas frequências devido à permissividade da condução pelo nó atrioventricular, fruto da relativa imaturidade do sistema de condução. Devem ser avaliadas pelo clínico e possuem algoritmos de tratamento muito bem definidos nestes pacientes.

- **Avaliação:** Presença de taquicardia de QRS estreito, sem onda P precedendo o QRS (ondas P ausentes ou anormais, retrogradamente ao QRS, por exemplo), geralmente com FC acima de 180 bpm (pacientes com idade acima de 1 ano) ou acima de 220 bpm (pacientes com idade abaixo de 1 ano). Intervalo RR regular, início súbito da taquicardia.
- **Identificação:** Taquicardia de complexos QRS estreitos de origem não sinusal (taquicardia supraventricular).
- **Causas precipitantes:** Pacientes com pré-excitação ventricular (Síndrome de Wolff-Parkinson-White, WPW), dupla via nodal.
- **Fisiopatologia** mais comum: Reentrada do estímulo elétrico.
- **Tratamento na sala de emergência:** A conduta dependerá da estabilidade ou instabilidade hemodinâmica, ausculta pulmonar para avaliar edema pulmonar, e a parte circulatória como pulso central e periférico, perfusão (normal menor que dois segundos) e pressão arterial sistólica (geralmente maior que 70 mmHg + 2 vezes a idade). Manobras que tentem desequilibrar o intervalo RR ou interromper a taquicardia (manobras vagais ou adenosina), mesmo em casos com instabilidade hemodinâ-

mica (desde que não retardem a cardioversão elétrica sincronizada - CVE), são de grande utilidade para o seguimento destes
pacientes em longo prazo, devendo ser realizadas sempre que
possível. Nas crianças com menos de 1 ano, uma das formas mais
efetivas de manobra vagal é a colocação de bolsa de água e gelo
sobre seus olhos (Figura 20.3).

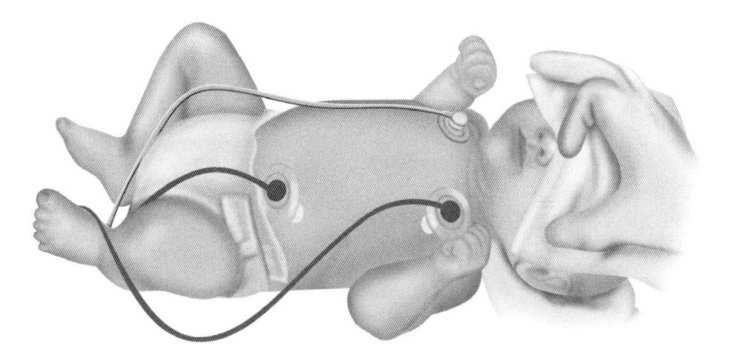

Figura 20.3 Imagem demonstrando manobra vagal. Observe que a bolsa de água
e gelo não cobre o nariz e boca, a fim de não obstruir a ventilação
(Adaptada do suporte avançado de vida em pediatria, 2014).

Ofertar oxigênio se necessário (saturação inferior a 94%).
- Se houver **instabilidade:**
  - Priorizar CVE (primeira com carga de 0,5 J a 1 J/kg; se
    houver necessidade de nova CVE sincronizada com 2 J/kg).
    Realizar adenosina se não atrasar a CVE.
- Se houver **estabilidade** realizar:
  - Manobra vagal (menores de 1 ano: gelo na testa; acima desta
    idade: Valsalva).
  - Adenosina (primeira dose: 0,1 mg/kg em bolus seguido de
    flash, segunda dose: 0,2 mg/kg em bolus seguido de *flash*).
  - Cardioversão elétrica sincronizada ou outra droga antiarrítmi-
    ca (amiodarona 5 mg por quilo diluída em 1 hora).
- Sempre reavaliar o paciente após cada intervenção.

A abordagem inicial das taquicardias está resumida na Figura 20.4, abaixo.

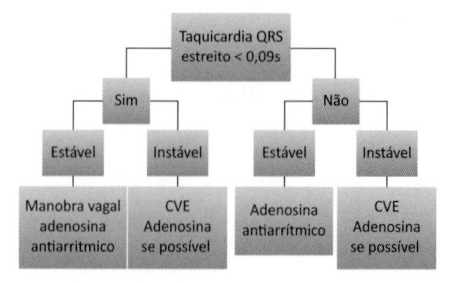

Figura 20.4 Algoritmo de tratamento das taquicardias com pulso. Observe que tanto nas taquicardias de QRS estreito como nas taquicardias de QRS alargado na infância o uso da adenosina pode ser realizado na vigência de estabilidade hemodinâmica.

Bradicardia com pulso e perfusão inadequada

As bradicardias são mais raras que as taquicardias na infância e habitualmente estão relacionadas à intoxicação exógena, bloqueios atrioventriculares congênitos (relacionados ao lúpus gestacional) e bloqueios de período pós-operatório de cardiopatias congênitas. Diferentemente do adulto, a manutenção do débito cardíaco na infância depende mais da FC, o que tem influência direta no manejo deste quadro na infância. A introdução das compressões torácicas para FC inferiores a 60 bpm com perfusão inadequada e repercussão hemodinâmica, desde que ventilação adequada, é de extrema importância para diminuir as consequências deste quadro.

- **Avaliação:** Devemos observar se o episódio de bradicardia (FC inferior à faixa da normalidade para a idade) está levando a comprometimento cardiopulmonar.
- **Causas precipitantes:** Causas primárias (doenças do sistema de condução) ou causas secundárias (hipóxia, hipovolemia, H+[acidose], hipo/hipercalemia, hipoglicemia, hipotermia, toxina, trombose coronariana, trombose pulmonar, tamponamento cardíaco, tromboembolismo pulmonar).

- **Fisiopatologia:** As bradicardias são decorrentes da formação anormal do estimulo, da lentificação ou do bloqueio da condução do estímulo elétrico pelo sistema de condução.
- **Tratamento** (Figura 20.5):
  - A bradicardia está levando a comprometimento respiratório? Se sim, ventilar o paciente e garantir uma boa respiração com saturação maior que 94% ou paO_2 entre 60 e 300 mmHg nos pacientes sem cardiopatias cianogênicas.
  - Em vigência de boa respiração e sem comprometimento circulatório, avaliar causas precipitantes e proporcionar tratamento da causa.
  - Em vigência de boa respiração, mas com comprometimento circulatório e FC abaixo de 60 bpm:
    - Iniciar ressuscitação cardiopulmonar (relação 15:2 – 2 socorristas; 30:2 – 1 socorrista).
    - Administrar adrenalina 0,01 mg/kg a cada 3 a 5 minutos (intercalada a cada ciclo de 2 minutos na prática) assim que o acesso venoso ou intraósseo esteja disponível.
    - Considerar marca-passo provisório (transcutâneo ou transvenoso) e realizar analgesia e sedação se necessário.
    - Tratar causas precipitantes.

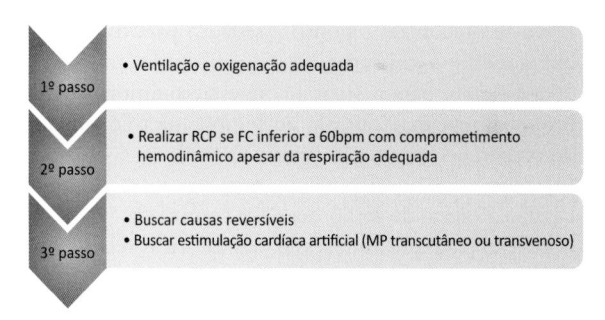

Figura 20.5 Passos essenciais para tratamento de bradicardia com repercussão hemodinâmica na infância.

RCP: Ressuscitação cardiopulmonar; MP: Marca-passo.

Insuficiência cardíaca nas cardiopatias de hiperfluxo

Os quadros de insuficiência cardíaca (IC) associados às cardiopatias de hiperfluxo são comuns na cardiologia pediátrica e se apresentam predominantemente entre os lactentes e na primeira infância. Eventualmente podem se estender até a pré-adolescência como fruto da evolução natural em um momento onde ainda não houve a hiper-resistência pulmonar reacional.

São exemplos de cardiopatias que cursam com hiperfluxo as comunicações interatriais e interventriculares, persistência do canal arterial e os defeitos do septo atrioventricular em sua forma parcial ou total, dentre outras. Lembrando que apesar de cursarem também com disfunção ventricular nos casos mais avançados, doenças como coarctação de aorta, estenose aórtica e interrupção de arco aórtico em formas isoladas ou associadas a outras cardiopatias constituem quadros obstrutivos. No período perinatal, estes quadros podem ser tratados clinicamente com uso de prostaglandinas para manutenção do canal arterial aberto.

No Quadro 20.6 observamos os principais achados que podem ocorrer nas cardiopatias de hiperfluxo com ICC.

Tratamento na sala de emergência

a) Deve-se preconizar repouso e sedação para diminuir o gasto energético e o consumo de oxigênio, e decúbito elevado de 20 a 30 graus para reduzir a congestão pulmonar e prevenir a broncoaspiração. Controle de temperatura corporal e oferta de oxigênio se saturação inferior a 94%.

b) O volume hídrico fornecido deve ser entre 20% e 50% do basal, e a oferta de sódio deve ser controlada.

c) Nutrição para que as necessidades calóricas sejam entre 100 e 150 kcal/kg/dia.

d) Distúrbios ácido-básico e hidroeletrolíticos devem ser prontamente corrigidos. Correção da anemia em pacientes cianóticos: deve-se manter hematócrito acima de 35% a 45% e a hemoglobina entre de 12 e 15 g/dL.

e) Processos infecciosos devem ser tratados.

Quadro 20.6 Achados possíveis em um modelo de avaliação para choque cardiogênico em paciente com cardiopatia de hiperfluxo pulmonar.	
Fase da avaliação	**O que avaliar**
Impressão inicial	Palidez, agitação ou torpor e taquipneia
Avaliação primária	**A - Via aérea** • Habitualmente normal. **B - Respiração** • Taquipneia, queda de saturação – quando edema pulmonar, exame pulmonar com sinais de doença do parênquima. **C - Circulação** • Taquicardia, pulsos simétricos, PA normal ou baixa, pode haver sopro ou desdobramento de bulhas, perfusão lentificada. **D - Disfunção** • Agitação psicomotora ou torpor. **E - Exposição** • Pode haver edema, emagrecimento, palidez cutânea, rendilhado e sudorese.
Avaliação secundária	**SAMPLE** (história prévia de restrição aos exercícios, infecções respiratórias e cansaço, ganho de peso débil, dor abdominal e palidez, cansaço às mamadas). Exame físico completo: crepitações pulmonares, sopro, hepatomegalia, edema sacral por exemplo nos quadros de disfunção VD ou valvopatia direita.
Exames complementares	Rx tórax (área cardíaca aumentada), ECG (pode haver sobrecarga ventricular uni ou bi), Ecocardiograma (diagnóstico morfológico, hiperfluxo pulmonar com QP/QS maior que 1,5).

RX: Radiografia; ECG: Eletrocardiograma; VD: Ventrículo direito; QP: Fluxo pulmonar; QS: Fluxo sistêmico.

f) Como o problema destes pacientes é o hiperfluxo, deve-se utilizar diuréticos e venodilatadores para redução da pré-carga. Suporte com medicamentos inotrópicos também frequentemente são necessários (dobutamina, dopamina ou epinefrina, por exemplo). Inodilatadores com efeitos sobre a circulação pulmonar como, por exemplo, a Milrinona, podem desencadear quadros de edema pulmonar por agravar o hiperfluxo.

Choque obstrutivo na infância

Os quadros de choque obstrutivo na infância habitualmente são ocasionados por traumas ou por cardiopatias congênitas dependentes do canal arterial. Estas últimas se manifestam mais intensamente no período perinatal e são frequentemente confundidas com quadros sépticos, o que retarda o tratamento adequado e aumenta a mortalidade. Raros casos de choque obstrutivo por tromboembolismo pulmonar podem ser observados em pacientes policitêmicos e portadores de fisiologia univentricular, em cirurgia paliativa de circulação tipo Fontan (cavopulmonar). As principais causas de choque obstrutivo estão resumidas no Quadro 20.7. O tratamento, após a avaliação e a identificação, consiste na reposição volêmica rápida para aumentar o retorno venoso (habitualmente bolus de 20 mL/kg em 5 a 10 minutos) e tratamento da causa que levou ao choque obstrutivo.

Nos Quadros 20.8 e 20.9, observamos dois modelos de avaliação para choque obstrutivo (doenças dependentes do canal em neonatos e tamponamento cardíaco respectivamente).

Paciente inconsciente, sem movimentos respiratórios ou *gasping*. Atendimento da parada cardiorrespiratória (PCR) em Pediatria

Para pacientes em PCR em Pediatria, poucos passos diferem do suporte avançado em Cardiologia e que será observado em outros capítulos deste manual. A seguir, ressaltaremos alguns aspectos peculiares ao atendimento desse grupo. Após chamar ajuda, checar pulso, e se não houver pulso iniciar a ressuscitação cardiopulmonar. Nestes pacientes a compressão deve obedecer a frequência de 100 a 120 compressões por minuto, profundidade máxima de 6 cm e relação 15:2 quando 2 ou mais socorristas (esta relação deve ser mantida até a puberdade). Assim que o paciente estiver monitorizado, checar o ritmo: É um ritmo chocável? Ele é passível de gerar pulso? Essas perguntas devem ser feitas a cada dois minutos quando o ritmo deve ser sempre reavaliado. Dependendo das respostas estaremos diante de uma das seguintes situações: fibrilação ventricular (FV), taquicardia ventricular sem pulso (TV sem pulso), atividade elétrica sem pulso (AESP) ou assistolia.

Causas	Doenças dependentes do canal arterial	Tromboembolismo pulmonar	Tamponamento cardíaco	Pneumotórax hipertensivo
Quadro 20.7 Possibilidades diagnósticas e de tratamento do choque obstrutivo.				
Condições precipitantes	▪ Coarctação Ao ▪ Estenose Ao ▪ Interrupção Arco Ao ▪ Hipoplasia VE	▪ Policitemia ▪ Fisiologia tipo Fontan ▪ Trauma ▪ Trombose venosa profunda	▪ Trauma ▪ IC ▪ Obstrução dreno pericárdico	▪ Trauma ▪ Barotrauma
Tratamento	▪ Suporte volêmico ▪ Prostaglandinas ▪ Tratamento intervencionista	▪ Suporte volêmico ▪ Trombolíticos ▪ Heparinização	▪ Suporte volêmico ▪ Drenagem pericárdica	▪ Suporte volêmico ▪ Drenagem/punção pleural

Ao: Aorta; VE: Ventrículo esquerdo; IC: Insuficiência cardíaca.

Quadro 20.8 Achados possíveis em um modelo de avaliação para choque obstrutivo em paciente com doença obstrutiva dependente de canal, no período neonatal.

Fase da avaliação	O que avaliar
Impressão inicial	**Palidez, agitação ou torpor e taquipneia**
Avaliação primária	**A - Via aérea** ▪ Habitualmente normal. **B - Respiração** ▪ Taquipneia, queda de saturação - quando edema pulmonar, exame pulmonar com sinais de doença do parênquima. Diferencial de saturação membros superiores ›membros inferiores. **C - Circulação** ▪ Taquicardia, pulsos assimétricos, PA baixa nos membros inferiores e normal ou alta membros superiores, pode haver sopro, perfusão lentificada. Casos de estenose Ao crítica ou hipoplasia e pulsos muito finos. **D - Disfunção** ▪ Agitação psicomotora ou torpor. **E - Exposição** ▪ Pode haver diferença de coloração entre a parte superior e inferior do corpo.
Avaliação secundária	**SAMPLE** (neonato com cansaço que subitamente evolui com choque. Nos casos de estenose aórtica e hipoplasia VE e pulso muito fino, 4 membros. Exame físico completo: pulsos muito finos ou diferencial de pulsos. Diferença de saturação, sinais de choque.
Exames complementares	Rx tórax (área cardíaca normal aumentada), ECG (pode haver sobrecarga ventricular uni ou bi; grandes sobrecargas direitas no neonato), ecocardiograma (diagnóstico morfológico).

VE: Ventrículo esquerdo; PA: Pressão arterial; RX: Radiografia; ECG: Eletrocardiograma; Ao: Aorta.

Quadro 20.9 Achados possíveis em um modelo de avaliação para choque obstrutivo em paciente com tamponamento cardíaco.

Fase da avaliação	O que avaliar
Impressão inicial	Palidez, agitação ou torpor e taquipneia
Avaliação primária	**A - Via aérea** • Habitualmente normal **B - Respiração** • Taquipneia, exame pulmonar normal. **C - Circulação** • Taquicardia ou bradicardia, pulso paradoxal, PA baixa, perfusão lentificada e abafamento de bulhas. ECG com diminuição da amplitude do sinal. **D - Disfunção** • Agitação psicomotora ou torpor. **E - Exposição** • Ingurgitação jugular.
Avaliação secundária	**SAMPLE:** história de trauma, dreno em cirurgia cardíaca, azotemia ou IC. Exame físico completo: pulso paradoxal, reflexo hepatojugular, abafamento de bulhas.
Exames complementares	Rx tórax (área cardíaca normal ou aumentada), ECG (redução da amplitude), ecocardiograma (diagnóstico morfológico).

RX: Radiografia; ECG: Eletrocardiograma; IC: Insuficiência cardíaca; PA: Pressão arterial.

Lembrando que nunca diagnosticamos a assistolia antes de realizar o protocolo de avaliação dos cabos, ganhos e das derivações para confirmar que a linha reta observada realmente é uma assistolia.

É sempre fundamental descartar causas reversíveis: hipóxia, hipovolemia, H+ (acidose), hipo/hipercalemia, hipoglicemia, hipotermia, toxina, trombose coronariana, trombose pulmonar, tamponamento cardíaco, tromboembolismo pulmonar.

Aspectos relevantes dos fármacos em PCR na Pediatria

Durante os quadros de parada cardiorrespiratória em ritmo chocável (FV ou TV sem pulso) e não chocáveis (AESP e assistolia) e nos ritmos que necessitam de suporte básico de vida como as bradicardias sintomáticas com FC abaixo de 60 bpm, o médico assistente deve estar intensamente familiarizado com a farmacologia a ser utilizada.

- Nos quadros de ritmo não chocável há apenas a indicação do uso de adrenalina na dose de 0,01mg/kg a cada 3 a 5 minutos, o que na prática se traduz pela sua realização em ciclos alternados de 2 minutos. O número de doses não está estabelecido e doses mais elevadas aumentam consideravelmente a mortalidade.
- O mesmo ocorre nos casos de bradicardia, onde a adrenalina constitui a primeira medicação, excetuando-se casos onde o reflexo vagal ou os bloqueios atrioventriculares primários são a causa da bradicardia (nestes casos utiliza-se atropina).
- Nos casos de bradicardia com pulso, secundária à intoxicação por betabloqueadores, o uso de glucagon ou mesmo doses de 0,1 mg/kg de adrenalina devem ser consideradas em conjunto com as manobras de RCP e o uso de marca-passo provisório (transcutâneo ou transvenoso), quando disponível.
- Nos casos de PCR em ritmo chocável, a epinefrina deve ser administrada após o segundo choque (FV ou TV sem pulso persistente) e a amiodarona em bolus de 5 mg/kg deve ser administrada após o terceiro choque (FV ou TV sem pulso, refratária). A partir de então é prudente intercalar doses de vasopressor e antiarrítmico a cada ciclo, com a finalidade de respeitar os intervalos da epinefrina. A dose máxima de amiodarona não deve exceder ao total de 15 mg/kg, subdividida em bolus de 5 mg/kg.

Aspectos relevantes da terapia elétrica em ritmos chocáveis na PCR em Pediatria

Diferentemente do suporte na PCR para o adulto, onde se trata o paciente em ritmo chocável com carga máxima de desfibrilação, as doses da desfibrilação em Pediatria devem ser progressivas. Deve-se administrar doses iniciais de 2 J/kg e se progredir as doses subsequentes, até 10 J/kg ou atingir a dose do adulto.

Principais fármacos utilizados na sala de emergência

Abaixo seguem algumas tabelas com os principais fármacos, suas doses e principais peculiaridades (Quadros 20.10 e 20.11).

Quadro 20.10 Principais fármacos para sedação e analgesia.

Sedativo	Dose	Vantagens	Principais efeitos colaterais
Midazolam	0,1-1,3 mg/kg	Amnésia	Hipotensão
Quetamina	1-2 mg/kg	Ação broncodilatadora Menor instabilidade hemodinâmica	Hipertensão Taquicardia Aumento da pressão intracraniana
Propofol	1-2 mg/kg	Efeito rápido	Hipotensão Apneia
Fentanil	1-5 mcg/kg	Efeito rápido	Rigidez muscular
Etomidato	0,2-0,4 mg/kg	Efeito rápido	Mioclonia, supressão suprarrenal
Morfina	Lactentes/crianças: 0,1-0,2 mg/kg/ dose em intervalos de 2-4h (máximo: 15 mg/ dose)	Efeito rápido	Vasodilatação e liberação de histamina

Quadro 20.11 Principais fármacos vasoativos, antiarrítmicos e anticoagulantes.

Fármaco	Dose	Utilização	Observação
Epinefrina	0,01 mg/kg IV	PCR	Bolus + *flush* de SF
Amiodarona	5 mg/kg IV	PCR	Bolus + *flush* de SF
Lidocaína	1 mg/kg (ataque) IV 20 a 50 mcg/kg/min (manutenção)	PCR	Bolus + *flush* de SF (ataque) Bomba de infusão (manutenção)
Atropina	0,01 mg/kg/dose IV	Bradicardia (reflexo vagal)	Dose mínima 0,1 mg/dose Bolus + *flush* de SF
Adenosina	0,1 -0,2 mg/Kg IV	Taquicardias com pulso	Bolus (tripla via) + *flush* SF
Amiodarona	5 mg/kg (ataque) IV 5-20 mg/kg/dia (manutenção div 2 ou 3 vezes)	Taquicardias com pulso	Infundir tempo > 40 min
Procainamida	10-15 mg/kg (ataque) IV	Taquicardias com pulso	Infundir em 30 min Vel. máxima 50 mg/min
Atenolol	0.5-2 mg/kg/dose via oral	Taquicardias com pulso Crise hipóxia T4F	Cuidado em pacientes asmáticos e hipotensos
Metoprolol	0,1 mg/kg IV lento 1 a 2 mg/kg/dia VO (12/12h)	Taquicardias com pulso Crise hipóxia T4F	Cuidado em pacientes asmáticos e hipotensos. Avaliar função hepática
Propranolol	0,01–0,1 mg/kg/dose IV acima de 10 minutos pode repetir 6/6h 1 a 4 mg/kg/dia VO div. a cada 6h	Taquicardias com pulso Crise hipóxia T4F	Cuidado em pacientes asmáticos e hipotensos. Cuidado em pacientes bradicárdicos ou com BAV

Esmolol	500 mcg/kg IV acima 1 min (ataque) 50-250 mcg/kg/min IV (manutenção)	Taquicardias com pulso Crise hipóxia T4F	Cuidado em pacientes asmáticos e hipotensos. Cuidado em pacientes bradicárdicos ou com BAV
Epinefrina	0,05-1 mcg/kg/min IV	Choque	Titular a dose. Doses baixas tem discreto efeito vasodilatador
Dopamina	3-20 mcg/kg/min IV	Choque	Ação em diferentes receptores dependente da dose
Dobutamina	5-20 mcg/kg/min IV	Choque	Pode gerar vasodilatação periférica
Norepinefrina	0,1-1 mcg/kg/min	Choque	Potente vasoconstritor periférico
Milrinona	Ataque 50-75 mcg/kg IV Manutenção 0,25-0,75 mcg/kg/min. IV	Choque	Ataque pouco utilizado. Necessita de ajuste adequado da volemia. Meia-vida longa
Nitroprussiato	0,5-10 mcg/kg/min. IV	Choque	Potente vasodilatador. Efeito rápido. Meia-vida curta
Levosimedana		Choque	Longa meia-vida. Efeito vasodilatador e inotrópico
Vasopressina	0.0005 U/kg/h IV (inicial) 0,01 U/kg/h IV (dose máx.)	Choque	Potente vasoconstritor
Lanatosídeo C	10 mcg/kg/dia de 12/12h IV	ICC	Cuidados com a função renal
Furosemida	1 a 2 mg/kg IV bolus (ataque) 0,5 – 6 mg/kg/dia Até 6 vezes ao dia Pode ser feita IV ou VO	ICC e choque	Neonatos são mais responsivos. Lembrar de verificar a dose total para não exceder a dose do adulto

(continua)

Quadro 20.11 Principais fármacos vasoativos, antiarrítmicos e anticoagulantes. *(continuação)*

Fármaco	Dose	Utilização	Observação
Isoproterenol	0,02-2 mcg/kg/min.	Bradicardia	Efeito vasodilatador e cronotrópico
Sulfato de Mg	25-50 mg/Kg em 5 min	Taquicardia com pulso	Pode gerar hipotensão
Prostaglandina (PROSTIN)	0,01-0,5 ᴈg/kg/minuto IV Fórmula rápida para diluição: SG 5% – 19,8 mL Prostin – 0,2 mL Total da solução = 20 mL 0,1 ᴈg/kg/min. = 0,12 × peso Total em mL que correrá em 1h	Choque obstrutivo dependente do canal em neonatos e cardiopatias cianogênicas dependente do canal neonatos	Apneia, vasodilatação, febre entre outros
Heparina	70 a 75 U/kg IV ataque 15 a 30 U/kg/h dose inicial	TEP, TVP	Objetivo R do TTPA entre 2 e 3
Alteplase	Doses variáveis 0.01 mg/kg/h até 0,6 mg/kg/h	TEP	Risco elevado de sangramentos

BIBLIOGRAFIA

1. Abellan DM, Gimenez SC. Insuficiência cardíaca congestiva diagnóstico e tratamento. In: Santana MVT. Cardiopatias congênitas no recém-nascido: diagnóstico e tratamento. 2 ed. São Paulo: Atheneu; 2005. p.103-15.

2. Andalaft R, Rubayo E. Arritmias cardíacas na infância. In: Piegas L, Armaganijan D, Timerman A. Condutas terapêuticas do Instituto Dante Pazzanese de Cardiologia. São Paulo: Atheneu; 2006. p.637-46.

3. Andalaft R. Arritmias cardíacas em crianças e adolescentes. In: Jatene I, Freitas E. Como tratar. Barueri (SP): Manole; 2010. (Série Cardiologia Pediátrica e Cardiogeriatria, v. 4)

4. Andalaft R. Arritmias na infância. In: Timerman A, Sousa A. Condutas terapêuticas do Instituto Dante Pazzanese de Cardiologia. 2 ed. São Paulo: Atheneu; 2014.

5. Andalaft R. Utilização dos métodos não-invasivos em diagnósticos das arritmias na infância. Relampa Rev. Lat.-Am. Marcapasso Arritm; 2012; 25(1): 20-31.

6. Azeka E, Vasconcelos LM, Cippiciani TM, et al. Insuficiência cardíaca congestiva em crianças: do tratamento farmacológico ao transplante cardíaco. Rev Med (São Paulo). 2008;87(2):99-104.

7. Carvalho P, Korb C, Dewes D, et al. Suporte avançado de vida em pediatria. American Heart Association; 2012.

8. Furlaneto G, Binotto MA. Tetralogia de Fallot. In: Croti UA, Mattos SDS, Pinto Jr VC, et al. Cardiologia e cirurgia cardiovascular pediátrica. São Paulo: Roca; 2008. p. 291-310.

9. Magalhães LP, Guimarães IC, Melo SL, et al. Diretriz de Arritmias Cardíacas em Crianças e Cardiopatias Congênitas SOBRAC e DCC – CP. Arq Bras Cardiol 2016; 107(1Suppl III):1-58.

10. Megan MT, Arcara KM. The Harriet Lane handbook: a manual for pediatric house officers. 19th ed. Philadelphia (PA): Elsevier Mosby; 2012.

11. Pedra CA, Arieta SR. Estabilização e manejo clínico inicial das cardiopatias congênitas cianogênicas no neonato. Rev Soc Cardiol Estado São Paulo. 2002;12(5):734-75.

12. Santos ES, Trindade PH, Moreira HG. Tradado Dante Pazzanese de Emergências Cardiovasculares. São Paulo: Atheneu; 2016. p. 921–34.

capítulo **21**

Emergências Cardiovasculares em Idosos

INTRODUÇÃO

Conforme apontamentos feitos pelo IBGE (Instituto Brasileiro de Geografia e Estatística), o número de idosos dobrou nos últimos 20 anos no Brasil. A tendência de envelhecimento da população brasileira cristalizou-se mais uma vez na nova pesquisa do instituto. Os idosos - pessoas com mais de 60 anos – somavam em 2010, 23,5 milhões dos brasileiros, mais que o dobro do registrado em 1991, quando a faixa etária contabilizava 10,7 milhões de pessoas.

As doenças cardiovasculares (DCV) constituem importante problema de saúde pública no mundo atual, visto que acarretam grande morbimortalidade e são responsáveis por boa parte dos custos em assistência médica, principalmente na faixa etária acima dos 60 anos. Ademais, as doenças cardiovasculares são a principal causa de mortalidade na população geriátrica, com os idosos representando 80% de todas as mortes por doença cardiovascular. Indivíduos com 65 anos ou mais representam 60% das admissões hospitalares por infarto agudo do miocárdio, 64% das internações por arritmia e 80% das internações por insuficiência cardíaca.

Neste capítulo, abordaremos as emergências cardiovasculares mais comuns nos idosos, identificando suas particularidades e principais diferenças quando comparados aos jovens.

Alterações fisiológicas relacionadas à idade

O envelhecimento é um processo contínuo e, apesar de não se tratar de uma doença, é acompanhado por um declínio progressivo das funções fisiológicas e, consequentemente, por um aumento na prevalência de enfermidades. Além disso, estas mudanças exercem impacto significativo na farmacodinâmica e farmacocinética dos medicamentos, mudanças que envolvem também a função dos órgãos e interações medicamentosas (Tabela 21.1). Estudos sobre absorção e biodisponibilidade dos agentes cardioativos em pacientes idosos são escassos e inconsistentes. À medida que o indivíduo envelhece, diminuem a água corpórea, o volume plasmático, a massa muscular e o peso corpóreo, enquanto a proporção de gordura aumenta. De modo geral, os fármacos hidrofílicos têm volume de distribuição diminuído e níveis plasmáticos mais elevados, enquanto os fármacos lipossolúveis têm volume de distribuição aumentado, com consequente prolongamento da duração de seus efeitos. Embora alguns sejam excretados quase completamente inalterados, a maioria sofre transformação metabólica no fígado. A atividade metabólica hepática diminui progressivamente com o avançar da idade em consequência das reduções do fluxo sanguíneo, do volume e massa, e da atividade enzimática.

Os rins representam a principal via de eliminação da maioria dos fármacos. Alterações da estrutura e da função renal ocorrem com o envelhecimento, mesmo na ausência de nefropatia. Tais alterações representam o principal fator responsável pela elevação dos níveis plasmáticos dos medicamentos e seu acúmulo no idoso.

Tabela 21.1 Alterações cardiovasculares associadas ao envelhecimento.
• Enrijecimento arterial
• Hipertrofia miocárdica
• Diminuição da complacência ventricular
• Diminuição da resposta beta-adrenérgica
• Comprometimento da função endotelial
• Diminuição da função do nó sinusal
• Diminuição da resposta barorreceptora
• Redução da reserva cardiovascular
• Menor produção de ATP pelos cardiomiócitos
• Redução da capacidade natriurética

HIPERTENSÃO ARTERIAL NO IDOSO

A elevação da pressão arterial representa um fator de risco independente e direto para doença cardiovascular. As principais complicações da hipertensão arterial são: doença cerebrovascular, doença arterial coronariana, insuficiência cardíaca, insuficiência renal crônica e doença vascular de extremidades. A pressão arterial aumenta linearmente com a idade. Em indivíduos jovens, a hipertensão decorre mais frequentemente apenas da elevação na pressão diastólica, enquanto a partir da sexta década de vida o principal componente é a elevação da pressão sistólica. O risco relativo de desenvolver doença cardiovascular, associado ao aumento da pressão arterial, não diminui com o avanço da idade, e o risco absoluto aumenta marcadamente. Estimativas globais sugerem taxas de hipertensão mais elevadas para homens até os 50 anos e para mulheres a partir da sexta década.

Os dados do estudo de Framingham e do estudo NHANES mostraram que ocorre aumento da pressão arterial sistólica e queda da pressão arterial diastólica após os 60 anos de idade em pacientes normotensos e em hipertensos não tratados, e que a hipertensão sistólica isolada acomete 60% a 75% dos idosos hipertensos. Além disso, as pressões sistólica e de pulso podem ser os principais preditores de risco nessa faixa etária. Mesmo naqueles com elevação dos níveis diastólicos, o risco cardiovascular correlaciona-se mais estreitamente com a PA sistólica. Entre os idosos, o risco de doença coronária varia diretamente com as pressões sistólica e de pulso e inversamente com a pressão diastólica (Tabela 21.2).

Fisiopatologia da hipertensão arterial no idoso

O envelhecimento por si só pode determinar modificações tanto na arquitetura como na composição da parede vascular. O endotélio atingido pelo envelhecimento libera menor quantidade de óxido nítrico, que é um importante fator de relaxamento vascular. Por sua vez, embora haja aumento da liberação de endotelina com o avançar da idade, a sensibilidade a esse hormônio vasoconstritor está muito diminuída; dessa forma, o diâmetro dos vasos tende a aumentar progressivamente. O conteúdo de colágeno também aumenta, enquanto a elastina progressivamente se desorganiza, se adelgaça e se fragmenta. Ocorre deposição lipídica e de cálcio com concomitante perda de elasticidade.

Verificam-se mudanças decorrentes do envelhecimento que geram modificações expressivas nos seguintes sistemas:

- **Renal:** Diminuição da massa renal com a idade, com redução do número de glomérulos e menor filtração; quando associada à HAS, pode levar a prejuízo acelerado de função.
- **Cardiológico:** Depósito de tecido fibroso e substância amiloide, com espessamento da parede ventricular e aumento de rigidez; levando à diminuição da complacência e ao aumento da pressão diastólica final do ventrículo esquerdo, com consequente aumento do átrio esquerdo.
- **Vascular:** Enrijecimento da parede dos vasos, com espessamento de suas paredes e dilatação, tornando-as menos distensíveis e elásticas, e acarretando aumento da velocidade de propagação da onda de pulso.

Tabela 21.2 Peculiaridades na medida da PA e diagnóstico da HAS no idoso.

Peculiaridade	Característica	Como evitar erro
Pseudo-hipertensão	Medida falsamente elevada devido à rigidez arterial	Manobra de Osler Medida intra-arterial da PA
Hipertensão do avental branco	Medida elevada basicamente em serviços de saúde	Medidas repetidas no consultório Medida domiciliar MAPA, MRPA
Hiato auscultatório	Período silencioso entre a primeira e a terceira fase de Korotkoff	Inflar manguito 20-30 mmHg acima da PAS, palpando pulso radial para garantir que está ouvindo o primeiro som de Korotkoff
Hipotensão ortostática (HO)	Redução $\geq$ 20 mmHg na PAS	Medir sempre a PA em duas posições

MAPA (Monitorização ambulatorial da PA); MRPA (Monitorização residencial da POa); manobra de Osler = é positiva se a artéria radial permanece palpável mesmo após não estar mais pulsátil, porque o manguito está insuflado com pressão superior a PAS.

Adaptada de Miranda RD, Perrotti TC, Bellinazzi VR, Nóbrega TM, Cendoroglo MS, Neto JT. Hipertensão arterial no idoso: peculiaridades na fisiopatologia, no diagnóstico e no tratamento. Rev Bras Hipertens. 2002;9:293-300.

Crise hipertensiva

A crise hipertensiva é definida por elevação súbita, inapropriada, intensa e sintomática da pressão arterial, associada ou não à lesão aguda de órgãos-alvo, que pode conduzir a risco imediato ou potencial de morte. Nessa condição, sintomas como cefaleia intensa, vômitos, dispneia, angina, tonturas, alterações visuais, entre outros, são associados a níveis diastólicos da pressão arterial habitualmente superiores a 120 mmHg e/ou sistólicos superiores a 220 mmHg. A crise hipertensiva é classificada em urgência e emergência hipertensivas, de acordo com a presença ou não de comprometimento de órgãos-alvo.

Urgência hipertensiva

Há elevação importante da pressão arterial, mas com condição clínica estável, sem comprometimento de órgãos-alvo. A pressão arterial deverá ser reduzida em pelo menos 24 horas, em geral com medicamentos por via oral, evitando medicações de ação muito rápida.

Emergência hipertensiva

Condição em que há elevação crítica da pressão arterial com quadro clínico grave, lesão progressiva de órgãos-alvo e risco de morte, exigindo imediata redução da pressão arterial com agentes por via parenteral.

As urgências e emergências hipertensivas resultam de elevação abrupta da pressão arterial, com perda da autorregulação do fluxo cerebral e evidências de lesão vascular, com quadro clínico de encefalopatia hipertensiva, lesões hemorrágicas dos vasos da retina e papiledema. Habitualmente, apresentam-se com pressão arterial muito elevada em pacientes com hipertensão crônica ou menos elevada em pacientes com doença aguda, como em eclâmpsia, glomerulonefrite aguda, e no uso de drogas ilícitas, como cocaína. Emergências hipertensivas cursam com pressão arterial muito elevada, acompanhada de sinais que indicam lesões em órgãos-alvo em progressão, tais como acidente vascular cerebral, edema pulmonar agudo, síndromes isquêmicas miocárdicas agudas (infarto agudo do miocárdio, crises repetidas de angina) e dissecção aguda da aorta. Nesses casos, há risco iminente à vida ou de lesão orgânica grave. Depois de reduzida a estabilizada a pressão arterial, deve-se iniciar a terapia anti-hipertensiva de manutenção e interromper a medicação parenteral. O diagnóstico diferencial criterioso entre urgência e emergência hipertensiva, deve ser estabelecido perante o risco de vários órgãos. Segue abaixo a Tabela 21.3 com as principais emergências relacionadas à elevação súbita da pressão arterial.

Tabela 21.3 Principais emergências relacionadas à elevação súbita da pressão arterial.

Órgão acometido	Tipos de emergência
Cerebrovasculares	• Encefalopatia hipertensiva • Infarto cerebral isquêmico com hipertensão grave • Hemorragia intracerebral • Hemorragia subaracnoídea
Cardiovasculares	• Dissecção aórtica aguda • Insuficiência ventricular esquerda aguda • Infarto agudo do miocárdio • Angina instável • Pós-operatório de cirurgia de revascularização miocárdica
Retinopatia	• Hipertensão maligna acelerada com papiledema
Renais	• Glomerulonefrite aguda • Hipertensão renovascular • Crise renal de colagenoses • Hipertensão grave após transplante renal
Catecolaminérgica	• Feocromocitoma • Interações medicamentosas ou alimentares com IMAO • Retrocontrole negativo por suspensão de tratamento anti-hipertensivo
Cirúrgica	• Hipertensão grave em doentes que requerem cirurgia imediata • Hipertensão pós-operatória • Hemorragia no pós-operatório

Tratamento da crise hipertensiva no idoso

O tratamento das crises no idoso, segue os mesmos princípios em relação ao indivíduo mais jovem. Todos os agentes anti-hipertensivos podem ser usados para o tratamento crônico da hipertensão do idoso, porém preferência deve ser dada aos diuréticos e bloqueadores dos canais de cálcio.

Para o tratamento da urgência hipertensiva, as medicações por via oral são mais utilizadas, uma vez que nessa situação, a redução da pressão arterial pode ser feita de forma mais lenta em até 24h. Inibidores da enzima conversora de angiotensina estão entre os fármacos anti-hipertensivos mais utilizados nas urgências hipertensivas e são eficazes após administração oral.

No caso de emergência hipertensiva, a redução de pressão deve ser atingida de imediato devido ao risco iminente de lesão grave e muitas vezes irreversível em órgãos-alvo. Dessa forma, a utilização de nitroprussiato de sódio é a abordagem mais utilizada nos dias atuais.

Considerações finais sobre hipertensão no idoso

O tratamento do idoso hipertenso no setor de emergência precisa ser criterioso e individualizado, levando-se em consideração não a idade, mas a capacidade funcional prévia ao evento.

Nos pacientes assintomáticos e sem lesão de órgão-alvo, não existem evidências que sustentem que a redução aguda da PA diminua o risco de eventos cardiovasculares, o que difere do controle da PA no longo prazo, cujas metas são muito similares às de pacientes jovens.

SÍNCOPE NO IDOSO

Síncope é definida pela perda transitória da consciência, ocasionada pela hipoperfusão cerebral global e caracterizada por rápido início, curta duração e recuperação completa e espontânea. De maneira geral, todas as formas de síncope cursam com diminuição ou rápida interrupção do fluxo sanguíneo cerebral, podendo ser uma condição benigna ou um marcador de grande risco de morte súbita.

A investigação de um quadro sincopal pode ser longa, dispendiosa, e o diagnóstico final pode não ser esclarecido. O êxito diagnóstico vai de 40% a 70%.

Epidemiologia da síncope no idoso

De todas as causas de internação, a síncope é responsável por 1% a 6% das admissões em serviços de emergência. Os idosos formam uma substancial proporção dessas internações, sendo que, em 80% dos casos, os pacientes têm idade superior a 65 anos. Dados do ano de 2.000 estimam que, nos EUA, os custos com síncope giraram em torno de 2,4 bilhões de dólares. O prognóstico varia amplamente de acordo com a etiologia; daí a necessidade de investigação completa, rápida, menos dispendiosa e com o máximo de acurácia diagnóstica.

Apresentação clínica da síncope no idoso

A caracterização da síncope é muito importante para estimar a gravidade. Quando associada a ausência de pródromo torna a síncope mais preocupante, associando esse evento ao surgimento de lesões mais graves. Particularmente em idosos, a ausência de pródromo também pode ocorrer mesmo na síncope neurocardiogênica.

Características relevantes da história devem incluir fatores precipitantes, como dor, ansiedade, longos períodos em ortostase, exercício físico extremo e situações como defecação ou tosse.

Devem ser checados história de morte súbita na família, doenças psiquiátricas, sintomas neurológicos associados e medicações em uso.

Ao exame físico, deve-se aferir a pressão arterial em ambos os membros superiores, tanto na posição supina como em ortostase; deve-se realizar minuciosa ausculta cardíaca e de sopros carotídeos, bem como exame neurológico.

Quadros de síncope podem ser relacionados a arritmias. O atendimento no setor de emergência deve tentar responder se a etiologia da síncope é cardiogênica ou não cardiogênica, pois isso está relacionado diretamente ao prognóstico do paciente.

Diagnóstico de síncope no idoso

A avaliação dos pacientes com síncope no departamento de emergência não foca diretamente na obtenção do diagnóstico etiológico: o objetivo de definir o paciente em grupo de alto e baixo risco é o que se pretende, dispensando aqueles com possibilidade de investigação ambulatorial e internando os que possuem risco de morte.

Instabilidade de marcha, de equilíbrio e lentidão dos reflexos protetores estão presentes em 20% a 50% dos idosos. Nessas circunstâncias, alterações hemodinâmicas moderadas são insuficientes para causar síncope, mas podem resultar em queda ou pré-síncope.

Uma crise convulsiva é frequentemente confundida com síncope. Quando ocorre diminuição do fluxo sanguíneo cerebral e hipoperfusão, pode ocorrer despolarização neuronal global, levando a movimentos semelhantes aos de uma crise tônico-clônica.

A identificação correta do tempo de recuperação da consciência abaixo de 30 segundos, associada à lembrança de onde o paciente estava e com quem estava previamente, falam a favor de síncope. Embora se acreditasse ser incomum, a amnésia retrógrada e a fadiga após o evento podem ser mais frequentes do que se pensava, especialmente em indivíduos muito idosos.

Dados importantes devem ser investigados como medicação em uso, com doses utilizadas, alcoolismo e de uso de drogas ilícitas.

O eletrocardiograma (ECG) é o exame mais comumente utilizado. Alterações particularmente úteis são as que envolvem a velocidade de condução e o ritmo cardíaco: bloqueio atrioventricular (AV), bloqueio do sistema His–Purkinje, dissociação AV e arritmias complexas, além de parâmetros compatíveis com IAM e hipertrofia ventricular esquerda (HVE).

O ecocardiograma (ECO) é outro exame fundamental para avaliar esses pacientes; contudo, não está indicado de rotina, a não ser que se suspeite de doença cardíaca estrutural. Nos idosos, a fração de ejeção do ventrículo esquerdo (FEVE) é um preditor independente de risco de morte. Adicionalmente, o ECO informa sobre: características das valvas, espessura do septo e da parede ventricular, presença de mixoma atrial, tamponamento cardíaco e tamanho das câmaras. Outros métodos de avaliação da FEVE (ventriculografia pelo cateterismo, tomografia computadorizada [TC] cardíaca, ressonância nuclear magnética [RNM] cardíaca e ventriculografia radioisotópica) são mais dispendiosos e não estão disponíveis em muitos centros, sendo reservados para situações específicas.

A TC de crânio tem pouca utilidade nesses pacientes. É recomendada apenas nos casos que se apresentam com déficit focal ou sinal de alarme ao exame físico.

Etiologia da síncope no idoso

Síncope neurocardiogênica (síncope vasodepressora, síncope vasovagal, síncope reflexa)

Esta é uma causa comum de síncope em idosos, onde os pródromos vagais podem ser frustros ou estar ausentes em até 30% dos casos. É causada pela anormalidade da regulação da pressão sanguínea, que se caracteriza por início brusco de hipotensão com ou sem bradicardia. Alguns estímulos (sangue, dor, ortostatismo por tempo prolongado, ambiente quente ou banho quente e situações estressantes) reduzem o enchimento ventricular e/ou aumentam a secreção de catecolaminas, o que leva a uma contração vigorosa do ventrículo em uma cavidade ventricular com depleção de volume. Mecanorreceptores (fibras C), que consistem em fibras não mielinizadas encontradas nos átrios, nos ventrículos e na artéria pulmonar, projetando-se centralmente para o núcleo vagal dorsal da medula, induzem a supressão "paradoxal" do tônus simpático periférico e o aumento do tônus vagal, causando vaso-dilatação e bradicardia, resultando em síncope ou pré-sincope.

Hipotensão ortostática

Hipotensão ortostática (HO) é definida por uma queda de 20 mmHg da pressão arterial (PA) sistólica, ou de 10 mmHg da PA dias-tólica, que geralmente ocorre em até três minutos após se assumir a posição ortostática. Pode ocorrer devido à insuficiência autonômica primária ou secundária (diabetes, amiloidose, uremia, lesão de medula espinal), por medicamento ou droga (vasodilatadores, diuréticos, feno-tiazinas, antidepressivos, álcool etc.) e por hipovolemia (hemorragia, diarreia, vômito etc). É uma importante causa de síncope em idosos.

Hipotensão pós-prandial

A hipotensão pós-prandial é subdiagnosticada como causa ou contribuinte de síncope ou pré-síncope. Jansen *et al.* observaram que, em oito de 16 pacientes idosos com síncope inexplicada, ocorreu uma queda da PA sistólica de 17 mmHg após uma refeição. Em idosos institucionalizados e em saudáveis residentes na comunidade, a PA sistólica pode cair de 11 a 25 mmHg dentro de 15 a 90 minutos após a refeição. Desse modo, inquirir sobre o horário da síncope e sua relação com a alimentação pode ajudar no diagnóstico.

Hipersensibilidade do seio carotídeo

A síncope causada pela hipersensibilidade do seio carotídeo (HSC) é resultado da estimulação de barorreceptores localizados na carótida interna, acima da bifurcação da carótida comum. Sua incidência aumenta com a idade e é rara antes dos 40 anos. Para o diagnóstico, aplica-se leve pressão por 5 a 10 segundos sobre a carótida, logo abaixo do ângulo mandibular, onde se localiza sua bifurcação. A resposta normal a essa manobra consiste no decréscimo transitório da frequência cardíaca, na lentificação da condução AV ou em ambas. Esse teste deve ser realizado sob monitorização cardiorrespiratória com suporte emergencial em caso de necessidade.

A HSC é definida como uma pausa sinusal de mais de três segundos (cardioinibitória), uma queda da PA sistólica de 50 mmHg ou mais (vasodepressora) ou ambas (mista). Quando essa resposta está associada à síncope, está feito o diagnóstico de Síndrome do Seio Carotídeo (SSC). A HSC é comum em pacientes idosos do sexo masculino, mas a SSC é menos comum.

A manobra diagnóstica descrita acima deve ser evitada em pacientes com acidente vascular ou ataque isquêmico transitório prévios, AVE nos últimos três meses ou com sopro carotídeo, exceto se o Doppler de carótida excluir estenose significativa, devido ao risco de complicações neurológicas.

Arritmias

O risco de bloqueio atrioventricular (BAV) aumenta com a idade. No departamento de emergência, atenção especial deve ser dada ao ECG com diagnóstico de BAV. Os pacientes, antes do evento sincopal, muitas vezes se queixam de fadiga, intolerância aos exercícios ou pré-síncope. A conduta frente a arritmias cardíacas pode ser revisada no capítulo sobre síncope e arritmias específicas.

Apresentações atípicas

É observado aumento da queixa de síncope como apresentação de IAM em pacientes com idades subsequentemente mais elevadas. O tromboembolismo pulmonar (TEP) é uma causa subdiagnosticada de síncope, sendo essa a apresentação inicial de um quadro de TEP em 24% dos pacientes acima de 65 anos na emergência, contra apenas 3% em pacientes jovens. Outros registros também apontam que 5% a 10% dos pacientes que apresentam dissecção aórtica e síncope podem cursar com tamponamento cardíaco ou AVE.

Etiologias obstrutivas

Das causas obstrutivas, a estenose valvar aórtica é a mais comum. Esse diagnóstico, nessa população, nunca deve ser esquecido. Sintomas como dor torácica, dispneia ou síncope em idosos apresentando sopro ejetivo aórtico moderado a importante sugerem estenose aórtica grave como causa dos sintomas. A avaliação, nesses casos, deve ser complementada com ecocardiograma.

Disautonomias

A disautonomia familiar (síndrome de Riley-Day) é raramente reconhecida no idoso. Sua apresentação se inicia ainda na fase adulta e é encontrada mais comumente em pacientes de ascendência judaica. A Falência Autonômica Progressista (FAP) tem início insidioso na quinta ou sexta década de vida com intolerância ortostática e sintomas geniturinários, mas sem envolvimento motor. Diabetes e amiloidose são causas de disautonomias secundárias e devem ser consideradas na população idosa.

A atrofia de múltiplos sistemas (síndrome de Shy-Drager) pode cursar com disautonomia, sendo mais comum em idosos, e pode ser confundida, inicialmente, com parkinsonismo.

Avaliação da síncope no idoso

É indispensável avaliar a história clínica e realizar o exame físico pormenorizadamente, além de eletrocardiograma. Em sequência, pode ser considerada a alta com investigação ambulatorial conforme estratificação da gravidade ou complementação com ecocardiograma e *tilt-test*. Estudo eletrofisiológico, cateterismo cardíaco e TC de crânio têm papel importante em situações específicas.

Considerações finais sobre síncope no idoso

Não raramente teremos quadro de síncope sem diagnóstico, porém devemos afastar causas potencialmente fatais com história completa, exame físico criterioso e ECG. Caso haja suspeita de cardiopatia subjacente como causa de síncope, a internação hospitalar deve ser indicada para o esclarecimento etiológico.

SÍNDROME CORONÁRIA AGUDA (SCA) NO IDOSO

A doença arterial coronária é causa frequente de morbidade e de mortalidade na população idosa, em especial entre pacientes com idade superior a 75 anos. Sua mortalidade e taxa de recorrência são mais elevadas, quando comparadas às de indivíduos mais jovens.

Epidemiologia da SCA no idoso

A incidência e, principalmente, a gravidade da SCA aumentam substancialmente com o avançar da idade. Diversos fatores contribuem para aumentar a gravidade da SCA no idoso: maior prevalência de insuficiência cardíaca, insuficiência renal, maior proporção no sexo feminino, retardo no atendimento médico e maior gravidade da doença coronária de base.

Diagnóstico da SCA no idoso

O clássico tripé em que se baseia o diagnóstico dessa doença – quadro clínico, eletrocardiograma, marcadores cardíacos bioquímicos – é bastante distinto em pacientes de faixa etária mais avançada. A insuficiência cardíaca aparece como manifestação clínica prevalente, estando presente em 40% dos pacientes, enquanto apenas 14% dos infartos cursam com dispneia em indivíduos mais jovens. O diagnóstico exige maior atenção devido ao quadro de dor típica ocorrer em apenas 19% dos idosos que cursam com infarto agudo do miocárdio.

Infarto sem supradesnivelamento do segmento ST é o mais prevalente nos idosos, podendo atingir mortalidade hospitalar quatro vezes maior em relação à população jovem.

Em um ano após o IAM, mais de 1/3 dos idosos terão falecido. Comorbidades, doença coronária aterosclerótica mais avançada e baixa reserva funcional exercem influência fundamental para esse grande aumento de risco observado nessa população; no entanto, a idade em si é um dos mais potentes fatores de risco independentes para a elevada mortalidade do IAM.

Particularidades da SCA em idosos

Os idosos, em comparação com infartados de meia idade, apresentam as seguintes características quando são diagnosticados com SCA: menor prevalência de tabagismo e de revascularização prévia, maior prevalência de pacientes do sexo feminino, mais comorbidades, principalmente insuficiência cardíaca, acidente vascular encefálico, insuficiência renal, anemia, hipoalbuminemia, hiponatremia e maior limitação funcional.

Conclusivamente, o infarto em idosos se caracteriza por: mais comorbidades, manifestações atípicas, eletrocardiogramas mais inespecíficos, mais complicações e maior mortalidade. Por apresentarem múltiplas comorbidades, o diagnóstico de SCA no idoso pode ser dificultado ou mesmo mascarado por outros sintomas. De modo semelhante às mulheres e aos diabéticos, pacientes com idade avançada também têm mais apresentações clínicas atípicas, podendo cursar com dispneia, cansaço súbito, tonturas, síncope, dor abdominal, vômitos, confusão mental, tosse, mal-estar inespecífico e edema agudo de pulmão como manifestação inicial de um quadro de SCA.

Provavelmente a apresentação atípica em idosos pode ser explicada por distúrbios na percepção da dor, disfunção autonômica, maior sensibilidade a endorfinas e desenvolvimento de circulação colateral mais abundante.

Infelizmente, o tratamento realizado é, muitas vezes, diferente. Os idosos são menos frequentemente internados em hospitais com recursos para revascularização, como laboratório de hemodinâmica; são menos tratados por cardiologistas; menos submetidos a procedimentos invasivos e recebem menos tratamento medicamentoso que comprovadamente reduz complicações relacionadas ao infarto, como aspirina, clopidogrel, β-bloqueador e fibrinolíticos. Em consequência, evoluem mais frequentemente com hipotensão, choque, fibrilação atrial, insuficiência cardíaca, bem como complicações não cardiovasculares, como pneumonia e insuficiência renal aguda, resultando em maior mortalidade hospitalar em 30 dias e em um ano.

A realização de cinecoronariografia cai de menos de 2/3 entre os sexagenários para menos de 1/3 entre os octogenários. A angioplastia coronária é realizada em menos de 30% dos sexagenários e em menos de 10% dos octogenários. Cerca de 20% dos sexagenários são submetidos à cirurgia de revascularização do miocárdio, ao passo que essa cirurgia é exceção entre os octogenários, sendo realizada em apenas 1,5% dos casos. Essa subutilização de recursos terapêuticos, quer invasivos, quer não invasivos, como prescrição de aspirina e de β-bloqueador, tem profundo impacto sobre a evolução clínica e a mortalidade nessa população.

Tratamento da SCA em idosos

O tratamento da SCA em idosos segue os mesmos princípios da população em geral, porém, doses corrigidas e individualização nas condutas são exigidos devido ao maior risco de efeitos adversos, principalmente sangramentos e alterações hemodinâmicas

Deve-se ressaltar que o emprego da fibrinólise não apresenta limite de idade. Apesar da maior incidência de sangramento em idosos, a análise risco-benefício avaliza o emprego de fibrinolítico em idosos.

Quanto à indicação de estratificação invasiva com estudo coronariográfico precoce (24h), as recomendações seguem as mesmas das diretrizes atuais, estando indicada naqueles pacientes com SCA sem supra de ST e risco alto. Pacientes com risco moderado podem ser submetidos a cineangiocoronariografia em até 72h da internação.

Em estudo comparando cirurgia de revascularização miocárdica com tratamento clínico em idosos após IAM, os revascularizados tiveram maior sobrevida; contudo, o tratamento clínico otimizado mostrou aumento de sobrevida proporcional ao número de agentes cardioprotetores utilizados.

Dispneia no idoso

Dispneia pode ser definida como sensação subjetiva de desconforto respiratório, que consiste de sensações qualitativamente distintas e que variam em intensidade segundo a *American Thoracic Society* (ATS)

A avaliação é subjetiva e multifatorial, podendo tornar difícil o diagnóstico e tratamento.

Dispneia é um dos mais frequentes sintomas referidos pelo paciente idoso. A sensação subjetiva de falta de ar ou de dificuldade para respirar pode ocorrer durante atividade física. A dispneia patológica ocorre quando essa sensação ocorre ao repouso ou em situações em que não era esperada. Evidência objetiva de falta de oxigenação tecidual se dá com o surgimento de sintomas como taquipneia, cianose e alteração no estado de consciência.

Com o avançar da idade, algumas alterações fisiológicas modificam o funcionamento do sistema respiratório. O passar dos anos leva a uma alteração na composição do tecido conjuntivo, que provoca redução do tamanho dos bronquíolos e de sua capacidade de retração. Esse fenômeno pode causar fechamento alveolar precoce durante o ciclo respiratório, com consequente aumento na resistência ao fluxo aéreo. Adicionalmente, ocorre redução no número de alvéolos que recebem ventilação adequada, limitando a superfície de troca gasosa. Essas modificações resultam em alterações na prova de função pulmonar, com elevação no volume residual e alteração na relação ventilação–perfusão (V/Q). A alteração V/Q alarga o gradiente alvéolo-arterial mesmo em condições basais.

Em situações de estresse, os idosos travam uma grande batalha contra a redução da expansibilidade torácica e a musculatura respiratória fragilizada. Como resultado, estão mais propensos a cursar com descompensação respiratória aguda.

Outras alterações consistem na redução da motilidade ciliar, com consequente redução do clareamento de muco e substâncias, tosse ineficaz, aumento do risco de aspiração secundária a doenças neurológicas e resposta inadequada a quadros de hipóxia e hipercarbia. Infelizmente, com o avançar da idade, ocorre redução na percepção da dispneia, levando à demora em procurar atendimento, com consequente agravamento da doença.

O idoso que se apresenta com dispneia no serviço de emergência deve ser avaliado pela história clínica e exame físico detalhados. O diagnóstico diferencial inclui uma série de doenças que afetam múltiplos órgãos e sistemas (Tabela 21.4).

Tabela 21.4 Principais causas de dispneia em idosos.			
Embolia pulmonar	DPOC	Asma	Pneumotórax
Pneumonia	SARA	Derrame pleural	Trauma torácico
Neoplasia	ICC	Edema pulmonar	SCA
Arritmia	Tamponamento	Anemia	Acidose
Sepse	Angioedema	Anafilaxia	Aumento da tireoide
Compressão de VA	Corpo estranho em VA	AVE	Miosite
Guillain-Barré	Miastenia *gravis*	Paralisia vocal	Ansiedade

DPOC: Doença pulmonar obstrutiva crônica; SARA: Síndrome da angústia respiratória do adulto; ICC: Insuficiência cardíaca; AVE: Acidente vascular encefálico; VA: Via aérea.

História clínica

As manifestações são dependentes da causa secundária da dispneia e em mais da metade dos pacientes o diagnóstico pode ser realizado apenas com base na história clínica, porém, em muitas situações não é possível obter a história diretamente do paciente, fato que torna imprescindível a presença de um familiar ou informante para a coleta de dados. Quando da investigação das características da dispneia, deve-se questionar sobre: desenvolvimento agudo ou gradual, fatores agravantes e de melhora, frequência e gravidade dos episódios.

A associação da dispneia com dor torácica que piora aos esforços, palpitações, diaforese e síncope sugere relação com doença cardiovascular. Por outro lado, a associação com tosse, expectoração e febre pode sinalizar uma causa infecciosa.

Ponto importante na história é a presença de comorbidades preexistentes como doença pulmonar obstrutiva crônica, asma, insuficiência cardíaca, neoplasia, trombose venosa profunda e imunossupressão. Adicionalmente, é fundamental investigar as medicações em uso, uma vez que a polifarmácia é frequente e, consequentemente, o aparecimento de efeitos adversos não é incomum.

Exame físico

É prioridade identificar quanto a estabilidade do paciente e a diferenciação entre dispneia crônica e aguda facilitam os prováveis diagnósticos. A estabilidade hemodinâmica deve ser prioridade e a necessidade de entubação orotraqueal deve ser considerada.

Alguns sinais de gravidade devem ser minuciosamente levados em consideração, como: retração costal, taquipneia, diaforese, alteração do nível de consciência, hipotensão, taquicardia e má perfusão periférica.

O diagnóstico diferencial de dispneia pode se tornar um grande desafio, principalmente em relação a pacientes mal informantes. Nessas situações, alguns exames iniciais podem ser de grande valia: eletrocardiograma, radiografia de tórax, peptídeo natriurético cerebral e gasometria arterial. De acordo com a situação e a hipótese formulada, exames mais sofisticados podem ser solicitados com o objetivo de se alcançar o diagnóstico e tratamento precisos.

Idosos com dispneia, geralmente, se apresentam no serviço de emergência com quadros graves, muitas vezes agudos. A presença de múltiplas comorbidades pode complicar o raciocínio diagnóstico; desse modo, quando se está em frente a um idoso com dispneia é fundamental a formulação de algumas hipóteses diagnósticas, focando-se primeiramente nas causas mais graves e com potencial de letalidade.

Principais causas de dispneia

Embolia pulmonar

A embolia pulmonar habitualmente apresenta sintomas de início súbito, como taquicardia e dor torácica. Apesar da dificuldade em estabelecer o diagnóstico de embolia, critérios de risco como Wells podem ajudar. Estudos mostraram que, em idosos, a incidência é ainda maior, uma vez que esses pacientes apresentam múltiplos fatores de risco para doença tromboembólica. A síndrome da imobilidade, muito prevalente nessa faixa etária, constitui importante fator de risco, seguido de estase venosa, maior prevalência de neoplasia, reposição hormonal e trauma.

Em termos de apresentação clínica, observa-se em idosos que a dispneia continua sendo o sintoma mais prevalente, seguido de dor pleurítica, tosse, hemoptise e síncope.

O D-dímero, em pacientes com idade avançada, tem menor valor, uma vez que pode encontrar-se positivo devido a uma série de outros fatores muito prevalentes nessa população. A cintilografia, da mesma forma, apresenta utilidade mais limitada devido à alta frequência de alterações basais no parênquima pulmonar que dificulta sua correta interpretação. A tomografia computadorizada, por sua vez, tem boa acurácia nessa população, porém necessita de contraste endovenoso que deve ser utilizado com cautela em pacientes com função renal já comprometida.

Síndrome coronária aguda

Em idosos, a doença coronária apresenta peculiaridades de fundamental reconhecimento, e a dispneia pode ser a manifestação clínica única em quase metade dos casos. Estas questões já foram abordadas anteriormente neste capítulo.

Insuficiência cardíaca

A insuficiência cardíaca (IC) está entre as causas mais comuns de dispneia. Estudos indicam que a disfunção diastólica está presente em mais de 10% dos indivíduos com idade superior a 65 anos. Insuficiência cardíaca descompensada é a causa mais comum de internação na população geriátrica.

A história clínica e o exame físico devem focar em identificar os possíveis fatores desencadeantes do quadro de dispneia no idoso. Radiografia de tórax pode apresentar congestão pulmonar e cardiomegalia, além do eletrocardiograma, que frequentemente apresenta alterações sugestivas.

Quanto à avaliação laboratorial, altos níveis de troponina e de peptídeo natriurético cerebral (BNP), bem como anemia, estão correlacionados a alta morbidade e período prolongado de internação. A utilização do BNP ajuda na diferenciação de dispneia de causa cardíaca e não cardíaca. Hemograma e função renal podem contribuir, descartando processos infecciosos e causas renais, respectivamente.

Asma e Doença Pulmonar Obstrutiva Crônica (DPOC)

A DPOC está presente em 34 de cada 1.000 indivíduos com idade acima de 65 anos, sendo a quarta maior causa de morte nessa faixa etária.

A prevalência de asma, embora subestimada, gira em torno de 7% a 9% em indivíduos com idade superior a 70 anos. Embora menos frequente, a asma em idosos apresenta alta mortalidade.

Pneumonia

Entre indivíduos com idade superior a 65 anos, a pneumonia é a quinta causa de morte no país.

Aumento de comorbidades (p. ex., DPOC, doenças cerebrovasculares, doença cardiovascular, neoplasias, diabetes, insuficiência renal, doença hepática) favorecem a incidência aumentada nessa população.

Idosos com pneumonia podem se apresentar com sintomas não específicos ou queixas que podem incluir confusão mental, inapetência, dor torácica, maior incidência de quedas e prostração. Apesar da apresentação muitas vezes atípica, a dispneia permanece como o principal sintoma de pacientes com pneumonia.

Considerações finais da dispneia no idoso

Com o avançar da idade, aumenta, nos pacientes, a incidência de dispneia, dificultando o seu diagnóstico. São pacientes potencialmente graves devido à presença de comorbidades habitualmente associadas. É importante estimar a gravidade, priorizar a estabilidade clínica e hemodinâmica, oferecer oxigênio quando necessário e corrigir a causa de base tão rápido quanto possível.

DOR TORÁCICA NO IDOSO

Epidemiologia da dor torácica no idoso

Dor ou desconforto torácico pode representar 5% das consultas em uma emergência geral e sempre representa um desafio devido às inúmeras possibilidades diagnósticas. Abrange desde patologias de bom prognóstico até causas potencialmente fatais.

Infarto agudo do miocárdio, dissecção de aorta, embolia pulmonar, pneumotórax, ruptura de esôfago e pericardite constituem-se nas causas mais graves de dor torácica em idosos. Quando o diagnóstico não é feito corretamente, altos índices de morbidade e mortalidade são observados.

Fisiopatologia da dor torácica

A dor torácica surge a partir da estimulação de fibras somáticas e viscerais. Fibras viscerais originam-se a partir do coração, vasos sanguíneos, esôfago e pleura visceral, e penetram na medula espinhal em vários níveis. A estimulação dessas fibras produz uma dor de difícil localização e, geralmente, difícil de ser descrita pelos pacientes. Idosos descrevem sensação de agonia, desconforto, peso ou mal-estar, dificultando, muitas vezes, o diagnóstico correto. Por outro lado, fibras somáticas originam-se de estruturas musculoesqueléticas e produzem sintomas mais bem localizados e descritos com mais facilidade. Essas fibras penetram na medula espinhal em níveis específicos, e tendem a gerar sintomas que seguem um padrão em dermátomo.

Abordagem inicial

A avaliação inicial da dor torácica inclui anamnese e exame físico cuidadoso. O eletrocardiograma e a radiografia de tórax são exames que devem ser solicitados na abordagem inicial.

A aparência dos pacientes com dor torácica importante e grave revela semblante de palidez, ansiedade, agitação e diaforese. É importante a obtenção de temperatura, pulso, pressão arterial, frequência respiratória e saturação arterial. A avaliação inicial de via aérea, da eficácia ventilatória e da circulação é indispensável. Todos os pacientes instáveis devem ser submetidos a um eletrocardiograma e à radiografia de tórax o mais breve possível.

Na investigação inicial, é de extrema utilidade a caracterização da dor com criteriosa investigação sobre momento de início, localização, duração, características, fatores agravantes ou de alívio, irradiação e intensidade.

É de suma importância a investigação dos fatores de risco para as principais doenças que levam ao quadro de dor torácica, principalmente síndrome coronária aguda, dissecção de aorta e embolia pulmonar.

Diagnóstico diferencial

É imperativa a formulação de algumas hipóteses diagnósticas em pacientes com idade avançada. As principais estão listadas na Tabela 21.5.

Tabela 21.5 Principais causas de dor torácica em idosos.		
Embolia pulmonar	Síndrome coronária aguda	Pericardite
Pneumonia	Dissecção aguda de aorta	Pneumotórax
Anemia falciforme	Ruptura de esôfago	Refluxo gastroesofágico
Costocondrite	Herpes-zóster	Dor musculoesquelética
Ansiedade	Prolapso da valva mitral	Miocardite

Considerações finais sobre dor torácica em idosos

Dor torácica é uma das queixas mais comuns na população geriátrica e pode estar relacionada à doença com altas taxas de mortalidade como infarto do miocárdio, embolia pulmonar e dissecção aguda de aorta. Pacientes idosos com dor torácica apresentam-se mais frequentemente com manifestações atípicas do que os mais jovens, colocando-se em risco de diagnóstico incorreto.

FIBRILAÇÃO ATRIAL NO IDOSO

Introdução

A Fibrilação atrial (FA) é a arritmia com implicação clínica mais frequente e de maior morbidade, sendo que sua incidência aumenta progressivamente com a idade. Nos próximos 50 anos estima-se que a população portadora de FA deverá ser 2,5 vezes maior, refletindo exatamente a maior proporção na faixa etária na faixa de 75 anos. Estima-se que existam 1,5 milhão de pacientes com FA no Brasil.

Incidência e prevalência

A FA raramente ocorre em pacientes com menos de 40 anos de idade, e sua prevalência aumenta com o avançar da idade: 0,4% a 1% na população geral, 5% em pacientes acima dos 70 anos, 10% na população com idade superior a 80 anos e 15% daqueles com mais de 85 anos. A sua incidência aumenta com a idade, como a maioria das cardiopatias, doenças pulmonares e um número de anormalidades histológicas, metabólicas, tóxicas, endócrinas, autonômicas e genéticas.

Etiologia e fisiopatologia

A etiologia da FA é multifatorial. A fibrose e a perda de massa muscular do átrio esquerdo desempenham papel importante. Condições que levam ao estiramento atrial (estenose mitral e hipertensão arterial) foram identificadas como associadas ao desenvolvimento de fibrose atrial, pela ativação de vias neuro-humorais, incluindo o sistema renina-angiotensina-aldosterona (SRAA).

Algumas doenças sistêmicas (processos inflamatórios, sarcoidose, doenças autoimunes) também têm sido associadas ao desenvolvimento de FA. A Tabela 21.6 apresenta causas e fatores predisponentes à FA.

As consequências fisiopatológicas da FA sobre o sistema cardiovascular são: perda da atividade atrial sincrônica, resposta ventricular irregular e frequência cardíaca rápida, com prejuízo do fluxo de sangue arterial coronário. A perda da contração atrial num contexto de disfunção diastólica (por exemplo, estenose mitral, miocardiopatia obstrutiva e restritiva) pode levar à redução do débito cardíaco de até 20% a 50%. Isso pode ser especialmente deletério na população geriátrica, na qual já há diminuição da complacência ventricular. Estudos experimentais mostraram que a FA leva à diminuição do fluxo sanguíneo coronário.

Tratamento

É importante considerar que muitos desses pacientes que se apresentam com essa arritmia no pronto-socorro são portadores de FA crônica permanente, e, nesses casos, a cardioversão elétrica não tem a mesma prioridade que em pacientes instáveis com FA paroxística ou persistente. Quando esses idosos, portadores de FA crônica, se apresentam com instabilidade hemodinâmica, deve-se atentar para a existência de outros fatores concomitantes causando a descompensação (p.ex. infecções, anemia, distúrbios da tireoide).

No caso de pacientes estáveis, a abordagem deve incluir o controle inicial da frequência cardíaca, as considerações para possível reversão do ritmo e as estratégias de anticoagulação. Estes tópicos já foram abordados especificamente no capítulo respectivo.

Tabela 21.6 Etiologia e fatores predisponentes à FA.

- Anormalidades eletrofisiológicas
- Automatismo aumentado (FA focal)
- Alteração na condução (reentrada)
- Aumento da pressão arterial
- Doença valvular mitral ou tricúspide
- Doença miocárdica (primária ou secundária, levando à disfunção sistólica ou diastólica)
- Alteração valvular semilunar (causando hipertrofia ventricular)
- Hipertensão arterial sistêmica ou pulmonar (embolia pulmonar)
- Tumores intracardíacos ou trombo
- Isquemia arterial
- Doença arterial coronariana
- Doença atrial infiltrativa ou inflamatória
- Pericardite
- Amiloidose
- Miocardite
- Alterações atriais fibróticas associadas ao envelhecimento
- Drogas
- Álcool
- Cafeína
- Doenças endócrinas
- Hipertireoidismo
- Feocromocitoma
- Alterações no tônus autonômico
- Atividade parassimpática aumentada
- Hiperatividade simpática

Extraída de Zimerman LI, Fenelon G, Martinelli Filho M, Grupi C, Atié J, Lorga Filho A, et al. Sociedade Brasileira de Cardiologia. Diretrizes Brasileiras de Fibrilação Atrial. Arq Bras Cardiol 2009;92(6 supl.1):1-39.

BIBLIOGRAFIA

1. Braunwald E, Mann D, Zipes DP, et al. Braunwald's Heart Disease: a textbook of cardiovascular medicine. 9th ed. Philadelphia: Saunders Elsevier; 2011.
2. Collaborative meta-analysis of randomized trials of antiplatelet therapy for prevention of death, myocardial infarction, and stroke in high risk patients. BMJ. 2002;324(7329):71-86.

3. Franklin SS, Larson MG, Khan SA, et al. Does the relation of blood pressure to coronary heart disease risk change with aging? The Framingham Heart Study. Circulation. 2001; 103(9):1245-9.

4. Guidelines for the evaluation and treatment of patients with heart arrhythmia. Arq Bras Cardiol. 2002;79(Suppl V):7-50.

5. IBGE. Notícias População. [Internet] [acesso em julho de 2014]. Disponível em: http://www. ibge.gov.br/ibgeteen/noticias/populacao.html

6. IV Guidelines of Sociedade Brasileira de Cardiologia for Treatment of Acute MyocardialInfarction with ST-segment elevation. Arq Bras Cardiol. 2009;93(6 Suppl II):e179-264.

7. Joglar JA, Hamdan MH, Ramaswamy K, et al. Initial energy for elective external cardioversion of persistent atrial fibrillation. Am J Cardiol. 2000;86(3):348-50.

8. Page RL, Kerber RE, Russell JK, et al. Biphasic versus monophasic shock waveform for conversion of atrial fibrillation: the results of an international randomized, double-blind multicenter trial. J Am Coll Cardiol. 2002; 39(12):1956-63.

9. Vasan RS, Larson MG, Leip EP, et al. Assessment of frequency of progression to hypertension in non-hypertensive participants in the Framingham Heart Study: a cohort study. Lancet. 2001;358(9294):1682-6.

10. VI Brazilian Guidelines on Hypertension. Arq Bras Cardiol. 2010;95(1 Suppl):1-51.

11. Zimerman LI, Fenelon G, Martinelli Filho M, et al. Diretrizes Brasileiras de Fibrilação Atrial da Sociedade Brasileira de Cardiologia. Arq Bras Cardiol. 2009;92(6 Suppl I):1-39.

capítulo 22

Fábio Bruno da Silva

Emergências Cardiovasculares na Gravidez

INTRODUÇÃO

Emergências cardiovasculares na gestação são eventos raros. Contudo, a mortalidade materna por doença cardíaca continua elevada. Nos EUA, entre 2006 e 2010, 26% das gestantes morreram por complicações cardíacas. Associa-se a isso o fato das mulheres estarem optando por engravidar mais tardiamente, por vezes já portadoras de doenças crônicas ou tendo sido submetidas a cirurgias cardíacas, o que acarreta maior probabilidade de emergências cardiovasculares.

O desenvolvimento fetal e a manutenção do metabolismo materno exigem adaptações fisiológicas na gravidez que podem contribuir para a ocorrência de emergências cardiovasculares e que devem ser conhecidas e consideradas pelo corpo clínico que atende a gestante:

- Aumento do débito cardíaco em 30% a 50%, resultante do aumento do volume sanguíneo e da frequência cardíaca materna;
- Queda da resistência vascular periférica, levando à redução da pressão arterial média;
- Redução do retorno venoso e aumento da pós-carga, secundários à compressão exercida pelo útero sobre a veia cava inferior e aorta;
- Alterações respiratórias como a redução da capacidade funcional residual em 10% a 25% e aumento do consumo de oxigênio, predispondo à hipoxemia;

- Aumento significativo dos fatores de coagulação e redução da fibrinólise, levando a gestação a um estado pró-trombótico.

Durante o atendimento de emergência à gestante, por vezes se faz necessário estimar a idade gestacional. Para tanto, podemos utilizar a altura do fundo uterino: aproximadamente 12 semanas, se o útero for palpável acima da sínfise púbica; 20 semanas se o útero for palpável no nível do umbigo; 24 e 36 semanas, se o útero for palpável no nível do processo xifoide do esterno. Gestantes criticamente doentes podem ser internadas em unidades que não são familiarizadas com cuidados obstétricos. Por isso, um planejamento pré-evento é muito importante. Segundo orientações da *American Heart Association*, deve-se incluir quatro importantes pontos:

- **Preparação para parada cardiorrespiratória (PCR):** educação e treinamento de todo o corpo clínico no atendimento à gestante;
- **Preparação para cesariana *perimortem*:** envolvimento de todo o grupo que assiste uma PCR na grávida, assegurando material necessário para parto e reanimação neonatal;
- **Preparação para manejo de complicações obstétricas:** estoque de medicações e material obstétrico;
- **Decisão envolvendo a ressuscitação neonatal:** a decisão da viabilidade fetal deve ser tomada em conjunto com obstetra, neonatologista e familiares. Essa informação deve estar claramente documentada.

Uma gestante instável deve ser atendida rapidamente a fim de prevenir a parada cardiorrespiratória. Pelas adaptações fisiológicas a que é imposta, a grávida está mais suscetível à hipóxia e alterações hemodinâmicas que a mulher não gestante.

- Como atendimento inicial devemos:
- Otimizar condições hemodinâmicas, colocando a gestante em decúbito lateral esquerdo completo, aliviando a compressão aortocaval;
- Administração de O_2 a 100% para tratar e prevenir hipóxia;
- Estabelecer acesso venoso acima do diafragma, garantindo que a terapia administrada não seja obstruída pela compressão da veia cava inferior;
- Investigar e tratar fatores precipitantes.

PARADA CARDIORRESPIRATÓRIA NA GRÁVIDA

O atendimento à gestante em PCR segue as mesmas normas que para não gestantes no que se refere ao uso de medicações, cargas de choque e compressões torácicas de alta qualidade. Contudo, existem muitas particularidades e que, por isso, idealmente deve envolver uma equipe multidisciplinar: socorristas, obstetra, neonatologista.

Um dos fatores que interfere na qualidade das compressões na gestante é a compressão aortocaval. A posição supina é considerada ideal e nas gestantes com fundo uterino na altura ou acima da cicatriz umbilical, a manobra de deslocamento lateral esquerdo manual do útero é obrigatória para descomprimir a aorta e a veia cava inferior. A desfibrilação segue as mesmas recomendações para não gestantes. Não há evidência de que o choque produzido pelo desfibrilador tenha efeitos adversos no coração do feto, respeitada as devidas posições anatômicas das pás.

Outra recomendação importante é a realização de parto cesariana de emergência nas gestantes que não conseguem recuperação da circulação espontânea em 4 minutos após a constatação da ausência de pulso. Idealmente, o parto deve ser feito no local da parada.

Nos cuidados pós-parada também se deve seguir as mesmas orientações que para não grávidas. Lembrando que se a paciente ainda estiver grávida, ela deve ser colocada na posição de decúbito lateral esquerdo integralmente, ou o deslocamento lateral esquerdo manual do útero deve ser mantido de forma contínua.

PRINCIPAIS EMERGÊNCIAS CARDIOVASCULARES NA GESTAÇÃO

Infarto agudo do miocárdio (IAM)

Embora incomum na gestação, o IAM é importante causa de morte materna. A maioria dos infartos, neste período, ocorre nas primeiras seis semanas após o parto. Estudo recente sugere que o risco de morte por infarto na gravidez seja aproximadamente 5%.

A gestação aumenta de 3 a 4 vezes o risco de infarto quando comparado às mulheres não gestantes. Aproximadamente ¾ dos infartos acometem a parede anterior. Metade está relacionada com dissecção de coronária e a outra metade à aterosclerose.

Diagnóstico

Os critérios de diagnóstico são os mesmos utilizados para a população em geral: sintomas, alterações eletrocardiográficas e marcadores cardíacos. Para investigação de dor torácica na gestação devemos incluir ECG, radiografia de tórax, troponina, e ecocardiograma transtorácico e/ou esofágico.

Tratamento

Na suspeita de infarto agudo do miocárdio com supradesnível do segmento ST, é preferível angioplastia percutânea à trombólise, devido ao risco de complicações hemorrágicas uterinas associadas. A terapia trombolítica deve ser reservada para os casos onde não há acesso a um laboratório de hemodinâmica.

Medicações como morfina, betabloqueadores, ácido acetilsalicílico e clopidogrel, em baixas doses, podem ser usados com segurança. Quando possível, deve-se preferir os *stents* convencionais, uma vez que necessitam menos tempo de dupla antiagregação. Vale ressaltar que o clopidogrel deve ser suspenso 1 semana antes do parto.

A cirurgia de revascularização deve ser considerada nos casos de extensa dissecção, falha ou impossibilidade da angioplastia.

Recomendações das Diretrizes

- ECG e troponina devem ser realizados em toda gestante com dor torácica.
  - *Classe I; nível de evidência C.*
- Angioplastia coronária é a terapia de reperfusão preferida para infarto durante a gravidez.
  - *Classe I; nível de evidência C.*
- Conduta conservadora deve ser considerada para síndrome coronária aguda sem supra de ST e sem critérios de alto risco.
  - *Classe IIa; nível de evidência C.*
- Estratégia inicial invasiva deve ser considerada para síndrome coronária aguda sem supra de ST, com critérios de moderado a alto risco.
  - *Classe IIa; nível de evidência C.*

Emergências hipertensivas

As síndromes hipertensivas (doença hipertensiva específica da gravidez, pré-eclâmpsia, eclâmpsia e síndrome HELLP) são as complicações mais frequentes na gestação, constituindo a principal causa de morte materna no Brasil.

Emergências hipertensivas são definidas como a elevação da pressão arterial sistólica > 180 mmHg ou pressão arterial diastólica > 120 mmHg, associada à lesão de órgão-alvo. A pré-eclâmpsia é a causa mais comum, contudo, outras etiologias precisam ser lembradas: feocromocitoma, tireotoxicose, displasia de artéria renal e cocaína.

Exames complementares auxiliam no diagnóstico e prognóstico: hemograma completo, proteinúria, urina I, ureia, creatinina, ácido úrico, DHL, provas de função hepática. Outros exames também podem ser úteis na dependência da gravidade e complicações: ecocardiograma, US e Doppler de artérias renais, tomografias, pesquisa de colagenoses e síndrome antifosfolípides. A vitalidade fetal deve ser avaliada e monitorada frequentemente.

O tratamento visa prevenir complicações como deslocamento prematuro de placenta, acidente vascular cerebral, edema agudo de pulmão, insuficiência renal, evolução para pré-eclâmpsia grave, eclâmpsia e síndrome HELLP.

Quando os valores de pressão arterial se mantêm acima de 160/110 mmHg devemos utilizar anti-hipertensivos de ação rápida. Embora não disponível no Brasil, o Labetalol endovenoso é a medicação de primeira linha. Em nosso país, a hidralazina parenteral permanece como tratamento de escolha, seguida de bloqueador de canal de cálcio e metoprolol endovenoso. Na falha destas opções ou na presença de edema agudo de pulmão, podemos lançar mão do nitroprussiato de sódio pelo menor tempo possível, uma vez que este libera cianeto (Quadro 22.1).

Pela impossibilidade de se predizer com sucesso os casos que devem evoluir com eclâmpsia é recomendado a profilaxia das convulsões nos casos de pré-eclâmpsia grave ou de valores de pressão arterial maior ou igual a 160/100 mmHg. Para isso, administramos sulfato de magnésio visando nível terapêutico de 4 a 7 mEq/L por até 24 horas após a resolução da gravidez. Como o nível terapêutico é muito próximo do nível tóxico, devemos verificar sinais de intoxicação através do reflexo patelar e frequência respiratória ≥ 16 mpm; e garantir diurese adequada.

Nos casos de eclâmpsia e/ou de síndrome HELLP, se impõe a resolução da gestação independente da idade gestacional.

Quadro 22.1 Terapêutica em emergências hipertensivas.		
Droga	**Dose**	**Comentários**
Hidralazina	20 mg/mL	5 mg EV a cada 15 min até 6 doses
Nitroprussiato	0,5-10 μg/kg/min	Uso por menor período possível (cianeto)
Nifedipino	5-10 mg VO	Manter 10-20 mg a cada 4-6h
Nitroglicerina	5 μg/min Máx. 100 μg/min	Boa opção na vigência de edema agudo de pulmão

Um dos esquemas mais utilizados para sulfatação é o esquema de Sibai:

- **Ataque**: $MgSO_4$ (20%) 6 g endovenoso lento;
- **Manutenção**: 2g/h em 24h pós-parto ou após a dose de ataque em casos que se optou por conduta conservadora.

Recomendações das Diretrizes

- Recomendado manejo não farmacológico para grávidas com PAS de 140 a 150 mmHg ou PAD de 90 a 99 mmHg.
  - *Classe I; nível de evidência C.*
- Em mulheres com hipertensão gestacional ou hipertensão preexistente sobreposta por hipertensão gestacional ou com hipertensão e danos em órgãos-alvos, subclínico, ou sintoma em qualquer momento durante a gravidez, o tratamento medicamentoso é recomendado com PA de 140/90 mmHg. Em quaisquer outras circunstâncias, o início do tratamento é recomendado se PAS ≥ 150 mmHg. (Quadro 22.2)
  - *Classe I; nível de evidência C.*
- PAS ≥ 170 mmHg ou PAD ≥ 110 mmHg em uma grávida é uma emergência, e a hospitalização é recomendada.
  - *Classe I; nível de evidência C.*
- Indução do parto é recomendada em hipertensão gestacional com proteinúria com condições adversas, tais como distúrbios visuais, alterações da coagulação, ou sofrimento fetal.
  - *Classe I; nível de evidência C.*

Quadro 22.2 Anti-hipertensivos para uso na gestação.		
Droga	**Dose**	**Comentários**
Metildopa	0,5-2,0 g/dia em 2-4 doses	O mais usado, considerado como 1ª linha. Comprimidos de 250 e 500 mg
Nifedipina	30-120 mg/dia	Considerada como 2ª opção. Comprimidos de liberação lenta: 10 e 20 mg (12h) Comprimidos de liberação ultralenta: 30 e 60 mg (24h)
Besilato de anlodipina	2,5-10 mg/dia	Considerado pela FEBRASGO como 1ª linha. Comprimidos 2,5; 5 e 10 mg (24h) (no IDPC apenas mantemos quando a paciente está em uso Não como 1ª opção)
Verapamil	120-320 mg/dia	Considerado como 2ª linha Comprimidos 80 mg (8-10h) Comprimidos ação prolongada: 120 e 240 mg (12-24h)
Pindolol	5-30 mg/dia em 2-3 doses	Considerado como de 2ª linha Comprimidos de 5 e 10 mg
Metoprolol	50-200 mg/dia	Comprimidos com ação de 6-12h Comprimidos de ação prolongada (24h)
Labetalol (não disponível no Brasil)	200-1.200 mg/dia	Considerado como de 2ª linha e até 1ª linha. Comprimidos com ação de 8-12h: 200 mg
Hidralazina	50-200 mg/dia	Considerado como 2ª ou 3ª linha para uso crônico Comprimidos com ação de 4-6h: 25 e 50 mg

- Na pré-eclâmpsia, associada com edema pulmonar, é recomendada a administração de nitroglicerina intravenosa.
  - *Classe I; nível de evidência C.*

- Na hipertensão grave, o tratamento medicamentoso com labetalol por via intravenosa ou metildopa ou nifedipina oral é recomendado.
  - *Classe I; nível de evidência C.*
- Mulheres com hipertensão preexistente deve-se considerar continuar a sua medicação atual, exceto para os inibidores da ECA, bloqueadores dos receptores de angiotensina e inibidores diretos da renina.
  - *Classe IIa; nível de evidência C.*

Aneurisma e dissecção de aorta

As doenças da aorta em gestantes, representadas sobretudo pelo aneurisma e dissecção, são causadas principalmente por desordens do tecido conjuntivo, dentre as quais se destacam, pela maior prevalência, a síndrome de Marfan e a valva aórtica bicúspide.

A dissecção de aorta na gestante ocorre na maioria das vezes no terceiro trimestre de gestação e no período de pós-parto imediato. Alterações histológicas têm sido observadas na parede aórtica de pacientes gestantes e são decorrentes de alterações hormonais e hemodinâmicas.

Embora os pacientes com síndrome de Marfan tenham maior risco de dissecção de aorta, a valva aórtica bicúspide é responsável pela maioria dos casos, em razão de sua maior incidência na população geral.

O acompanhamento das gestantes com doenças da aorta estáveis deve ser realizado com o ecocardiograma a cada seis a oito semanas durante a gestação e por até seis meses após o parto.

O tratamento medicamentoso do aneurisma de aorta envolve o uso de betabloqueadores na tentativa de reduzir o risco de ruptura e controle rigoroso da pressão arterial. A analgesia adequada durante o parto é essencial para reduzir a estimulação simpática e o estresse cardiovascular.

Quando a dilatação é diagnosticada durante a gravidez, ou ocorre progressiva dilatação em até 30 semanas de gestação, o reparo cirúrgico é recomendado com o feto intraútero. Após 30 semanas de gestação, a cesariana seguida de correção da aorta parece ser a melhor opção para mãe e feto.

A dissecção de aorta na grávida é uma emergência cirúrgica, devendo-se proceder imediatamente à cesariana e posterior correção da dissecção. As dissecções tipo B de Stanford podem ser tratadas inicialmente de modo conservador.

Recomendações das Diretrizes

- Controle rigoroso da pressão arterial em grávidas com dilatação de aorta conhecida, dilatação tipo B ou predisposição genética para dissecção arterial.
  - *Classe I; nível de evidência C.*
- Controle ecocardiográfico a cada 4-8 semanas deve ser realizado durante a gravidez em pacientes com dilatação da aorta ascendente.
  - *Classe I; nível de evidência C.*
- Ressonância Nuclear Magnética (sem gadolínio) é recomendada para grávidas com dilatação da aorta ascendente distal, arco aórtico ou aorta descendente.
  - *Classe I; nível de evidência C.*
- Em mulheres com valva aórtica bicúspide é recomendada avaliação por imagem da aorta ascendente.
  - *Classe I; nível de evidência C.*
- Em pacientes com uma aorta ascendente < 40 mm, parto vaginal é possível.
  - *Classe I; nível de evidência C.*
- Mulheres com dilatação da aorta ou (história de) dissecção da aorta devem realizar o parto em um centro onde a cirurgia cardiotorácica está disponível.
  - *Classe I; nível de evidência C.*
- Em pacientes com uma aorta ascendente > 45 mm, parto por cesariana deve ser considerado.
  - *Classe I; nível de evidência C.*
- O tratamento cirúrgico pré-gravidez deve ser considerado em mulheres com doença aórtica, associado com uma válvula aórtica bicúspide quando o diâmetro da aorta for > 50 milímetros (ou > 27 mm/m^2).

- *Classe IIa; nível de evidência C.*
- Cirurgia profilática deve ser considerada durante a gravidez se o diâmetro da aorta for ≥ 50 mm e aumentando rapidamente.
  - *Classe IIa; nível de evidência C.*
- Em Marfan, e outros pacientes com uma aorta 40-45 mm, parto vaginal com epidural anestesia deve ser considerado.
  - *Classe IIa; nível de evidência C.*
- Em Marfan, e outros pacientes com uma aorta 40-45 mm, a cesariana pode ser considerada.
  - *Classe IIb; nível de evidência C.*
- Pacientes com (ou história de) tipo dissecção B devem ser aconselhados contra a gravidez.
  - *Classe III; nível de evidência C.*

Cardiomiopatia periparto e insuficiência cardíaca

As cardiomiopatias são doenças raras na gestação, contudo, podem ter uma evolução catastrófica.

A insuficiência cardíaca pode ser consequência das cardiomiopatias ou secundária a complicações de valvopatias, cardiopatias congênitas ou relacionada à gestação, como é o caso da cardiomiopatia periparto.

Por definição, a cardiomiopatia periparto é definida como insuficiência cardíaca secundária à disfunção ventricular esquerda, no final da gestação ou nos 5 primeiros meses após o parto, sem que se encontre alguma alteração cardíaca prévia. Não necessariamente ocorre dilatação do ventrículo esquerdo, porém, sempre há disfunção ventricular com fração de ejeção < 45%.

A incidência de cardiomiopatia periparto varia de 1:300 a 1:4000 gestantes. A etiologia ainda é incerta, podendo estar relacionada com: infecções, inflamações, processo autoimune. Mais recentemente, suspeita-se ser consequência de um estresse oxidativo desequilibrado, clivando a prolactina em um potente fator angiostático e fragmentos pró-apoptóticos.

São considerados fatores predisponentes: multiparidade e partos múltiplos, história familiar, etnia, tabagismo, diabetes, hipertensão, desnutrição, pré-eclâmpsia, a idade avançada da mãe ou gravidez na adolescência, e uso prolongado de beta-agonistas.

Tratamento

A insuficiência cardíaca pode se desenvolver muito rapidamente e devemos utilizar todo a arsenal terapêutico possível, seguindo as indicações das diretrizes para não gestantes.

O uso de balão intra-aórtico, dispositivos de assistência ventricular, cardiodesfibriladores e até mesmo o transplante cardíaco devem ser discutidos com as equipes especializadas, sempre considerando que 50% das pacientes recuperam a função ventricular em 6 meses.

Toda a terapêutica atual disponível deve ser utilizada: dopamina, levosimendam, betabloqueadores, diuréticos de alça e a associação de hidralazina com nitrato. Exceção feita para os inibidores da ECA, bloqueadores dos receptores de angiotensina e inibidor direto da renina e espironolactona, contraindicados enquanto a paciente ainda estiver gestante ou amamentando.

Vale ressaltar que a gestação é um estado protrombótico e, portanto, deve-se ter atenção especial às indicações da anticoagulação plena.

Recomendações das Diretrizes

- Anticoagulação é recomendada em pacientes com trombo intracardíaco detectado por método de imagens ou com evidência de embolia sistêmica.
  - *Classe I; nível de evidência C.*
- Mulheres com insuficiência cardíaca durante a gravidez devem ser tratadas de acordo com as diretrizes atuais para pacientes não grávidas, respeitando as contraindicações para a gravidez.
  - *Classe I; nível de evidência C.*
- Gestantes com fibrilação atrial devem ser anticoaguladas com heparina de baixo peso molecular ou antagonistas da vitamina K de acordo com a fase da gravidez em que se encontram.
  - *Classe I; nível de evidência C.*

Doença valvular

Durante a gestação, o aumento do débito cardíaco, da frequência cardíaca e da queda da resistência vascular periférica faz com que o gradiente transvalvar aumente. Assim, as lesões estenóticas acarretam maior risco na gravidez que as regurgitações, e muitas vezes mulheres assintomáticas previamente à gestação passam a ter sintomas limitantes. Complicando com insuficiência cardíaca, congestão pulmonar e fibrilação atrial.

Pacientes com estenose valvar sintomática usualmente são tratadas com diuréticos e/ou betabloqueadores ou digitálicos, mas essas medicações possuem restrições no caso das gestantes. Nesses casos, muitas vezes são preferíveis os procedimentos percutâneos, como a comissurotomia percutânea. Quando esta é contraindicada, a cirurgia valvar deve ser realizada.

Atenção especial deve ser dada à gestante com prótese valvar, especialmente prótese mecânica, devido ao alto risco de trombose. Em caso de suspeita de trombose valvar, deve ser feito ecocardiograma transtorácico de urgência. Muitas vezes a complementação transesofágica, ou com fluoroscopia, é necessária.

Nas pacientes assintomáticas ou oligossintomáticas a otimização da anticoagulação pode ser suficiente em 85% dos casos. Nos casos sintomáticos, ou quando a anticoagulação falhar, a terapia trombolítica é a opção, especialmente quando envolve o lado direito ou em pacientes de extremo alto risco para a cirurgia no momento. A cirurgia cardíaca deve ser realizada nos casos de contraindicação ou falha do trombolítico.

Recomendações das Diretrizes

- Em pacientes sintomáticas ou com hipertensão pulmonar, repouso relativo e betabloqueadores (β1 seletivos).
  - Classe I; nível de evidência B.
- Os diuréticos são recomendados quando sintomas de congestão persistirem, apesar dos betabloqueadores.
  - Classe I; nível de evidência B.
- Anticoagulação é recomendada no caso de fibrilação atrial, trombose atrial esquerda, embolia.
  - Classe I; nível de evidência C.
- Comissurotomia mitral percutânea deve ser considerada em pacientes grávidas com sintomas graves ou pressão sistólica de artéria pulmonar

- \> 50 mmHg, apesar da terapêutica médica.
  - *Classe IIa; nível de evidência C.*
- Pacientes com insuficiência aórtica ou mitral grave e sintomas ou função ventricular prejudicada ou dilatação do ventrículo, devem ser tratadas cirurgicamente na pré-gravidez.
  - *Classe I; nível de evidência C.*
- A terapia médica é recomendada em mulheres grávidas com lesões regurgitantes quando ocorrem sintomas.
  - *Classe I; nível de evidência C.*
- Anticoagulante oral é recomendado durante o segundo e terceiro trimestres até a 36ª semana.
  - *Classe I; nível de evidência C.*
- Mudança no regime de anticoagulação durante a gravidez deve ser implementado no hospital.
  - *Classe I; nível de evidência C.*
- Início de trabalho de parto na vigência de anticoagulante oral é indicado parto por cesariana.
  - *Classe I; nível de evidência C.*
- Anticoagulante oral deve ser interrompido na 36ª semana de gestação e iniciada heparina não fracionada (a PTT $\geq 2 \times$ controle) ou heparina de baixo peso molecular (Anti-Xa 0,8 a 1,2 U /mL de 4 a 6 horas após a dose).
  - *Classe I; nível de evidência C.*
- Em grávidas com heparina de baixo peso molecular, o nível de anti-Xa deve ser avaliado semanalmente.
  - *Classe I; nível de evidência C.*
- Heparina de baixo peso molecular deve ser substituída por heparina não fracionada intravenosa pelo menos 36 horas antes do parto planejado. Deve ser suspensa até 4 a 6 horas antes do parto e reiniciada 4 a 6 horas após o parto, se não houver complicações hemorrágicas.
  - *Classe I; nível de evidência C.*
- Ecocardiografia imediata é indicada em mulheres com válvulas mecânicas apresentando dispneia e/ou uma embolia.
  - *Classe I; nível de evidência C.*

- Continuação do anticoagulante oral deve ser considerada durante o primeiro trimestre se a dose de varfarina necessária para anticoagulação terapêutica for < 5 mg/dia ou < 3 mg/dia de femprocumona depois de informações e consentimento da paciente.
  - *Classe IIa; nível de evidência C.*
- Descontinuação do anticoagulante oral entre 6 e 12 semanas e substituição por heparina não fracionada infusão intravenosa (a PTT ≥ 2 × controle, em pacientes de alto risco) ou heparina de baixo peso molecular duas vezes por dia (com ajuste da dose de acordo com o peso e nível-alvo de anti-Xa 4 a 6 horas pós-dose de 0,8 a 1,2 U/mL) deve ser considerada em pacientes com uma dose de varfarina necessária de > 5 mg/dia (ou femprocumona > 3 mg/dia).
  - *Classe IIa; nível de evidência C.*
- A descontinuação do anticoagulante oral entre as semanas 6 e 12, e substituição como descrito acima, pode ser considerada individualmente, em pacientes com a dose de varfarina necessária para a anticoagulação terapêutica < 5 mg/dia ou femprocumona < 3 mg/dia.
  - *Classe IIb; nível de evidência C.*
- Continuação do anticoagulante oral pode ser considerada entre 6 e 12 semanas em pacientes com uma dose de varfarina necessária para anticoagulação terapêutica > 5 mg/dia ou femprocumona > 3 mg/dia.
  - *Classe IIb; nível de evidência C.*
- Heparina de baixo peso molecular deve ser evitada, a menos que os níveis de anti-Xa sejam monitorados.
  - *Classe III; nível de evidência C.*

Arritmias

Tanto extrassístoles quanto as taquiarritmias sustentadas tornam-se mais frequentes e podem até mesmo se manifestar pela primeira vez durante a gravidez. Entre 20% e 40% das exacerbações sintomáticas das taquicardias supraventriculares paroxísticas ocorrem durante a gravidez. Mesmo que a maioria das palpitações seja benigna, novo episódio de taquicardia ventricular é motivo de preocupação e os pacientes devem ser investigados para a presença de doença cardíaca estrutural subjacente.

O diagnóstico das arritmias é feito por meio do exame físico e da análise detalhada do eletrocardiograma de 12 derivações. Este deve ser preciso para que o tratamento correto seja instituído rapidamente e com mínimos efeitos para a mãe e o feto. A etiologia e a função ventricular esquerda por meio de ecocardiograma devem ser investigadas. O Holter é importante na quantificação de extrassístoles, na identificação de gatilhos desencadeantes das arritmias e para confirmar a eficácia dos antiarrítmicos. O teste ergométrico pode auxiliar nos casos de arritmias durante o esforço. Outros exames como cineangiocoronariografia e ressonância magnética do coração podem ser necessários em casos selecionados de taquicardias ventriculares.

Taquicardia supraventricular (TSV)

Inicialmente, as TSV são tratadas com manobra vagal, e quando esta se mostra ineficaz, opta-se pelo uso de adenosina 6 mg, podendo-se repetir mais uma dose de 12 mg. É uma medicação segura por ter ação rápida, eficácia de 90% e não apresentar teratogenicidade ou efeitos colaterais para o feto. Em caso de insucesso, pode-se optar pelo uso isolado ou em associação de digital, bloqueador de canal de cálcio (verapamil) ou betabloqueador (propranolol, metoprolol). Em pacientes com via acessória, como Wolff-Parkinson-White, existe maior chance de ocorrência de arritmias durante a gestação. Em nosso país, opta-se pela administração de propafenona ou sotalol e, em última instância, pela amiodarona. Em caso de permanência da taquiarritmia após manobra vagal e medicamentos, pode-se fazer cardioversão elétrica com 50 J, com boa tolerância e efetividade. Em raros casos de insucesso ou importante repercussão hemodinâmica, a ablação por radiofrequência pode ser indicada com baixos riscos e excelentes resultados.

Fibrilação e flutter atrial

Ambas as taquicardias são mais comuns em mulheres com cardiopatia estrutural preexistente que cursam com aumento atrial importante.

Em casos de instabilidade hemodinâmica, deve-se prontamente realizar cardioversão elétrica com 50 a 100 J. Em caso de fibrilação atrial estável, a propafenona pode ser usada se não houver disfunção ventricular e a amiodarona, como medicação de exceção, quando a disfunção ventricular estiver presente. A cardioversão também pode ser realizada em casos de insucesso do tratamento farmacológico.

Nos casos de FA com duração maior que 48 horas, recomenda-se anticoagulação por 3 a 4 semanas para posterior cardioversão (elétrica ou química).

No *flutter* atrial, a reversão com antiarrítmicos é rara, sendo indicada a cardioversão elétrica com cargas baixas (50 J). O uso de anticoagulação também é recomendado.

Para controle da frequência cardíaca, a digoxina, os betabloqueadores ou verapamil podem ser utilizados isolados ou em associação. A prevenção da recorrência deve ser feita com sotalol, propafenona e, em último caso, amiodarona. Lembrando sempre de manter anticoagulação efetiva.

Taquicardia ventricular

A taquicardia ventricular sustentada (duração > 30 segundos ou com instabilidade) é rara na grávida, e o estado gravídico não predispõe ao aumento da frequência dos episódios em pacientes com história prévia dessa arritmia. Pode ocorrer em mulheres com coração normal, como na taquicardia da via de saída do ventrículo direito, ou na taquicardia idiopática do ventrículo esquerdo. As pacientes com cardiopatia estrutural apresentam pior prognóstico.

Se houver instabilidade hemodinâmica ou comprometimento fetal, está indicada a cardioversão elétrica, com cargas crescentes, sem riscos para a mãe e o feto.

A lidocaína pode ser empregada, não estando associada ao aumento de risco fetal ou malformações congênitas. A amiodarona, embora possua muitos efeitos colaterais, nestes casos, deve ser usada em infusão endovenosa. O sulfato de magnésio é usado nas taquicardias polimórficas com QT longo, sem efeitos adversos significativos. Os medicamentos mais frequentemente empregados para a prevenção dessas recorrências são a propafenona e sotalol, para as não cardiopatas, e amiodarona para as cardiopatas com disfunção ventricular; betabloqueador ou verapamil podem ser utilizados nos casos de taquicardia ventricular com coração normal.

Para tratamento em longo prazo, prevenção secundária de morte súbita, sobretudo em cardiopatas com disfunção ventricular, o cardio-desfibrilador implantável é recomendado, sem influências negativas para a gestação, parto ou saúde fetal.

Bradicardias

A bradicardia sintomática raramente ocorre na gravidez. O bloqueio atrioventricular total é pouco comum, mas quando presente frequentemente gera sintomas pelas alterações hemodinâmicas da gravidez. Nos casos de BAVT, o marca-passo provisório deve ser empregado antes do parto mesmo nas assintomáticas, e, se necessário, o implante de marca-passo definitivo pode ser realizado em qualquer fase da gestação, sem riscos significativos para mãe e feto.

Recomendações das Diretrizes

- Recomenda-se manobra vagal seguida por adenosina endovenosa para taquicardia supraventricular paroxística.
  - *Classe I; nível de evidência C.*
- Cardioversão elétrica imediata é recomendado para o tratamento agudo de qualquer taquicardia com instabilidade hemodinâmica.
  - *Classe I; nível de evidência C.*
- Para a prevenção de taquicardia supraventricular paroxística recomenda-se digoxina, metoprolol, propranolol.
  - *Classe I; nível de evidência C.*
- Para a cardioversão de taquicardia supraventricular paroxística metoprolol ou propranolol deve ser considerado.
  - *Classe IIa; nível de evidência C.*
- Para a prevenção de taquicardia supraventricular paroxística recomenda-se sotalol ou a flecainida deve ser considerada se a digoxina ou um agente de bloqueio β falhar.
  - *Classe IIa; nível de evidência C.*

- Para a cardioversão de taquicardia supraventricular paroxística, verapamil EV pode ser considerado.
  - *Classe IIb; nível de evidência C.*
- Para prevenção de taquicardia supraventricular paroxística a propafenona oral, ou procainamida, pode ser considerada como última opção, se outros agentes sugeridos falharem e antes de usar amiodarona.
  - *Classe IIb; nível de evidência C.*
- Atenolol não deve ser utilizado para qualquer arritmia.
  - *Classe III; nível de evidência C.*
- A implantação de um CDI, se clinicamente indicado, é recomendado antes da gravidez, mas também é recomendada sempre que indicado, durante a gravidez.
  - *Classe I; nível de evidência C.*
- Para uso em longo prazo, na síndrome do QT longo congênita, betabloqueadores são recomendados durante a gravidez e também pós-parto, quando apresentam um grande benefício.
  - *Classe I; nível de evidência C.*
- Para prevenção de taquicardia ventricular idiopática sustentada metoprolol oral, propranolol ou verapamil são recomendados.
  - *Classe I; nível de evidência C.*
- Cardioversão elétrica imediata é recomendado para a taquicardia ventricular sustentada instável.
  - *Classe I; nível de evidência C.*
- Cardioversão de taquicardia ventricular sustentada estável e monomórfica com sotalol endovenoso ou procainamida deve ser considerado.
  - *Classe IIa; nível de evidência C.*
- Implantação de marca-passo permanente ou CDI deve ser considerado sob orientação ecocardiográfica, especialmente em feto com mais de 8 semanas de gestação.
  - *Classe IIa; nível de evidência C.*
- Para a conversão de taquicardia ventricular sustentada, monomórfica, hemodinamicamente instável, refratária à cardioversão elétrica ou que não responde a outras drogas, amiodarona deve ser considerada.

- *Classe IIa; nível de evidência C.*
- A ablação por cateter pode ser considerada no caso de taquicardia refratária a drogas e pouco tolerada.
  - *Classe IIb; nível de evidência C.*

Descompensação aguda da hipertensão arterial pulmonar crônica

Hipertensão arterial pulmonar (média da pressão arterial pulmonar > 25 mmHg) é uma condição em que a gestação é contraindicada devido à alta taxa de morbimortalidade materna e fetal. Mesmo com aconselhamento apropriado, algumas pacientes optam por prosseguir a gravidez.

Os períodos periparto e pós-parto imediato são os de maior mortalidade. Durante a gravidez, a expansão fisiológica do volume e o aumento do débito cardíaco levam à sobrecarga do ventrículo direito, e a falência circulatória ou hipoxemia (pelo *shunt* da direita para a esquerda) pode ocorrer. Durante o acompanhamento clínico o objetivo é manter o volume circulatório, evitando a hipotensão arterial sistêmica, e também a hipóxia e a acidose, que podem precipitar a insuficiência cardíaca direita refratária.

A suplementação de oxigênio deve ser oferecida nos casos de hipoxemia; prostaciclina ou iloprosta podem ser usados no periparto para melhorar a condição hemodinâmica para o parto. Para as pacientes que fazem uso de medicações específicas antes da gravidez, devemos considerar a manutenção das mesmas durante a gestação, orientando a gestante quanto a possíveis riscos de teratogenicidade, principalmente com a bosentana.

Quando indicado, a anticoagulação deve ser mantida, exceto nos casos de hipertensão portal associada, devido ao alto risco de hemorragias.

Nos casos que evoluem com insuficiência cardíaca, deve-se seguir as diretrizes para gestante, como já exposto acima.

Recomendações das Diretrizes

- Na hipertensão pulmonar primária (HAP), o tratamento anticoagulante deve ser considerado em pacientes com suspeita de embolia pulmonar como causa (ou parcialmente a causa) da hipertensão pulmonar.

- Classe IIa; nível de evidência C.

- Em pacientes que já estão tomando medicações para hipertensão pulmonar antes de engravidar, deve ser considerada a continuação após informações sobre os efeitos teratogênicos.
  - Classe IIa; nível de evidência C.
- Mulheres com hipertensão pulmonar devem ser desaconselhadas a engravidar.
  - Classe III; nível de evidência C.
- Mulheres com uma saturação de oxigênio abaixo de 85% em repouso devem ser desaconselhadas a engravidar.
  - Classe III; nível de evidência C.

BIBLIOGRAFIA

1. Campanharo FF, Cecatti JG, Haddad SM, et al. The impact of cardiac diseases during pregnancy on severe maternal morbidity and mortality in Brazil. PLoS One. 2015;10(12):e0144385.
2. Dubbs SB, Tewelde SZ. Cardiovascular catastrophes in the obstetric population. Emerg Med Clin North Am. 2015;33(3):483-500.
3. Elkayam U, Jalnapurkar S, Barakkat MN, et al. Pregnancy-associated acute myocardial infarction: a review of contemporary experience in 150 cases between 2006 and 2011. Circulation 2014;129(16):1695-702.
4. Expert consensus document on management of cardiovascular disease during pregnancy: Eur Heart J. 2011; 24(8):761-81.
5. Jeejeebhoy FM, Zelop CM, et al. Cardiac arrest in pregnancy: a scientific statement from the American Heart Association. Circulation. 2015;132 (18):1747-73.
6. Koutrolou-Sotiropoulou P, Parikh PB, Miller C, et al. Impact of heart disease on maternal and fetal outcomes in pregnant women. Am J Cardiol. 2015;116(3):474-80.
7. McGregor AJ, Barron R, Rosene-Montella K. The pregnant heart: cardiac emergencies during pregnancy. Am J Emerg Med. 2015;33(4):573-9.
8. Özkan M, Çakal B, Karakoyun S, et al. Thrombolytic therapy for the treatment of prosthetic heart valve thrombosis in pregnancy with low-

-dose, slow infusion of tissue-type plasminogen activator. Circulation 2013;128(5):532-40.

9. Rajagopalan S, Nwazota N, Chandrasekhar S. Outcomes in pregnant women with acute aortic dissections: a review of the literature from 2003 to 2013. Int J Obstet Anesth. 2014;23(4):348-56.

10. Sliwa K, Blauwet L, Tibazarwa K, et al. Evaluation of bromocriptine in the treatment of acute severe peripartum cardiomyopathy: a proof-of--concept pilot study. Circulation. 2010;121(13):1465-73.

11. Sliwa K, Hilfiker-Kleiner D, Petrie MC, et al. Current state of knowledge on aetiology, diagnosis, management, and therapy of peripartum cardiomyopathy: a position statement from the Heart Failure Association of the European Society of Cardiology Working Group on peripartum cardiomyopathy. Eur J Heart Fail. 2010;12(8):767-78.

12. Tedoldi CL, Freire CMV, Bub TF, et al. Diretriz da Sociedade Brasileira de Cardiologia para Gravidez na Mulher Portadora de Cardiopatia. Arq Bras Cardiol.2009;93(6 Suppl I):e110-e178.

13. Tweet MS, Hayes SN, Pitta SR, et al. Clinical features, management, and prognosis of spontaneous coronary artery dissection. Circulation 2012;126(5):579-88.

14. Vijayaraghavan R, Verma S, Gupta N, et al. Pregnancy-related spontaneous coronary artery dissection. Circulation. 2014;130(21):1915-20.

capítulo 23

Mauro Atra ▪ Alexandre Pieri

Acidente Vascular Cerebral Isquêmico

INTRODUÇÃO

O acidente vascular cerebral (AVC) é responsável por 6.000.000 de mortes por ano. A cada 6 segundos há uma morte por AVC e 1 em 6 pessoas apresentará essa doença durante a vida. Dentre os acometidos, 2/3 não retornam às atividades previamente realizadas. Mais de 80% dos casos de AVC são isquêmicos (AVCi). O atendimento emergencial integrado com foco na reperfusão cerebral é a ação mais eficaz na mudança da história natural dessa doença.

FISIOPATOLOGIA DA FASE AGUDA

O fluxo sanguíneo cerebral normal é de 55 mL/100 gramas de cérebro por minuto. No AVCi ocorre uma obstrução arterial súbita que leva à redução da perfusão do território irrigado por essa artéria. As áreas hipoperfundidas entram em sofrimento isquêmico e se o fluxo sanguíneo for menor que 15 mL/100 gramas por minuto a morte celular é imediata. O sistema de artérias colaterais cerebrais é dividido em superficial e profundo. O superficial é proveniente dos ramos piais oriundos da circulação externa e o profundo é composto pelo polígono de Willys. Esse sistema de colaterais é responsável pela manutenção da viabilidade tecidual das áreas hipoperfundidas. Com o passar do tempo, se não houver recanalização da artéria ocluída, os neurônios das áreas hipoperfundidas morrerão. A cada minuto sem reperfusão da área isquêmica, 1,9 milhão de neurônios são perdidos. A área hipoperfundida em que não há morte neuronal pode ser recuperada em caso de recanalização. Essa área isquêmica passível de reversão, conhecida como "penumbra isquêmica", constitui o fundamento básico para compreensão da importância da terapia de reperfusão intravenosa precoce. Na presença da oclusão arterial por trombo, o plasminogênio é convertido em plasmina que promove a quebra da fita de fibrina. Essa ação fibrinolítica visa dissolver o trombo proporcionando a recanalização arterial para reperfusão da área isquêmica. Nas primeiras 6 horas de início dos sinais e sintomas, a maior parte dos pacientes apresenta uma artéria ocluída passível de recanalização. As principais causas de AVCi estão listadas no Quadro 23.1.

Quadro 23.1 Causas de acidente vascular encefálico isquêmico.

Trombose

- Aterosclerose
- Vasculite: colagenoses, arterite temporal, poliarterite nodosa, granulomatose de Wegener, arterite de Takayasu, sífilis, arterite necrosante, arterite granulomatosa, angeíte granulomatosa de células gigantes das artérias cerebrais e meningite por bactérias, micobactérias, fungos e parasitas;
- Dissecção arterial: artérias carótidas, vertebrais, intracranianas da base do cérebro (espontânea e traumática);
- Distúrbios hematológicos: trombofilias, trombocitose, púrpura trombocitopênica trombótica, coagulação intravascular disseminada, disproteinemias, hemoglobinopatias, angioendteliose neoplásica;
- Outras: hipofluxo cerebral, uso de cocaína, raios X, medicamentosa (anticoncepcional oral), compressão por aneurisma não roto, doença de *moyamoya*, displasia fibromuscular, doença de Binswanger e trombose venosa.

Embolia

- Cardioembólico: presença de trombo intracavitário (arritmia cardíaca, infarto do miocárdio, miocardiopatia, valvopatia, prótese valvar, tumores, endocardite);
- Embolia aterosclerótica;
- Outras: embolia paradoxal, embolia gordurosa e gasosa, iatrogênica (procedimentos invasivos como arteriografias e cirurgias cardiovasculares).
- Vasoconstrição: após hemorragia subaracnoidea, enxaqueca, eclâmpsia, traumática e idiopática.

SINAIS E SINTOMAS DE ALERTA

A apresentação clínica clássica e mais comum em um paciente com AVCi é a presença de um déficit neurológico focal de início súbito, com piora progressiva nas primeiras 24 horas. Porém, um paciente com AVCi pode apresentar um quadro insidioso de déficit neurológico, com flutuação dos sinais e sintomas.

O diagnóstico clínico é de suma importância, considerando que muitos pacientes avaliados na fase hiperaguda podem apresentar tomografia normal.

A apresentação clínica pode ser dividida em quatro síndromes vasculares:

- **Síndrome da circulação anterior total**, em que o paciente apresentará um conjunto de sinais e sintomas compatíveis com o comprometimento carotídeo. Nesses casos, o paciente pode apresentar sonolência precoce, déficit motor completo e proporcionado, acompanhado de déficit sensitivo e afasia nos AVCis de hemisfério esquerdo, e heminegligência nos de hemisfério direito.
- **Síndrome da circulação anterior parcial**, em que o paciente apresentará os sinais e sintomas da síndrome anterior, isolados ou em diferentes combinações. Normalmente, o déficit motor e sensitivo é desproporcionado. Nesses casos, há comprometimento de um ramo arterial do sistema circulatório anterior.
- **Síndrome da circulação posterior**, em que o paciente pode apresentar uma síndrome cerebelar, síndrome visual caracterizada por hemianopsia homônima ou cegueira cortical. Diferentes graus de sonolência e até coma podem estar presentes. Uma apresentação clássica dessa síndrome é a síndrome alterna, na qual o paciente apresenta uma síndrome de nervos cranianos associada a um déficit motor ou sensitivo contralateral. Diplopia e tontura são sinais de alerta nessa síndrome.
- **Síndrome lacunar**, em que o paciente apresentará comprometimento da microcirculação – vasos perfurantes e as duas apresentações mais comuns são a hemiparesia e hemi-hipoestesia puras. Normalmente, não há comprometimento importante do nível de consciência e afasia ou outro sinal, e sintomas de comprometimento cortical não devem estar presentes.

- Uma forma rápida e eficaz de reconhecimento de um paciente com AVCi no ambiente pré-hospitalar e no acolhimento inicial é através da ferramenta clínica "SAMU", uma variação da consagrada escala de Cincinatti:
- Sorria (avalia-se a assimetria de face);
- Abrace (avalia-se a assimetria de força);
- Música (avalia-se a fala), e
- Urgência (avalia-se o tempo do início dos sinais e sintomas).

DIAGNÓSTICOS DIFERENCIAIS

Vários quadros podem mimetizar um AVCi, porém, na maior parte dos casos eles não se iniciam de forma súbita e alguns serão afastados no exame de imagem. Os principais diagnósticos diferenciais estão na Figura 23.1.

Epilepsia: Paresia de Todd	Hipo ou hipernatremia
Hipo ou hiperglicemia	Insuficiência renal e insuficiência hepática
Quadro confusional agudo	Esclerose múltipla
Lesão expansiva	Neuropatia periférica
Enxaqueca	Síndrome vestibular
Neuroinfecção/SEPSE	Intoxicação

Figura 23.1 Condições clínicas que podem mimetizar sinais e sintomas de AVCi.

ATENDIMENTO INICIAL

O atendimento inicial deve ser rápido, seguindo os seguintes passos:

Reconhecimento do AVCi – Preparo do paciente – Exame de imagem – Tratamento trombolítico

A meta principal no atendimento do paciente com AVCi na fase aguda é a terapia de reperfusão através da administração da medicação trombolítica por via intravenosa, ou trombectomia mecânica em casos selecionados. O único trombolítico aprovado para tratamento intravenoso na fase aguda do AVCi é o alteplase (rT-PA), na dose total de

0,9 mg/kg de peso corporal, com 10% administrado em bolus de até 1 minuto e o restante em infusão contínua por 1 hora.

O NNT (*Number Need to Treat*) desse tratamento é de 3, 7 e 14 quando o tratamento é iniciado em 90, 180 ou 270 minutos após o início dos sinais e sintomas, respectivamente. Esse benefício é muito alto, em especial quando se considera o risco atual de complicação hemorrágica intracraniana sintomática, que atualmente é menor que 2%. Considerando o risco-benefício associado a esse tratamento, é de extrema importância que a equipe interdisciplinar envolvida seja treinada no reconhecimento dos sinais e sintomas, seleção do paciente para trombólise e implantação de um protocolo específico de atendimento emergencial. A janela de oportunidade para trombólise intravenosa é de até 270 minutos do início dos sintomas.

Para pacientes com AVCi causado por uma oclusão de grande artéria proximal na circulação anterior, recomenda-se o tratamento precoce com trombectomia mecânica intra-arterial usando um dispositivo de *stent* recolhedor de segunda geração, independentemente de o paciente ter recebido tratamento padrão com rt-PA intravenoso, se as seguintes condições são observadas:

- A TC de crânio é consistente com um pequeno núcleo de infarto (p. ex., sinais mínimos ou inexistentes de alterações isquêmicas precoces) e exclui hemorragia;
- A angiografia demonstra uma oclusão da artéria grande proximal na circulação anterior;
- A trombectomia é realizada em um centro especializado em AVCi e iniciada o mais rápido possível dentro de 6 horas após o início dos sintomas.

Vários ensaios multicêntricos controlados, abertos e randomizados, além de metanálise recente, demonstraram que o tratamento intra-arterial com trombectomia mecânica com *stents* recolhedores de segunda geração é superior ao tratamento padrão com trombólise intravenosa isolada para AVCi causado por uma oclusão documentada da artéria grande na circulação anterior proximal.

Embora promissor, a trombólise intra-arterial nunca demonstrou resultados consistentes comparada à trombólise intravenosa, e o melhor cenário ou população que possa se beneficiar dessa abordagem ainda não foi estabelecida.

Além do tratamento trombolítico, o manejo dos parâmetros de fase aguda (pressão arterial, glicemia e temperatura), a prevenção e o tratamento precoce das complicações sistêmicas e neurológicas estão diretamente relacionados ao prognóstico do paciente. No atendimento emergencial do paciente com AVCi cada segundo conta porque tempo é cérebro.

Preparo do paciente na fase aguda

Como preparo do paciente entende-se as medidas de estabilização clínica que antecedem o tratamento trombolítico nos pacientes elegíveis. As principais medidas são: decúbito com cabeceira elevada em aproximadamente 30 graus, monitorização cardiorrespiratória e oximetria de pulso, dois acessos venosos calibrosos e coleta dos exames de sangue que serão analisados posteriormente. O manejo intensivo da pressão arterial, glicemia e temperatura nas primeiras 24 horas é de fundamental importância.

O Quadro 23.2 mostra os valores preconizados para o manejo desses três parâmetros.

Quadro 23.2 Metas para pressão arterial, glicemia e temperatura.	
Pacientes indicados para trombólise	Manter PAS < 185 e PAD < 110 mmHg
Pacientes não candidatos a trombólise	Manter PAS < 220 e PAD < 120 mmHg (não baixar a PA em mais de 15%-20% da PAD)
Todos os pacientes	Glicemia entre 80 e 130 mg/dL Temperatura < 37°C

Terapia de reperfusão intravenosa

A seleção do paciente para tratamento trombolítico envolve 4 etapas: excluir sangramento e diagnósticos diferenciais, avaliar a gravidade do AVCi e as contraindicações gerais.

Elegibilidade

São elegíveis os pacientes com: clínica de AVCi em qualquer território arterial, persistência do déficit neurológico, tomografia de crânio sem evidência de hemorragia e início dos sinais e sintomas há menos de 4 horas e meia.

As contraindicações estão listadas no Quadro 23.3. Os achados sugestivos de isquemia hiperaguda são o apagamento de sulcos, perda da diferenciação entre a substância branca e cinzenta e desvio de estruturas, como apagamento dos ventrículos. Os pacientes com hipodensidade bem delimitada na tomografia, provavelmente não terão benefício do tratamento trombolítico e agregam maior risco de transformação hemorrágica (Figura 23.3).

Quadro 23.3 Contraindicações para trombólise no acidente vascular encefálico isquêmico.

Clínicos

- Pressão arterial sistêmica maior que 185 mmHg ou diastólica maior que 110 mmHg;
- Sangramento interno nos últimos 21 dias;
- Diátese hemorrágica: plaquetas < 100.000/mL, heparina nas últimas 48 horas, TTPa superior ao normal, tempo de protrombina maior que 15s;
- Cirurgia intracraniana ou raquimedular, trauma craniano grave, AVEi nos últimos três meses;
- Cirurgia de grande porte, trauma grave, infarto agudo do miocárdio nas últimas três semanas;
- Alteração da glicemia maior que 400 ou menor que 50 mg/dL;
- Punção arterial recente em local não compressível;
- Punção lombar nos últimos sete dias;
- Antecedente de AVEh, malformação vascular ou aneurisma intracraniano.

Neurológicos

- Suspeita clínica de hemorragia meníngea (cefaleia intensa e súbita, rigidez de nuca e alteração do nível de consciência mesmo com TC de crânio sem alterações);

(continua)

Quadro 23.3 Contraindicações para trombólise no acidente vascular encefálico isquêmico. *(continuação)*

Neurológicos

- Melhora progressiva do quadro clínico, sugerindo AIT;
- Tempo incerto do início do quadro;
- Idade < 18 anos;
- Avaliar risco-benefício em pacientes com idade superior a 85 anos;
- Considerar não tratar: pacientes muito graves com escore na escala de NINDS > 22, paciente com déficit neurológico muito discreto (NINDS < 4).

Imagem (TC e/ou RM)

- Hemorragia intracraniana;
- Considerar não tratar: pacientes com sinais precoces de infarto extenso, acometendo mais de um terço do território da artéria cerebral média (Figura 23.2)

NINDS: National institute of neurological disorders and stroke.

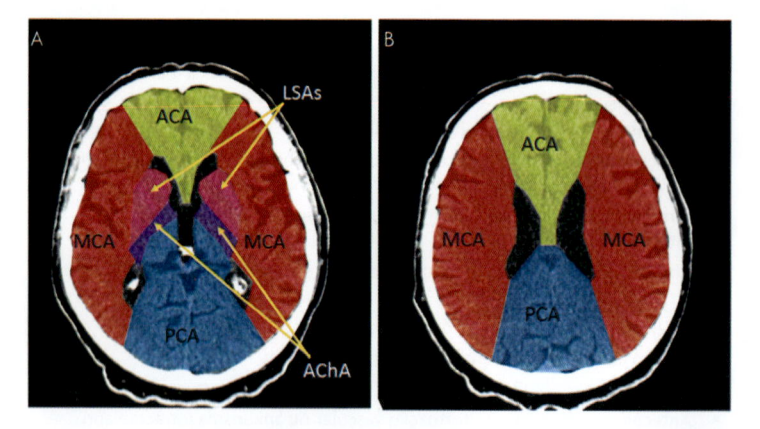

Figura 23.2 (A e B) Territórios da artéria cerebral média. Territórios: ACA - artéria cerebral anterior, AChA: artéria coroidal anterior (da ACM ou ACI), LSAs: artérias lentículo-estriadas (da MCA), ACM: artéria cerebral média, PCA: artéria cerebral posterior, MCA: artéria cerebral média.

*ACI: Artéria corótida interna.

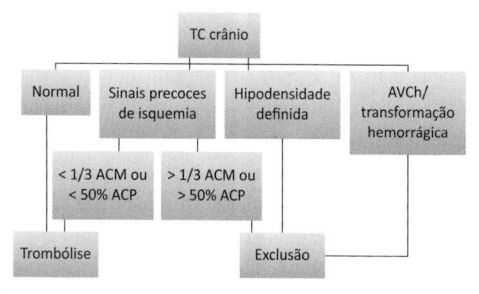

Figura 23.3 Fluxograma de seleção para tratamento trombolítico com tomografia.
ACM: Artéria cerebral média; ACP: Artéria cerebral posterior; AVCh: Acidente vascular cerebral hemorrágico.

Nos casos em que o paciente estiver em uso de novo anticoagulante há contraindicação para o uso do trombolítico por via intravenosa. A dabigatrana pode ser uma exceção; alguns autores defendem que na presença de um TTPA e TT normais, em pacientes com 6 horas da próxima tomada, a trombólise pode ser segura. Em nossa conduta, nos pacientes em uso de dabigatrana, a trombólise intravenosa será guiada pelo TTPA e TT. Se esses exames estiverem alterados, ou o paciente estiver em uso de outro anticoagulante, a trombólise intra-arterial será a opção. É importante ressaltar que a recomendação das últimas diretrizes é para excluir pacientes em uso desses fármacos.

Uma forma mais detalhada usada para a seleção dos pacientes com AVCi para tratamento trombolítico é o ASPECTS (*Alberta Stroke Program Early CT Score*). Nessa avaliação, um ponto é subtraído, de um total de 10 pontos, para cada região cerebral com sinal precoce de isquemia (Figuras 23.4 A e B). Um ASPECTS maior ou igual a 7 é associado a alto benefício e baixo risco do tratamento trombolítico. Um ASPECTS menor que 5 foi associado a alto risco de sangramento. Essa ferramenta de seleção foi utilizada na maioria dos estudos recentes com trombectomia na fase aguda do AVCi.

Preparo e infusão do trombolítico

As Figuras 23.5 e 23.6, a seguir, demonstram como é realizado o preparo e infusão do alteplase.

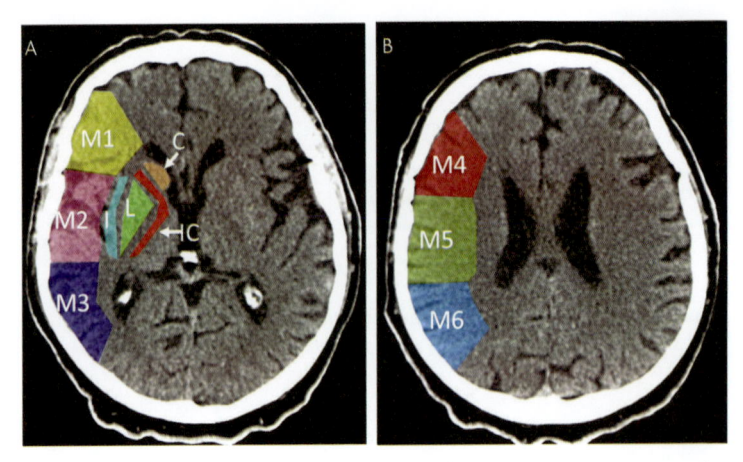

Figura 23.4 (A e B) Territórios analisados para aplicar o critério ASPECTS na seleção de pacientes com AVCi elegíveis para trombolítico.

C: Núcleo caudado; IC: Cápsula interna; L: Núcleo lentiforme; I: Insulina, M1, M2, M3, M4, M5 e M6: território da artéria cerebral média.

Cuidados pós-trombólise

Na unidade de AVC, unidade de terapia intensiva ou sala de emergência, são realizados os cuidados pós-trombólise com o intuito de manter o paciente estável e evitar complicações neurológicas e sistêmicas do AVCi (Quadro 23.4). Nesse ambiente também são iniciadas as estratégias de prevenção secundária e reabilitação.

As medidas mais importantes são: evitar medicações antitrombóticas nas primeiras 24 horas após o tratamento trombolítico no AVCi, evitar cateterização arterial ou punção venosa profunda nos trombolisados, evitar sonda vesical e nasogástrica, controle da temperatura e glicemia no mínimo de 4 em 4 horas, controle da pressão arterial de 15 em 15 minutos nas primeiras 2 horas, de 30 em 30 minutos até 6 horas e após, de hora em hora até 24 horas depois da trombólise, medidas físicas para prevenção de trombose venosa profunda, hidratação e nutrição adequadas (protocolo de disfagia antes de alimentar por via oral), aplicar a escala de AVC do NIH de 6 em 6 horas ou sempre que houver flutuação dos sinais e sintomas. Em caso de piora clínica de 4 ou mais pontos na escala de AVC do NIH, uma tomografia de crânio é realizada imedia-

Passo 1

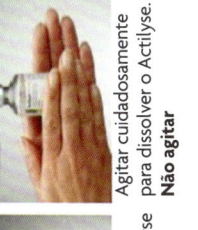

Retirar o frasco-ampola de Actilyse, a água estéril para injetáveis e o dispositivo de transferência da caixa (observe que não existe dispositivo de transferência na embalagem de 10 mg).

Passo 2

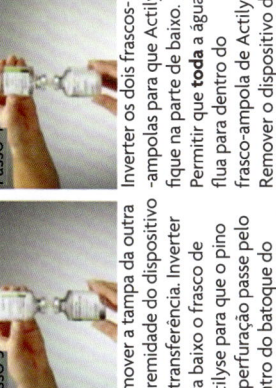

Remover a tampa de uma extremidade do dispositivo de transferência. Inserir o pino de perfuração na posição vertical da WFI estéril. **Mantenha o frasco da água na posição vertical**

Passo 3

Remover a tampa da outra extremidade do dispositivo de transferência. Inverter para baixo o frasco de Actilyse para que o pino de perfuração passe pelo centro do batoque do frasco-ampola de Actilyse

Passo 4

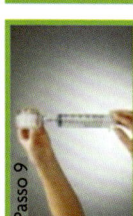

Inverter os dois frascos-ampolas para que Actilyse fique na parte de baixo. Permitir que **toda** a água flua para dentro do frasco-ampola de Actilyse. Remover o dispositivo de transferência

Passo 5

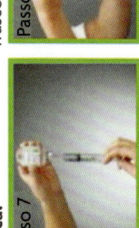

Agitar cuidadosamente para dissolver o Actilyse. **Não agitar**

Passo 6

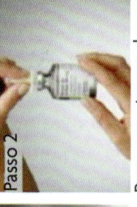

Inspecionar a solução
Para material particulada e descoloração

Passo 7

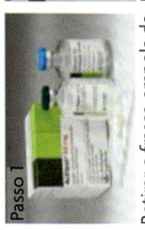

Retirar a **dose em bolus** (10% da dose total) usando uma seringa e agulha

Passo 8

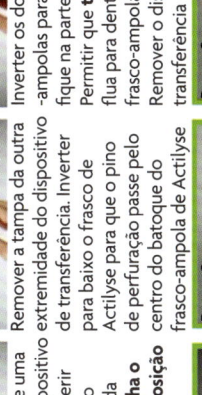

Administrar a dose em **bolus intravenoso** por 1 minuto

Passo 9

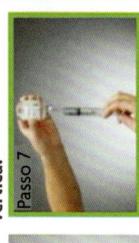

Retirar os 90% restantes da dose. **Descartar o excesso** de quantidade do necessário para tratamento

Passo 10

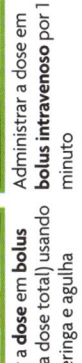

Infundir or 90% restantes da dose por 60 minutos usando a bomba de infusão. No final do tratamento, **enxaguar** o acesso com 15-20 mL de solução fisiológica normal

Figura 23.5 Preparo e infusão de alteplase para a trombólise no AVCi.

Dose			
No AVC isquêmico agudo, a dose recomendada de alteplase (rt-PA) é de 0,9 mg/kg de peso corporal (máximo de 90 mg)[1] • 10% da dose de 0,9 mg/kg é forncida como um *bolus* intravenoso inicial • Os 90% restantes são infundidos por via intravenosa por 60 minutos			
Peso	Dose total	*Bolus*	Infusão (60 min)
50 kg	45 mg	4,5 mg	40,5 mg
60 kg	54 mg	5,4 mg	48,6 mg
70 kg	63 mg	6,3 mg	56,7 mg
75 kg	67,5 mg	6,7 mg	60,8 mg
80 kg	72 mg	7,2 mg	64,8 mg
85 kg	76,5 mg	7,6 mg	68,9 mg
90 kg	81 mg	8,1 mg	72,9 mg
> 100 kg	90 mg	9,0 mg	81,0 mg

Figura 23.6 Dose de alteplase no AVCi de acordo com o peso do paciente.

tamente e se hemorragia for detectada, 8 U de crioprecipitado ou 3U de plasma são infundidos, e um neurocirurgião é acionado. Outras medidas importantes são: investigação etiológica, prevenção de pneumonia e infecção urinária (não usar antibiótico como terapia profilática), não administrar anticonvulsivantes profiláticos e corticosteroides são fortemente contraindicados, exceto nos casos em que a indicação for secundária à etiologia, como nas vasculites sistêmicas. Nos casos de edema cerebral maligno, as medidas de ponte como manitol e hiperventilação podem ser necessárias, mas devem ser mantidas por tempo maior que 24 horas. Nesses casos, o paciente deve ser selecionado para a craniectomia descompressiva extensa e precoce, pois esta tem impacto na redução de sequelas e morte. Nenhum neuroprotetor se mostrou eficaz e não há recomendação para uso dessas medicações.

ABORDAGEM INTERDISCIPLINAR

A reabilitação, com uma equipe interdisciplinar composta por enfermagem, fisioterapia, fonoaudiologia, terapia ocupacional, educador físico, nutrição e psicologia, deve ser iniciada o quanto antes. Um protocolo com metas diárias compartilhadas com o paciente e os familiares melhora significativamente o prognóstico dos pacientes. Medidas simples como mudança de decúbito de duas em duas horas, cuidados nutricionais, protocolo de disfagia e afasia, detecção e tratamento precoce de depressão, fisioterapia respiratória e motora, e ações de terapia ocupacional devem ser consideradas. Esse grupo interdisciplinar pode ser coordenado por um médico fisiatra e o plano de alta deve estar em sincronia com o seguimento ambulatorial. Todos os profissionais envolvidos no atendimento devem se empenhar em orientar o paciente, familiares e cuidadores quanto às orientações envolvendo o atendimento e as estratégias de prevenção cardiovascular com foco em hábitos como alimentação rica em gorduras e pobre em vegetais, excluindo a ingesta excessiva de álcool, o tabagismo, o sedentarismo e o estresse.

DEFINIÇÃO DO MECANISMO ETIOLÓGICO

A investigação do mecanismo etiológico é fundamental para elaboração da estratégia de prevenção secundária. Atualmente o diagnóstico etiológico do AVCi é dividido em 6 possibilidades: doença aterosclerótica de grandes artérias, cardioembolia, doença de pequenos vasos, dissecção arterial, outras causas (dissecção arterial, doença de Fabry, anemia falciforme, vasculites e trombofilias) e indeterminado. O AVCi classificado como indeterminado é aquele em que mais de uma etiologia é possível ou mesmo com investigação adequada e otimizada não é possível definir uma etiologia. Os pacientes internados com AVCi devem ser submetidos a um protocolo específico de investigação etiológica, que deve ser iniciado o quanto antes.

A investigação mínima compreende uma tomografia de crânio sem contraste, eletrocardiograma, rx de tórax, ecocardiograma, USG Doppler de carótidas e perfil lipídico, e glicemia de jejum. Em alguns casos, em especial nos AVCis em jovens (idade menor que 55 anos), a investigação deve ser complementada com angiografia intra e extracraniana por tomografia ou ressonância, ecocardiograma transesofágico, Holter cardíaco e provas de reação inflamatória e pesquisa de trombofilias. O exame de líquor pode ser útil em situações especiais (vasculites, encefalites virais e neurosífilis). Testes genéticos específicos podem ser necessários na elucidação diagnóstica em pacientes com AVCi criptogênico.

Quadro 23.4 Cuidados durante e após o uso de rT-PA no AVCi.

Trombolítico só deve ser administrado nos hospitais que preencham os seguintes requisitos

- Monitorização em UTI por no mínimo 24h após a trombólise;
- Reconhecer e tratar complicações hemorrágicas do trombolítico;
- TC de urgência;
- Banco de sangue com disponibilidade imediata de hemoderivados;
- Neurocirurgia de urgência.

Avaliação neurológica sequencial rigorosa

- Sangramento intracraniano deve ser a primeira hipótese diante de piora neurológica, cefaleia, hipertensão súbita, náusea e vômito;
- Restrição de acesso venoso central e punção arterial nas primeiras 24h após a trombólise;
- Evitar sondagem vesical durante a infusão e por pelo menos 30 minutos após o término da infusão;
- Evitar sonda gástrica por pelo menos 24h;
- Monitorização não invasiva da pressão arterial: a cada 15 min nas primeiras 2h; a cada 30 minutos nas próximas 6h e a cada hora até 24h.

Manuseio de complicações hemorrágicas

- Suspender imediatamente a infusão do trombolítico;
- Solicitar hemoglobina, hematócrito, TTPa, INR, plaquetas e fibrinogênio, repetindo a cada 2h até o controle do sangramento;
- Solicitar avaliação cirúrgica se necessário;
- Transfundir: crioprecipitado 5 unidades (repetir se fibrinogênio menor que 200 mg/dL após 1h); plasma fresco congelado 2 unidades a cada 6h por 24h e plaquetas 1 unidade/10 kg de peso por aférese ou 4 unidades randômicas.

BIBLIOGRAFIA

1. Aleu A, Mellado P, Lichy C, et al. Hemorrhagic complications after off--label thrombolysis for ischemic stroke. Stroke. 2007;38(2):417-22.

2. Aviv JE, Martin JH, Sacco RL, et al. Supraglottic and pharyngeal sensory abnormalities in stroke patients with dysphagia. Ann Otol Rhinol Laryngol. 1996;105(2):92-7.

3. Barber PA, Demchuk AM, Zhang J, et al .Validity and reliability of a quantitative computed tomography score in predicting outcome of hyperacute stroke before thrombolytic therapy:ASPECTS Study Group:Alberta Stroke Programme Early CT Score. Lancet. 2000;355(9216): 1670-4.

4. Berkhemer OA, Fransen PS, Beumer D, et al. A randomized trial of intraarterial treatment for acute ischemic stroke. N Engl J Med 2015; 372:11.

5. Campbell BC, Mitchell PJ, Kleinig TJ, et al. Endovascular therapy for ischemic stroke with perfusion-imaging selection. N Engl J Med 2015; 372(11):1009-18.

6. Chernyshev OY, Martin-Schild S, Albright KC, et al. Safety of tPA in stroke mimics and neuroimaging-negative cerebral ischemia. Neurology. 2010;74(17):1340-5.

7. Furie KL, Goldstein LB, Albers GW, et al. Oral antithrombotic agents for the prevention of stroke in nonvalvular atrial fibrillation: a science advisory for healthcare professionals from the American Heart Association/ American Stroke Association. Stroke. 2012;43(12):3442-53.

8. Goyal M, Demchuk AM, Menon BK, et al. Randomized assessment of rapid endovascular treatment of ischemic stroke. N Engl J Med 2015; 372(1):11-20.

9. Goyal M, Menon BK, van Zwam WH, et al. Endovascular thrombectomy after large-vessel ischaemic stroke: a meta-analysis of individual patient data from five randomised trials. Lancet 2016; 387(10029):1723-31.

10. Guidelines for management of ischaemic stroke and transient ischaemic attack 2008. Cerebrovasc Dis. 2008;25(5):457-507.

11. Hacke W, Donnan G, Fieschi C, et al. Association of outcome with early stroke treatment: pooled analysis of ATLANTIS, ECASS, and NINDS rt-PA stroke trials. Lancet. 2004;363(9411):768-74.

12. Jauch EC, Saver JL, Adams HP Jr, et al. Guidelines for the early management of patients with acute ischemic stroke: a guideline for healthcare professionals from the American Heart Association/American Stroke Association.Stroke. 2013;44(3):870-947.

13. Jovin TG, Chamorro A, Cobo E, et al. Thrombectomy within 8 hours after symptom onset in ischemic stroke. N Engl J Med 2015;372(24):2296-306.

14. Lansberg MG, Schrooten M, Bluhmki E, et al. Treatment time-specific number needed to treat estimates for tissue plasminogen activator therapy in acute stroke based on shifts over the entire range of the modified Rankin Scale. Stroke. 2009;40(6):2079-84.

15. Latchaw RE, Alberts MJ, Lev MH, et al. Recommendations for imaging of acute ischemic stroke: a scientific statement from the American Heart Association. Stroke. 2009;40(11):3646-78.

16. Martins SC, Freitas GR, Pontes-Neto OM, et al. Guidelines for acute ischemic stroke treatment: part II: stroke treatment. Arq Neuropsiquiatr. 2012;70(11):885-93.

17. McCormick MT, Muir KW, Gray CS, et al. Management of hyperglycemia in acute stroke: how, when, and for whom? Stroke. 2008; 39(7):2177-85.

18. Miller R, Moomaw CJ, Alwell K, et al. Designing a message for public education regarding stroke: does FAST capture enough stroke? Stroke. 2007;38(10):2864-8.

19. Potter JF, Robinson TG, Ford GA, et al. Controlling hypertension and hypotension immediately post-stroke (CHHIPS): a randomised, place-bo-controlled, double-blind pilot trial. Lancet Neurol. 2009;8(1):48-56.

20. Powers WJ, Derdeyn CP, Biller J, et al. 2015 American Heart Association/American Stroke Association Focused Update of the 2013 Guidelines for the Early Management of Patients With Acute Ischemic Stroke Regarding Endovascular Treatment: a Guideline for Healthcare Professionals From the American Heart Association/American Stroke Association. Stroke. 2015;46(10):3020-35.

21. Qureshi AI, Ezzeddine MA, Nasar A, et al. Prevalence of elevated blood pressure in 563,704 adult patients with stroke presenting to the ED in the United States. Am J Emerg Med. 2007;25(1):32-8.

22. Sandercock P, Wardlaw JM, Lindley RI, et al. The benefits and harms of intravenous thrombolysis with recombinant tissue plasminogen activator within 6 h of acute ischaemic stroke (the Third International Stroke Trial [IST-3]): a randomised controlled trial [published correction appears in Lancet. 2012; 379(9834):2352-63.

23. Saqqur M, Molina CA, Salam A, et al. Clinical deterioration after intravenous recombinant tissue plasminogen activator treatment: a multicenter transcranial Doppler study. Stroke. 2007;38(1):69-74.

24. Saver JL, Goyal M, Bonafe A, et al. Stent-retriever thrombectomy after intravenous t-PA vs. t-PA alone in stroke. N Engl J Med 2015; 372(24):2285-95.
25. Saver JL, Yafeh B. Confirmation of tPA treatment effect by baseline severity-adjusted end point reanalysis of the NINDS-tPA stroke trials. Stroke. 2007;38(2):414-6.
26. Schwamm LH, Audebert HJ, Amarenco P, et al. Recommendations for the implementation of telemedicine within stroke systems of care: a policy statement from the American Heart Association. Stroke. 2009;40 (7):2635-60.

capítulo 24

Hugo Ribeiro Ramadan

Emergência Cardiovasculares em Atletas

INTRODUÇÃO

A prática regular de atividade física é considerada de grande importância para uma vida saudável e correlaciona-se à diminuição da taxa de eventos cardiovasculares e da mortalidade por todas as causas. O exercício, entretanto, quando realizado de forma extenuante, sem o devido preparo físico e supervisão especializada, pode resultar em situações de emergência e, até mesmo, em desfechos fatais.

A morte súbita em atletas é um evento raro, porém gera enorme repercussão e preocupação, pois associa-se ao atleta o exemplo ideal de saúde. Grandes esforços vêm sendo feitos nessa área na tentativa de identificar os mecanismos fisiopatológicos e suas etiologias, além de propostas para sua prevenção.

A conduta deve ser sempre individualizada, já que não há dados expressivos na literatura atual devido à baixa frequência de eventos.

O objetivo deste capítulo é analisar as manifestações clínicas relacionadas ao sistema cardiovascular no atleta que podem necessitar de atendimento de emergência.

DEFINIÇÕES

- **Exercício**: Atividade física regular e planejada, com objetivo de melhorar ou preservar a saúde e o condicionamento físico.

- **Atleta competitivo**: Aquele que participa de programa de esporte organizado, o qual requer treinamento e prática de competição regular, com alta premiação pela excelência e pelas conquistas alcançadas.
- **Morte súbita:** Ocorre durante as primeiras 24 horas do início dos sintomas.
- **Morte súbita no atleta:** Aquela que ocorre durante ou até 24 horas após a interrupção da atividade esportiva, sendo que, na maioria dos casos, acontece imediatamente ou até 6 horas após o início do exercício.

EPIDEMIOLOGIA DA MORTE SÚBITA EM ATLETAS

A incidência de morte súbita (MS) em atletas não é definida com exatidão e pode variar conforme idade, sexo, modalidade esportiva e definição de MS adotada. A predominância é maior no sexo masculino e a incidência pode variar de 1:100.000 a 1:300.000 atletas ao ano. As cardiopatias são a principal causa, sendo que entre atletas jovens (com idade inferior a 35 anos) a mais comum é a miocardiopatia hipertrófica, seguida pelas anomalias congênitas das artérias coronárias e a displasia arritmogênica do ventrículo direito. Em atletas com mais de 35 anos, a mais comum é a cardiopatia isquêmica. Apesar dos benefícios à saúde proporcionados pela atividade física regular e moderada, na presença de doenças cardiovasculares não diagnosticadas, estruturais ou não, o exercício pode se tornar um gatilho para o desencadeamento de eventos e, consequentemente, de MS cardíaca. Hoje, acredita-se que muitos indivíduos com MS relacionada ao exercício apresentam sintomas prodrômicos que são subestimados pelos próprios pacientes e também pelo médico, negando a antiga ideia que a maioria dos atletas que sofrem MS não apresentam sintomas prévios ao evento fatal.

Possibilidades diagnósticas no atleta na sala de emergência

Causas cardíacas

Com cardiopatia estrutural

- Miocardiopatia hipertrófica
- Hipertrofia ventricular esquerda idiopática

- Miocardiopatia dilatada (doença de Chagas)
- Miocardite
- Origem anômala das artérias coronárias
- Doença arterial coronária arteriosclerótica
- Estenose valvar aórtica
- Displasia arritmogênica do ventrículo direito
- Prolapso valvular mitral com degeneração mixomatosa
- Síndrome de Marfan (aneurisma de aorta)
- Cardiopatias congênitas
- Hipertensão pulmonar
- Ponte miocárdica

Sem cardiopatia estrutural

- Síndrome de Wolff-Parkinson-White
- Taquicardia ventricular idiopática
- Síndrome do QT longo
- Commotio cordis
- Síndrome de Brugada
- Taquicardia ventricular catecolaminérgica

Outras causas

- Insolação – hipertermia
- Distúrbios hidroeletrolíticos
- Exacerbação de asma brônquica
- Cocaína e outros simpatomiméticos (espasmo coronariano)
- Anabolizantes
- Hormônio do crescimento (cardiotoxicidade)
- Outras drogas ilícitas
- Rabdomiólise

ARRITMIAS

Bradiarritmias

Devido ao aumento do tônus vagal durante o repouso, em atletas bem condicionados, um grande espectro de bradiarritmias e alterações eletrocardiográficas podem ocorrer, sem necessariamente ter significado patológico (Tabela 24.1).

Tabela 24.1 Alterações eletrocardiográficas decorrentes das adaptações fisiológicas dos atletas.

- Pausa sinusal
- Arritmia sinusal
- Bradicardia sinusal
- Ritmo juncional
- Extrassístole atrial
- Bloqueio atrioventricular de primeiro grau
- Fenômeno de Wenckebach
- Critérios para hipertrofia ventricular esquerda
- Critérios para hipertrofia ventricular direita
- Distúrbios de condução pelo ramo direito
- Elevação do ponto J
- Alterações da onda T

Bradicardia sinusal é bastante prevalente em pacientes bem condicionados e, na ausência de sintomas, exame físico dentro da normalidade e ECG sem outras alterações significativas, não há necessidade de prosseguir a investigação. Atletas com bloqueios de primeiro ou segundo grau tipo Mobitz 1 assintomáticos, sem cardiopatia estrutural e com boa resposta cronotrópica ao esforço também não necessitam de seguimento.

Bradicardias excessivas (< 30 bpm) e/ou sintomáticas devem ser avaliadas com minuciosa história clínica, exame físico, eletrocardiograma, Holter de 24 horas, teste ergométrico e ecocardiograma. Outros exames podem ser solicitados conforme a necessidade de cada caso.

Atletas com bloqueios de segundo grau tipo Mobitz 2, bloqueios avançados ou de terceiro grau, assim como bradicardias que levam à instabilidade hemodinâmica, devem ser avaliados e tratados da mesma forma que a população geral, pois os mecanismos desses bloqueios sofrem pouca influência de tônus vagal, aumentando a probabilidade de que se esteja diante de uma cardiopatia.

Taquiarritmias

Em geral, a MS arrítmica em atletas resulta de taquiarritmias ventriculares com cardiopatia estrutural associada. Em algumas condições, entretanto, a morte arrítmica acontece mesmo sem cardiopatias estruturais como na síndrome de Wolff-Parkinson-White (WPW), síndrome do QT longo, síndrome do QT curto, síndrome de Brugada e na taquicardia ventricular polimórfica catecolaminérgica.

Taquicardias supraventriculares

Arritmias supraventriculares em atletas geralmente cursam com bom prognóstico, porém, ocasionalmente, podem estar associadas a sintomas graves ou à instabilidade hemodinâmica, necessitando de tratamento específico.

A fibrilação atrial no atleta, assim como no indivíduo comum, tem sua fisiopatologia multifatorial e não completamente entendida. Considera-se que a distensão atrial durante exercício e a alternância de tônus autonômico podem estar relacionadas à sua ocorrência. Na população jovem há maior incidência de FA nos atletas quando comparados aos não atletas. Pode se manifestar durante ou após atividade física, causando cansaço desproporcional, palpitações e, em alguns casos, até sintomas de baixo débito cardíaco. Na sala de emergência, a conduta é a mesma para indivíduos não atletas.

A síndrome de WPW é caracterizada por sintomas de taquicardia e/ou síncope associados à pré-excitação ventricular. O diagnóstico geralmente é feito pelo ECG em triagem pré-atividade física. A pré-excitação no atleta, mesmo assintomático, é motivo de preocupação, pois na presença de fibrilação atrial a condução do estímulo elétrico através da via acessória pode culminar com degeneração para fibrilação ventricular e possibilidade de MS. Devido à imprevisibilidade do comportamento da via acessória na presença de altos níveis plasmáticos de catecolaminas durante a atividade física, o tratamento definitivo pela ablação com radiofrequência tem sido proposto.

Taquicardias ventriculares

A prevalência de arritmias ventriculares em atletas é muito variável e três perguntas devem ser respondidas para a definição da necessidade de tratamento específico e/ou desqualificação para o esporte: se há doença ou alteração estrutural associada, se existem sintomas e se os sintomas pioram com a atividade física.

Síndrome do QT longo

Caracteriza-se por intervalo QT corrigido > 450 ms em homens e 470 ms em mulheres, associado à presença de síncope de repetição ou MS, secundários à taquicardia ventricular polimórfica ou fibrilação ventricular. Pode ser adquirida, geralmente secundária ao efeito de fármacos e drogas, ou congênita, resultante de mutações nos canais de sódio e potássio. Hoje já existem descrições de mais de uma dezena de genótipos relacionada à síndrome do QT longo, porém os tipos LQT1, LQT2 e LQT3 são os de maior importância devido à sua maior prevalência. Portadores do genótipo LQT1 têm a maioria dos eventos relacionada à atividade física. Nos genótipos LQT2 e LQT3 as arritmias são desencadeadas principalmente por emoções e sono, respectivamente (Figura 24.1).

Pacientes avaliados no serviço de emergência, especialmente naqueles com episódios sincopais, ou de parada cardiorrespiratória recuperada, devem ter o intervalo QT corrigido observado no ECG de doze derivações para diagnóstico desta condição.

Síndrome de Brugada

É uma doença arritmogênica genética rara, autossômica dominante, com predomínio no sexo masculino. É caracterizada por elevação do segmento ST em derivações precordiais direitas (V1-V3) (Figura 24.2). As alterações no eletrocardiograma geralmente são intermitentes e podem se manifestar durante o uso de medicações, febre, alterações no tônus autonômico, alterações hidroeletrolíticas e consumo de álcool e drogas.

- **Tipo 1:** Supradesnivelamento do segmento ST maior que 2 mm, com onda T negativa.
- **Tipo 2:** Supradesnivelamento do segmento ST maior que 2 mm, com onda T positiva ou difásica.
- **Tipo 3:** Supradesnivelamento do segmento ST maior que 1 mm, com onda T com morfologia semelhante à do tipo 2.

A presença da síndrome é marcador de arritmias malignas (taquicardia ventricular e fibrilação ventricular). Fatores de risco para eventos são: história de parada cardiorrespiratória recuperada, síncope e aparecimento espontâneo do padrão tipo1. O único tratamento comprovadamente eficaz é o implante de cardiodesfibrilador implantável (CDI).

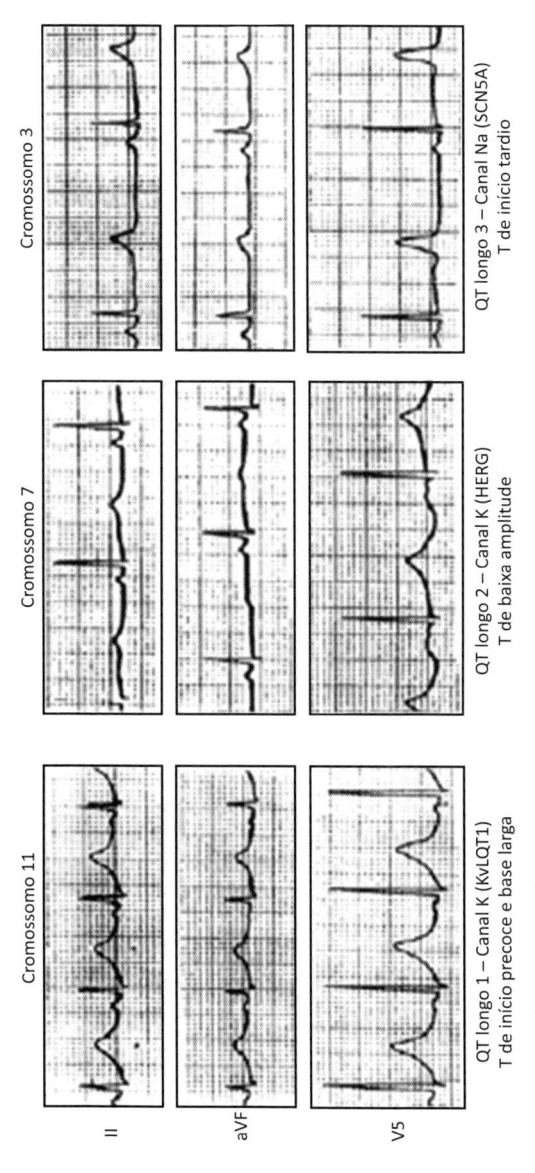

Figura 24.1 Subtipos na síndrome do QT longo.

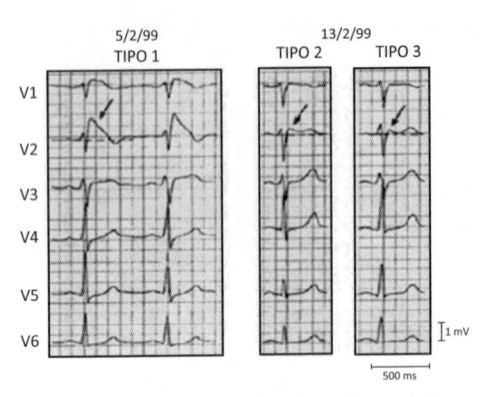

Figura 24.2 Classificação eletrocardiográfica da síndrome de Brugada.

Taquicardia ventricular catecolaminérgica

Doença genética de transmissão autossômica dominante. Está relacionada a alterações dos receptores de rianodina responsáveis pelo efluxo de cálcio. Manifesta-se por síncope e MS em jovens devido à taquicardia ventricular polimórfica induzida por exercício, que pode rapidamente degenerar para fibrilação ventricular. Existe certa dificuldade diagnóstica, pois não se observa cardiopatia estrutural e as arritmias são percebidas apenas durante monitorização cardíaca mediante esforço físico, por exemplo, num teste ergométrico ou teste cardiopulmonar. Fora deste contexto, outros exames se mostram dentro dos padrões de normalidade.

Displasia arritmogênica do ventrículo direito

Doença degenerativa, genética, autossômica dominante, que promove a necrose de miócitos com substituição progressiva do miocárdio por tecido fibrogorduroso. A atividade física intensa e regular resulta em sobrecarga volumétrica do ventrículo direito e, consequentemente, promove processo inflamatório que se torna gatilho para o desenvolvimento de arritmias malignas e acelera o processo de atrofia fibrogordurosa na população de atletas.

A displasia arritmogênica do ventrículo direito tem predomínio no sexo masculino e frequentemente é assintomática. Sua apresentação pode variar de extrassístoles ventriculares isoladas até taquicardia ventricular sustentada ou fibrilação ventricular. Seu tratamento, mesmo em indivíduos assintomáticos, é baseado no uso de betabloqueadores e drogas antiarrítmicas de classe III. Nos pacientes que apresentam arritmias, a ablação por cateter é uma alternativa paliativa, pois o tratamento, em alguns casos, é o implante de CDI.

SÍNCOPE

Síncope é a perda transitória da consciência e tônus postural, secundária à hipoperfusão cerebral, com curta duração e recuperação total e espontânea no nível neurológico. A etiologia da síncope pode variar de causas benignas, como a síncope neuromediada, a causas cardiogênicas que são importantes preditoras de morte súbita (Tabela 24.2). A anamnese e o exame físico detalhado têm importância fundamental para o diagnóstico. Todavia, exames complementares poderão ser necessários para elucidação diagnóstica e serão específicos para cada caso.

Episódios de síncope imediatamente após o término do esforço físico falam a favor de síncope neuromediada, enquanto eventos durante o exercício estão mais frequentemente associados à síncope cardiogênica e, portanto, é forte preditor de MS.

A conduta frente a um atleta com síncope na sala de emergência é semelhante à do não atleta e deve ser individualizada, dando-se atenção especial quando a síncope ocorrer durante a atividade esportiva.

Tabela 24.2 Causa de síncopes em atletas.

Causas	Condição cardiovascular associada
Neuromediada	Geralmente sem doença cardíaca estrutural
Bradicardia	• Adaptação fisiológica ao treinamento • BAVT congênito • Doença do sistema de condução

(continua)

Tabela 24.2 Causa de síncopes em atletas.	*(continuação)*
Causas	**Condição cardiovascular associada**
Taquicardias supraventriculares	▪ Fibrilação/*Flutter* atrial ▪ Taquicardia por reentrada nodal ▪ Taquicardia por reentrada atrioventricular ▪ Outras taquicardias supraventriculares
Taquicardias ventriculares	▪ Miocardiopatia hipertrófica ▪ Doença arterial coronária ▪ Displasia arritmogênica do VD ▪ Síndrome do QT longo ▪ Síndrome de Brugada ▪ Miocardiopatia dilatada ▪ Miocardites ▪ Doenças valvares ▪ Doenças cardíacas congênitas ▪ Taquicardia ventricular catecolaminérgica ▪ Fibrilação ventricular idiopática
Baixo débito cardíaco	▪ Estenose aórtica ▪ Mixoma atrial ▪ Hipertensão pulmonar ▪ Desidratação

PRECORDIALGIA E DISPNEIA AOS ESFORÇOS

Diversas são as possibilidades etiológicas de precordialgia e dispneia aos esforços. A seguir serão destacadas as principais entidades relacionadas aos atletas.

Miocardiopatia hipertrófica

Durante o treinamento intenso, podem ocorrer episódios recorrentes de isquemia miocárdica induzida pela atividade física, devido ao maior consumo de oxigênio pelas fibras miocárdicas hipertrofiadas, resultando em áreas de necrose e posterior substituição por fibrose. Este fato propicia maior instabilidade elétrica, podendo gerar focos potenciais de arritmias. Em casos mais avançados, o atleta pode evoluir com insuficiência cardíaca diastólica, o que leva à dispneia.

O eletrocardiograma pode apresentar eixo do QRS com desvio à esquerda, presença de ondas Q rápidas e profundas na parede inferior e/ou precordiais, sobrecarga ventricular esquerda e alterações do segmento ST. Mais de 90% dos portadores dessa doença apresentam algum tipo de alteração eletrocardiográfica e o ecodopplercardiograma bidimensional é uma das principais ferramentas para confirmação diagnóstica.

O tratamento deverá ser individualizado, objetivando a otimização terapêutica semelhante à de não atletas, sendo a base do tratamento o uso de betabloqueadores. A Tabela 24.3 ilustra os principais fatores de risco de morte em portadores de miocardiopatia hipertrófica.

Tabela 24.3 Estratificação de risco cardiovascular para cardiomiopatia hipertrófica.
▪ Morte súbita abortada ou taquicardia ventricular sustentada
▪ Síncope relacionada ao exercício, de etiologia não justificada
▪ Espessura máxima da parede do VE: ≥ 30 mm
▪ Taquicardia ventricular não sustentada: ≥ 3 complexos, FC > 120 bpm
▪ Resposta anormal da PA durante o exercício, comportamento em platô (< 25 mmHg em relação à PA inicial) ou resposta deprimida (dimiuição > 15 mmHg do pico PA ou dimiuição > 15 mmHg durante o teste de esforço e relação à inicial)
▪ História familiar de morte súbita cardíaca

Coração de atleta

O treinamento físico regular e intenso propicia adaptações fisiológicas do coração como o aumento da parede ventricular esquerda, dos diâmetros da cavidade e massa muscular cardíaca. Contudo, estas alterações não devem levar à disfunção sistólica e/ou diastólica. Esses achados são denominados coração de atleta. Quando a espessura da parede está entre 13 e 15 mm será necessária a diferenciação dos casos de miocardiopatia hipertrófica, pois o prognóstico é extremamente diferente. É interessante ressaltar que o coração de atleta tem a característica de regressão da hipertrofia após três meses de descondicionamento físico. O descondicionamento por vezes se faz necessário na dúvida diagnóstica quando a investigação é inconclusiva (Tabela 24.4).

Tabela 24.4 Zona cinzenta entre o coração de atleta e a MCH com os critérios para o diagnóstico diferencial da hipertrofia ventricular esquerda.

"Zona Cinzenta" (13-15 mm)	CMH	Coração de atleta
Distribuição da hipertrofia	Assimétrico	Simétrico
Espessura máxima da parede do ventrículo esquerdo	≥ 15 mm	< 13 mm
Dimensão do ventrículo esquerdo	Normal ou reduzida (≤ 45 mm)	Normal ou aumentada (≥ 55 mm)
Doppler tissular	Velocidade aumentada	Velocidade baixa
N-Terminal Pro-BNP	Aumentado	Normal
Regressão com descondicionamento	Ausente	Presente
Anormalidades no ECG*	Comuns	Incomuns
Antecedente familiar CMH	Usualmente presentes	Ausentes

*Mais comuns são ondas Q profundas, ondas T invertidas profundas, aumento significativo da amplitude das ondas R e/ou S nas derivações precordiais.

Adaptada de Maron BJ, Zipes DP. 36th Bethesda Conference: eligibility recommendations for competitive athletes with cardiovascular abnormalities. J Am Coll Cardiol. 2005;45:2-64.

Anomalias das artérias coronárias

A maioria dos indivíduos portadores de anomalias coronárias é assintomática, porém podem ocorrer episódios de precordialgia, devido à possibilidade de isquemia durante a atividade física.

Dentre os diferentes tipos, destaca-se:

- Origem anômala da artéria coronária;
- Estenose ou atresia da artéria coronária;
- Ectasia ou fístula coronária;

- Associação a vasoespasmo;
- Êmbolos intracoronários.

O exame físico costuma ter poucos achados e não existem alterações específicas no eletrocardiograma, sendo os exames de imagem a principal ferramenta para o diagnóstico, entre eles: ecocardiograma bidimensional com Doppler (especialmente o transesofágico), tomografia computadorizada de coronárias, ressonância magnética cardíaca e, em alguns casos, a cineangiocoronariografia.

Ponte miocárdica

É caracterizada por segmentos da artéria coronária, geralmente descendente anterior, que se encontram tunelizados e envolvidos pelo miocárdio. Há maior chance de repercussão clínica quando os trechos são longos e profundos, com estenose durante a sístole e compressão diastólica residual. Isso leva à isquemia miocárdica regional, com consequente precordialgia ou até morte súbita relacionada ao exercício. A maioria dos indivíduos não apresenta sintomas e seu exato significado clínico e prognóstico ainda não são bem definidos. Em casos extremos e bem selecionados a ressecção cirúrgica pode ser uma opção caso haja falha do tratamento farmacológico, que é feito com betabloqueadores ou bloqueadores dos canais de cálcio.

Estenose aórtica

Estenose aórtica é outra suspeita em atletas com precordialgia e/ou dispneia aos esforços. Suas possíveis etiologias são do tipo: congênita, degenerativa ou reumática.

No exame físico, o pulso radial é de pequena amplitude, o ictus é impulsivo e deslocado para esquerda e para baixo. Frêmito sistólico pode ser palpável, e nota-se sopro sistólico ejetivo com irradiação para face lateral direita do pescoço, clique sistólico antecedendo o sopro em casos de estenose leve e desdobramento paradoxal da 2ª bulha nas valvopatias mais graves.

Nos casos que evoluem para insuficiência ventricular esquerda pode-se observar aumento da área cardíaca na radiografia de tórax.

O ecocardiograma bidimensional com Doppler é o exame mais importante, detalhando a gravidade da lesão valvar e a função ventricular.

Miocardite

A atividade física intensa aumenta a suscetibilidade às infecções do trato respiratório. Com isso, a miocardite também pode ser causa de precordialgia. Sua apresentação é heterogênea, ocorre desde indivíduos assintomáticos até casos fulminantes com insuficiência cardíaca grave e choque cardiogênico refratário. A maioria dos casos tem curso subclínico, o que dificulta o diagnóstico e contribui na progressão para miocardiopatia dilatada.

A etiologia mais comum é viral e os patógenos mais importantes são: Coxsackie tipo B e Parvovírus B19.

O paciente pode apresentar, ao exame físico, taquicardia persistente desproporcional, bulhas cardíacas hipofonéticas, ritmo de galope por 3ª bulha e sopro sistólico regurgitativo em foco mitral e/ou tricúspide, especialmente nos casos mais graves.

O diagnóstico é bastante difícil, pois a maioria dos exames complementares tem resultados inespecíficos como provas inflamatórias/infecciosas alteradas, alterações inespecíficas ao ECG e elevação de marcadores de necrose miocárdica. A ressonância magnética é importante na diferenciação de eventos isquêmicos. O exame padrão ouro é a biópsia endomiocárdica apesar de sua baixa sensibilidade, além de ser invasivo e de alto custo.

Cerca de metade dos pacientes evolui com cura espontânea e o tratamento se baseia no suporte hemodinâmico.

Doença arterial coronária

É a principal causa de MS em atletas acima de 35 anos de idade. Atualmente existem poucos estudos na literatura que avaliaram atletas com DAC, sendo que os conceitos e condutas são baseados nos dados da população de não atletas.

O eletrocardiograma e os marcadores de necrose miocárdica são de grande valor e a conduta na sala de emergência não difere da adotada na suspeita de síndrome coronária aguda em não atletas.

Síndrome de Marfan

É uma doença hereditária, de transmissão autossômica dominante, que apresenta desordens do tecido conjuntivo principalmente nos sistemas cardiovascular, esquelético e ocular. O portador da síndrome apresenta constituição corporal característica (longilíneos, aracnodactilia, deformidade torácica e escoliose). Pode evoluir com dilatação progressiva da aorta, que pode complicar com rupturas ou dissecções no território acometido, especialmente durante o exercício devido ao aumento do estresse hemodinâmico contra as paredes do vaso. O ecocardiograma transesofágico, a ressonância nuclear magnética e a tomografia computadorizada são úteis no diagnóstico, porém só devem ser realizados após a estabilização do paciente. As medidas específicas devem ser tomadas na sala de emergência com tratamento idêntico ao indivíduo não atleta.

COLAPSO CARDIOVASCULAR

É caracterizado pela perda súbita do fluxo efetivo de sangue, secundária a uma causa cardíaca e/ou fatores vasculares periféricos, que pode reverter espontaneamente ou apenas por intervenção específica. O principal mecanismo de colapso relacionado à atividade física é o arritmogênico, que ocorre mais frequentemente na miocardiopatia hipertrófica e cardiomiopatia arritmogênica do ventrículo direito. Na síndrome de Marfan, a principal etiologia é a ruptura ou dissecção da aorta. Na doença arterial coronária e na miocardite os quadros de insuficiência ventricular aguda representam o principal mecanismo, e no caso de anomalias da artéria coronária, os mecanismos dependem do tipo de alteração e sua repercussão hemodinâmica.

Além dos mecanismos citados anteriormente, os atletas podem apresentar colapso devido ao *Commotio cordis*, secundário ao impacto não penetrante na região do precórdio, sem produzir lesões de estruturas ósseas e cardíacas que estimulam a arritmia ventricular mesmo em indivíduos com coração normal (Figura 24.3). Acredita-se ser consequente ao fenômeno R sobre T que se caracteriza pelo estímulo gerado pelo impacto exatamente no momento da repolarização ventricular correspondentes aos 15 a 30 ms prévios ao pico da onda T.

Outros traumas de tórax, mesmo que não penetrantes, podem causar lacerações ou rupturas das estruturas cardiovasculares, com possibilidade de tamponamento cardíaco.

O abuso de substâncias ou drogas que têm efeitos colaterais cardiovasculares, pode induzir arritmias, infarto agudo do miocárdio e culminar em colapso cardiovascular. A intoxicação por cocaína tem se tornado mais frequente. Destaque também para hormônios anabolizantes que podem promover um estado de hipercoagulabilidade, além de espessamento do septo e da parede ventricular, hipertrofia miocárdica e, em casos mais avançados, miocardiopatia dilatada.

A Tabela 24.5, a seguir, apresenta as principais características eletrocardiográficas das cardiopatias encontradas em atletas.

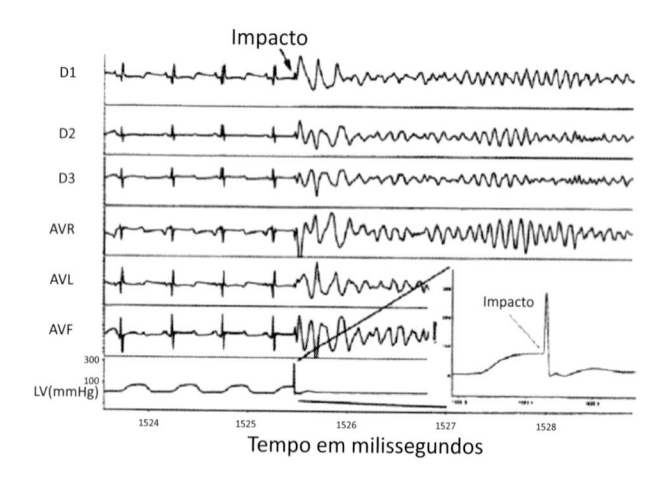

Figura 24.3 Eletrocardiograma de seis derivações em estudo experimental com um impacto a 30 mph com uma bola de beisebol padrão. A fibrilação ventricular é desencadeada imediatamente após o impacto durante o período de vulnerabilidade da repolarização.

Adaptada de Link MS, Maron BJ, VanderBrink BA, *et al*: Impact directly over the cardiac silhouette is necessary to produce ventricular fibrillation in an experimental model of commotio cordis. J Am Coll Cardiol 37:649-654, 2001.

Tabela 24.5 Achados eletrocardiográficos das principais cardiopatias em atletas.

	Intervalo QT corrigido	Onda P	Intervalo PR	Complexo QRS	Intervalo ST	Onda T	Arritmias
Cardiomiopatia hipertrófica	Normal	(Sobrecarga átrio esquerdo)	Normal	Aumento da amplitude em precordiais; onda Q anormal inferior e/ou lateral (DEE, BRE); onda Delta	Infradesnivelamento (supradesnivelamento)	Invertida em precordiais esquerdas	(FA); (ESV); (TV/TVNS)
Displasia arritmogênica do ventrículo direito	Normal	Normal	Normal	> 110 ms nas precordiais direitas; onda Épsilon nas precordiais direitas; redução da amplitude no plano frontal; BRD	(supradesnivelamento nas precordiais direitas)	Invertida em precordiais direitas	ESV com padrão de BRE; (TV/TVNS com padrão BRE)
Cardiomiopatia dilatada	Normal	(Sobrecarga átrio esquerdo)	≥ 0,21s	BRE	Infradesnivelamento (supradesnivelamento)	Invertida em inferior e/ou lateral	(ESV); (TV)
Síndrome do QT longo	> 440 ms em homens > 460 ms em mulheres	Normal	Normal	Normal	Normal	Bifásica em todas as derivações	(ESV); (Torsade de Pointes)

(continua)

Tabela 24.5 Achados eletrocardiográficos das principais cardiopatias em atletas. *(continuação)*

	Intervalo QT corrigido	Onda P	Intervalo PR	Complexo QRS	Intervalo ST	Onda T	Arritmias
Síndrome do QT curto	< 300 ms	Normal	Normal	Normal	Normal	Normal	FA; (TV polimórfica)
Síndrome de brugada	Normal	—	≥ 0,21s	Padrão S1S2S3; (BRD/DEE)	Supradesnivelamento; morfologia "sela" em precordiais direitas	Invertida nas precordiais direitas	(TV polimórfica); (FA); (Bradicardia sinusal)
Síndrome de Wolf-Parkinson-White	Normal	Normal	< 0,12 s	Onda Delta	Alterações secundárias	Alterações secundárias	Taquicardia supraventricular; (FA)
Doença arterial coronária	(Prolongado)	Normal	Normal	Ondas Q anormais	(infradesnivelamento ou supradesnivelamento)	Invertidas em ≥ 2 derivações	ESV; (TV)

Intervalo QT corrigido para a frequência cardíaca pela Fórmula de Bazett. BRE: Bloqueio de ramo esquerdo; BRD: Bloqueio de ramo direito; DEE: Desvio do eixo para a esquerda (−30° ou mais); ESV: Extrassístoles ventriculares isoladas ou pareadas; TV: Taquicardia ventricular; TVNS: Taquicardia ventricular não sustentada.

Doença arterial coronária: inclui aterosclerose coronária precoce e anomalias coronárias congênitas.

Ondas Q anormal.

Achados eletrocardiográficos menos comuns ou raros estão entre parênteses.

CONCLUSÃO

Entender o substrato anatômico e os mecanismos da MS em atletas é a melhor forma de desenvolver estratégias eficazes na prevenção dos desfechos fatais, sendo que a avaliação cardiovascular pré-participação tem papel fundamental.

Os conceitos já conhecidos de que o treinamento físico, quando regular e intenso, leva a alterações significativas das estruturas cardiovasculares, podem direcionar o atendimento de urgência destes indivíduos, evitando desfechos fatais.

No Algoritmo 24.1 apresenta-se as principais alterações e etiologias encontradas no atleta com sintomas cardiovasculares.

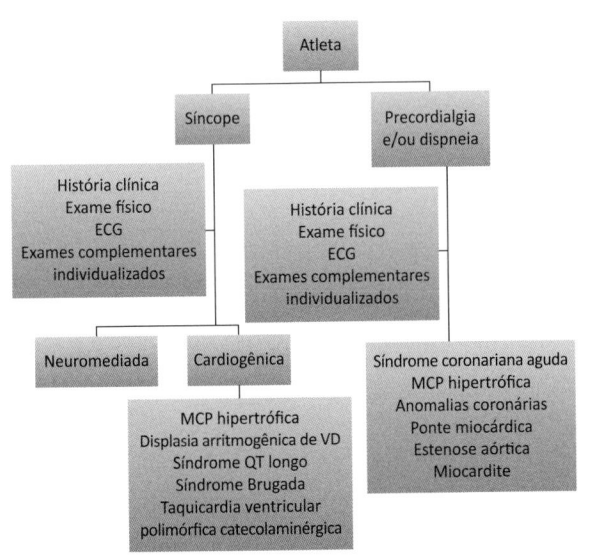

Algoritmo 24.1 Principais alterações e etiologias encontradas no atleta com sintomas cardiovasculares.

FICHA DE ATENDIMENTO AO ATLETA NA SALA DE EMERGÊNCIA

Nome: _____

Idade: _____

Esporte principal: _____ Tempo de prática esportiva: _____

Queixa: Síncope ☐

      Dor torácica e/ou dispneia ☐

      Febre ☐

      Outras: _____

Tempo de início dos sintomas: _____

Antecedentes pessoais: Síncope prévia ☐

                    Sintomas semelhantes prévios ☐

                    Outros: _____

Uso de medicações ou outras substâncias: Não ☐   Sim ☐   Quais:

_____

_____

Exame clínico: _____

_____

_____

_____

ECG de 12 derivações: _____

_____

Laboratório: Hb:__ Ht: __ Leucócitos: ____ Plaquetas: _____ Na: __ K: __

Creat: __ Ureia: __ PCR: __

CPK: __ CKMB: __ Tropo: __

Outros exames: _____

_____

_____

BIBLIOGRAFIA

1. Angelini P. Coronary artery anomalies. An entity in search of an identity. Circulation. 2007;115(10):1296-305. Review.

2. Antzelevitch C, Brugada P, Borggrefe M, et al. Brugada syndrome: report of the Second Consensus Conference. Circulation. 2005; 111(5):659-70.

3. Elias J, Tonet J, Frank R, et al. Displasia arritmogênica do ventrículo direito. Arq Bras Cardiol. 1998;70(6):449-56.

4. Frick M, Pachinger O, Pölzl G. Myocarditis and sudden cardiac death in athletes. Diagnosis, treatment, and prevention. Herz. 2009;34(4):299-304.

5. Ghorayeb N, Dioguardi G. Tratado de cardiologia do exercício e do esporte. São Paulo: Atheneu; 2007.

6. Libby P, Bonow RO, Mann DL, et al. Braunwald´s heart disease: a textbook of cardiovascular medicine. 8th ed. Philadelphia: Saunders Elsevier; 2008.

7. Link MS, Estes NAM 3rd. How to manage athletes with syncope. Cardiol Clin. 2007;25(3):457-66.

8. Link MS, Maron BJ, VanderBrink BA, et al. Impact directly over the cardiac silhouette is necessary to produce ventricular fibrillation in an experimental model of commotio cordis. J Am Coll Cardiol. 2001;37(2):649-54.

9. Maron BJ, Doerer JJ, Haas TS, et al. Sudden deaths in young competitive athletes. analysis of 1866 deaths in the United States, 1980-2006. Circulation. 2009;119(8):1085-92.

10. Maron BJ, Shirani J, Poliac LC, et al. Sudden death in young competitive athletes: clinical, demographic and phatological profiles. JAMA. 1996; 276(3):199-204.

11. Pigozzi F, Rizzo M. Sudden death in competitive athletes. Clin Sports Med. 2008; 27(1):153-81.

12. Piva e Mattos B, Torres MAR, et al. Avaliação diagnóstica da cardiomiopatia hipertrófica em fase clínica e pré-clínica. Arq Bras Cardiol. 2008;91(1):55-62.

13. Priori E, Aliot C, Blomstrom-Lundqvist L, Bossaert G, Breithardt P. Task Force on Sudden Cardiac Death of the European Society of Cardiology. Eur Heart J. 2001;22(16):1374-450.

14. Priori SG, Napolitano C, Memmi M, et al. Clinical and molecular characterization of patients with catecholaminergic polymorphic ventricular tachycardia. Circulation. 2002;106(1):69-74.

15. Thompson PD, Franklin BA, Balady GJ, et al. Exercise and acute cardiovascular events. Circulation. 2007;115(17):2358-68. Review.

capítulo 25

Diego Albernaz Pimenta ■ Virgínia Braga Cerutti Pinto

Eletrocardiograma na Sala de Emergência

IMPORTÂNCIA DO ECG NA SALA DE EMERGÊNCIA

O eletrocardiograma (ECG) é um exame fundamental, que define conduta e gravidade na sala de triagem e de emergência. Além disso, pelo fato do ECG ser de baixo custo e de rápida execução, pode ser inclusive realizado no atendimento pré-hospitalar.

O laudo de um ECG pode ser bem complexo, quando analisado de forma descritiva. O objetivo deste capítulo é classificar o ECG em grupos de importância, de forma que o profissional da área de saúde possa classificar o risco imediato do paciente e prontamente iniciar medidas terapêuticas que podem salvar vidas.

Os grupos de importância escolhidos por nossa equipe são: Síndromes Coronárias Agudas (infartos com e sem supradesnível do ST), Taquicardias (taquicardias de QRS estreito, taquicardias de QRS largo, e fibrilação ventricular), Bradicardias (bradicardia sinusal, ritmo juncional, ritmo atrial ectópico, pausas sinusais, pseudobradicardias e variados graus de bloqueio atrioventricular), Identificador de Gravidade do Sintoma Apresentado (alterações que sugerem diagnósticos específicos como hipotermia, tamponamento cardíaco, hipercalemia, tromboembolismo pulmonar).

SÍNDROME CORONÁRIA AGUDA (SCA)

O ECG deve ser realizado nos 10 primeiros minutos da admissão de um indivíduo com dor torácica (Quadro 25.1), e quando o sintoma for muito sugestivo de infarto, deve ser feito com o paciente já na sala de emergência.

No cenário da dor torácica, o ECG, associado à história e exame físico, é uma ferramenta que auxilia no diagnóstico diferencial entre as principais entidades clínicas (Quadro 25.1):

Síndrome coronária aguda (SCA);
Dissecção da aorta;
Tromboembolismo pulmonar;
Pericardite aguda.

O que procurar de alteração no ECG de um indivíduo com dor torácica?

- Supradesnivelamentos do segmento ST;
- Infradesnivelamentos do segmento ST;
- Alterações de onda T;
- Taquiarritmias;
- Bradicardias.

O principal objetivo de se realizar um ECG rapidamente em um paciente com dor torácica é identificar SCA com supradesnivelamento do segmento ST. Este é definido como:

- Nova elevação do segmento ST, medida no ponto J, ≥ 1 mm em pelo menos duas derivações contíguas com exceção de V2 e V3
- Em V2 e V3, o critério depende do gênero e da idade do paciente:
  - se mulher $\geq 1,5$ mm
  - se homem ≥ 40 anos: ≥ 2 mm
  - se homem < 40 anos: $\geq 2,5$ mm

Além disso, o ECG pode sugerir qual a área de isquemia e a coronária culpada e, dessa forma, prever possíveis complicações como choque cardiogênico e infarto de ventrículo direito. Esta análise é

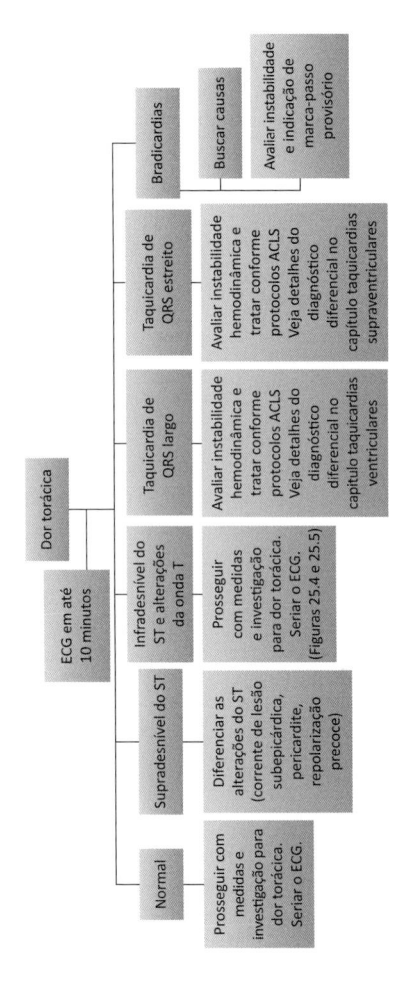

Quadro 25.1 Alterações encontradas no ECG de indivíduos com dor torácica.

feita identificando-se quais as derivações apresentam supradesnivelamento do segmento ST. De forma prática, na presença de supra de ST em parede inferior, comece avaliando D1:

- Se Infra de ST > 0,5 mm = Coronária Direita (CD).
- Se Supra de ST > 0,5 mm = Circunflexa (CX).
- Se D1 isoelétrico, pode ser CD ou CX. Nesse caso, comparar o Supra de ST de D2 com D3:
  - Se Supra de ST em D2 ≥ D3 = CX.
  - Se Supra de ST em D3 > D2, então temos que somar os infradesnivelamentos de ST de V1 a V3 e dividir pela soma dos supradesnivelamentos de ST de D2, D3 e aVF. Se o resultado for > 1, é CX; se for ≤ 1, a artéria culpada é a CD.

Na presença de supra de ST em parede anterior, avalie D3 e aVF:

- Se isoelétrico ou supra de ST = oclusão da DA distal ao primeiro ramo diagonal
- Se soma dos infradesnivelamentos de D3 e aVF ≥ 2,5 mm, a oclusão é proximal ao primeiro ramo diagonal. Se o valor somado for < 2,5 mm, a oclusão é distal ao primeiro diagonal.

O infarto de ventrículo direito (VD) pode ser suspeitado quando na presença de supradesnivelamento do ST observa-se, na parede inferior, um discreto supradesnivelamento do ST na derivação aVR (1 mm). O registro das derivações V3R e V4R pode auxiliar na confirmação do acometimento do VD (Tabelas 25.1 e 25.2).

A suboclusão aguda do tronco da coronária esquerda pode ser identificado no ECG através da presença de um supradesnivelamento ST em AVR, associado ao infradesnivelamento do ST em DII e AVF, e nas precordiais de V2 a V6 (Figura 25.1).

Na presença de bloqueio de ramo esquerdo (BRE) ou de ritmo de marca-passo capturando o ventrículo, a análise do segmento ST torna-se prejudicada, impossibilitando o diagnóstico preciso de infarto com supradesnivelamento do ST. Nestas situações, suspeita-se de infarto quando ocorrem alterações da onda T, que podem ser transitórias, ocorrendo somente durante o episódio de dor torácica, como mudança na polaridade e simetria da onda T. A Tabela 25.3 mostra os critérios de Sgarbossa que ajudam na identificação de infarto agudo do miocárdio na presença de BRE (Figuras 25.2A e 25.2B).

Outras situações de ECG em pacientes com dor torácica aguda estão exemplificadas nas Figuras 25.3 a 25.12.

Tabela 25.1 Supradesnivelamento do ST na parede inferior (D2, D3 e aVF).

Localização do sitio de oclusão da artéria culpada no infarto inferior (supradesnivelamento do ST em D2, D3, AVF)

Oclusão de artéria CD

- Depressão do segmento ST na derivação D1
- Elevação do segmento ST em D3 maior que em D2

Proximal

- Elevação do segmento ST maior que 1 mm com onda T positiva em V4R

Distal

- ST isoelétrico com onda T positiva na derivação V4R

Oclusão da artéria CX

- Elevação do segmento ST em D2 > D3
- ST isoelétrico ou elevado em D1
- ST isoelétrico ou deprimido com onda T negativa em V4R

Extensão para parede posterior

- Depressão do ST nas derivações precordiais
- Elevação do ST nas derivações V7 e V8

Extensão para parede lateral

- Elevação do ST nas derivações D1, aVL, V5 e V6

Infarto de ventrículo direito

- Elevação do ST na derivação aVR (1 mm) e na derivação V4R

Modificada de Wellens & Conover.

Tabela 25.2 Supradesnivelamento do ST na parede anterior (envolvendo V1 a V6).

Localização do sítio de oclusão da artéria culpada no infarto anterior (oclusão de artéria descendente anterior)

Proximal ao primeiro ramo septal e primeiro ramo diagonal

- Vetor de corrente de lesão aponta para a base do coração
- Elevação do ST nas derivações aVR e aVL
- Depressão do ST nas derivações II, III e aVF
- Elevação do ST na derivação V1 (> 2 mm) e de V2 a V1
- ST isoelétrico ou deprimido nas derivações V5 e V6
- Comum ocorrer BRD e em menor frequência outros bloqueios intraventriculares

Distal ao primeiro septal e proximal ao primeiro diagnonal

- Vetor de corrente de lesão aponta para aVL
- Elevação do ST nas derivações I E aVL
- Depressão do ST na derivação III
- Elevação do ST de V2 a VG poupando V1

Distal ao primeiro diagnonal e proximal ao primeiro septal

- O vetor de corrente de lesão se afasta de AVL e aponta para D3
- Depressão do ST em aVL
- Elevação do ST nas derivações interiores, com maior em D3
- Elevação do ST de V1 a V4

Oclusão distal da artéria descendente anterior

- O vetor de corrente de lesão aponta em direção a D3
- Depressão do ST em aVR
- Elevação do ST nas derivações inferiores, maior em D2
- Elevação do ST de V3 a V6

Modificada de Wellens & Conover.

TAQUIARRITMIAS

O ECG é insubstituível para o diagnóstico das taquiarritmias, e está indicado para todos os indivíduos que se apresentam com queixa de palpitação, dor torácica, síncope e pré-sincope. O ECG destes indivíduos pode ser analisado em 4 etapas (Quadro 25.2). Nas duas primeiras etapas já se pode iniciar uma conduta terapêutica na sala de emergência. E nas duas últimas, a análise do ECG será importante para a conduta, no caso de a primeira abordagem terapêutica falhar,

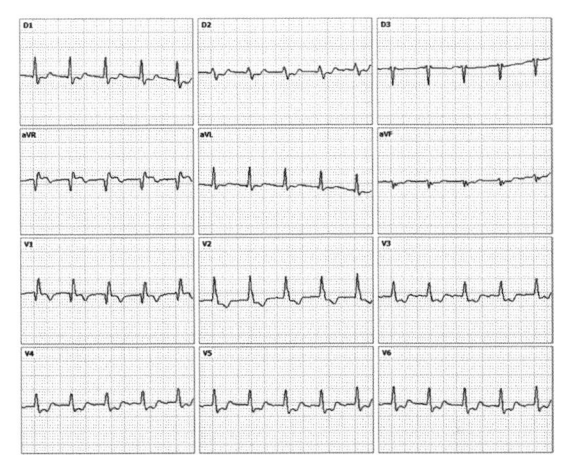

Figura 25.1 Homem de 54 anos com dor torácica. Cineangiocoronariografia evidenciou lesão grave em tronco de coronária esquerda. Observa-se supradesnivelamento do ST em aVR, infradesnivelamento do ST de V2 a V6 e distúrbio de condução do ramo direito.

Tabela 25.3 Achados sugestivos de isquemia aguda na presença de BRE.	
Diagnóstico de infarto na presença de BRE.	
Supra ST maior ou igual a 1 mm concordante com o QRS/T	5 pontos
Infra ST maior ou igual a 1 mm em V1, V2 ou V3	3 pontos
Supra ST maior ou igual a 5 mm discordante com o QRS/T	2 pontos
Acima de 3 pontos: diagnóstico provável de IAM associado a BRE.	

e para o tratamento de manutenção e de longo prazo do paciente. É sempre importante lembrar que o registro do ECG após a reversão da arritmia fornece informações importantes sobre a causa da arritmia, como por exemplo: supradesnivelamento do segmento ST (isquemia), pré-excitação ventricular (feixe acessório), zonas inativas (reentrada: miocardiopatia isquêmica), alterações típicas da Síndrome de Brugada (Figura 25.13) ou QT longo (canalopatias genéticas).

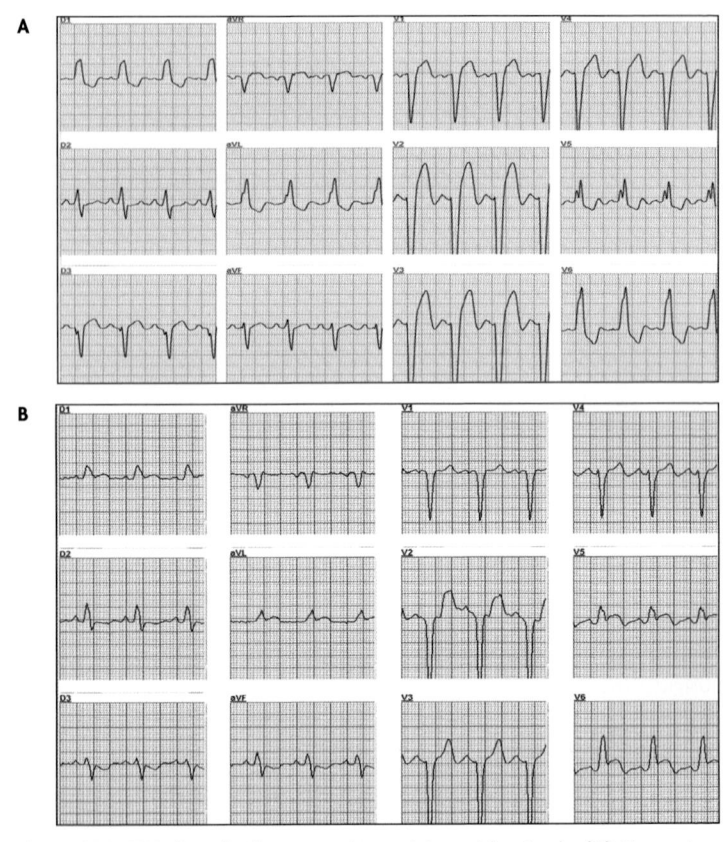

Figura 25.2 ECG de indivíduos com dor torácica evidenciando: **(A)** Ritmo sinusal. Bloqueio de ramo esquerdo e supradesnivelamento do segmento ST > 5 mm, discordante do QRS de V2 a V4 (2 pontos – Critérios de Sgarbossa). Este achado é muito frequente nos BRE, mesmo na ausência de isquemia. Neste caso, a morfologia da onda T mais apiculada e o ST com concavidade superior sugerem fortemente isquemia, confirmada com alteração enzimática e achados de cineangiocoronariografia. **(B)** Ritmo sinusal, bloqueio de ramo esquerdo e presença de supradesnivelamento do ST > 1 mm, concordante com o QRS em V5, V6, D1 e aVL (5 pontos – Critérios de Sgarbossa), infarto com supra de parede lateral.

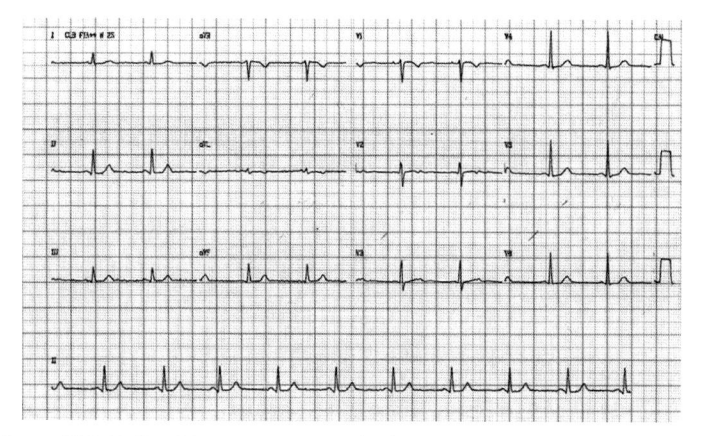

Figura 25.3 Mulher 59 anos, apresentando dor torácica e síncope aos mínimos esforços. Cineangiocoronariografia evidenciou lesão obstrutiva de 90% na porção distal do tronco da artéria coronária esquerda.

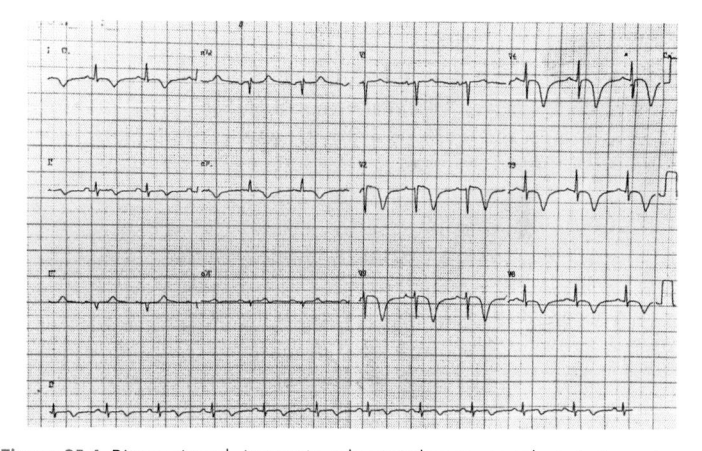

Figura 25.4 Ritmo sinusal. Isquemia subepicárdica na parede anterior extensa. Este padrão de alteração das ondas T de V2 a V6 foi descrito por Wellens – padrão tipo I. Geralmente relacionado à lesão suboclusiva ou trombo em artéria coronária descendente anterior.

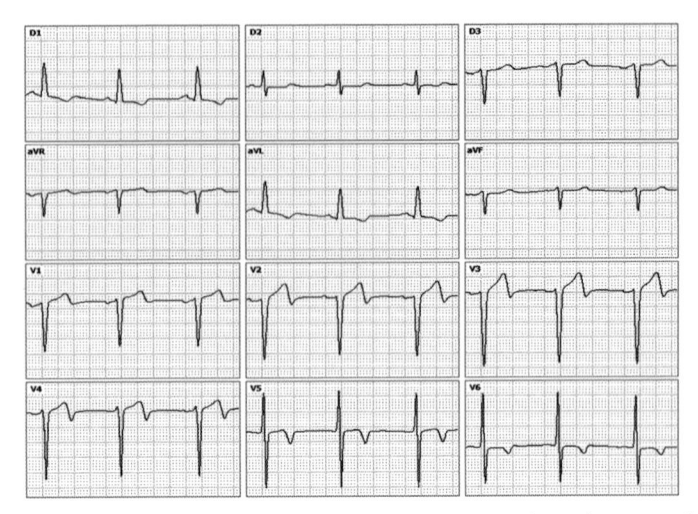

Figura 25.5 Ritmo sinusal. Este padrão de alteração das ondas T de V2 a V6 foi descrito por Wellens – padrão tipo II.

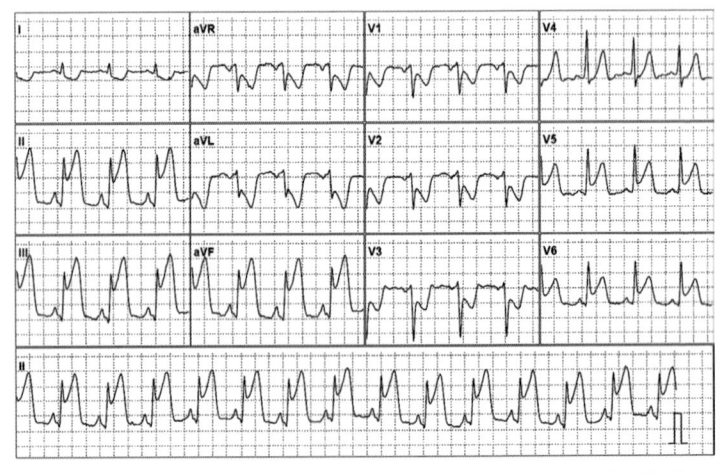

Figura 25.6 Ritmo sinusal. Corrente de lesão subepicárdica na parede inferolateral. Infarto agudo do miocárdio da parede inferolateral.

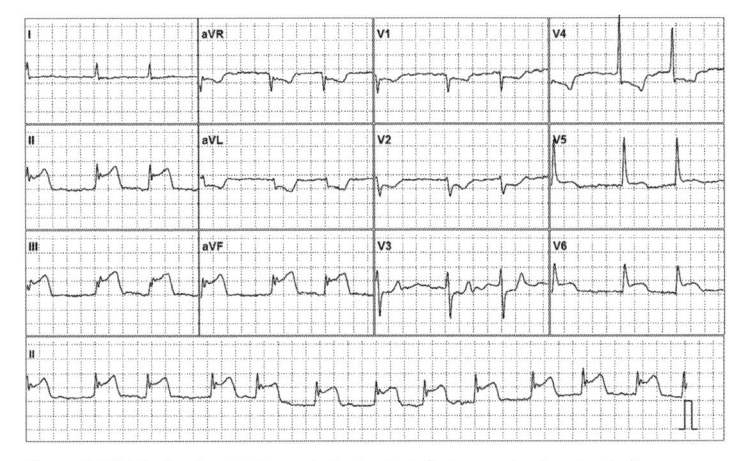

Figura 25.7 Fibrilação atrial em vigência de infarto agudo do miocárdio com supradesnivelamento do segmento ST na parede inferolateral.

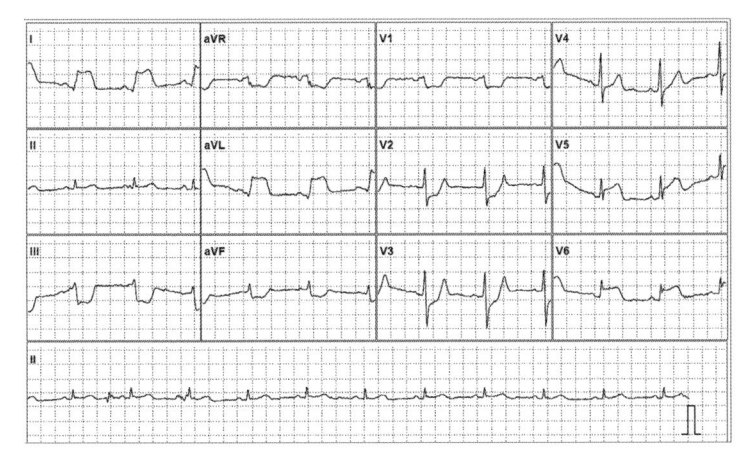

Figura 25.8 Ritmo sinusal. Corrente de lesão subepicárdica na parede lateral, com imagem em espelho na parede inferior e de V1 a V3 sugerindo extensão para a parede dorsal. Nestes casos, a complementação do ECG com o registro das derivações V7 e V8 confirmam o diagnóstico.

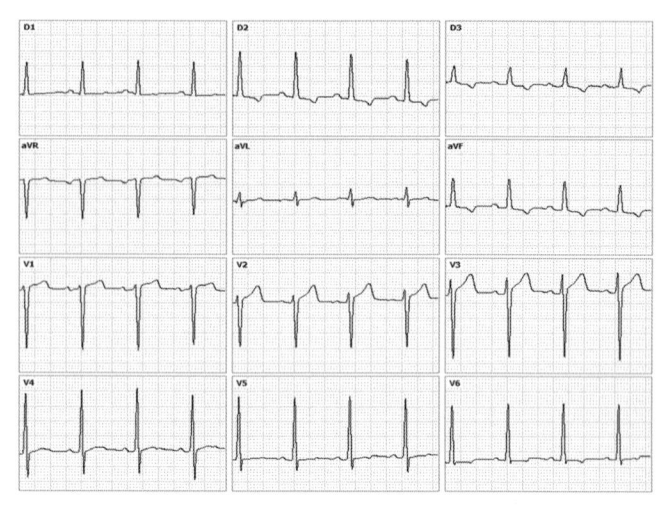

Figura 25.9 Homem de 60 anos apresentando dor torácica lancinante, com irradiação para o dorso. ECG apresenta ritmo sinusal e sobrecarga ventricular esquerda. Diagnóstico: dissecção aguda de aorta torácica ascendente.

A análise detalhada do ECG para o diagnóstico definitivo do tipo de taquiarritmias pode ser feita após a estabilização e até mesmo reversão da taquicardia. Os Quadros 25.3 e 25.4 são algoritmos que sugerem um modelo de raciocínio para o diagnóstico diferencial das diferentes taquicardias, criado baseando-se em algoritmos antigos e com validação estatística como os Critérios de Brugada (Figura 25.13), Critérios de Brugada modificados e os Critérios de Vereckei 2007 e 2008.

Alguns traçados com situações comuns de taquicardia estão dispostos nas Figuras 25.14 a 25.16.

BRADIARRITMIAS

As bradicardias, caracterizadas por frequências cardíacas menores que 50 bpm, podem ser secundárias ao envelhecimento do sistema de condução cardíaco (nó sinusal e nó atrioventricular), ou podem ser secundárias à isquemia ou miocardiopatia crônicas, sendo muito comum em nosso meio a miocardiopatia chagásica. Podem ser assintomáti-

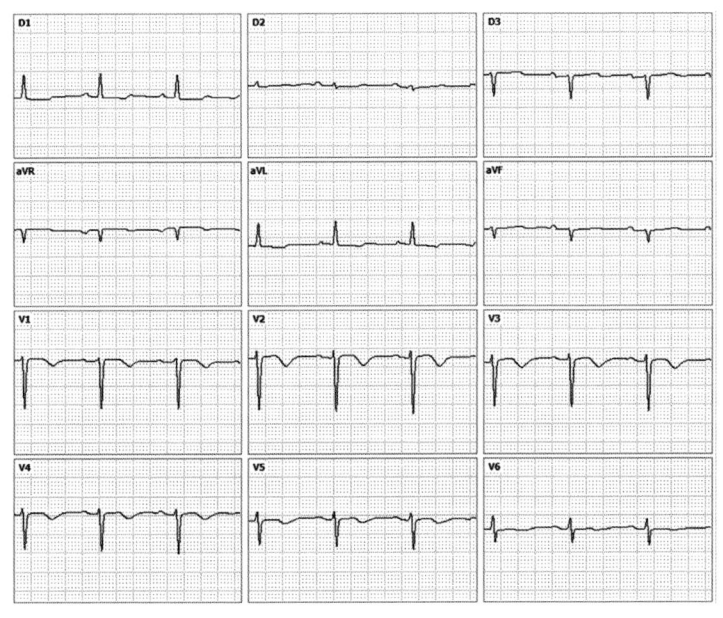

Figura 25.10 Tromboembolismo pulmonar. Mulher, obesa, 50 anos, que se apresentou na emergência com história de dor torácica e alterações de troponinas cardíacas, submetida à cineangiocoronariografia que não evidenciou lesões obstrutivas, sendo então realizada investigação com angiotomografia de tórax que confirmou tromboembolismo pulmonar. Este padrão de ECG, com alterações da onda T de V1 a V3, pode ser de difícil diagnóstico diferencial na sala de emergência e costuma ocorrer mais frequentemente no tromboembolismo pulmonar subagudo.

cas ou levar a sintomas como palpitação, síncope, tontura e cansaço. As bradicardias apresentam maior risco quando associadas a episódios de síncope e dor torácica. A isquemia miocárdica aguda pode levar a bradicardias sinusais e a bloqueios atrioventriculares, em graus variados, por reflexos neurológicos (reflexo de Bezold Jarisch), estimulação vagal, isquemia do nó sinusal e/ou do nó atrioventricular. As bradicardias sintomáticas, os bloqueios atrioventriculares 2:1 (Figura 25.17),

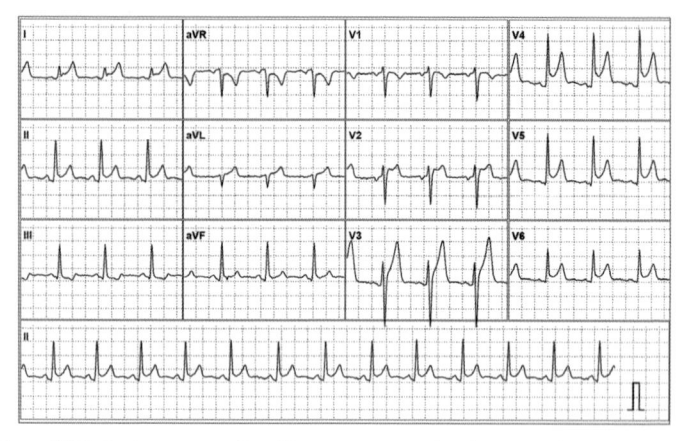

Figura 25.11 Paciente masculino, 32 anos, com quadro de pericardite. Note a presença de supradesnível do segmento ST difuso, com concavidade para cima, poupando V1 e aVR.

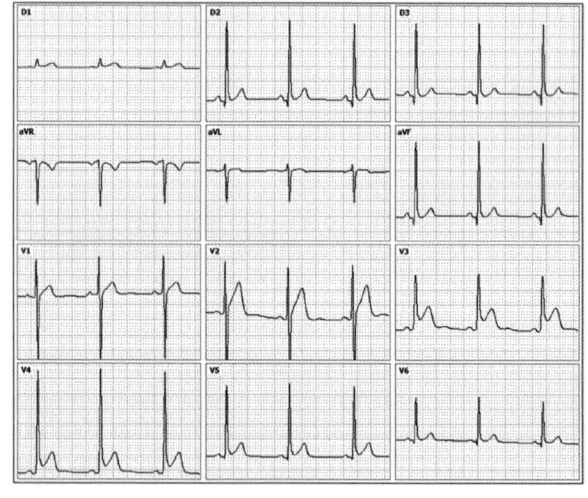

Figura 25.12 Repolarização ventricular precoce. Jovem de 24 anos com pontadas no peito, sem outros fatores de risco. ECG seriados, mesmo quando assintomático com o mesmo padrão.

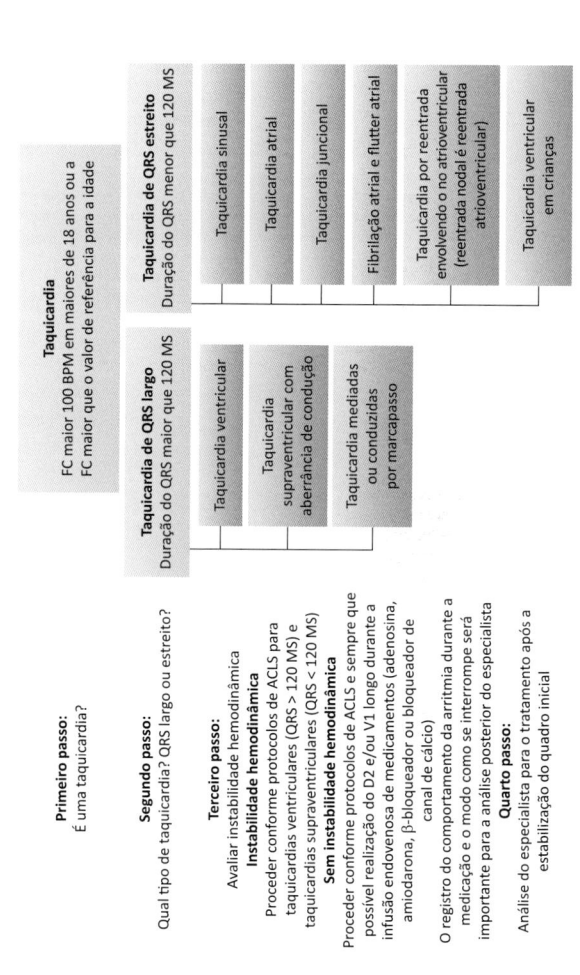

Primeiro passo:
É uma taquicardia?

Taquicardia
FC maior 100 BPM em maiores de 18 anos ou a
FC maior que o valor de referência para a idade

Segundo passo:
Qual tipo de taquicardia? QRS largo ou estreito?

Taquicardia de QRS largo
Duração do QRS maior que 120 MS

- Taquicardia ventricular
- Taquicardia supraventricular com aberrância de condução
- Taquicardia mediadas ou conduzidas por marcapasso

Taquicardia de QRS estreito
Duração do QRS menor que 120 MS

- Taquicardia sinusal
- Taquicardia atrial
- Taquicardia juncional
- Fibrilação atrial e flutter atrial
- Taquicardia por reentrada envolvendo o nó atrioventricular (reentrada nodal é reentrada atrioventricular)
- Taquicardia ventricular em crianças

Terceiro passo:
Avaliar instabilidade hemodinâmica
Instabilidade hemodinâmica
Proceder conforme protocolos de ACLS para taquicardias ventriculares (QRS > 120 MS) e taquicardias supraventriculares (QRS < 120 MS)
Sem instabilidade hemodinâmica
Proceder conforme protocolos de ACLS e sempre que possível realização do D2 e/ou V1 longo durante a infusão endovenosa de medicamentos (adenosina, amiodarona, β-bloqueador ou bloqueador de canal de cálcio)
O registro do comportamento da arritmia durante a medicação e o modo como se interrompe será importante para a análise posterior do especialista
Quarto passo:
Análise do especialista para o tratamento após a estabilização do quadro inicial

Quadro 25.2 Quatro etapas de análise do ECG de um indivíduo com suspeita de taquiarritmia.

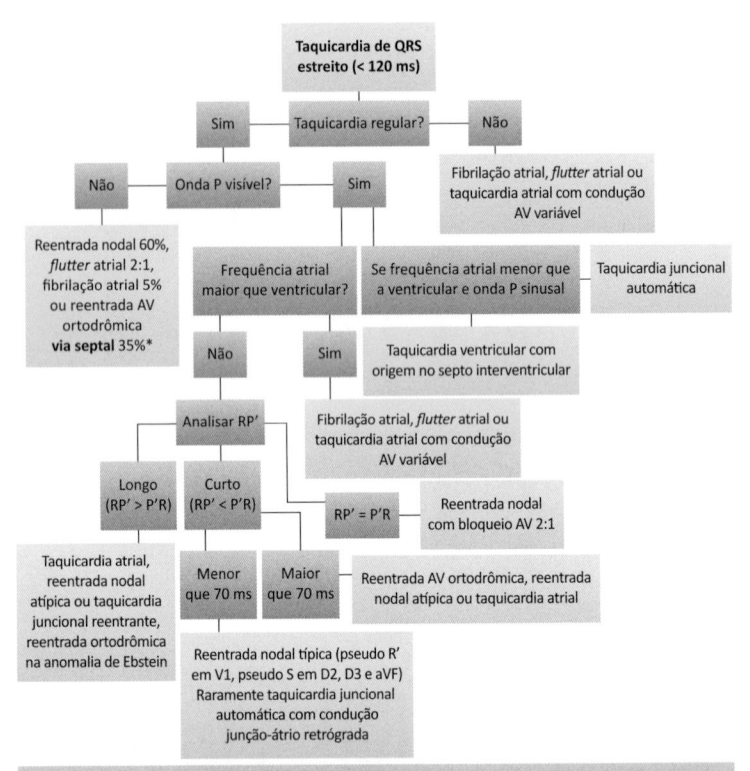

Quadro 25.3 Abordagem diagnóstica das taquicardias de complexo QRS largo.

bloqueio atrioventricular avançado (Figuras 25.18 e 25.19) e o bloqueio atrioventricular total (Figura 25.20) têm indicação de marca-
-passo definitivo e serão abordados em outro capítulo deste livro. O
Quadro 25.5 resume as principais bradicardias.

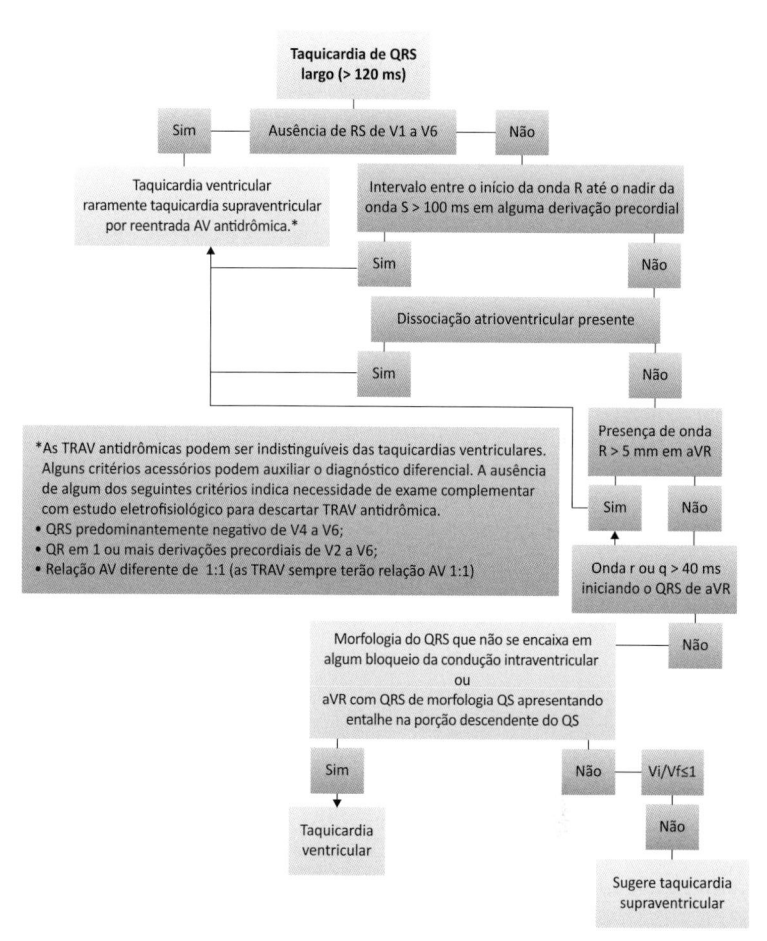

Quadro 25.4 Abordagem diagnóstica das taquicardias de complexo QRS largo.

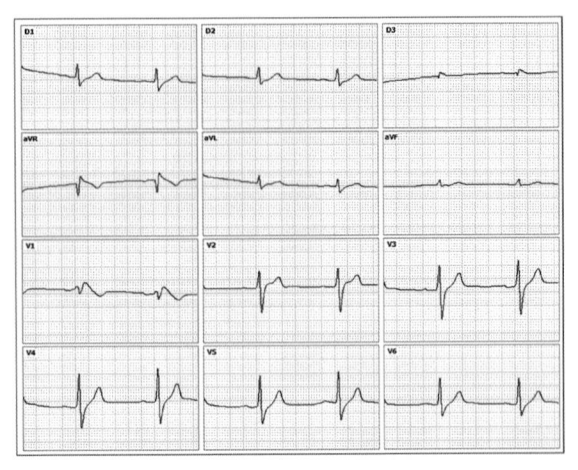

Figura 25.13 ECG com padrão tipo 1 da Síndrome de Brugada em jovem de 35 anos do sexo masculino, que procurou o pronto-socorro após episódio de síncope.

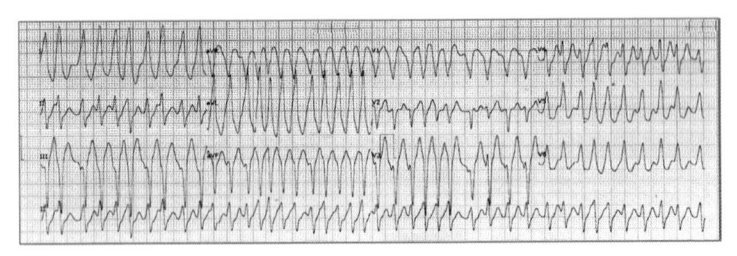

Figura 25.14 Taquicardia de QRS largo. Fibrilação atrial pré-excitada.

ECG COMO IDENTIFICADOR DE GRAVIDADE DO SINTOMA APRESENTADO

Em algumas situações, o ECG será útil para o diagnóstico de situações clínicas com risco de vida iminente, como o tamponamento

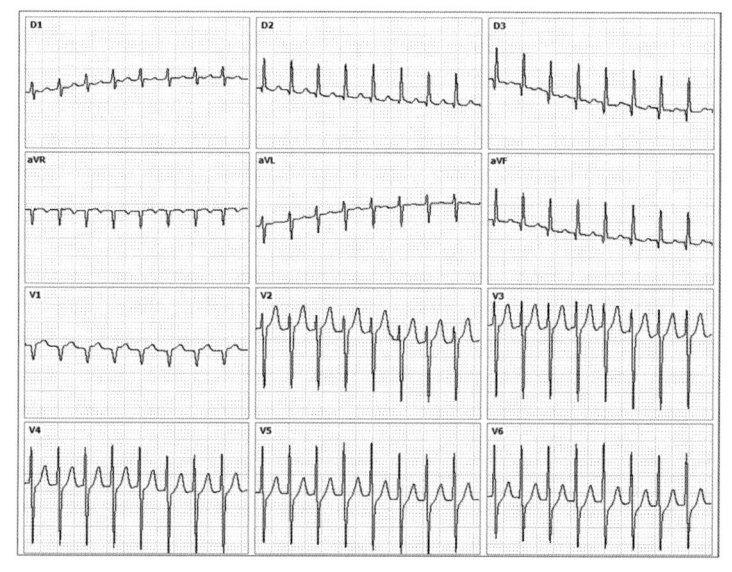

Figura 25.15 Taquicardia de QRS estreito – Taquicardia por reentrada nodal em homem de 24 anos após grande ingesta alcoólica.

cardíaco, hipotermia, intoxicação medicamentosa e distúrbios hidroeletrolíticos. As Tabelas 25.4 e 25.5 resumem as principais situações clínicas e principais achados eletrocardiográficos.

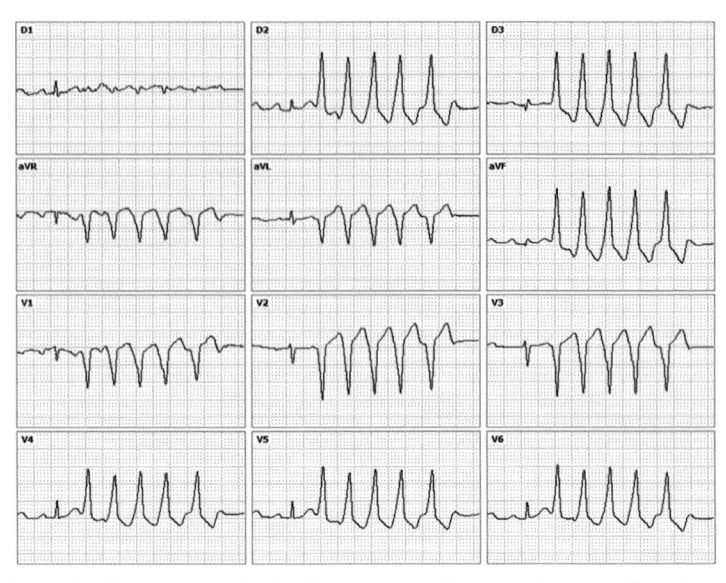

Figura 25.16 Taquicardia de QRS largo. Taquicardia ventricular em mulher de 26 anos com queixa de palpitações.

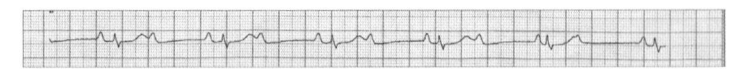

Figura 25.17 Bloqueio atrioventricular 2:1. Onda P conduzida seguida de onda P bloqueada.

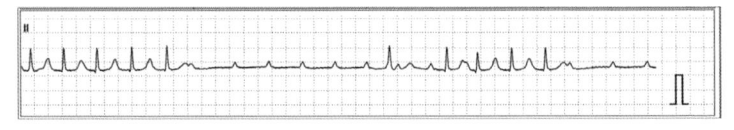

Figura 25.18 Bloqueio atrioventricular de grau avançado. Várias ondas P consecutivas bloqueadas.

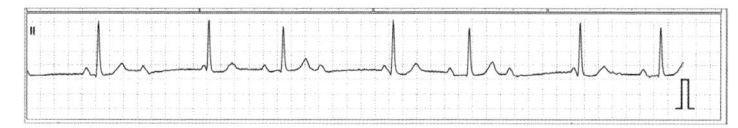

Figura 25.19 Bloqueio atrioventricular avançado. Nota-se intervalo PP regular, variação do intervalo PR, frequência das ondas P superior à frequência de ondas R. Diferente do que ocorre no bloqueio atrioventricular total o RR é irregular, o que sugere que há condução atrioventricular, porém, muito lentificada.

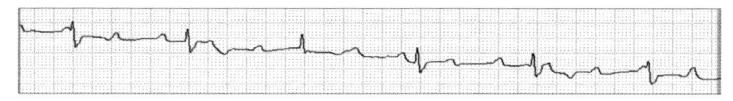

Figura 25.20 Bloqueio atrioventricular total. Nota-se as características principais: intervalo PP regular, intervalo PR variável evidenciando dissociação atrioventricular, RR regular e frequência de onda P maior que frequência de ondas R.

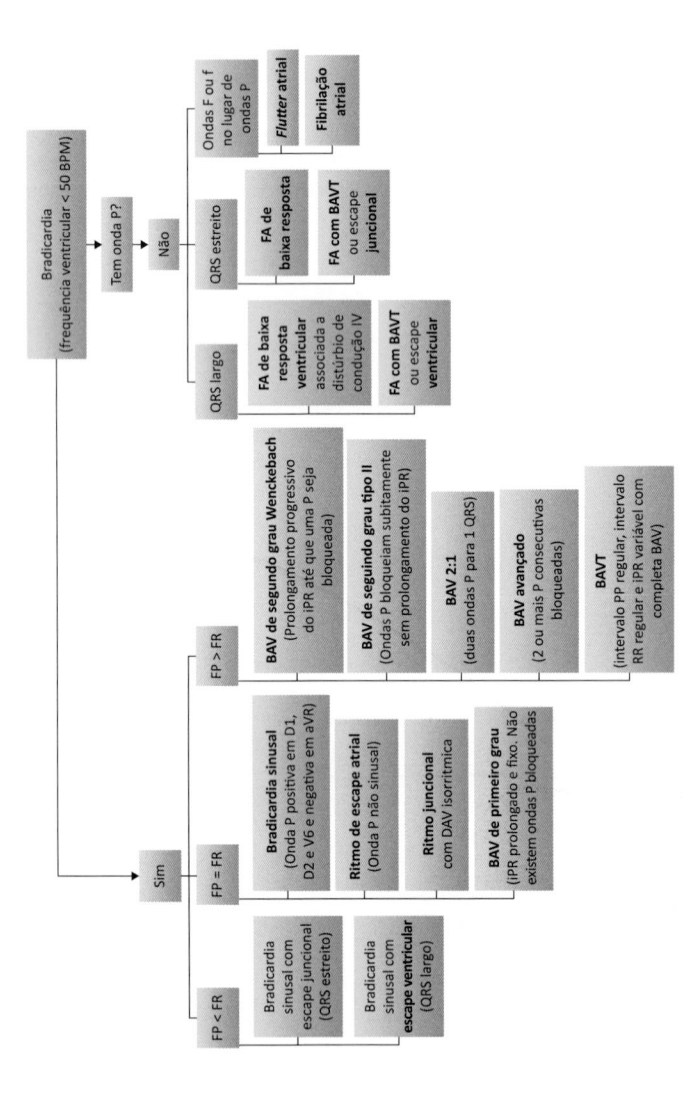

Quadro 25.5 Resumo das principais bradicardias.

FP: Frequência da onda P; FR: Frequência da onda R; DAV: Dissociação atrioventricular; iPR: Intervalo PR; IV: Intraventricular; BAV: Bloqueio atrioventricular.

Tabela 25.4 Principais situações clínicas com iminente risco de vida em que o ECG pode ser útil em seu diagnóstico.

Situação clínica	Alterações ECG
Tamponamento cardíaco	▪ Baixa voltagem dos complexos QRS decorrente da lâmina de líquido no saco pericárdico. ▪ Eixo QRS pode estar desviado para a direita devido maior repercussão câmaras direitas. ▪ Alternância elétrica do QRS.
Hipotermia (Figura 25.21) Temperatura central abaixo de 35°C	▪ Onda de Osborn (Onda J) - Entalhe entre o término do QRS e o início do segmento ST no sentido positivo nas derivações que apontam para o ventrículo esquerdo. ▪ Bradicardia sinusal. ▪ Ondas P alargadas. ▪ Complexos QRS alargados. ▪ Intervalo QT prolongado.
Acidente vascular cerebral	▪ Onda T cerebral - Ondas T de grande amplitude, negativas e apiculadas, associadas ao infradesnivelamento do segmento ST e aumento do intervalo QT. ▪ Prolongamento do QT - Sugere disfunção autonômica seguinte ao evento cerebral agudo (hemorrágico).
Tromboembolismo pulmonar	▪ Taquicardia sinusal. ▪ P *pulmonale:* P amplitude > 2,5 mm em D2. ▪ Padrão S1Q3T3: altamente específico, porém ocorre em apenas 15% dos casos. ▪ Inversão de T nas derivações precordiais (V1 a V4). ▪ Desvio do eixo para direita. ▪ Distúrbios de condução do ramo direito.
Pericardite	▪ Taquicardia sinusal. ▪ Baixa amplitude dos QRS. ▪ Supradesnivelamento difuso do ST com concavidade superior, raramente acima de 5 mm, poupando as derivações aVR e V1. ▪ Infradesnivelamento do segmento ST em aVR e V1, associado ao supradesnivelamento difuso do ST nas demais derivações, é um achado bastante sugestivo de pericardite. ▪ Infradesnivelamento ST do segmento PR é o sinal mais precoce e ocorre em cerca de 80% dos casos.

(continua)

Tabela 25.4 Principais situações clínicas com iminente risco de vida em que o ECG pode ser útil em seu diagnóstico. *(continuação)*

Situação clínica	Alterações ECG
Dissecção de aorta	▪ Alterações inespecíficas do segmento ST. ▪ Sobrecarga ventricular esquerda secundária à hipertensão arterial sistêmica. ▪ Supradesnivelamento do segmento ST em parede inferior pode ocorrer por progressão retrógrada da dissecção com acometimento da coronária direita.
Hiperpotassemia (Figura 25.22) níveis séricos acima de 5,5 mEq/L	▪ Onda T positiva, simétrica, pontiaguda, "em Tenda". É a alteração mais precoce e faz diagnóstico diferencial com isquemia subendocárdica. ▪ Alargamento QRS geralmente com níveis superiores a 6,5 mEq/L. ▪ Diminuição da amplitude da onda P. ▪ Alteração do ST: geralmente acima de 11 mEq/L – supradesnivelamentos do ST cujo diagnóstico diferenciais são pericardite e infarto agudo do miocárdio. ▪ Arritmias cardíacas (bloqueios atrioventriculares, taquiarritmias, fibrilação ventricular e parada cardiorrespiratória). ▪ Geralmente acima 11 mEq/L, diferencial com corrente de lesão do IAM e pericardite.
Hipopotassemia níveis séricos abaixo 3,5 mEq/L	▪ Diminuição da amplitude e duração da onda T. ▪ Aumento da amplitude da onda U. ▪ Aumento do intervalo QT. ▪ Aumento da amplitude da onda P. ▪ Arritmias cardíacas.

Tabela 25.5 Principais intoxicações medicamentosas que levam a alterações eletrocardiográficas com risco iminente de vida.

Medicamentos	Alterações ECG
Digitálicos	▪ Impregnação digitálica: depressão ST com concavidade superior "pá colher de pedreiro" - principalmente D2, D3 e AVF, e comumente de V4-V6. ▪ Encurtamento do QT. ▪ Diminuição da amplitude da onda T.

(continua)

Tabela 25.5 Principais intoxicações medicamentosas que levam a alterações eletrocardiográficas com risco iminente de vida. *(continuação)*	
Medicamentos	**Alterações ECG**
Digitálicos	▪ Aumento do intervalo PR. ▪ Elevação do segmento ST nas derivações V1 e aVR. ▪ Arritmias diversas - extrassístoles ventriculares, BAVs, taquicardia atrial com condução variável, FA, taquicardia juncional. Além de taquicardia ventricular, bidirecional e fibrilação ventricular.
Antidepressivos Tricíclicos	▪ Taquicardia sinusal. ▪ QRS > 100 ms. ▪ Desvio do eixo para direita. ▪ Aumento do QTc. ▪ Em algumas situações ocorre taquicardia sinusal com bloqueio atrioventricular de primeiro grau (a onda P desaparece dentro da onda T) e alargamento do QRS que se assemelha a uma taquicardia de QRS largo.

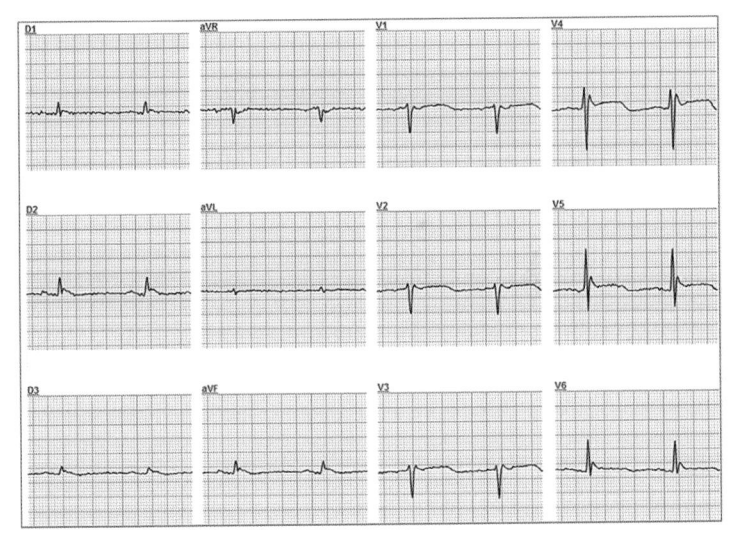

Figura 25.21 Hipotermia. Presença de ondas de Osborn (entalhes na porção final do QRS), associada à bradicardia sinusal e prolongamento do intervalo QT.

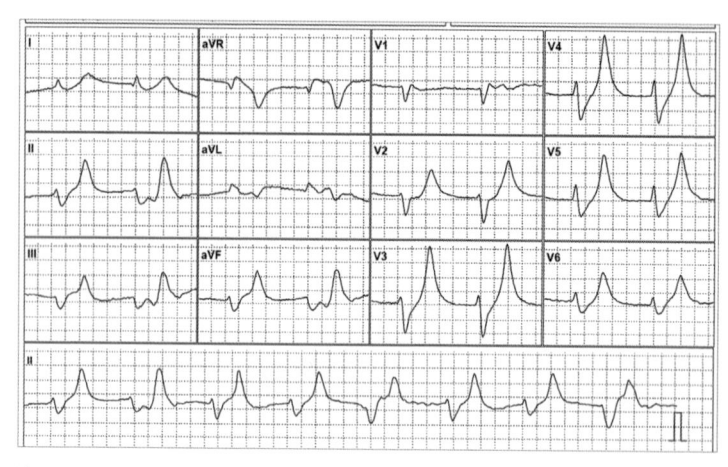

Figura 25.22 Hiperpotassemia grave K⁺ = 8,1. Em paciente com insuficiência renal aguda após picada de cobra.

BIBLIOGRAFIA

1. Antunes E, Brugada J, Steurer G, et al. The differential diagnosis of a regular tachycardia with a wide QRS complex on the 12-leadECG: ventricular tachycardia, supraventricular tachycardia with aberrant intraventricular conduction, and supraventricular tachycardia with anterograde conduction over an accessory pathway. Pacing Clin Electrophysiol. 1994;17(9):1515-24.

2. Blomström-Lundqvist C, Scheinman MM, Aliot EM, et al. ACC/AHA/ ESC guidelines for the management of patients with supraventricular arrhythmias--executive summary: a report of the American College of Cardiology/American Heart Association Task Force on Practice Guidelines and the European Society of Cardiology Committee for Practice Guidelines [Writing Committee to Develop Guidelines for the Management of Patients with Supraventricular Arrhythmias. Circulation. 2003;108(15):1871-909.

3. Braunwald E, Antman EM, Beasley JW, et al. ACC/AHA 2002 guideline update for the management of patients with unstable angina and non-ST-segment elevation myocardial infarction- -summary article: a report of the American College of Cardiology/American Heart Association task force on practice guidelines (Committee on the Management of Patients With Unstable Angina). J Am Coll Cardiol. 2002;40(7):1366-74.

4. Brugada P, Brugada J, Mont L, et al. A new approach to the differential diagnosis of a regular tachycardia with a wide QRS complex, Circulation. 1991;83(5):1649-59.

5. Collins JS, Evangelista A, Nienaber CA, et al. Differences in clinical presentation, management, and outcomes of acute type a aortic dissection in patients with and without previous cardiac surgery. Circulation. 2004; 10(11 Suppl I):II237-42.

6. Collins JS, Evangelista A, Nienaber CA, et al. Differences in clinical presentation, management, and outcomes of acute type a aortic dissection in patients with and without previous cardiac surgery. Circulation. 2004;110(11 Suppl I):II237-42.

7. De Zwaan FW, Bär FW, Wellens HJ. Characteristic electrocardiographic pattern indicating a critical stenosis high in left anterior descending coronary artery in patients admitted because of impending myocardial infarction. Am Heart J.1982; 103(4 Pt 2): 730-6.

8. Engelen DJ, Gorgels AP, Cheriex EC, et al. Value of the electrocardiogram in localizing the occlusion site in the left anterior descending coronary artery in acute anterior myocardial infarction. J Am Coll Cardiol. 1999;34(2):389-95.

9. Ferrari E, Imbert, Chevalier T, et al. The ECG in pulmonary embolism. Predictive value of negative T waves in precordial leads--80 case reports. Chest. 1997;111(3):537-43.

10. Imazio M, Demichelis B, Parrini I, et al. Day-hospital treatment of acute pericarditis: a management program for outpatient therapy. J Am Coll Cardiol. 2004;43(6):1042.

11. McAllen PM. Myocardial changes a occurring in potassium deficiency. Brit Heart J. 1995;17(1):5-14.

12. Perlman MM. Electrocardiographic in acute pulmonary embolism. Prog Cardiovasc Dis. 1975;17(4):247-57.

13. Sanches PC, Moffa PJ. Infarto do miocárdio-diagnóstico topográfico, evolutivo e diferencial. In: Moffa PJ, Sanches PCR. Tranchesi, eletrocardiograma normal e patológico. São Paulo: Roca; 2001. p.492-525.
14. Sanches PC, Moffa PJ. O ECG no tromboembolismo pulmonar. In: Moffa PJ, Sanches PC. Eletrocardiogreama normal e patológico. São Paulo: Roca; 2001. p.704-7.
15. Savonitto S, Ardissino D, Granger CB, et al. Prognostic value of the admission electrocardiogram in acute coronary syndromes. JAMA. 1999;281(8):707-13.
16. Sgarbossa EB, Pinski SL, Barbagelata A, et al. Eletrocardiographic diagnostic of evolving acute myocardial infarction in presence of left bundle branch block. N England J Med. 1996;334(8):481-7.
17. Surawicz B. Relationship between electrocardiogram and electrolyte. Am Heart J. 1967;73(6):814-34.
18. Vereckei A, Duray G, Szénási G, et al. New algorithm using only lead aVR for differential diagnosis of wide QRS complex tachycardia. Heart Rhythm. 2008;5(1):89-98.
19. Wellens H, Conover M. ECG na tomada de decisão em emergência. 2 ed. Rio de Janeiro: Revinter; 2007.

capítulo 26

Rafael Araújo Teixeira

Radiografia de Tórax na Sala de Emergência

INTRODUÇÃO

Em 1895, o físico alemão Wilhelm Conrad Roentgen descobriu o "Raio X" ao realizar um experimento no qual usava um tubo de raios catódicos criado anos antes pelo professor William Crookes. Roentgen fez a radiação atravessar por 15 minutos a mão de sua mulher Bertha (Figura 26.1), atingindo, do outro lado, uma chapa fotográfica. Ao revelar essa chapa, via-se nela as sombras dos ossos da mão de Bertha, surgindo assim a primeira radiografia da História. Roentgen decidiu, então, chamar os raios de "X", símbolo usado na ciência para designar o desconhecido.

Ao ser atingido por um feixe de "raios X", dependendo das características físicas de um dado material, este absorve e transmite de maneira diversa essas ondas eletromagnéticas, recriando seu formato em uma chapa fotográfica.

As telerradiografias são os exames radiológicos mais utilizados nos serviços hospitalares de emergência em todo o mundo. Devido ao seu baixo custo, facilidade de manuseio e disponibilidade, costuma ser o primeiro instrumento de investigação diagnóstica na prática médica. Entretanto, com o advento de novas tecnologias de imagem, como a tomografia computadorizada e a ressonância magnética, vem sendo perdida a habilidade do médico na interpretação desse tão valioso instrumento de investigação médica. Apenas o treinamento constante e a

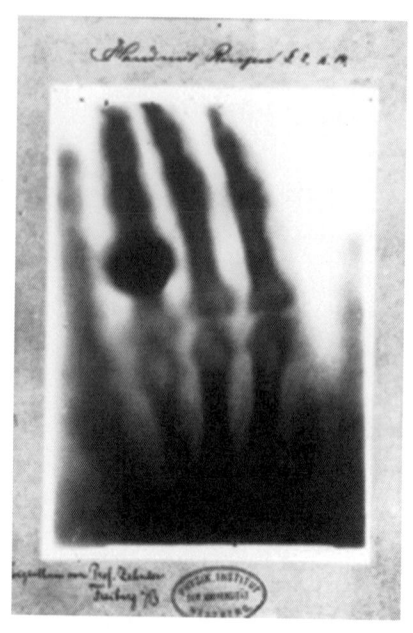

Figura 26.1 Mão de Anna Bertha Ludwig, primeira radiografia da História.

interpretação sistematizada permitem a utilização plena desse método de imagem.

ANATOMIA

Para uma adequada interpretação da radiografia na sala de emergência é necessário ter em mente a posição anatômica e o tamanho das estruturas presentes na caixa torácica, o *status* fisiológico do paciente, a técnica usada para a aquisição das imagens e as limitações inerentes da incidência utilizada. Isso quer dizer que as radiografias realizadas no leito, na incidência anteroposterior (AP) e com o paciente em posição supina, perdem na definição as porções inferiores e posteriores dos campos pulmonares e causam alargamento das estruturas do mediastino e do coração.

Na análise radiográfica em projeção posteroanterior (PA), o coração recobre a coluna torácica, ocupando ¾ do hemitórax esquerdo e ¼ do hemitórax direito. Seu tamanho pode ser inferido usando o índice cardiotorácico que, quando dentro da normalidade, corresponde até na metade do tamanho transverso do tórax. Esse índice não pode ser usado em lactentes porque quase sempre existe algum grau de rotação ou inspiração inadequado. A aorta torácica, em sua porção ascendente, não pode ser vista, por estar encoberta pelo coração e estruturas do mediastino. O arco aórtico e a porção descendente podem ser visualizados à esquerda da coluna torácica. Abaixo do arco aórtico o hilo pulmonar esquerdo pode ser visualizado mais alto. As câmaras cardíacas não podem ser identificadas separadamente pela radiografia simples de tórax, porém, é preciso saber a localização aparente de cada câmara, bem como sua morfologia, quando patologicamente alterada, como será mostrado adiante.

Na incidência posteroanterior (PA), o contorno do mediastino à direita é feito de forma ascendente pelo átrio direito, veia cava superior e arco aórtico. Da mesma forma, o contorno à esquerda é composto pelo ventrículo esquerdo (ápice), auriculeta esquerda, seguidos pelo hilo pulmonar esquerdo e botão aórtico (Figura 26.2).

Na incidência em perfil, a contorno posterior do coração é composto pelo átrio esquerdo superiormente e pelo ventrículo esquerdo inferiormente. Já a borda anterior do coração é composta pelo ventrículo direito, seguido pelo átrio direito e veia cava superior (Figura 26.3).

Com relação à vascularização pulmonar normal, na projeção em PA, os vasos pulmonares são mais visualizados nas bases, por se tornarem mais largos devido ao efeito da gravidade.

Aspectos técnicos

A interpretação das imagens obtidas pela radiografia de tórax deve levar em consideração aspectos técnicos como a incidência a ser analisada, a qualidade técnica da radiografia, o sexo, o *status* volêmico e os antecedentes patológicos do paciente.

Tem-se uma técnica adequada quando as bordas das clavículas estão equidistantes do mediastino e são visualizadas de 9 a 11 costelas

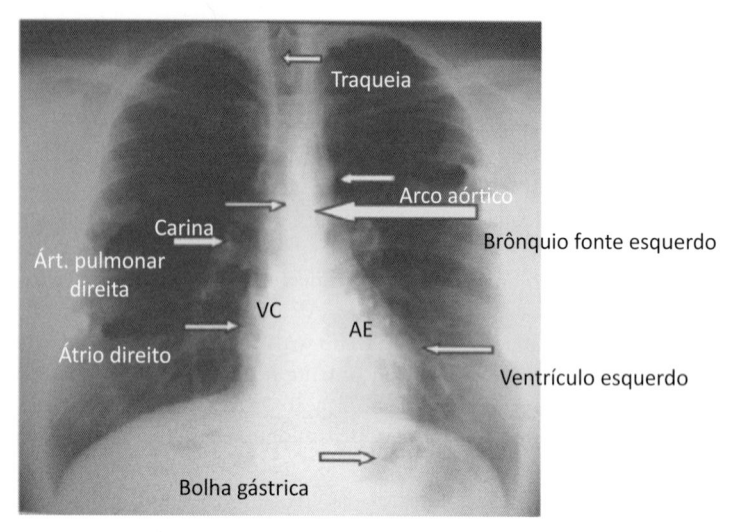

Figura 26.2 Radiografia de tórax normal em PA. Principais estruturas anatômicas identificadas pelas setas.

VC: Veia cava superior; AE: Átrio esquerdo.

Adaptada de Lauand e cols, 2008.

posteriores nos campos pulmonares. Além disso, observa-se a coluna torácica apenas em sua porção superior (até 2 corpos vertebrais abaixo da clavícula) e os vasos do hilo pulmonar devem estar bem visíveis. Isso demonstra que a radiografia foi realizada centrada, com inspiração e penetração adequada.

Quando as imagens são adquiridas em posição anteroposterior (AP) em comparação com a posição posteroanterior (PA) ocorre uma magnificação das estruturas do mediastino, bem como da área cardíaca (Figura 26.4). Quanto mais distante a estrutura estiver da fonte emissora de raios, maior será essa diferença. Isso ocorre devido ao rumo divergente que segue os raios X até a placa radiográfica.

Erros na interpretação também podem ocorrer quando a aquisição das imagens não é realizada com apneia inspiratória máxima (Figura 26.5).

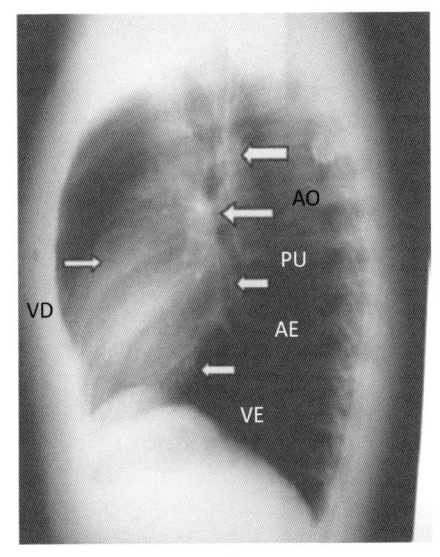

Figura 26.3 Radiografia de tórax em perfil. Principais estruturas anatômicas identificadas pelas setas

VD: Ventrículo direito; VE: Ventrículo esquerdo; AE: Átrio esquerdo; PU: Artéria pulmonar; AO: Aorta. Adaptada de Lauand e cols, 2008.

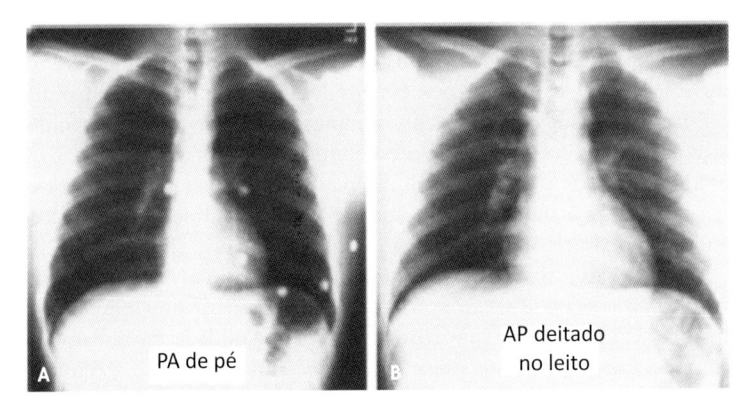

Figura 26.4 Comparação entre radiografias de tórax em PA e AP de um mesmo paciente. Aumento evidente da área cardíaca na projeção AP (imagem B).

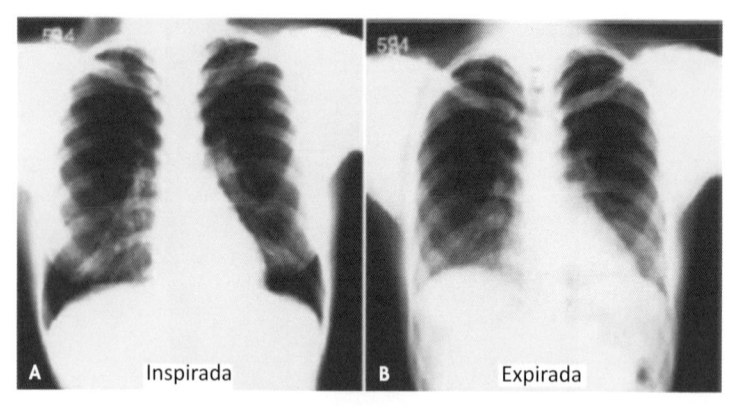

Figura 26.5 (A) radiografia de tórax com inspiração adequada. **(B)** exame da mesma paciente, com hipoinsuflação dos pulmões, induzindo ao diagnóstico de cardiomegalia.

Isso gera hipoinsuflação dos pulmões que ficam mais radiopacos, a trama vascular se torna mais densa, e o coração aparenta mais elevado e maior, podendo gerar erros diagnósticos de pneumonia basal ou cardiomegalia. A radiografia em expiração só deve ser realizada na suspeita de pneumotórax.

Quando há superexposição aos raios-X, a imagem torna-se mais escurecida, observando-se com mais nitidez as estruturas do mediastino e a coluna torácica. Porém, perdem em definição as imagens do parênquima pulmonar, como pequenos nódulos e a trama vascular. Quando a imagem é pouca penetrada, o parênquima pulmonar torna-se mais esbranquiçado e dificulta sua interpretação. Detalhes do mediastino são perdidos e a trama vascular aparece mais proeminente, induzindo a interpretação errônea de infiltrado pulmonar difuso (Figura 26.6).

Outros aspectos importantes na interpretação das imagens são o sexo e os antecedentes patológicos dos pacientes. Mulheres apresentam maior tecido mamário que absorve maior quantidade da radiação e atenua a imagem. Um problema observado nos casos de mastectomia unilateral, onde o campo pulmonar atrás da mama mastectomizada encontra-se mais escuro, podendo induzir a falsa interpretação de infiltrado contralateral (Figura 26.7). Deve-se dar atenção às imagens formadas pela projeção dos mamilos, que podem simular nódulos. Estas imagens não são observadas na incidência em perfil.

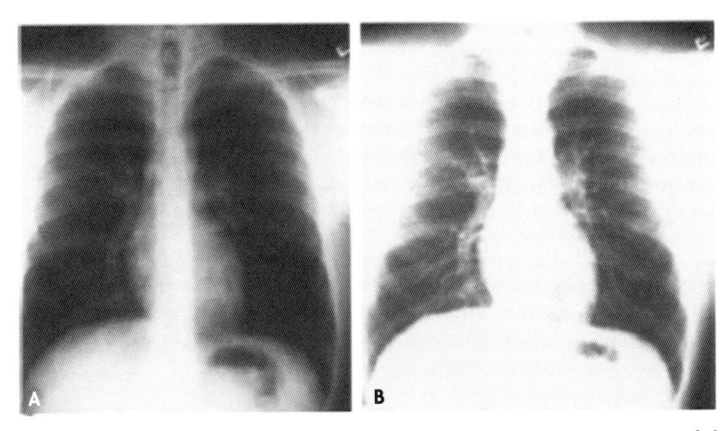

Figura 26.6 Comparação entre radiografias de tórax de um mesmo paciente. **(A)** hiperpenetrada; **(B)** com pouca penetração.

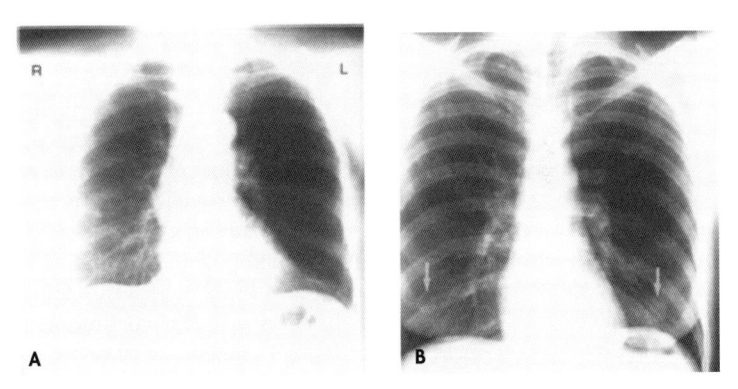

Figura 26.7 (A) Primeira imagem mostra uma paciente mastectomizada, na qual a mama à direita pode induzir a uma falsa interpretação de infiltrado pulmonar em base direita. **(B)** Radiografia observam-se mamilos com aparência de nódulos em bases pulmonares.

ANÁLISE SISTEMÁTICA DA RADIOGRAFIA DE TÓRAX NA SALA DE EMERGÊNCIA

O primeiro passo na análise da radiografia de tórax é determinar a idade, o sexo e a história clínica do paciente, incluindo seus antecedentes patológicos.

O segundo passo é determinar qual incidência utilizada e se as radiografias estão tecnicamente adequadas para a interpretação. Lembrando que nos casos emergenciais, os pacientes estão em seus leitos, onde a aquisição das imagens faz-se de forma anteroposterior. Posição apropriada e penetração do filme são particularidades essenciais para a avaliação da vascularização pulmonar.

O terceiro passo seria uma forma de sistematizar a análise da radiografia de tórax, a fim de evitar o esquecimento de alguma estrutura ou dispositivo a serem observados.

Combinar informações como tamanho e a morfologia cardíaca juntamente com o padrão da vascularização pulmonar, é importante para o diagnóstico clínico e para avaliação do *status* hemodinâmico do paciente.

Neste capítulo, sugerimos que a interpretação da radiografia de tórax deve ser sistemática, como segue no Fluxograma 26.1.

INTERPRETAÇÃO RADIOLÓGICA: ANORMALIDADES DO ESQUELETO TORÁCICO

Anormalidades na caixa torácica e na coluna vertebral podem estar relacionadas com muitas patologias cardíacas congênitas. A tetralogia de Fallot ou *truncus arteriosus* podem estar associados com hemivértebra e anormalidades costais. Anormalidades na caixa torácica, como escoliose *pectus excavatum* (Figura 26.8), síndrome do tórax reto e estreitamento do diâmetro anteroposterior do tórax, podem ser observadas na síndrome de Marfan e nos pacientes com Prolapso da Valva Mitral (PVM). Na coarctação da aorta podem ser vistas indentações bilaterais nos arcos costais em crianças maiores. Presença de estreitamento do espaço intercostal, indentações e deformidade do gradil costal, e presença de fios metálicos, podem indicar cirurgia prévia. O sítio de incisão cirúrgica pode relacionar-se com o tipo de cirurgia realizada e com a patologia de base, conforme mostrado na Tabela 26.1.

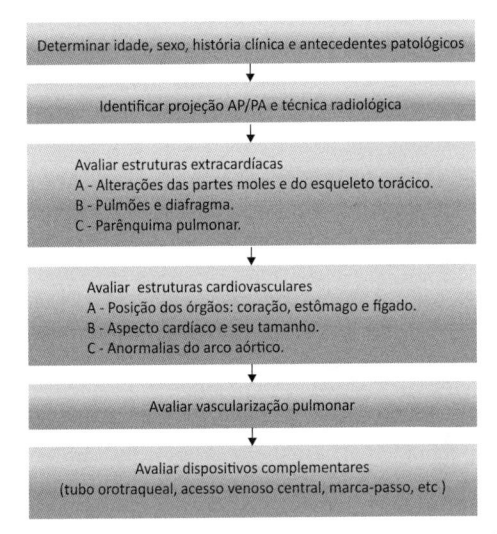

Determinar idade, sexo, história clínica e antecedentes patológicos

Identificar projeção AP/PA e técnica radiológica

Avaliar estruturas extracardíacas
A - Alterações das partes moles e do esqueleto torácico.
B - Pulmões e diafragma.
C - Parênquima pulmonar.

Avaliar estruturas cardiovasculares
A - Posição dos órgãos: coração, estômago e fígado.
B - Aspecto cardíaco e seu tamanho.
C - Anormalias do arco aórtico.

Avaliar vascularização pulmonar

Avaliar dispositivos complementares
(tubo orotraqueal, acesso venoso central, marca-passo, etc)

Fluxograma 26.1 Análise sistemática para correta interpretação da radiografia de tórax.

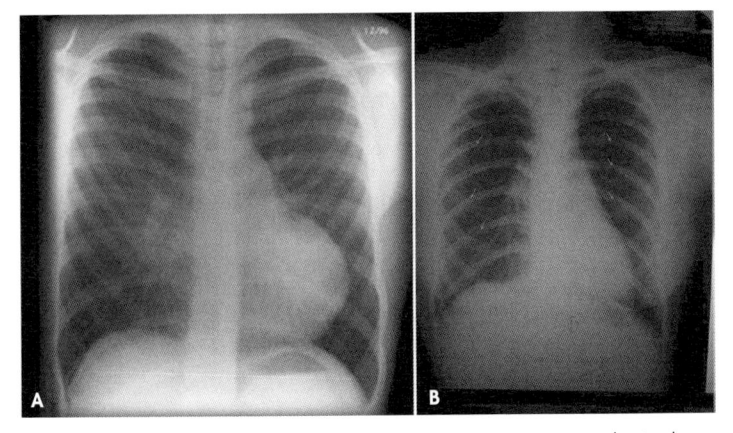

Figura 26.8 (A) Primeira imagem: paciente com *pectus excavatum* com desvio do coração para a esquerda. **(B)** Segunda imagem: Sinal de Roesler em paciente com coarctação de aorta. Setas brancas demonstram corrosões na margem inferior das costelas.

Tabela 26.1 Local da cirurgia cardiovascular e exemplos de patologias cardíacas.		
Toracotomia direita	**Esternotomia mediana**	**Toracotomia esquerda**
Anastomose de Glenn	Valvulotomia pulmonar	*Shunt* de ***Blalock-Taussig***
Shunt de ***Blalock-Taussig***	*Shunt* central	Ducto arterioso patente
	Hemi-fontan	Coarctação da aorta
		Bandagem da artéria pulmonar

Diafragma e pulmões

Alterações congênitas no diafragma, na drenagem venosa pulmonar e na embriogênese dos pulmões, podem distorcer a anatomia e gerar interpretação errônea nas radiografias.

Isso pode acontecer nos casos de hérnia diafragmática ou paralisia diafragmática, e resultar na alteração da posição cardíaca, simulando dextrocardia. A hipoplasia do pulmão direito também pode simular o mesmo quadro.

Na síndrome de Cimitarra, na qual ocorre drenagem anômala de veia pulmonar direita, que drena diretamente para a veia cava inferior, visualiza-se na radiografia uma imagem semelhante a uma espada (de onde vem o nome da síndrome). Pode acorrer concomitantemente à hipoplasia pulmonar direita, dificultando a análise radiológica (Figura 26.9).

Classificação das lesões pulmonares

Classificamos as alterações radiológicas pulmonares em cinco categorias principais:

1. Aumento da densidade pulmonar;
2. Diminuição da densidade pulmonar;
3. Atelectasia pulmonar;
4. Anormalidades pleurais;
5. Cavitações.

Aumento da densidade pulmonar

As doenças pulmonares geram três formas principais de apresentação radiológica que são: a forma alveolar, a forma intersticial e a forma mista. A forma de apresentação depende de qual estrutura pulmonar

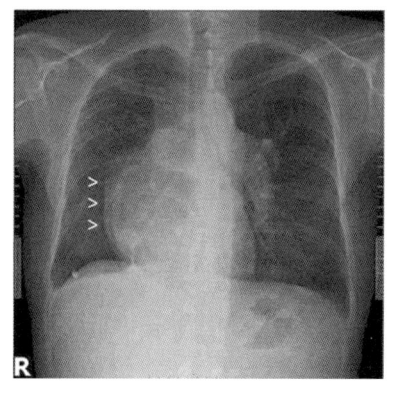

Figura 26.9 Síndrome de Cimitarra. Imagem radiológica de um paciente masculino com hipertensão pulmonar. Setas indicam dilatação de veia cava inferior devido ao retorno venoso anômalo.

foi mais acometida pela doença: os alvéolos, o interstício ou se ocorreu um acometimento misto.

A forma alveolar (Figura 26.10) ocorre quando o interior dos alvéolos, antes areados, são substituídos por líquido e células inflamatórias, levando à formação de uma imagem radiopaca, homogênea, com bordas mal definidas, que pode conter em seu interior a presen-

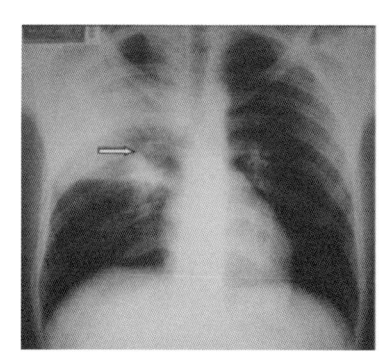
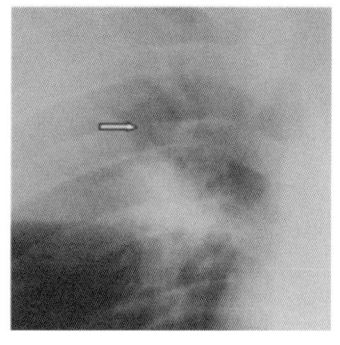

Figura 26.10 Imagem radiológica de pneumonia lobar (padrão alveolar). Setas indicam sinal do broncograma aéreo.

ça de broncograma aéreo. Na forma intersticial, o interstício formado pelos tecidos de sustentação dos alvéolos e vasos pulmonares, que normalmente não é identificado na radiografia, pode torna-se espessado devido ao acometimento por doenças. O padrão intersticial é subdividido em três formas de apresentação radiológica: nodular, reticular e retículo-nodular.

O padrão micronodular (Figura 26.11) é caracterizado pela presença de micronódulos que podem se coalescer, devido ao depósito de células inflamatórias e tecido fibrótico no espaço intersticial. Já o padrão reticular recebe essa denominação pela imagem radiológica semelhante a uma rede, formada pela presença de inúmeras linhas lineares entrelaçadas. Por fim, o padrão retículo-nodular é uma forma mista de apresentação entre as duas formas acima descritas. Inúmeras doenças são responsáveis por essas apresentações radiológicas, podendo inclusive a mesma patologia ser responsável por apresentações diferentes.

A Tabela 26.2 lista as etiologias e suas principais formas de apresentação.

Diminuição da densidade pulmonar

As patologias que cursam com densidade pulmonar diminuída incluem as que cursam com aprisionamento do ar, como nas doenças

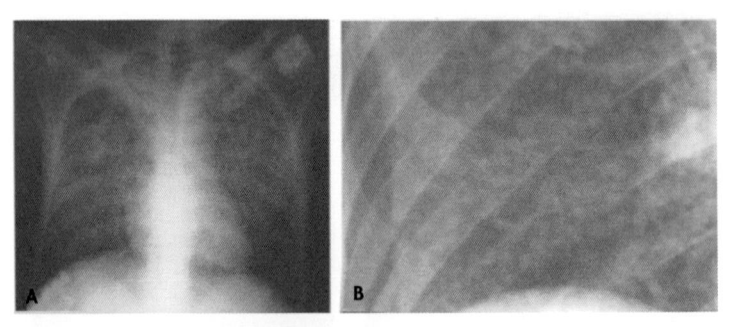

Figura 26.11 (A) Radiografia de tórax em AP de um paciente com tuberculose miliar. **(B)** Amplificação da imagem demonstrando um padrão micronodular de acometimento pulmonar.

Tabela 26.2 Padrão radiológico e exemplos de causas etiológicas.		
Padrão alveolar	**Padrão intersticial**	**Padrão misto**
Pneumonia bacteriana	Pneumoconioses	Pneumoconioses
Tuberculose	Infecções virais	Pneumopatias
Neoplasia	Linfangite carcinomatosa	intersticiais
Infarto Pulmonar (TEP)	Silicose	Tuberculose miliar
Edema Agudo Pulmonar (EAP)		Neoplasias

obstrutivas pulmonares (ex: DPOC e asma) e as que cursam com diminuição do fluxo sanguíneo, como no tromboembolismo pulmonar.

Embolia pulmonar

Nos quadros de tromboembolismo pulmonar, mesmo que incomuns, podem cursar com oligoemia do pulmão acometido (sinal de Westermark) (Figura 26.12), podendo vir acompanhado de aumento da artéria pulmonar homolateral (sinal de Palla), atelectasia pulmonar, derrame pleural e áreas de infarto pulmonar. As áreas de infarto

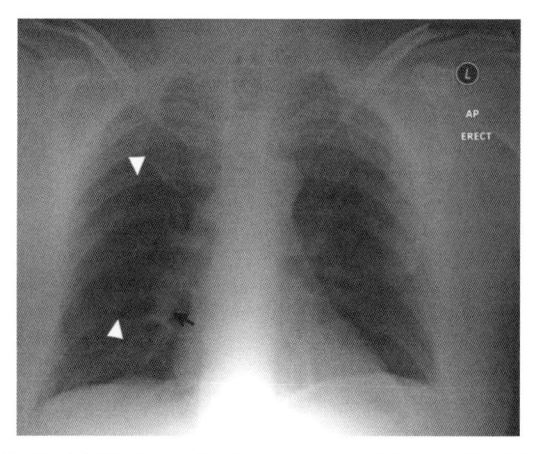

Figura 26.12 Sinal de Westermark: oligoemia em hemitórax direito, limitado pelas setas brancas. Sinal de Palla: dilatação da artéria pulmonar ipsilateral, indicado pela seta preta.

pulmonar apresentam-se como formações parenquimatosas, em forma triangular com a base voltada para a pleura (imagem em cunha), geralmente acometendo as regiões posteriores e inferiores dos pulmões. Quando a ocorrência é no seio costofrênico, recebe a denominação giba de Hampton (Figura 26.13).

Atelectasias pulmonares

As atelectasias podem acometer desde pequenas áreas pulmonares, como nas atelectasias laminares, ou todo o pulmão. Nas atelectasias de grande extensão, o pulmão colapsado desvia as estruturas do mediastino em sua direção, formando imagens radiodensas. Nos casos das atelectasias laminares, ocorre obstrução de pequenos bronquíolos geralmente localizados nas bases pulmonares, por impactação mucoide ou por redução da expansibilidade torácica, como observado nos casos de ascite e cirurgias abdominais (Figura 26.14). Quando há grande aumento do átrio esquerdo, este pode causar obstrução brônquica por comprimi-lo, e gerar atelectasia do lóbulo pulmonar inferior esquerdo.

Anormalidades pleurais

As afecções pleurais mais envolvidas com quadros clínicos emergenciais são o pneumotórax, pneumomediastino e o derrame pleural.

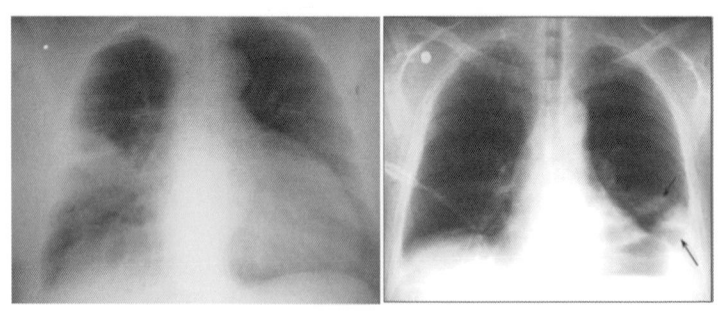

Figura 26.13 Primeira imagem: radiografia em AP demonstrando infarto pulmonar em hemitórax direito. Segunda imagem: seta preta identificando o sinal de giba de Hampton.

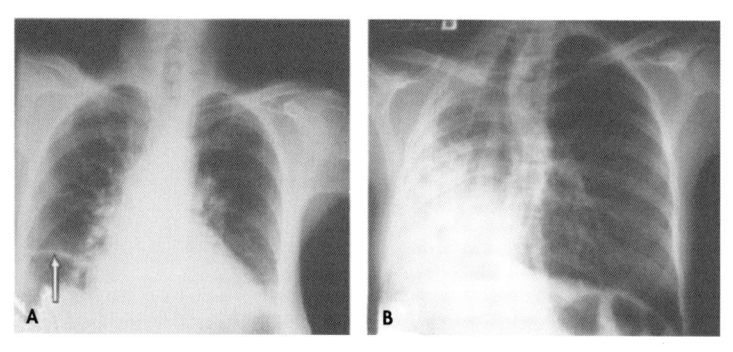

Figura 26.14 (A) Imagem de atelectasia laminar em base de hemitórax direito (seta). **(B)** Imagem de colapso pulmonar direito com desvio das estruturas do mediastino ipsilateral.

Derrame pleural

O derrame pleural é o preenchimento do espaço pleural, uma cavidade virtual limitada pela pleura visceral e parietal, por líquido. O derrame pleural pode ter quatro formas de apresentação: ocupando o seio costofrênico; septado (encistado); localizado entres as cissuras e subpulmonar (Figura 26.15).

A forma de apresentação mais comum é a formação de uma imagem radiodensa, apagamento dos ângulos costo e cardiofrênicos, borrando o contorno do diafragma, velando parcial ou totalmente o hemitórax, com formação em sua borda superior de uma parábola ou menisco. Nos casos de grande volume pode ocorrer desvio das estruturas do mediastino contralateral ao derrame. Quando o volume do líquido não ultrapassa 200 mL, apenas a região do seio costofrênico posterior pode ser ocupada, devendo ser realizada uma projeção em perfil para detectar pequenos derrames nestes casos.

Nos casos de pacientes com muita fibrose pulmonar ou nos casos de hemotórax ou empiema, podem ser formadas coleções de bordas imprecisas devido ao encistamento desse líquido.

Pode ocorrer a formação de uma imagem biconvexa entre as cissuras horizontal ou obliqua, quando ocorre acúmulo de líquido nessa

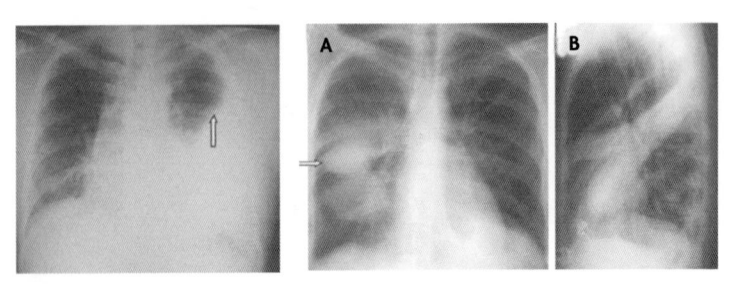

Figura 25.15 Primeira imagem demonstra uma radiografia de tórax em AP de um derrame pleural (apresentação mais comum). A seta indica sinal do menisco. A segunda imagem mostra em **(A)** projeção em AP demonstrando acúmulo de líquido na cissura. **(B)** Projeção em perfil, confirmando o local da cissura.

Adaptada de Lauand e cols, 2008.

área, desaparecendo a imagem radiográfica com o tratamento clínico apropriado, recebendo o nome de tumor fantasma.

Em certos casos, principalmente em pacientes em decúbito dorsal, o derrame pleural pode acumular-se na região posterior do ápice e bases dos pulmões, gerando uma imagem de difícil caracterização, com densidade homogênea no hemitórax envolvido, mantendo a visualização dos vasos pulmonares, sem a presença de broncogramas aéreos e sem desvio do mediastino (a não ser quando volumoso), e com perda do contorno normal do hemidiafragma.

Pneumotórax

Nos casos de pneumotórax há preenchimento da cavidade pleural com ar, levando à formação de uma imagem hipertransparente, onde não se observam vasos na periferia, com uma linha demarcando a extensão do pneumotórax. Nos casos de pequeno volume, uma nova radiografia com expiração máxima pode ser realizada para elucidação diagnóstica. Nos casos de grande volume pode ocorrer desvio do mediastino contralateral (Figura 26.16). Nos pacientes em decúbito dorsal, fica mais difícil a visualização do mesmo, pois o ar tende a ser desviado para as regiões basais e mediais do pulmão.

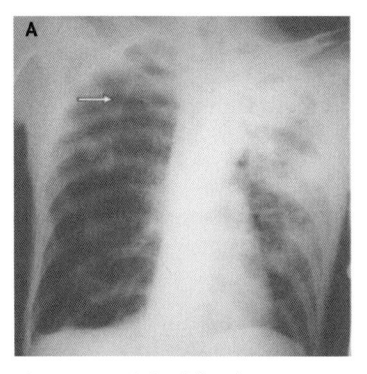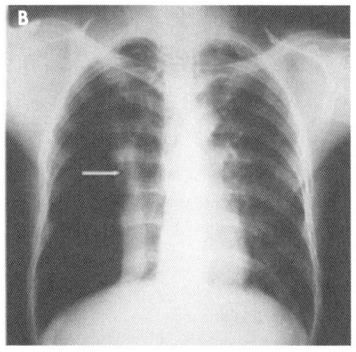

Figura 26.16 **(A)** e **(B)** indicam pneumotórax à direita. As setas indicam a pleura visceral.
Adaptada de Lauand e cols, 2008.

Pneumomediastino

Uma linha tênue de difícil visualização é observada entres as estruturas do mediastino e o pulmão, que corresponde à pleura visceral. Em alguns casos observa-se todo o contorno do diafragma infracardíaco, geralmente não delimitado, devido à interposição de ar entre este e o coração, recebendo o nome de sinal do diafragma contínuo (Figura 26.17).

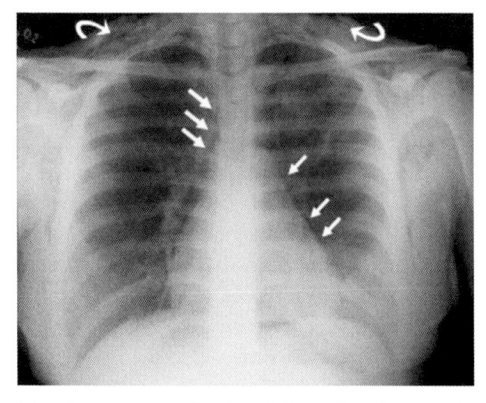

Figura 26.17 Linha de pneumomediastino delimitada pelas setas brancas.

Cavitação

Nesses casos, é observada uma imagem ovalada, de bordas radiopacas e centro hipertransparente, de contornos definidos, podendo conter nível hidroaéreo em seu interior. Exemplos são os casos de abscesso pulmonar e neoplasia escavada (Figura 26.18).

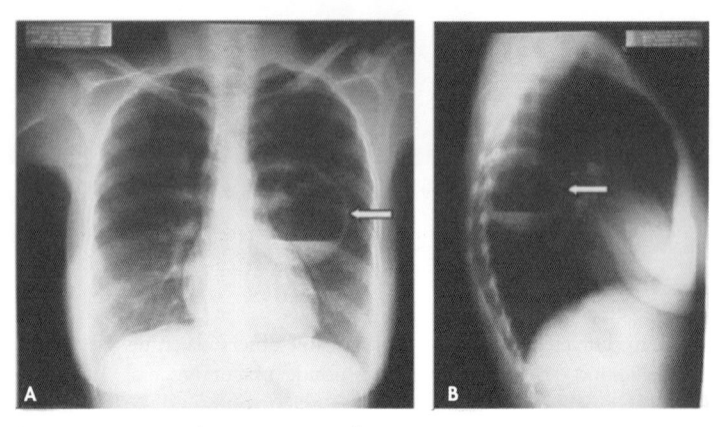

Figura 26.18 Setas indicam a presença de cavitação.
Adaptada de Lauand e cols, 2008.

Coração e aorta

Quando na análise radiológica temos o ápice cardíaco e a bolha gástrica localizados à esquerda, denominamos levocardia (*situs solitus*). Ao contrário, quando os dois estão presentes à direita, denominamos dextrocardia (*situs inversus*). Quando observamos uma discordância entre o ápice, localizado à direita, e a bolha gástrica, localizada à esquerda, podemos ter um caso de dextrocardia com *situs solitus*. Essas alterações devem chamar atenção para defeitos cardíacos congênitos associados (Figura 26.19).

Como já discutido, o tamanho da área cardíaca pode ser analisado pelo índice cardiotorácico. Alterações cardíacas congênitas ou adquiridas podem cursar com alterações anatômicas. As lesões que cursam com sobrecarga de volume, como nos casos de *shunts* esquerdo-direito e nas regurgitações orovalvares, podem causar distorções na silhueta cardíaca. Lesões estenóticas, nas fases iniciais, não cursam com aumento cardíaco.

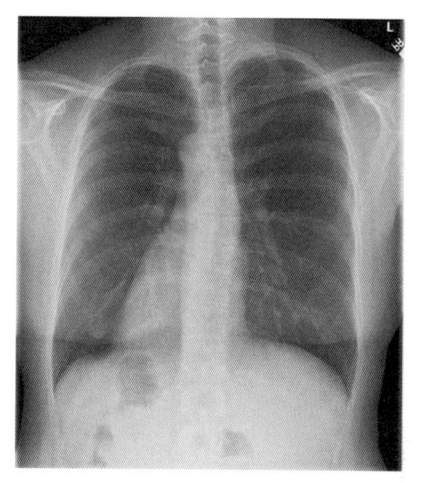

Figura 26.19 *Situs inversus totalis.*

Em relação ao contorno mediastinal direito, nas incidências em PA, algumas patologias cursam com o deslocamento da veia cava superior para esse lado, como por exemplo na presença de um arco aórtico à direita, visto em 25% dos pacientes com Tetralogia de Fallot, ou por dilatação aneurismática da aorta ascendente (Figura 26.20). A dilatação da veia cava superior pode ser devido à drenagem anômala de veias pulmonares ou sistêmicas. A proeminência do contorno atrial direito reflete seu aumento no diâmetro, resultado de sobrecarga volumétrica, visto em patologias como Comunicação Intra-atrial (CIA) e Anomalia de Ebstein.

Alterações no contorno da aorta descendente, resultando na imagem denominada "sinal do 3" (Figura 26.21), são observadas nos casos de coartação da aorta localizada, formada pelo botão aórtico, indentação no local da coartação e pela dilatação pós-estenótica de aorta descendente.

A visualização de uma proeminência entre o tronco pulmonar e a borda superior do ventrículo esquerdo, ocupando a concavidade normal esperada, deve-se à dilatação atrial esquerda, podendo também ser visualizado um duplo contorno na borda atrial direita e um deslocamento posterior do esôfago na projeção em perfil (Figura 26.22).

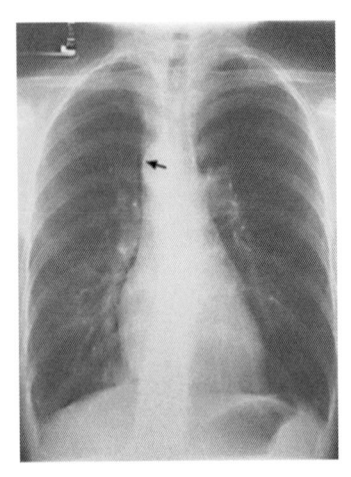

Figura 26.20 Seta mostra arco aórtico à direita.

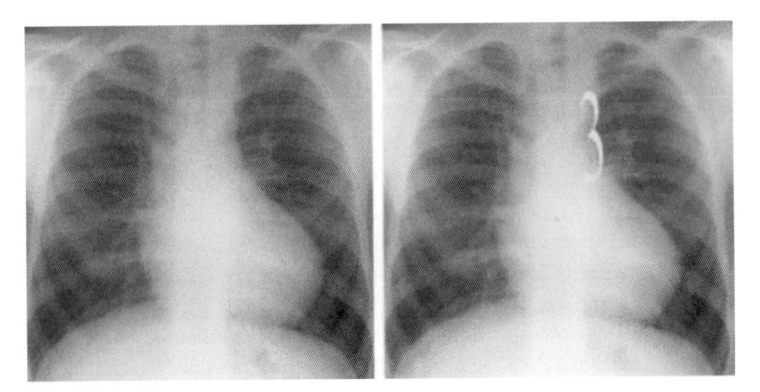

Figura 26.21 Sinal do 3 na coarctação da aorta.

O contorno ventricular à esquerda, na incidência PA, mostrando um ápice mais arredondado, tendendo a um desvio para cima, sugere dilatação do ventrículo direito. Já uma morfologia com o desvio do ápice ventricular para a esquerda e para baixo é visto nas dilatações do ventrículo esquerdo. Nas projeções em perfil, quando a área de contato do coração (VD) ocupa mais de 1/3 do diâmetro do osso esterno, demonstra crescimento do mesmo (Figuras 26.23 e 26.24).

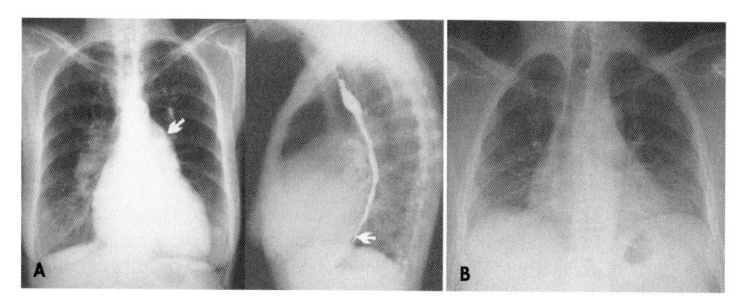

Figura 26.22 (A) Imagem mostra o aparecimento do quarto arco à esquerda que ocorre com aumento da auriculeta esquerda (átrio esquerdo/AE). A imagem do centro mostra um exame de radiológico contrastado, com deslocamento posterior do esôfago pelo AE aumentado. **(B)** Imagem mostra o duplo contorno atrial à direita.

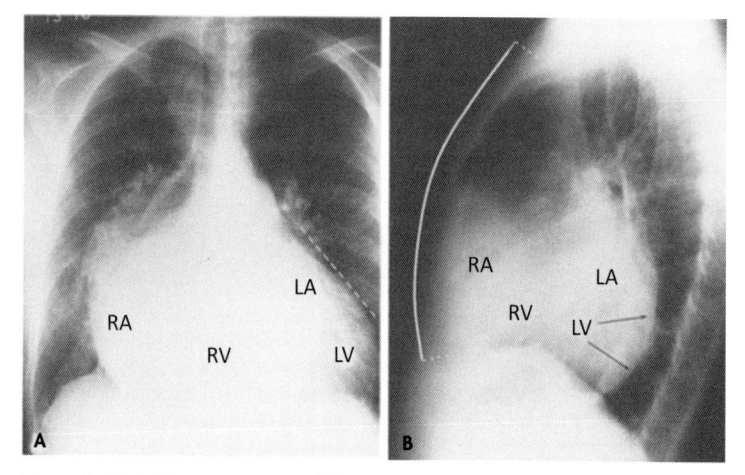

Figura 26.23 (A) Projeção em PA. **(B)** Projeção em perfil, mostrando um aumento das 4 câmaras cardíacas, principalmente um grande aumento do átrio direito.

RA: Átrio direito; RV: Ventrículo direito; LA: Átrio esquerdo; LV: Ventrículo esquerdo.

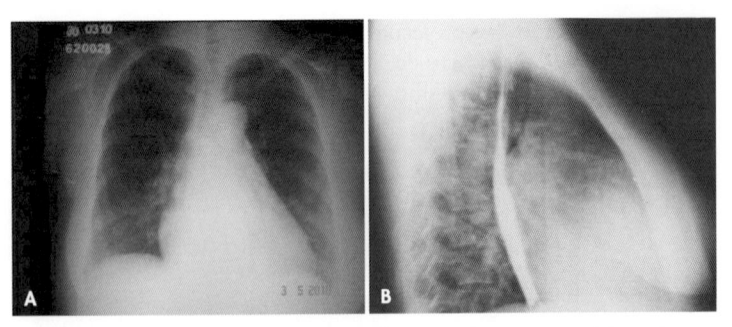

Figura 26.24 (A) Imagem mostra aumento da área cardíaca com morfologia de ventrículo esquerdo. **(B)** Imagem mostra uma projeção em perfil com aumento do (VD) ventrículo direito: aumento do contato do VD com o esterno (> 1/3 do esterno).

Derrame pericárdico

O acúmulo de líquido no espaço virtual, situado entre os pericárdios visceral e parietal, pode levar a um aumento importante na silhueta cardíaca, chegando em alguns casos a assumir o formato de uma "moringa" (Figura 26.25).

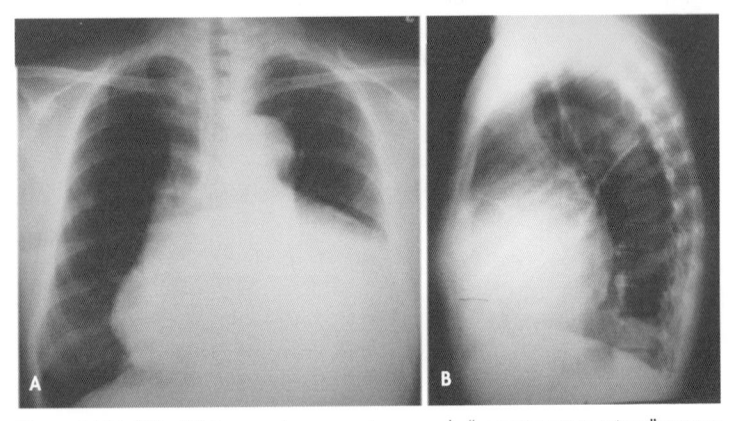

Figura 26.25 (A) e **(B)** Demonstram uma imagem de "coração em moringa" em um caso de tamponamento cardíaco.
Adaptada de Lauand e cols., 2008.

Pericardite constritiva

Qualquer processo inflamatório que envolva o pericárdico pode cronicamente levar a um espessamento do mesmo. Este espessamento pode levar a uma restrição diastólica de enchimento cardíaco. Esse espessamento é visualizado nas radiografias como uma imagem radiodensa que permeia a borda cardíaca (Figura 26.26).

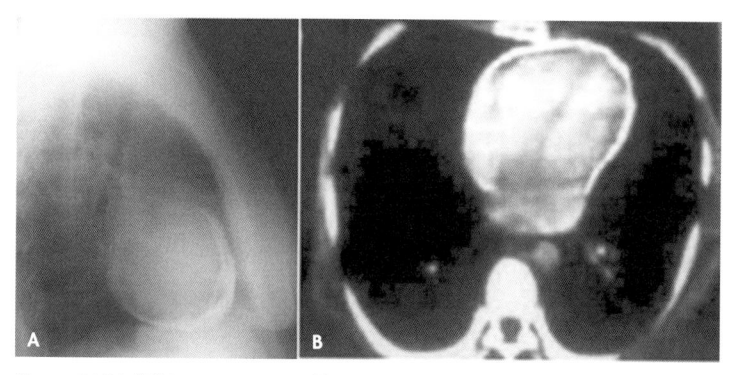

Figura 26.26 (A) Projeção em perfil mostrando um caso de pericardite constritiva. **(B)** Corte de tomografia computadorizada do mesmo paciente, mostrando o envolvimento cardíaco pelo pericárdio espessado.

Dilatação do arco aórtico

Na projeção em PA, a dilatação do arco aórtico e aorta descendente pode representar uma dilatação aneurismática da mesma ou um caso de dissecção da aorta. A dilatação do mediastino, além de ser inespecífico, só ocorre em 35% desses casos (Figura 26.27).

Análise da vascularização pulmonar

Na interpretação adequada da radiografia de tórax, a análise da vascularização pulmonar, tanto venosa quanto arterial, é de grande importância para a suspeita de patologias e na avaliação do estado hemodinâmico do paciente. Essa análise pode ser dividida em patologias que cursam com vascularização pulmonar reduzida ou vascularização pulmonar aumentada, incluindo avaliação do padrão congestivo do paciente.

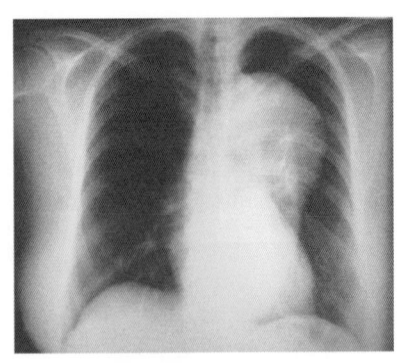

Figura 26.27 Radiografia de tórax em PA, mostrando um alargamento de mediastino em um caso de dissecção de aorta.
Adaptada de Lauand *et al.*, 2008.

Vascularização pulmonar diminuída

Essa condição é resultante da associação de uma obstrução na via de entrada ou de saída da cavidade cardíaca de onde emerge o tronco pulmonar, sendo necessária a presença de um *shunt* direito–esquerdo (ex.: CIA ou Comunicação Intraventricular/CIV), levando a um quadro de hipofluxo pulmonar. Um exemplo seria os casos de Tetralogia de Fallot (Figura 26.28).

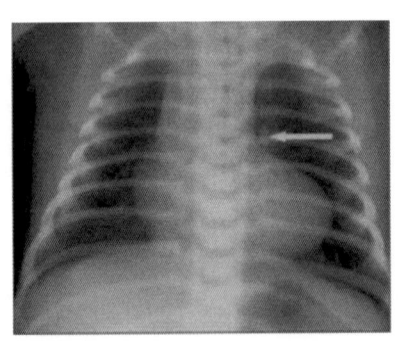

Figura 26.28 Radiografia em AP em portador de Tetralogia de Fallot: observa-se o coração "em bota" (dilatação do ventrículo direito), o arco aórtico para a direita (25% dos casos), a artéria pulmonar pequena/estreita (hipoplasia do tronco arterial pulmonar) e hipofluxo pulmonar (hipertransparência dos campos pulmonares).

Vascularização pulmonar aumentada

Nos casos de vascularização pulmonar aumentada, devemos diferenciar os quadros de hiperfluxo pulmonar devido ao *shunt* esquerdo--direito dos quadros de venocongestão.

Vascularização pulmonar aumentada é sugerida nas radiografias pela dilatação da artéria pulmonar, geralmente bilateral, visualizadas tortuosas, central e distalmente. Quando se observa um átrio esquerdo aumentado concomitante, devemos suspeitar de um *shunt* do tipo CIV ou ducto arterioso patente. Nos casos de átrio esquerdo dentro da normalidade, um *shunt* do tipo CIA é mais provável. Nestes casos, a sobrecarga de volume que retorna dos pulmões ao átrio esquerdo, pode ser drenado tanto para o ventrículo esquerdo quanto para as cavidades direitas, evitando a sobrecarga volumétrica daquela cavidade.

Nos quadros de congestão venosa pulmonar, ocorre extravasamento do líquido para o interstício, quando a pressão capilar pulmonar (PCP) encontra-se acima de 18 a 20 mmHg, tornando as margens dos vasos visíveis. As alterações radiográficas decorrentes desse aumento pressórico iniciam-se com alteração do padrão vascular, no qual ocorre predomínio dessa vascularização em direção aos ápices pulmonares. Ocorre também borramento peri-hilar e aparecimento das linhas B de Kerley, que são linhas horizontais perpendiculares à pleura. Quando a pressão pulmonar capilar encontra-se acima de 30 mmHg, os pulmões tornam-se mais radiopacos, pois adquirem densidade de líquido, levando a um quadro de edema alveolar (padrão alveolar) (Figura 26.29).

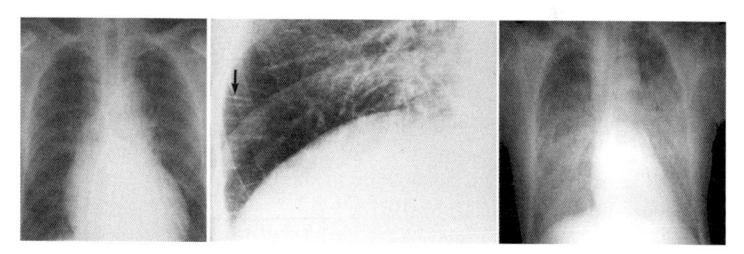

Figura 26.29 Primeira imagem mostra redistribuição: inversão do padrão de vascularização pulmonar, com aumento superior das tramas vasculares (PCP > 18 a 20 mmHg). Na radiografia central observa-se as linhas B de Kerley (PCP 20 a 22 mmHg). A última imagem mostra padrão de edema alveolar (PCP > 30 mmHg).

BIBLIOGRAFIA

1. Braunwald E, Libby P, Zipes DP. Tratado de doenças cardiovasculares. 9th ed. Rio de Janeiro: Elsevier; 2006. p.271-3.

2. Cascade PN, Kazerooni EA. Aspectos da radiografia de tórax na Unidade de Terapia Intensiva. Clín Ter Intensiva. 1994;10:251-69.

3. Fedullo PF, Tapson VF. The evaluation of suspected pulmonary embolism. N Engl J Med. 2003;349(13):1247-56. Review.

4. Felson B. Disseminated interstitial diseases of the lung. Ann Radiol (Paris). 1966;9(3):325-45. Review.

5. Fleischner FG, Hampton AO, Castleman B. Linear shadows in the lungs (interlobal pleuritis, atelectasias and healed infarction. AJR. Am J Roentgenol. 1941;46:610-8.

6. Gessner IH, Victorica BE. Cardiologia pediátrica. Rio de Janeiro: Revinter; 1996.

7. Gorayeb N, Meneghelo RS. Radiologia. In: Métodos diagnósticos em cardiologia. São Paulo: Atheneu; 1997. p.135-43.

8. Lage SG, Ramires JA. Cardiologia no internato: bases teórico-práticas. São Paulo: Atheneu; 2001. p.85-91.

9. Lage SG, Ramires JA. Cardiologia no internato: bases teórico-práticas. São Paulo: Atheneu; 2001. p.280-1.

10. Lauand LSL, Junior EB, Andrade BJ, et al. Contribuição da interpretação da radiografia simples de tórax na sala de emergência. Arq Med Hosp Fac Cienc Med Santa Casa São Paulo. 2008;53(2):64-76.

11. Lucchesi FR, Taketani G, Elias J. O papel da radiologia na Unidade de Terapia Intensiva. Ribeirão Preto: Medicina; 1998. p.517-23.

12. Manes GI. The discovery of X-Ray. Isis. 1956; 47(149):236-8.

13. Medoff BD, Shepard JAO, Smith RN, et al. Case records of the Massachusetts General Hospital. Case 17-2005: a 22-year-old woman with back and leg pain and respiratory failure. N Engl J Med. 2005; 352(23):2425-34.

14. Miller WT. The chest radiography in the Intensive Care Unit. Semin Roentgenol. 1997; 32(2):89-101.

15. Nacif MS, Freitas LO. Atelectasia e derrame pleural. In: Radiologia prática para o estudante de medicina. Rio de Janeiro: Revinter; 2003. p.73-4.

16. Novelline RA. Fundamentos de radiologia de Squire. 5 ed. Porto Alegre: Artmed; 1999. p.104-5.

17. Pena IB. Radiologia clinica del tórax. 2 ed. Barcelona: Toray; 1977. p.19-33.
18. Raasch BN, Carsky EW, Lane EJ, et al. Pleural effusion: explanation of some typical appearances. Am J Roentgenol. 1982;139(5):899-904.
19. Robbins LL, Hale CH. The roentgen appearance of lobar and segmental collapse of the lung. Radiology. 1945;45(3):107-14.
20. Ruskin JA, Gurney JW, Thorsen MK, et al. Detection of pleural effusions on supine chest radiographs. Am J Roentgenol. 1987;148(4):681-3.
21. Tapson VF. Acute pulmonary embolism. N Engl J Med. 2008;358(10):1037-52.
22. Ware LB, Matthay MA. The acute respiratory distress syndrome. N Engl J Med. 2000;342(18):1334-49.

capítulo 27

Edvagner Sergio Leite de Carvalho

Marcapasso Provisório na Sala de Emergência

INTRODUÇÃO

Existem basicamente três tipos de marcapasso cardíaco externo, também conhecido como marcapasso cardíaco provisório (MPP) ou marcapasso cardíaco temporário: a) marcapasso provisório Transcutâneo, (sistema de alta energia aplicado diretamente sobre o tórax); b) marcapasso provisório endocárdico: (sistema de baixa energia, geralmente posicionado por via endovenosa) c) marcapasso provisório epicárdico: (sistema de baixa energia posicionado diretamente sobre o epicárdio durante cirurgia cardíaca).

As modalidades de estimulação cardíaca temporária que vamos nos ater na discussão deste capítulo, de maior aplicabilidade na sala de emergência, são a estimulação transcutânea e a endocárdica.

O objetivo principal de sua utilização é o restabelecimento da hemodinâmica circulatória por meio do controle da frequência cardíaca, tanto em bradicardia quanto em taquicardia. Pode ser utilizado tanto como ponte para o MPD quanto para manutenção da vida do paciente em casos de doença reversível (p. ex., na intoxicação por medicamentos e infarto agudo do miocárdio).

Não há um consenso claro das indicações de MPP, e a maioria das recomendações baseia-se em experiência clínica. Como regra geral, em pacientes com indicação de MPD, o MPP estará indicado naqueles com bradicardia que apresentaram síncope, encontram-se hemodinamicamente instáveis ou apresentam arritmias ventriculares devido à bradicardia. A maioria dos pacientes com bradicardia vão beneficiar-se mais de terapia conservadora e do tratamento da causa desencadeante ou mesmo do implante do MPD do que do implante do MPP. Portanto, cabe ao médico emergencista definir qual paciente deve receber ou não uma terapia mais invasiva, tendo conhecimento dos eventuais riscos de complicação.

Atenção especial deve ser dada aos pacientes em BAVT assintomáticos: se o escape for menor que 50 bpm ou com complexos QRS alargados, está indicado o uso do MPP, pois não se trata de escape confiável. Entretanto, quando o paciente possuir um escape supra-hissiano com QRS estreito com frequência cardíaca acima de 50 bpm, não existem diretrizes mostrando qual o melhor tratamento a se instituir devido aos riscos inerentes ao implante do MPP e ao risco de assitolia sem seu uso, cabendo ao médico emergencista a decisão de utilizar um MPP transvenoso, ou mante em observação com monitoração cardíaca e programar o implante de MPD o mais breve possível.

Em algumas situações o MPP pode ser utilizado em taquiarritmias, por exemplo, para interrupção de taquicardias supraventriculares ou ventriculares por overdrive, situação rara na clínica diária, mas factível. Pacientes com taquicardia ventricular polimórfica com intervalo QT prolongado (*Torsades de Pointes*) se beneficiam de estimulação cardíaca com frequência entre 90 bpm e 110 bpm devido ao encurtamento do intervalo QT e à supressão de extrassístoles ventriculares desencadeadoras da taquicardia.

MARCAPASSO PROVISÓRIO NO INFARTO AGUDO DO MIOCÁRDIO

A bradicardia, mesmo que assintomática, causa uma queda no fluxo sanguíneo coronariano com redução da perfusão miocárdica. No infarto agudo do miocárdio de parede inferior, o aumento da atividade parassimpática, após a reperfusão da artéria coronária direita, pode resultar em bradicardia sinusal em 30% a 40% dos pacientes (reflexo de Bezold-Jarish), especialmente na primeira hora pós-infarto.

O BAVT acomete entre 6 e 14% dos pacientes com infarto agudo do miocárdio, sendo um fator de risco para óbito intra-hospitalar sem relação com prognóstico tardio. Na era pré-fibrinolítica, os bloqueios de ramo acometiam de 10% a 20% dos pacientes e, após a introdução da fibrinólise, essas taxas reduziram para 4%.

Pacientes com infarto agudo do miocárdio associado a bloqueio de ramo novo apresentam risco quatro a cinco vezes maior de evolução para BAVT se comparados a pacientes sem bloqueio. O estudo MILIS (*Multicenter Investigation of the Limitation of Infarction Size*) demonstrou que, por meio da observação dos distúrbios de condução, poderia se determinar um escore de risco de evolução para BAVT, em que cada distúrbio receberia um ponto: BAV de 1º grau, BAV de 2º grau tipo I, BAV de 2º grau tipo II, bloqueio divisional anterossuperior (BDAS), bloqueio divisional posteroinferior (BDPI), bloqueio de ramo direito (BRD) e bloqueio de ramo esquerdo (BRE) (Tabela 27.1).

Tabela 27.1 Risco de BAVT durante IAM.	
Escore de risco de MILIS (pontos)	Risco de BAVT
0	1,2%
1	7,8%
2	25%
3	36,4%

Fatores de risco: BAV de 1º grau, BAV de 2º grau tipo I, BAV de 2º grau tipo II, BDAS (Bloqueio Divisional Anterossuperior), bloqueio divisional posteroinferior, bloqueio de ramo direito e bloqueio de ramo esquerdo.

O uso do MPP não interfere na evolução de pacientes com infarto agudo do miocárdio por oclusão da artéria descendente anterior, já que os óbitos geralmente são secundários à grande extensão de comprometimento miocárdico e não ao BAVT em si, cuja localização, neste caso, costuma ser infranodal, apresentando-se com QRS largo. Nos infartos de parede inferior, em decorrência da obstrução de artéria coronária direita, o BAVT tende a ser transitório, de localização nodal, QRS estreito e pode responder ao uso de atropina, podendo não ser necessária a utilização de MPP.

Pacientes com indicação ao uso de tromboliticos não devem sofrer retardo na sua administração em virtude do MPP; pode-se utilizar um dispositivo transcutâneo enquanto se prepara a medicação. Uma vez administrado o fibrinolítico e se a indicação do MPP ainda for necessária, o médico deve dar preferência para acessos de menor risco de sangramento e vasos compressíveis, como a utilização das veias femoral, jugular externa ou braquial. A veia jugular interna pode ser considerada, e a veia subclávia está contraindicada.

TÉCNICA DE IMPLANTE DO MARCAPASSO PROVISÓRIO TRANSVENOSO

Para o implante do MPP transvenoso, o médico deve estar preparado, com o equipamento necessário pronto e testado. São necessários campos estéreis, anestésico, agulha de punção com fio-guia, introdutor de eletrodo com diâmetro compatível ao eletrodo utilizado, eletrodo de MPP (normalmente de 5 ou 6 French), gerador de pulsos (Figura 27.1) com bateria nova e testada, eletrocardiograma (ECG) e/ou monitoração cardíaca.

O procedimento se inicia com a escolha do sítio de punção. O médico deve ter em mente que o paciente poderá receber posteriormente um MPD, sendo necessário, portanto, preservar a região peitoral

1. Eletrodo
2. Introdutor
3. Dilatador
4. Fio-guia
5. Agulha de punção
6. Camisa protetora
7. Capa protetora do pino

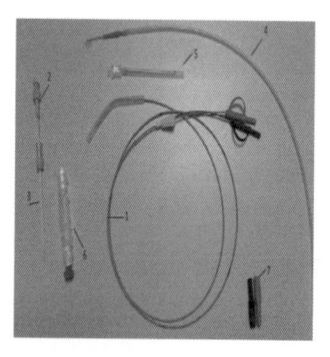
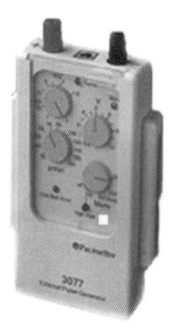

Figura 27.1 Eletrodo transvenoso para marcapasso temporário + gerador.

para essa finalidade, seja ela direita ou esquerda, dependendo do serviço que o médico trabalha e da condição do paciente. O acesso por veia jugular interna direita é o que mais facilmente leva o eletrodo à ponta do ventrículo direito (VD) seguido pela veia subclávia esquerda. O médico deve estar familiarizado com a anatomia vascular e conhecer os riscos inerentes à punção, como punção arterial e pneumotórax. Outros possíveis acessos são as veias femorais, braquiais e jugulares externas.

O procedimento pode ser realizado de três modos: com uso de radioscopia em centro cirúrgico ou sala de hemodinâmica, guiado pelo ECG ou "às cegas". A técnica por radioscopia requer profissional habilitado, não sendo abordada neste capítulo.

Uma vez realizada a punção venosa por meio de técnica asséptica, introduz-se o fio-guia, retira-se a agulha de punção e coloca-se o introdutor de eletrodo. A partir de então, inicia-se a introdução do eletrodo e escolhe-se a técnica que será utilizada.

Quando se implanta um MPP transvenoso guiado pelo ECG, o procedimento se torna mais fácil e a impactação é mais bem determinada. É necessário o conhecimento da relação anatômica com os achados eletrocardiográficos e poder determinar se a ponta do eletrodo encontra-se em veia cava superior, átrio direito, veia cava inferior, VD ou tronco da artéria pulmonar.

Para a realização do eletrograma endocavitário, deve-se conectar por meio de um cabo-jacaré a região distal do eletrodo que corresponde a sua ponta (polo negativo, de cor preta) à derivação precordial do ECG ou do monitor cardíaco, que não necessita estar em contato com o paciente. Em seguida, liga-se o ECG e realiza-se a introdução do eletrodo por meio de tentativas e erros até que se consiga impactá-lo no VD (Tabela 27.2 e Figura 27.2).

Após a impactação do eletrodo, dá-se preferência para a retirada do introdutor com o objetivo de reduzir o risco de infecção, a não ser em casos de difícil impactação ou sem escape ventricular. Realiza-se, então, a fixação do eletrodo na pele com mononylon 3-0 de modo que ele não se desloque, seguido pelo curativo.

O MPP transvenoso unicameral na maioria das vezes é programado na modalidade VVI; primeira letra estimula ventrículo; segunda letra sente ventrículo e a última letra inibe o ventrículo caso sinta atividade

Tabela 27.2 Características eletrocardiográficas endocavitárias durante implante de MPP transvenoso.

	Posição	Onda P(*)	QRS(*)	Corrente de lesão (ST)
1.	Veia cava superior	Negativa semelhante a AVR	Semelhante a AVR	Ausente
2	Átrio direito alto	Negativa grande	Semelhate a AVR	Ausente
3	Átrio direito médio	Isodifásica grande	Semelhante a AVR	Ausente
4	Átrio direito baixo	Positiva grande	Semelhante a AVR	Ausente
5	Veia cava inferior	Positiva pequena	Semelhante a AVF ou D3	Ausente
6	Ventrículo direito via de entrada	Positiva pequena	Muito grande semelhante a V1	Presente se impactado
7	Ventrículo direito ponta	Positiva pequena	Muito grande semelhante a V3	Presente se impactado
8	Ventrículo direito via de saída	Pequena semelhante AVL	Polifásico tipo RSR 'S'	Presente se impactado

(*) É importante realizar o ECG completo imediatamente antes do implante pois os padrões principalmente de AVR; V1,V2 e V6; D2,D3, AVF e AVL podem, por analogia orientar quanto ao posicionamento do eletrodo encocavitário.

ventricular que corresponda ao complexo QRS. Na modalidade VOO o MP está assíncrono, apenas estimula o ventrículo, corresponde sensibilidade nula.

LIMIAR DE COMANDO

É a menor quantidade de energia aplicada ao músculo cardíaco capaz de despolarizá-lo. Na sua determinação, inicialmente regula-se o gerador ainda desligado para a modo assíncrono, com uma frequência maior que a do paciente e com amplitude mínima. Liga-se o mesmo aumentando progressivamente a amplitude de pulso até que se obtenha o comando dos batimentos cardíacos. O valor assim encontrado na

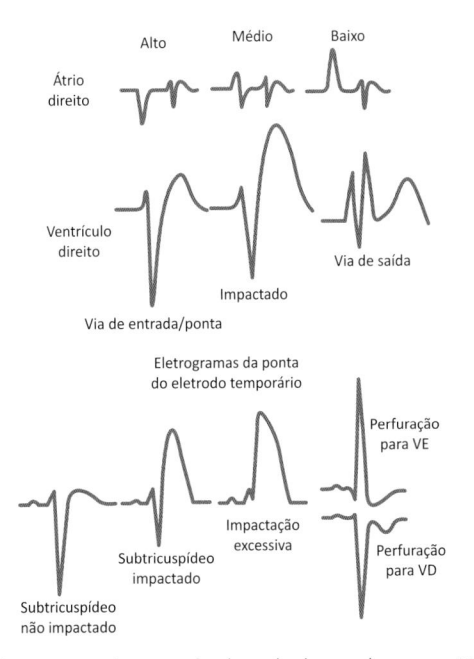

Figura 27.2 Eletrogramas da ponta do eletrodo de acordo com o sítio anatômico. Uma vez impactado, conecta-se a porção distal do eletrodo no gerador de pulsos e inicia-se o teste de limiar de comando que deverá estar idealmente abaixo de 1,0 volt (V); se muito superior, procura-se outro ponto de impactação.

VD: ventrículo direito, VE: ventrículo esquerdo.

escala de amplitude é o limiar agudo de comando, geralmente abaixo de 2 mA. Mantem-se a amplitude em cerca de duas a três vezes o limiar encontrado na escala, assegurando-se dessa forma, margem de segurança adequada, sem no entanto realizar-se a estimulação com excessiva energia, o que em caso de competição com o ritmo cardíaco, apresentaria maior risco de fibrilação ventricular.

LIMIAR DE SENSIBILIDADE

É o poder de captação, pelo eletrodo, dos sinais cardíacos resultantes da despolarização.

Para definir sensibilidade do MP, imaginemos um muro que de um lado tem um observador (marcapasso) e do outro o fato a ser observado (despolarização).

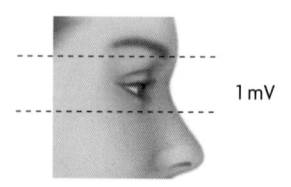

1 mV

Com o muro de 1 mV (sensibilidade), o MP consegue "enxergar" além da despolarização e senti-la. Neste caso dizemos que a sensibilidade é alta e concluímos que o valor numérico e inversamente proporcional à sensibilidade.

Quanto menor o valor numérico, maior a sensibilidade e vice-versa.

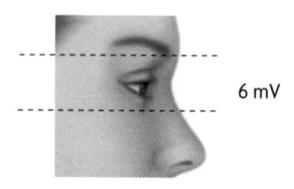

6 mV

Já neste caso, o muro não permite que o MP "enxergue"uma despolarização, então dizemos que a sensibilidade é baixa, pois o MP não sente a despolarização.

"O que os olhos não vêem, o coração não sente"

Agora que já vimos a definição correta de sensibilidade, vamos calcular o seu limiar. Coloque a frequência do MPP abaixo da frequência cardíaca intrínseca do paciente. Inicie com uma sensibilidade máxima, ou seja, menor valor numérico, por exemplo, 1 mV. Reduza a sensibilidade (aumentando o valor numérico) até que comecem a aparecer as espículas do MP esse é o limiar de sensibilidade. Neste momento aumente a sensibilidade em 2 vezes, ou seja, vá para metade do valor numérico encontrado. Por exemplo, se o limiar de sensibilidade foi de 5 mV, coloque em 2,5 mV. A sensibilidade também pode ser anormalmente excessiva ocorrendo inibições ou deflagrações indesejáveis ocasionadas por miopotenciais da musculatura esquelética, bem como, sensibilidade muito baixa não permite que o MP entre em demanda caso o ritmo do paciente seja retomado com boa frequência cardíaca. Além disso, sensibilidade muito baixa do MP pode provocar arritmias ventriculares quando um estímulo do MP vier em cima de uma onda "T" do paciente, principalmente, se a energia for alta (comando alto).

Um ECG e a radiografia de tórax (Figura 27.3) sempre devem ser realizados após o implante do MPP para que se possam afastar complicações, como pneumotórax, implante em seio coronário ou perfuração. O ECG deve mostrar um padrão de BRE em V1 com QRS negativo nas derivações inferiores e em V6 e a radiografia deve mostrar o eletrodo impactado no ápice do VD. Caso o ECG revele um padrão de BRD, deve-se pensar em implante em seio coronário ou perfuração de septo interventricular. Entretanto, raramente o eletrodo pode levar à ativação preferencial do septo interventricular ou a um retardo na ativação do VD, mantendo um padrão de BRD com eletrodo em posição adequada.

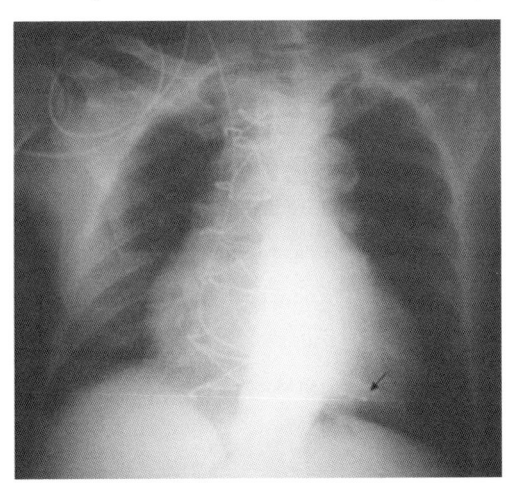

Figura 27.3 Radiografia de tórax com eletrodo impactado em ápice de ventrículo direito (seta).

As principais indicações para o implante de MPP transvenoso e suas possíveis complicações estão resumidas nas Tabelas 27.3 e 27.4, respectivamente.

Tabela 27.3 Indicação de MPP transvenoso.

Procedimento – Marcapasso transvenoso temporário	Classe
Assistolia	I
Bradicardia sintomática (bradicardia sinusal com hipotensão e bloqueio atrioventricular de segundo grau Mobitz I não responsivo à atropina	I
Bloqueio de ramo bilateral (bloqueio de ramo alternante ou bloqueio de ramo direito alternando com bloqueio divisional anterior ou posterior	I
Bloqueio bifascicular novo ou de início indeterminado (bloqueio de ramo direito com bloqueio divisional anterior ou posterior, ou bloqueio de ramo esquerdo) com bloqueio atrioventricular de 1º grau	I
Bloqueio atrioventricular de segundo grau Mobitz II	
Bloqueio de ramo direito e bloqueio divisional anterossuperior ou bloqueio divisional posteroinferior (novo ou de início indeterminado)	IIa
Bloqueio de ramo direito com bloqueio atrioventricular de primeiro grau	IIa
Bloqueio de ramo esquerdo, novo ou indeterminado	IIa
Taquicardia ventricular incessante, para *overdrive* atrial ou ventricular	IIa
Pausa sinusal recorrente (> 3 s) não responsiva à atropina	IIa
Bloqueio de ramo bifascicular de início indeterminado	IIb
Bloqueio de ramo direito isolado, novo ou de início indeterminado	IIb
Bloqueio atrioventricular de 1º grau	III
Bloqueio atrioventricular de 2º grau Mobitz I, sem comprometimento hemodinâmico	III
Ritmo idioventricular acelerado	III
Bloqueio de ramo ou fascicular sabidamente existente, prévio ao IAM	III

Tabela 27.4 Complicações relacionadas ao marcapasso provisório.

Complicações relacionadas ao acesso venoso

- Punção arterial
- Pneumotórax
- Infecção
- Embolia aérea
- Trombose venosa

Complicações relacionadas à introdução do aletrodo

- Taquiarritmias
- Assistolia
- Perfuração cardíaca
- Parede livre
- Septo interventricular
- Cateterização de seio coronário
- Deslocamento do eletrodo

Complicações relacionadas à estimulação cardíaca

- Estimulação diafragmática
- Falha de comando
- Falha de sensibilidade
- Aumento de limiares
- Desconexão do eletrodo com o gerador
- Desgaste da bateria do gerador

TÉCNICA DE IMPLANTE DO MARCAPASSO PROVISÓRIO TRANSCUTÂNEO

O MPP transcutâneo pode ser utilizado em casos em que o paciente encontra-se estável, mas com risco de evoluir para bloqueios, ou em pacientes com escape muito baixo como ponte para o implante de MPP transvenoso (Tabela 27.5). Seu gerador promove corrente elétrica de até 200 mA com duração variável entre 20 e 40 ms. Esta largura de pulso possibilita limiares de comando menores, minimizando a estimulação muscular e o desconforto do paciente.

Sua utilização é muito mais simples, porém pode necessitar de sedação devido ao desconforto causado ao paciente pelo choque aplicado na pele. Utilizam-se pás adesivas, especialmente produzidas para essa finalidade, que são ligadas no aparelho cardiodesfibrilador programado no modo marcapasso.

As pás devem ser fixadas preferencialmente em região anterior (polo negativo, na região precordial) e posterior do tórax (polo positivo, na região infraescapular esquerda) para um melhor limiar de comando (Figura 27.4). Podem também ser utilizadas as posições apical e esternal. Os limiares de comando normalmente encontrados variam de 20 a 140 mA, e a dor é extremamente variável entre os indivíduos, mas normalmente tolerável.

Tabela 27.5 Indicacações de MPP transcutâneo.

Procedimento – placas transcutâneas* e estimulação transcutânea**	Classe
Bradicardia sinusal (Fc < 50 bpm) com sintomas de hipotensão (pressão arterial sistólica < 80 mmHg não responsiva às medicações**	I
Bloqueio atrioventricular de segundo grau Mobitz tipo II**	I
Bloqueio atrioventricular total**	I
Bloqueio de ramo bilateral (alternância dos bloqueios de ramo ou bloqueio do ramo direito, alternando com bloqueio divisional anterior ou posterior, independentemente do momento de início)*	I
Presença ou aparecimento de bloqueio do ramo direito, bloqueio do ramo esquerdo e bloqueio divisional anterossuperior, bloqueio do ramo direito e bloqueio divisional posteroinferior**	I
Bloqueio do ramo direito ou do ramo esquerdo associado a bloqueio a bloqueio atrioventricular de 1º grau*	I
Bradicardia estável (pressão sistólica > 90 mmHg, sem comprometimento hemodinâmico ou sem que o comprometimento tenha respondido às medicações)*	IIa
Bloqueio do ramo direito recente ou com início indeterminado*	IIa
Bloqueio atrioventricular de 1º grau recente ou de início indeterminado*	IIb
IAM sem complicações e sem evidência de doença do sistema de condução	III

* Placas aplicadas: sistema pode ser conectado e ativado dentro de pequeno intervalo, caso seja necessário. O MPP transcutâneo pode ser muito útil em uma situação de emergência. Por ser associado a dor acentuada, pacientes de alto risco que necessitem de estimulação contínua devem receber MPP transvenoso.

** Placas aplicadas e sistema conectado: o sistema fica no modo de espera ou ativado em demanda, para uso imediato sempre que necessário. Quando a colocação do MPP transvenoso não puder ser realizada por falta de equipamentos necessários ou médicos com experiência nesse procedimento, deve ser considerado o transporte desses pacientes para centros com disponibilidade de recursos.

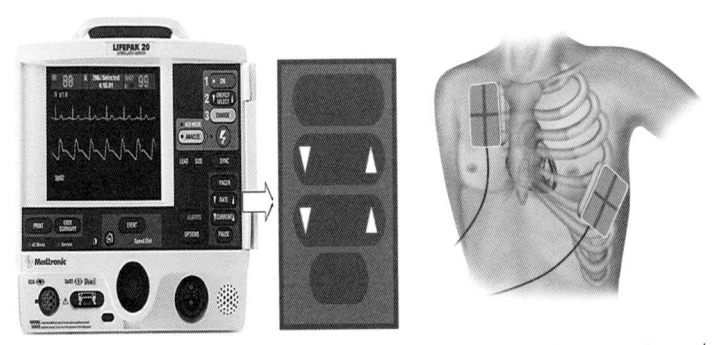

Figura 27.4 Colocação anterolateral do marcapasso transcutâneo e os itens de programação no monitor-desfibrilador.

A taxa de sucesso da captura ventricular com o uso do MPP transcutâneo é extremamente variável na literatura e está fortemente relacionada ao estado hemodinâmico em que o paciente se encontra, como em situações de parada cardiorrespiratória com baixa taxa de sucesso e de forma profilática em pacientes estáveis com alta taxa de sucesso. As causas de falha de comando e de dor relacionada ao MPP transcutâneo encontram-se nas Tabelas 27.6 e 27.7.

Tabela 27.6 Falha de comando relacionada ao MPP transcutâneo.

- Corpo estranho condutor entre a pele e o eletrodo.
- Eletrodo sobre lesões na pele.
- Baixa tolerância à dor.
- Suor ou solução salina na pele.
- Alta limiar de comando.
- Posicionamento inadequado do eletrodo.
- Eletrodo negativo posicionado posteriormente.
- Contato pele-eletrodo inadequado (pelos, sujeira).
- Desconexão do eletrodo.
- Gerador com bateria descarregada.
- Aumento do ar intratorácico (pneumotórax, enfisema)
- Derrame pericárdico.
- Isquemia miocárdica.
- Distúrbios metabólicos.

Tabela 27.7 Causas de de dor relacionada ao MPP transcutâneo.

Corpo estranho condutor entre a pele e o eletrodo.

Eletrodo sobre lesões na pele.

Baixa tolerância à dor.

Suor ou solução salina na pele.

Alta limiar de comando.

A Figura 27.5 resume a abordagem das bradicardias sintomáticas na perspectiva do uso de marcapasso.

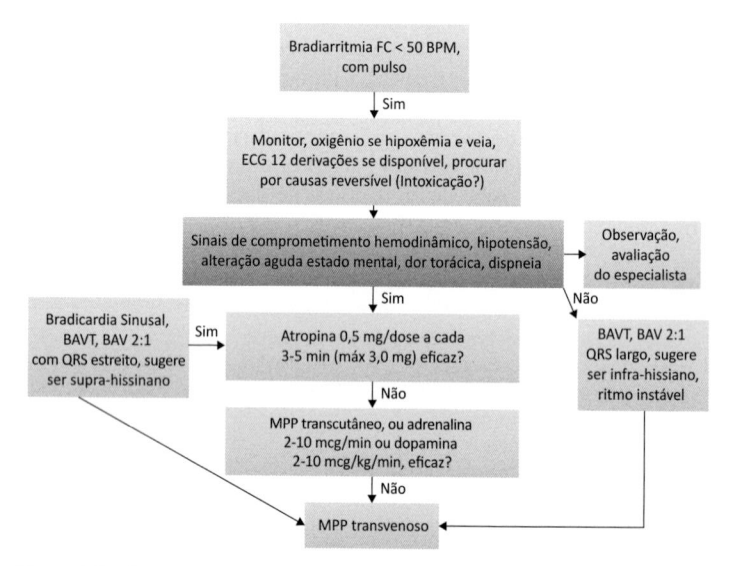

Figura 27.5 Fluxograma para o manejo das bradicardias na emergência. BAV: bloqueio atrio ventricular.

BAVT: bloqueio atrioventricular total; MPP: marcapasso provisório.

BIBLIOGRAFIA

1. Antman EM, Anbe DT, Armstrong BW, et al. ACC/AHA Guidelines for the Management of Patients With ST-Elevation Myocardial Infarction. [Internet] [acesso em julho 2014]. Disponível em: http://circ.ahajour-nals.org/ cgi/reprint/110/9/e82.pdf.

2. Bressman ES. Emergency cardiac pacing. In: Roberts JR, Hedges JR, editors. Clinical procedures in emergency medicine. 4th ed. Philadelphia (PA): Saunders; 2004. p.283-304.

3. Ellenbogen KA, Wood MA. Cardiac pacing & ICDs. 5th ed. Oxford: Blackwell Publishing; 2008. p.35-203.

4. Fitzpatrick A, Sutton R. A guide to temporary pacing. BMJ. 1992;304(6823):365-9.

5. Francis GS, Williams SV, Achord JL, et al. Clinical competence in inser-tion of a temporary transvenous ventricular pacemaker. A statement for physicians from the ACP/ACC/AHA Task Force on Clinical Privileges in Cardiology. Circulation. 1994;89(4):1913-6.

6. Furman S, Robinson G. The use of an intracardiac pacemaker in the cor-rection of total heart block. Surg Forum. 1958;9:245-8.

7. Gammage MD. Temporary cardiac pacing. Heart. 2000;83(6):715-20.

8. Harrigan RA, Chan TC, Moonblatt S, et al. Temporary transvenous pacemaker placement in the Emergency Department. J Emerg Med. 2007;32(1):105-11.

9. Hays DL. Temporary cardiac pacing. https://www.uptodate.com/con-tents/temporary-cardiac-pacing. (Acesso em setembro 2017)

10. Hazard PB, Benton C, Milnor P. Transvenous cardiac pacing in cardio-pulmonary resuscitation. Crit Care Med. 1981;9(9):666-8.

11. Hindman MC, Wagner GS, JaRo M, et al. The clinical significance of bundle branch block complicating acute myocardial infarction. 1. Clini-cal characteristics, hospital mortality, and one year follow up. Circulation. 1978; 58(4):6.

12. Hindman MC, Wagner GS, JaRo M, et al. The clinical significance of bundle branch block complicating cute myocardial infarction. 2. Circu-lation. 1978;58(4):689-99.

13. Hindman MC, Wagner GS, JaRo M, et al. Indications for temporary and permanent pacemaker insertion. Circulation. 1978;58(4):689-99.

14. Hyman AS. Resuscitation of the stopped heart by intracardiac ther-apy. II Experimental use of an artificial pacemaker. Arch Intern Med. 1932;50(2):283-305.

15. Jafri SM, Kruse JA. Temporary transvenous cardiac pacing. Crit Care Clin. 1992;8(4):713-25. Review.

16. Lamas GA, Muller JE, Turi ZG, et al. A simplified method to predict occurrence of complete heart block during acute myocardial infarction. Am J Cardiol. 1986;57(15):1213-9.

17. Madsen JK, Meibom J, Videbak R, et al. Transcutaneous pacing: experience with the Zoll noninvasive temporary pacemaker. Am Heart J. 1988;116(1 Pt 1):7-10.

18. Melo CS, Pachón JC, Greco OT, et al. Temas de marcapasso. 3 ed. São Paulo: Leitura Médica; 2008. p.29-63.

19. Pachon JC, Kormann DS, Gauch PR, et al. Estudo eletrofisiológico simplificado para o diagnóstico da doença do nó sinusal. Arq Bras Cardiol. 1983;41(Suppl I):51-61.

20. Pachon JC, Kormann DS, Pachon EI, et al. Cardioestimulador transesofágico. Arq Bras Cardiol. 1984;43 (Suppl I):19-34.

21. Parker J, Cleland JGF. Choice of route for insertion of temporary pacing wires: recommendations of the medical practice committee and council of the British Cardiac Society. Br Heart J. 1993; 70(6):592.

22. Piegas LS, Timerman A, Nicolau JC, et al. III Diretriz da Sociedade Brasileira de Cardiologia sobre Tratamento do Infarto agudo do Miocárdio. Arq Bras Cardiol. 2004;83(SupplIV):3-86.

23. Ryan TJ, Antman EM, Brooks NH, et al. 1999 update: ACC/AHA guidelines for the management of patients with acute myocardial infarction: Executive summary and recommendations. A report of the American College of Cardiology/American Heart Association Task force on Practice Guidelines (Committee on Management of Acute Myocardial Infarction). Circulation. 1999;34(3):890-911.

24. Syverud SA, Dalsey WC, Hedges JR. Transcutaneous and transvenous cardiac pacing for early bradyasystolic cardiac arrest. Ann Emerg Med. 1986;15(2):121-4.

25. Wald DA. Therapeutic procedures in the emergency department patient with acute myocardial infarction. Emerg Med Clin North Am. 2001;19(2):451-67.

26. Waldo AL, Mac Lean WAH, et al. Entrainment and interruption of atrial flutter with atrial pacing: studies in man following open heart surgery. Circulation. 1977;56(5):737-45.

27. Zoll PM. Resuscitation of the heart in ventricular standstill by external electrical stimulation. N Eng J Med. 1952;247(20):768-71.

capítulo 28

Diandro Marinho Mota

Papel do Ecocardiograma na Sala de Emergência

INTRODUÇÃO

Pacientes com emergências cardiovasculares são os mais frequentemente assistidos na sala de emergência. Em grande parte dos casos, a história clínica e o exame físico são insuficientes para a completa definição da hipótese diagnóstica, bem como para o manejo mais apropriado dos pacientes. Neste contexto, o ecocardiograma vem apresentando importância crescente como ferramenta fundamental no atendimento de doentes com suspeitas de emergências cardiovasculares. Dentre as vantagens apresentadas pelo método, podemos citar a portabilidade, segurança e tolerabilidade, além do fato de não usar radiação e ser relativamente de baixo custo.

As principais indicações de ecocardiograma na sala de emergência são dor torácica, dispneia e hipotensão. O exame é de grande utilidade no diagnóstico diferencial das diversas patologias que podem cursar com tais apresentações, como síndromes coronárias agudas, tromboembolismo pulmonar, tamponamento cardíaco, síndromes aórticas agudas, insuficiência cardíaca e hipovolemia. Em relação ao choque circulatório, também é útil na avaliação da pré-carga, pós-carga e função cardíaca, contribuindo para a adequada avaliação e manejo do estado hemodinâmico.

A seguir, serão expostas de maneira prática e objetiva, informações sobre a técnica do exame e dos achados ecocardiográficos das principais emergências cardiovasculares, visando o auxílio ao profissional médico na tomada de decisões na sala de emergência.

TÉCNICA

Para a realização do exame, utiliza-se aparelho de ultrassonografia com *software* específico para cardiologia e transdutor setorial de baixa frequência (entre 2 e 5 MHz). O operador pode se posicionar sentado no lado esquerdo ou direito do paciente. Neste manual, padronizaremos o posicionamento do operador à esquerda do paciente e a marca de posicionamento do transdutor (*groove*) à direita do monitor.

As imagens bidimensionais obtidas pelo exame transtorácico são denominadas janelas ecocardiográficas ou acústicas e são baseadas nas recomendações da Sociedade Americana de Ecocardiografia. São quatro as janelas acústicas básicas recomendadas: paraesternal, apical, subcostal e supraesternal. Em cada projeção, diferentes cortes ecocardiográficos podem ser obtidos a partir da angulação e rotação do transdutor.

Tendo como foco principal o emergencista não especializado em ecocardiografia, as principais projeções serão detalhadas nas Tabelas 28.1 a 28.5 e Figuras 28.1 a 28.6. Outros cortes ecocardiográficos obtidos a partir das janelas acústicas básicas podem ser interessantes para estudo mais detalhado por profissional devidamente treinado no método.

Tabela 28.1 Janela paraesternal esquerda – eixo longo.	
Posicionamento do paciente	Decúbito lateral esquerdo
Posicionamento do transdutor	3º ou 4º espaço intercostal imediatamente à esquerda do esterno
Posicionamento do *groove*	Direcionado para o ombro direito do paciente (posição de 11h)
Estruturas observadas	RA, AE, VE, VD, SIV, PP, VM e VA
Particularidades	Possibilita mensurar o diâmetro da VSVE, para cálculo do DC/Auxilia na diferenciação entre derrame pleural e pericárdico

RA: Raiz aórtica; AE: Átrio esquerdo; VE: Ventrículo esquerdo; VD: Ventrículo direito; SIV: Septo interventricular; PP: Parede posterior do ventrículo esquerdo; VM: Valva mitral; VA: Valva aórtica; VSVE: Via de saída do ventrículo esquerdo; DC: Débito cardíaco.

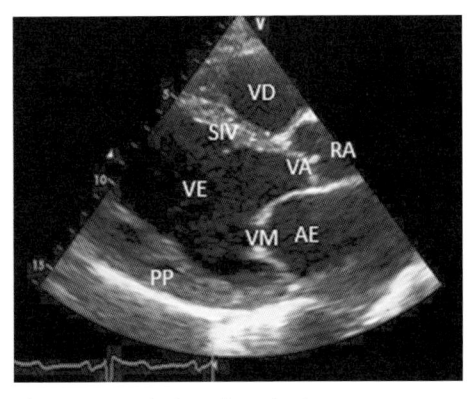

Figura 28.1 Janela paraesternal esquerda – eixo longo.

RA: Raiz aórtica; AE: Átrio esquerdo; VE: Ventrículo esquerdo; VD: Ventrículo direito; SIV: Septo interventricular; PP: Parede posterior do ventrículo esquerdo; VM: Valva mitral; VA: Valva aórtica.

Tabela 28.2 Janela paraesternal esquerda – eixo curto.	
Posicionamento do paciente	Decúbito lateral esquerdo
Posicionamento do transdutor	3º ou 4º espaço intercostal imediatamente à esquerda do esterno
Posicionamento do *groove*	Obtido a partir de uma rotação de 90° em sentido horário em relação ao eixo longitudinal (posição de 2h)
Estruturas observadas	É possível fazer uma varredura circunferencial do VE em todos os seus níveis (basal, médio e apical)
Particularidades	Possibilita avaliação das valvas cardíacas, da contratilidade global e segmentar do VE e da implantação dos músculos papilares

VE: Ventrículo esquerdo.

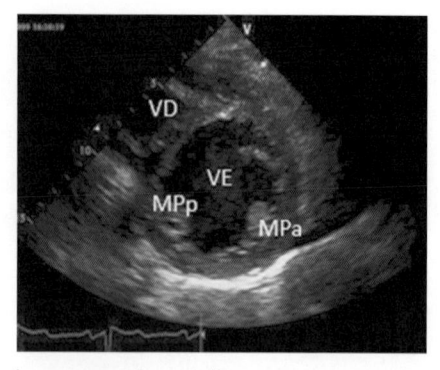

Figura 28.2 Janela paraesternal esquerda – eixo curto.

VE: Ventrículo esquerdo; VD: Ventrículo direito; MPp: Músculo papilar póstero-medial; MPa: Músculo papilar ântero-lateral.

Tabela 28.3 Janela apical de quatro câmaras.	
Posicionamento do paciente	Decúbito lateral esquerdo
Posicionamento do transdutor	Sobre o *ictus cordis* (habitualmente no 5º espaço intercostal, na linha hemiclavicular esquerda), direcionado superiormente e para o ombro direito
Posicionamento do *groove*	Direcionado para o flanco esquerdo
Estruturas observadas	AE, AD, VE, VD, SIA, SIV, VT e VM
Particularidades	Possibilita uma avaliação global do VE e do VD e das valvas mitral e tricúspide/anteriorizando o transdutor em 10º a 20º é obtido o corte apical de cinco câmaras, com avaliação da VSVE e da VA transversalmente, útil no cálculo do DC e na análise de valvopatia aórtica

AE: Átrio esquerdo; AD: Átrio direito; VE: Ventrículo esquerdo; VD: Ventrículo direito; SIA: Septo interatrial; SIV: Septo interventricular; VT: Valva tricúspide; VM: Valva mitral; VSVE: Via de saída do ventrículo esquerdo; VA: Valva aórtica; DC: Débito cardíaco.

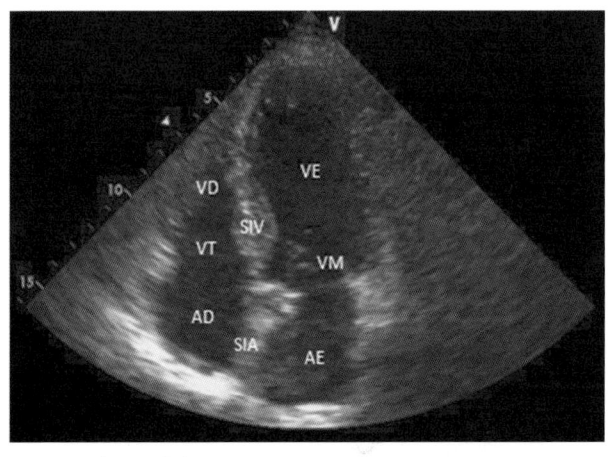

Figura 28.3 Janela apical de quatro câmaras.

AE: Átrio esquerdo; AD: Átrio direito; VE: Ventrículo esquerdo; VD: Ventrículo direito; SIA: Septo interatrial; SIV: Septo interventricular; VT: Valva tricúspide; VM: Valva mitral.

Tabela 28.4 Janela subcostal de quatro câmaras.	
Posicionamento do paciente	Decúbito dorsal
Posicionamento do transdutor	Abaixo do apêndice xifoide, em direção ao ombro esquerdo do paciente, com um ângulo de inclinação de 15° da pele
Posicionamento do *groove*	Direcionado para o lado esquerdo do paciente, na posição de 3h
Estruturas observadas	AE, AD, VE, VD, SIA, SIV, VT e VM
Particularidades	Possibilita melhor definição do SIA, com investigação de *shunts* intercavitários. Com o transdutor perpendicular à parede abdominal e o *groove* apontado para a fúrcula esternal, visualiza-se a VCI, sendo possível avaliar a distensibilidade da mesma, estimar a PAD e a fluido-responsividade

AE: Átrio esquerdo; AD: Átrio direito; VE: Ventrículo esquerdo; VD: Ventrículo direito; SIA: Septo interatrial; SIV: Septo interventricular; VT: Valva tricúspide; VM: Valva mitral; VCI: Veia cava inferior; PAD: Pressão do átrio direito.

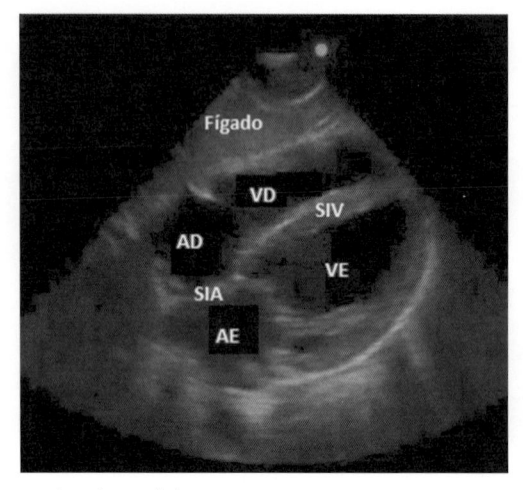

Figura 28.4 Janela subcostal de quatro câmaras.

AE: Átrio esquerdo; AD: Átrio direito; VE: ventrículo esquerdo; VD: Ventrículo direito; SIA: Septo interatrial; SIV: Septo interventricular.

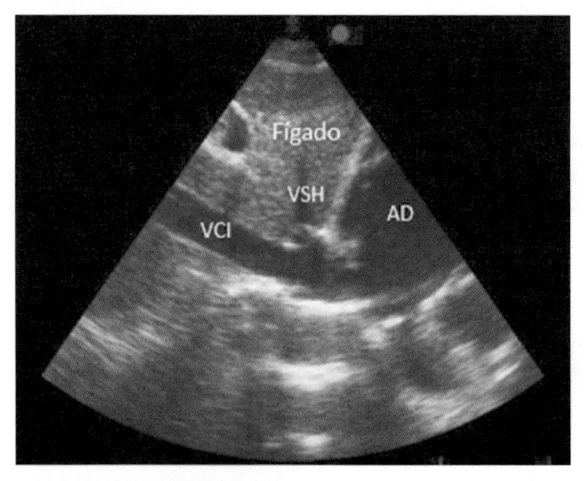

Figura 28.5 Janela subcostal ajustada para avaliação de veia cava inferior.

AD: Átrio direito; VCI: Veia cava inferior; VSH: Veia supra-hepática.

Tabela 28.5 Janela supraesternal.	
Posicionamento do paciente	Decúbito dorsal
Posicionamento do transdutor	Sulco supraesternal em direção ao centro do esterno
Posicionamento do *groove*	Direcionado para o lado esquerdo do paciente, na posição de 2h
Estruturas observadas	AA, AO, TBC, ACE, ASCE, AoD e APD
Particularidades	Útil na avaliação de síndromes aórticas agudas, permitindo a identificação de alterações como aneurisma e linha de dissecção. Rotação de 90° a partir do plano longitudinal permite avaliação da artéria pulmonar direita e do átrio esquerdo

AA: Aorta torácica ascendente; AO: Arco aórtico; TBC: Tronco braquiocefálico; ACE: Artéria carótida esquerda; ASCE: Artéria subclávia esquerda; AoD: Aorta torácica descendente; APD: Artéria pulmonar direita.

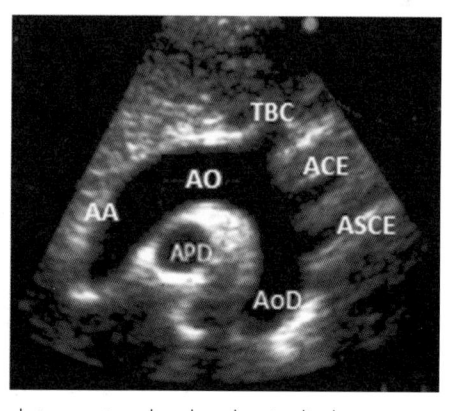

Figura 28.6 Janela supraesternal – plano longitudinal.

AA: Aorta torácica ascendente; AO: Arco aórtico; TBC: Tronco braquiocefálico; ACE: Artéria carótida esquerda; ASCE: Artéria subclávia esquerda; AoD: Aorta torácica descendente; APD: Artéria pulmonar direita.

A seguir será abordado o papel do ecocardiograma nas principais emergências cardiovasculares, descrevendo-se as informações que o método pode oferecer de forma objetiva, visando a confirmação ou exclusão de hipóteses diagnósticas formuladas após obtenção de adequada histórica clínica e exame físico do paciente.

HIPOTENSÃO E CHOQUE

O ecocardiograma é de grande importância na sala de emergência para o diagnóstico diferencial das causas de choque e hipotensão, sendo útil também para o manejo dos pacientes com instabilidade hemodinâmica (Figura 28.7). Na Tabela 28.6, estão expostas informações que o método pode fornecer em tal contexto.

Tabela 28.6 Ecocardiograma na hipotensão e choque.	
Objetivo principal do método	Rápida distinção entre etiologia cardíaca e causa estritamente não cardíaca para a hipotensão e choque
Características avaliadas	Função cardíaca e volemia
Análise qualitativa da função sistólica do VE	Estimativa subjetiva da fração de ejeção do VE, muito útil na emergência, reprodutível e fidedigna em mãos experientes
Análise quantitativa da função sistólica do VE	O desempenho sistólico do VE pode ser determinado por diversas análises: fração de ejeção por diferentes técnicas (como Teicholz e Simpson), fração de encurtamento (delta D), índice de Tei, Doppler tecidual, *strain, strain rate* e *tissue tracking*
Análise da função diastólica	Exige maior domínio do método pelo operador, podendo ser avaliada pelo fluxo através da VM e das veias pulmonares com o Doppler pulsátil, movimento do anel valvar mitral e tricuspídeo com o Doppler tecidual, índice de Tei e cálculo da deformidade ventricular (*strain* e *strain rate*), por exemplo
Alterações que sugerem disfunção ventricular	Observação de segmentos miocárdicos nas mais variadas projeções apresentando alteração na capacidade de espessar-se e contrair-se em diferentes graus (hipocinesia, acinesia, discinesia e aneurisma)
Alterações que sugerem hipovolemia	VE hiperdinâmico e com volume reduzido, redução da velocidade de pico da onda E mitral (E/A < 1) e VCI com diâmetro reduzido

VE: Ventrículo esquerdo; VM: Valva mitral; VCI: Veia cava inferior.

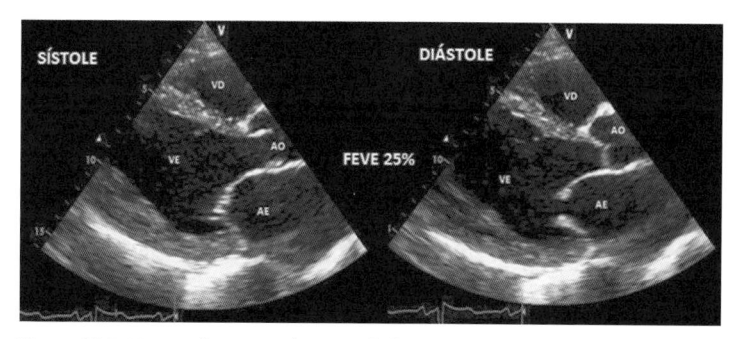

Figura 28.7 Ventrículo esquerdo com disfunção sistólica grave e dilatação no corte paraesternal esquerdo – eixo longo.

VE: Ventrículo esquerdo; VD: Ventrículo direito; AE: Átrio esquerdo; AO: aorta; FEVE: Fração de ejeção do ventrículo esquerdo.

DERRAME PERICÁRDICO E TAMPONAMENTO CARDÍACO

Além de ser útil para o diagnóstico de derrame pericárdico, com ou sem sinais de repercussão hemodinâmica, o ecocardiograma pode ser utilizado para guiar pericardiocentese quando necessária (Tabela 28.7 e Figuras 28.8 e 28.9).

Tabela 28.7 Ecocardiograma no DP e no tamponamento cardíaco.	
Objetivo principal do método	Quantificar o derrame pericárdico e avaliar presença de sinais de repercussão hemodinâmica
Aspecto ecocardiográfico do DP	Coleção fluida anecoica entre o pericárdio visceral e o parietal
Classificação quantitativa do DP	De acordo com o diâmetro do espaço anecoico entre as camadas pericárdicas durante a diástole: ▪ Discreto: menor que 10 mm ▪ Moderado: entre 10 e 20 mm ▪ Importante: maior que 20 mm

(continua)

Tabela 28.7 Ecocardiograma no DP e no tamponamento cardíaco. *(continuação)*

Achados ecocardiográficos que sugerem DP com repercussão hemodinâmica (atentar para o fato do diagnóstico de tamponamento cardíaco ser clínico)	• Compressão diastólica das paredes do AD ou do VD • Desvio septal para o interior do VE na inspiração e para o VD na expiração • Variação respiratória exagerada dos fluxos mitral e tricuspídeo (maior que 25% para o mitral e maior que 50% para o tricuspídeo) • Dilatação da VCI sem redução do seu diâmetro durante o ciclo respiratório • *Swinh heart*: movimento em balanço do coração dentro do DP

DP: Derrame pericárdico; AD: Átrio direito; VD: Ventrículo direito; VCI: Veia cava inferior.

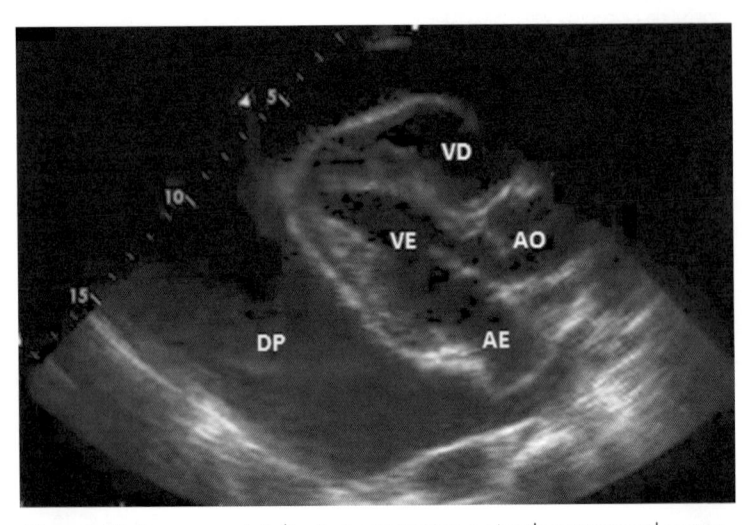

Figura 28.8 Derrame pericárdico importante visto na janela paraesternal esquerda – eixo longo.

DP: Derrame pericárdico; AO: Aorta; AE: Átrio esquerdo; VD: Ventrículo direito; VE: Ventrículo esquerdo.

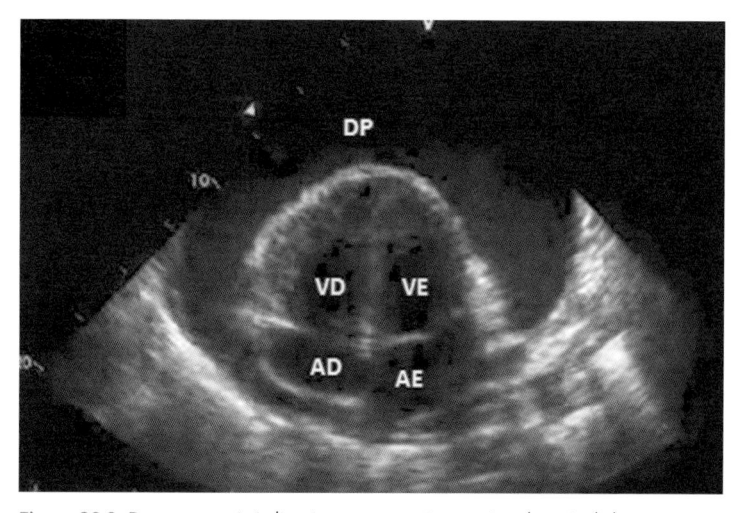

Figura 28.9 Derrame pericárdico importante visto na janela apical de quatro câmaras.

DP: Derrame pericárdico; AD: Átrio direito; AE: Átrio esquerdo; VD: Ventrículo direito; VE: Ventrículo esquerdo.

TROMBOEMBOLISMO PULMONAR AGUDO

Alguns achados ecocardiográficos podem auxiliar no diagnóstico do paciente com tromboembolismo pulmonar (TEP) (Figura 28.10). É importante ressaltar que casos da doença de pequena monta (menor de 25% do leito arterial pulmonar) podem cursar sem alterações ecocardiográficas. Atualmente, pacientes com diagnóstico de TEP e sinais ecocardiográficos de hipertensão pulmonar aguda e disfunção ventricular direita têm indicação de uso de trombolítico. Na Tabela 28.8 estão descritas alterações que podem ser encontradas em pacientes com TEP agudo.

Tabela 28.8 Ecocardiograma no TEP agudo.

Objetivo principal do método	Identificar sinais de hipertensão pulmonar, sobrecarga de VD e eventualmente trombo ou fonte emboligênica
Achados que sugerem TEP agudo com envolvimento de mais de 30% do leito arterial pulmonar	• Hipertensão pulmonar aguda • Disfunção ventricular direita aguda • Dilatação das câmaras direitas • Desvio septal para o interior do VE na sístole • Aumento do calibre da VCI com perda de sua variação respiratória
Achado ecocardiográfico de maior especificidade para TEP agudo	Sinal de McConnell: acinesia do segmento médio da parede livre do VD, com motilidade apical preservada
Classificação da hipertensão pulmonar	De acordo com a PSAP estimada: • Discreta: entre 35 e 50 mmHg • Moderada: entre 50 e 70 mmHg • Importante: maior que 70 mmHg

TEP: Tromboembolismo pulmonar; PSAP: Pressão sistólica da artéria pulmonar; VCI: Veia cava inferior; VD: Ventrículo direito; VE: Ventrículo esquerdo.

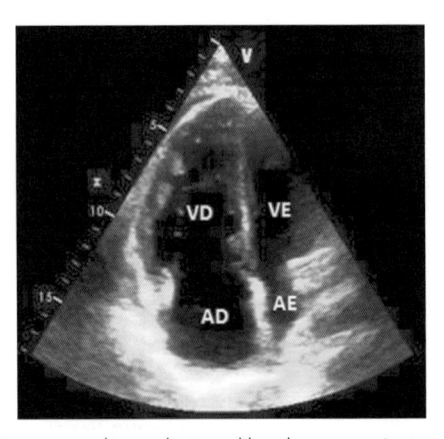

Figura 28.10 Câmaras cardíacas direitas dilatadas em paciente com TEP agudo visto na janela apical de quatro câmaras.

AD: Átrio direito; AE: Átrio esquerdo; VD: Ventrículo direito; VE: Ventrículo esquerdo.

SÍNDROME CORONÁRIA AGUDA

De acordo com a cascata isquêmica, após alguns segundos da oclusão de uma artéria coronária, é possível notar no ecocardiograma alterações regionais da miocárdica (Figura 28.11) e disfunção diastólica que antecedem as alterações eletrocardiográficas e clínicas, como a dor precordial. No entanto, é importante notar que a presença de infarto do miocárdio prévio e outras causas não isquêmicas podem alterar a contratilidade segmentar, como bloqueio de ramo esquerdo, miocardite focal, síndrome de *Wolff-Parkinson-White* e cardiopatia chagásica. O exame com a administração intravenosa de contraste ecocardiográfico com microbolhas pode ser útil em pacientes com dois ou mais segmentos miocárdicos não visibilizados adequadamente, possibilitando melhor definição dos bordos endocárdios e uma avaliação concomitante da contração e perfusão miocárdicas com alto grau de resolução espacial e temporal. Na Tabela 28.9, estão resumidas informações sobre o papel do ecocardiograma na síndrome coronária aguda.

Tabela 28.9 Ecocardiograma na síndrome coronária aguda.	
Objetivo principal do método	Identificar alterações da contratilidade segmentar, úteis para o diagnóstico diferencial com outras causas de dor torácica potencialmente catastróficas (síndrome aórtica aguda, TEP, pneumotórax, ruptura esofágica e pericardite com derrame pericárdico importante)
Anormalidades contráteis possivelmente encontradas	▪ Hipocinesia ▪ Acinesia ▪ Discinesia
Classificação da disfunção sistólica ventricular esquerda de acordo com a FEVE	▪ FEVE = 41%-53% para mulheres/41%-51% para homens: discreta ▪ FEVE = 30%-40%: moderada ▪ FEVE < 30%: importante

TEP: Tromboembolismo pulmonar; FEVE: Fração de ejeção do ventrículo esquerdo.

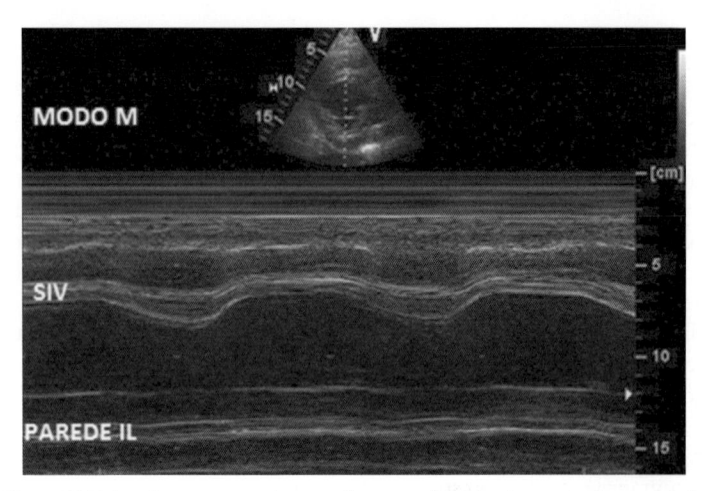

Figura 28.11 Janela paraesternal esquerda com análise do eixo curto do ventrículo esquerdo, ao modo M, demonstrando acinesia da parede ínferolateral em paciente com dor torácica típica e eletrocardiograma inconclusivo.
SIV: Septo interventricular; IL: Ínferolateral.

SÍNDROMES AÓRTICAS AGUDAS

O ecocardiograma é de grande utilidade na suspeita de síndrome aórtica aguda, visto que pode ser obtido rapidamente, o que é importante sobretudo em pacientes instáveis, com necessidade de avaliação complementar à beira do leito (Figuras 28.12 e 28.13). Na Tabela 28.10 estão detalhadas informações sobre o papel do ecocardiograma nesse contexto.

Tabela 28.10 Ecocardiograma nas síndromes aórticas agudas.	
Objetivo principal do método	Identificar alterações que possam sugerir o diagnóstico de uma das diferentes formas de apresentação das síndromes aórticas agudas: dissecção aórtica, úlcera aterosclerótica penetrante ou hematoma intramural
Dissecção aórtica	• Ruptura da camada íntima do vaso, com dissecção longitudinal entre as camadas íntima e média, com formação de uma falsa luz

(continua)

Tabela 28.10 Ecocardiograma nas síndromes aórticas agudas. *(continuação)*

Dissecção aórtica	• Caracteriza-se no ecocardiograma pela presença do *flap* médio-intimal que representa a delaminação da parede da aorta e cria a luz verdadeira e a luz falsa • O estudo transesofágico pode detalhar a extensão, o sentido e o tipo anatômico da dissecção, bem como a localização dos orifícios de entrada e comunicantes distais
Úlcera aterosclerótica penetrante	• Placa aterosclerótica que se ulcera, penetra profundamente até a camada média da aorta, podendo provocar dissecção, hematoma intramural ou atingir a adventícia, além de poder causar rotura ou formação de pseudoaneurismas
Hematoma intramural	• Origina-se de um rompimento da *vasa vasorum* da parede aórtica, constituindo-se em uma hemorragia parietal laminar da camada média • Caracteriza-se no ecocardiograma como uma área de espessamento crescente da parede com mais de 7 mm de espessura, sem fluxo na "luz" e sem ponto de comunicação com a luz verdadeira

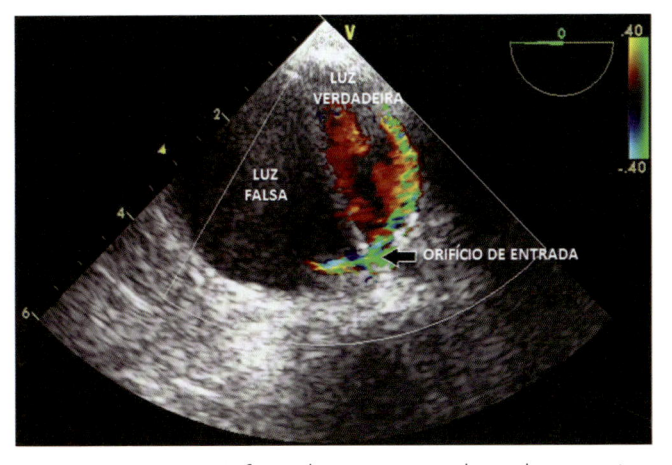

Figura 28.12 Imagem transesofágica da aorta torácica descendente em eixo curto, demonstrando dissecção com identificação da luz falsa (maior), da luz verdadeira (menor) e do orifício de entrada através da análise de fluxo com o Doppler colorido.

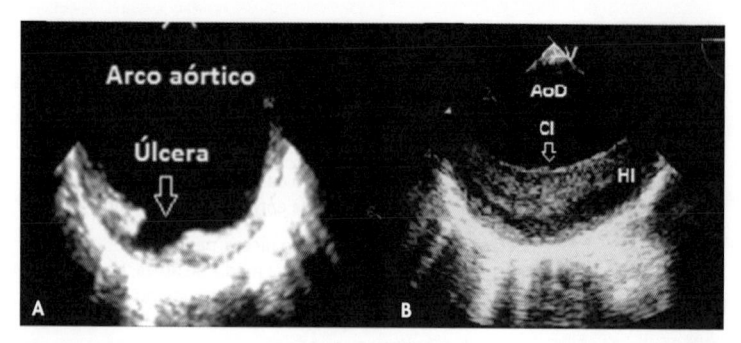

Figura 28.13 Imagem transesofágica evidenciando úlcera aterosclerótica perfurante em arco aórtico **(A)** e hematoma intramural em aorta torácica descendente em eixo curto **(B)**.

AoD: Aorta torácica descendente; CI: Camada íntima; HI: Hematoma intramural.

AVALIAÇÃO DE VOLEMIA

O estado volêmico do paciente pode ser estimado através da análise da veia cava inferior (VCI), visto que este vaso é o responsável por 75% do retorno venoso do átrio direito. Considerando-se um indivíduo em ventilação espontânea (condições fisiológicas), habitualmente a VCI apresenta diâmetro de até 2,5 cm e colabamento inspiratório maior que 50%. Tais medidas podem ser obtidas a partir do corte ecocardiográfico subcostal, alinhando o cursor no modo M a 2 cm do átrio direito. O principal achado que sugere hipervolemia ao ecocardiograma é a presença de VCI dilatada com colapso inspiratório diminuído ou ausente (Figura 28.14). Com relação à hipovolemia, os sinais encontrados são VCI com diâmetro reduzido, índice de colabamento aumentado, ventrículo esquerdo hiperdinâmico com fração de ejeção elevada (maior que 70%) e colapso sistólico da cavidade ventricular. Na Tabela 28.11, são demonstrados os valores que auxiliam na estimativa da pressão de átrio direito e consequentemente na avaliação de volemia.

Tabela 28.11 Avaliação da veia cava inferior como índice hemodinâmico em pacientes com respiração espontânea

Tamanho da VCI	Índice de colabamento	Pressão de átrio direito
< 1,5 cm	100%	0-5 mmHg
1,5-2,5 cm	> 50%	5-10 mmHg
1,5-2,5 cm	< 50%	10-15 mmHg
> 2,5 cm	< 50%	15-20 mmHg
> 2,5 cm	Sem alterações	> 20 mmHg

VCI: Veia cava inferior.

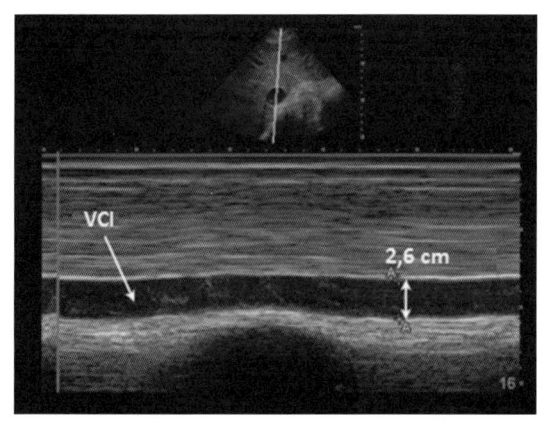

Figura 28.14 Veia cava inferior com índice de colabamento reduzido ao modo M, observada a partir da janela acústica subcostal.

VCI: Veia cava inferior.

BIBLIOGRAFIA

1. Feigenbaum H, Armstrong WF, Ryan T. Feigenbaum's echocardiography. 6th ed. Philadelphia: Lippincott Williams & Wilkins; 2005.
2. Feissel M, Michard F, Faller JP, et al. The respiratory variation in inferior vena cava diameter as a guide to fluid therapy. Intens Care Med. 2004; 30(9):1834-7.
3. Joseph MX, Disney PJS, Da Costa R, et al. Transthoracic echocardiography to identify or exclude cardiac cause of shock. Chest. 2004;26(5):1592-7.
4. Otto CM. Textbook of clinical echocardiography. 5th ed. Philadelphia: Elsevier Saunders; 2013.
5. Spencer KT, Kimura BJ, Korcarz CE, et al. Focused cardiac ultrasound: recommendations from the American Society of Echocardiography. J Am Soc Echocardiogr. 2013;26(6):567-81.
6. Spencer KT, Tayal VS, Wei K. Focused cardiac ultrasound in the emergent setting: a consensus statement of the American Society of Echocardiography and American College of Emergency Physicians. J Am Soc Echocardiogr. 2010;23(12):1225-30.
7. Stamos TD, Soble JS. The use of echocardiography in the critical care setting. Crit Care Clin. 2001;17(2):253-70. Review.

Cardioversão Elétrica

INTRODUÇÃO

A cardioversão elétrica é uma modalidade de tratamento das arritmias cardíacas e pode ser executada em caráter eletivo ou de emergência. Esse procedimento consiste na administração de um choque elétrico sincronizado ao complexo QRS. Essa característica diferencia a cardioversão elétrica do processo de desfibrilação, em que o choque é aplicado de forma não sincronizada durante o ciclo cardíaco.

Os primeiros cardioversores liberavam energia de forma monofásica, ou seja, a corrente elétrica seguia apenas uma direção entre as pás. Posteriormente, foram elaborados os aparelhos que liberavam a corrente elétrica de forma bifásica, o que diminuiu a energia dissipada e os limiares para reversão das arritmias. Desta forma, os aparelhos bifásicos são capazes de interromper arritmias com menor energia.

A energia liberada pelo aparelho, que chega às células miocárdicas, é capaz de despolarizar o tecido cardíaco deixando-o refratário à propagação das ondas reentrantes do circuito arritmogênico. Desta forma, a cardioversão elétrica é capaz de interromper as arritmias desde que uma massa crítica de miocárdio seja despolarizado pela energia liberada.

Apesar das altas taxas de sucesso na reversão das arritmias, alguns fatores podem influenciar no sucesso da cardioversão elétrica:

Fatores relacionados aos dispositivos

- **Eletrodos:** A posição dos eletrodos deve permitir que a corrente elétrica atinja a maior massa do tecido cardíaco possível. Por isso, as posições ântero-lateral e, especialmente, a ântero-posterior apresentam maior eficácia. Os eletrodos habitualmente apresentam 12 cm de diâmetro e seu tamanho influencia na impedância de choque por estar relacionado à energia dissipada. Eletrodos pequenos estão relacionados a uma grande densidade de corrente aplicada a uma pequena área de superfície, o que pode resultar em queimaduras importantes. Entretanto, eletrodos acima de 12 cm de diâmetro parecem não reduzir a impedância de choque.

- **Pás manuais e patchs adesivos:** O uso de pás manuais é ligeiramente mais eficaz em relação aos *patchs* adesivos por permitir maior contato com o tórax do paciente. Ao utilizar os *patchs* adesivos, é importante observar se toda a superfície do adesivo está em contato com a pele. A presença de ar abaixo dos *patchs* adesivos aumenta a impedância de choque e aumenta a densidade de corrente sobre uma menor área superfície.

- **Choque monofásico e bifásico:** Os choques bifásicos são capazes de interromper as arritmias com menor energia em relação aos choque bifásicos.

Fatores relacionados ao paciente

- **Impedância transtorácica:** Está relacionada à energia dissipada para os órgãos e tecidos do tórax como os pulmões, gradil costal, pele, músculo e gordura. Como o ar dos pulmões é mal condutor de corrente elétrica, a impedância transtorácica pode aumentar em 13% durante a fase inspiratória da respiração.

- **Gel:** A composição do gel utilizado para realizar cardioversões também afeta a impedância transtorácica. Os gels que possuem sais em sua composição reduzem a impedância transtorácia em 20%.

- **Tipo de arritmia e condições clínicas associadas ao paciente:** Ritmos organizados necessitam de menor energia para serem revertidos em relação à ritmos desorganizados, como nas taquicardias ventriculares monomórficas relacionadas à cicatriz miocárdica e o *flutter* atrial. Como o istmo dos circuitos reentratantes compreende pequenas porções do miocárdio, basta que uma pequena região seja despolarizada para interromper a arritmia. Entretanto, durante episódios de fibrilação ventricular ou fibrilação atrial, devido a presença de múltiplas ondas que abrangem grande quantidade de miocárdio, a corrente liberada deve despolarizar a maioria das células miocárdicas para que ocorra o sucesso da cardioversão. Algumas situações clínicas relacionadas ao paciente, como hipotensão, insuficiência cardíaca descompensada, distúrbios eletrolíticos e acidose, podem servir de gatilhos para arritmias e diminuir o êxito da cardioversão elétrica.

- **Uso de medicamentos:** Algumas medicações podem aumentar ou diminuir o limiar de energia necessário para a reversão das arritmias durante a cardioversão elétrica. Em geral, os antiarrítmicos bloqueadores dos canais de sódio aumentam a necessidade de energia para o sucesso da cardioversão, enquanto os bloqueadores de canais de potássio reduzem o limiar de energia necessária para reversão.

DESCRIÇÃO DO PROCEDIMENTO

O procedimento de cardioversão elétrica deve ser realizado em ambiente hospitalar sendo necessárias a disposição de profissionais treinados e de materiais adequados. Pode ser realizado de forma eletiva em paciente estáveis, ou emergencialmente em pacientes instáveis.

Os procedimentos eletivos geralmente são realizados em pacientes portadores de fibrilação atrial ou flutter atrial estáveis, sendo necessária a realização de preparo adequado. É necessário que o paciente esteja em jejum e os protocolos para prevenção de fenômenos tromboembólicos sejam rigorosamente respeitados.

O paciente deve ter seu ritmo cardíaco e sinais vitais monitorados, possuir acesso venoso e cateter nasal de oxigênio. O material para controle da via aérea deve estar disponível devido a eventual necessidade de suporte ventilatório após a administração do sedativo.

As Figuras de 29.1 a 29.6 demonstram o aparelho de cardioversão/desfibrilação elétrica e seus acessórios.

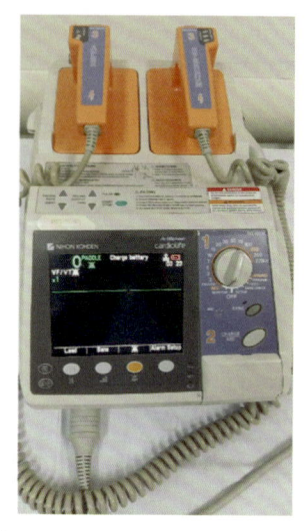

Figura 29.1 Desfibrilador.

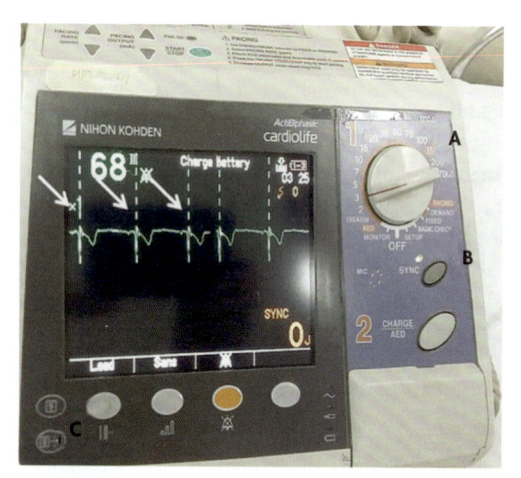

Figura 29.2 **(A)** Seletor de energia; **(B)** Botão de sincronismo; **(C)** Seletor de derivação.

Setas: Linhas tracejadas indicando que os complexos QRS estão sincronizados.

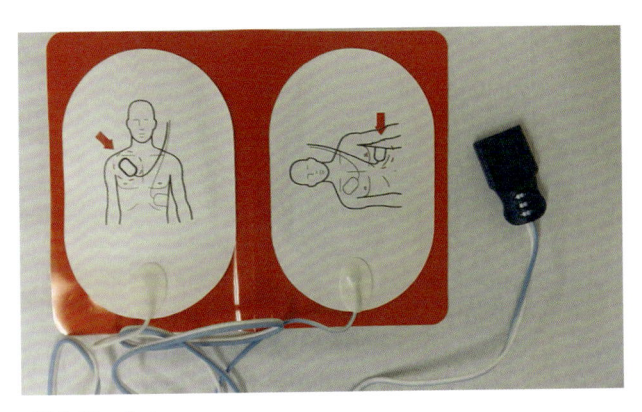

Figura 29.3 Pás adesivas.

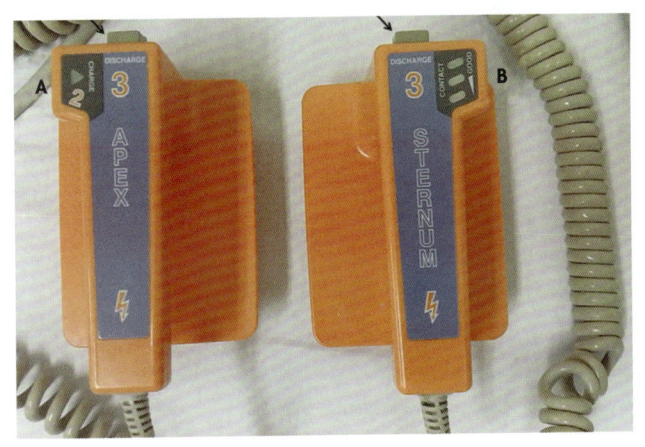

Figura 29.4 Pás manuais. **(A)** Indicador que o desfibrilador está carregado; **(B)** Indicador de contato com o tórax do paciente. As luzes acendem conforme a força que se exerce sobre o tórax do paciente.

Setas: Botão que aciona a descarga elétrica.

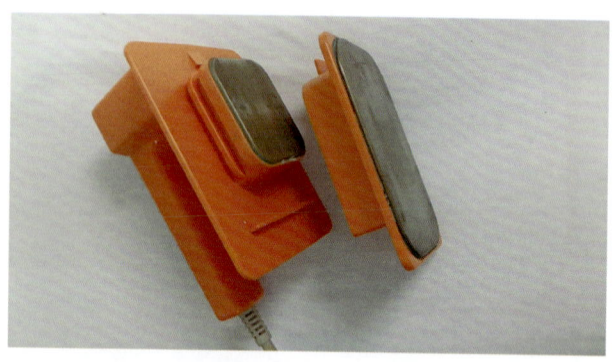

Figura 29.5 Pás manuais para crianças.

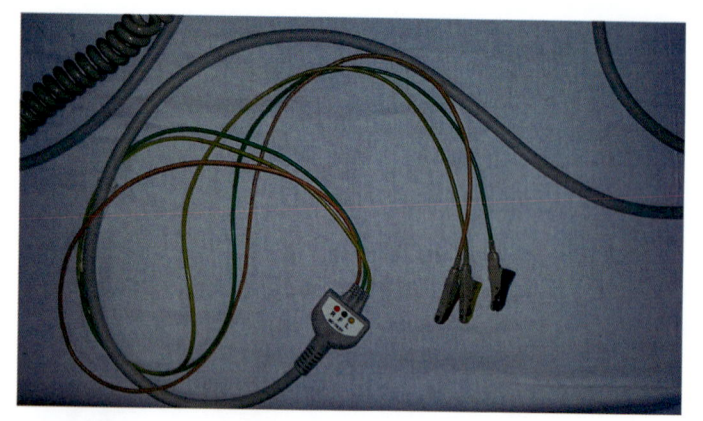

Figura 29.6 Cabos para monitorização.

Após o preparo inicial, o paciente deve ser informado sobre o procedimento e, posteriormente, a sedação deve ser realizada conforme protocolo da instituição ou experiência do profissional responsável. Na Tabela 29.1 estão descritas algumas opções de sedativos utilizados para a realização de cardioversão elétrica.

Tabela 29.1 Sedativos mais utilizados para a realização de CVE de urgência.	
Medicamento	**Dosagem**
Propofol	1,5-2,5 mg/kg EV – Bolos escalonados de 2-3 mL até que se atinja a sedação ou dose máxima
Tionembutal	3-7 mg/kg EV – Dilui-se 1 g em 40 mL de água destilada (solução de 25 mg/mL). 50-100 mg EV a cada 1 ou 2 minutos
Etomidato	0,2-0,3 mg/kg

Em seguida, deve-se colocar gel nas pás manuais e posicioná-las sobre o tórax do paciente conforme ilustração (Figura 29.7). O oxigênio deve ser desligado, a carga desejada selecionada (habitualmente iniciamos com 100 J) e o botão de sincronismo selecionado (Figura 29.2). É importante observar se o aparelho é capaz de detectar todos os complexos QRS para que não ocorra falha do sincronismo no momento da administração do choque. O operador deve exercer pressão adequada sobre o tórax do paciente (10 a 15 kg), certificar que nenhum profissional esteja em contato com o paciente e avisar no momento em que for administrar o choque, apertando simultaneamente os botões superiores das pás (Figura 29.4).

Após a administração do choque, deve-se observar se houve reversão da arritmia para o ritmo sinusal seguido de checagem do pulso e sinais vitais. Se necessário, deve-se garantir o suporte ventilatório com oxigênio via cateter nasal ou ventilações com bolsa-valva-máscara. Caso o paciente permaneça em arritmia, novos choques devem ser administrados com incremento gradual da energia.

Geralmente, o efeito do sedativo possui duração de 5 a 10 minutos. Quando o paciente estiver acordado, estará autorizado a alimentar-se e deverá permanecer em observação por pelo menos 2 horas.

SITUAÇÕES ESPECIAIS

- **Portadores de dispositivos cardíacos implantáveis:** A cardioversão pode alterar a configuração ou danificar os marcapassos, desfibriladores e ressincronizadores. Para evitar este tipo de com-

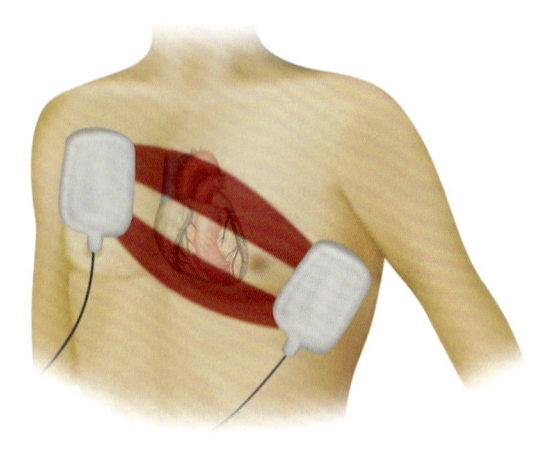

Figura 29.7 O correto posicionamento das pás de cardioversão permite que a corrente elétrica (monofásica, ou bifásica, como mostrada) atravesse adequadamente o tecido cardíaco.

plicação, é necessário que as pás manuais ou patchs adesivos sejam posicionados a uma distância mínima de 10 cm do aparelho.

- **Gestantes:** A cardioversão pode ser realizada em gestantes sem afetar o feto. Entretanto, é recomendado que se realize a monitorização dos batimentos fetais.
- **Crianças:** Nas crianças com peso maior que 10 kg pode-se usar as mesmas pás usadas em adultos. Nos pacientes abaixo de 10 kg, deve-se utilizar as pás menores específicas para crianças (Figura 29.5). Para desfibrilações, a quantidade de energia recomendada é de 2 J/kg na primeira tentativa e 4 J/kg para a segunda tentativa, podendo chegar à dose máxima de 10 J/kg. Para cardioversão, recomenda-se a utilização de 0,5 a 1 J/kg na primeira tentativa e 2 J/kg nas tentativas subsequentes.

COMPLICAÇÕES

- **Relacionadas à sedação:** A própria sedação pode estar relacionada à complicações como hipotensão (principalmente em portadores de disfunção ventricular), broncoaspiração, pneumonia ou obstrução das vias aéreas. Os pacientes de maior risco são os portadores de obesidade, apneia do sono e de anomalias nas vias aéreas.

- **Taquiarritmias:** Fibrilação ventricular pode ocorrer quando o choque é administrado de forma não sincronizada. Alguns cardioversores desabilitam automaticamente a função de sincronismo imediatamente após a liberação da energia. Desta forma, é preciso estar atento à administração dos choques subsequentes nos casos de insucesso após a primeira tentativa de reversão.
- **Assistolia e bradicardia:** Podem ocorrer nos casos de Flutter ou fibrilação atrial de baixa resposta ventricular e nos casos de doença do nó sinusal e síndrome Bradi-Taqui.
- **Fenômenos tromboembólicos:** Acidente vascular cerebral pode ocorrer pela embolização de coágulos presentes nas câmaras cardíacas em pacientes portadores de fibrilação atrial ou flutter atrial que não seguiram os protocolos para prevenção de fenômenos tromboembólicos.
- Queimadura no local em que as pás manuais foram posicionadas.
- **Intoxicação digitálica e hipopotassemia:** Podem desencadear fibrilação ventricular ou bradicardia acentuada. A intoxicação digitálica é considerada contra-indicação relativa para a realização de cardioversão elétrica, sendo aceitável nas situações de arritmias instáveis.
- **Alterações do segmento ST e da onda T:** Supradesnivelamento do segmento ST e alterações da onda T podem ocorrer após cardioversão elétrica e não devem ser considerados como isquemia miocárdica quando avaliados isoladamente.
- **Necrose miocárdica:** Mínimas lesões miocárdicas podem ocorrer após administração de choques de alta energia, podendo ocasionar discreto aumento da CK-MB e troponina.
- **Disfunção ventricular:** Pode ocorrer de forma difusa após desfibrilações durante a ressuscitação cardiopulmonar bem sucedida. Ambas as condições, os choques administrados e o baixo débito durante a ressuscitação, são causas do atordoamento miocárdico pós parada cardíaca (PCR). Geralmente, esse atordoamento é transitório e apresenta regressão gradual após 48h.

BIBLIOGRAFIA

1. Babbs CF, Yim GK, Whistler SJ, et al. Elevation of ventricular defibrillation threshold in dogs by antiarrhythmic drugs. Am Heart J. 1979;98(3):345-50.
2. Botto GL, Politi A, Bonini W, et al. External cardioversion of atrial fibrillation: role of paddle position on technical efficacy and energy requirements. Heart. 1999;82(6):726-30.
3. Dahl CF, Ewy GA, Warner ED, et al. Myocardial necrosis from direct current countershock. Effect of paddle electrode size and time interval between discharges. Circulation. 1974;50(5):956-61.
4. Goktekin O, Melek M, Gorenek B, et al. Cardiac troponin T and cardiac enzymes after external transthoracic cardioversion of ventricular arrhythmias in patients with coronary artery disease. Chest. 2002;122(6):2050-4.
5. Gurevitz OT, Ammash NM, Malouf JF, et al. Comparative efficacy of monophasic and biphasic waveforms for transthoracic cardioversion of atrial fibrillation and atrial flutter. Am Heart J. 2005;149(2):316-21.
6. Kerber RE, Jensen SR, Grayzel J, et al. Elective cardioversion: influence of paddle-electrode location and size on success rates and energy requirements. N Engl J Med. 1981;305(12):658-62.
7. Kirchhof P, Eckardt L, Loh P, et al. Anterior-posterior versus anterior-lateral electrode positions for external cardioversion of atrial fibrillation: a randomised trial. Lancet. 2002;360(9342):1275-9.
8. Link MS, Atkins DL, Passman RS, et al. Part 6: electrical therapies: automated external defibrillators, defibrillation, cardioversion, and pacing: 2010 American Heart Association Guidelines for Cardiopulmonary Resuscitation and Emergency Cardiovascular Care. Circulation. 2010;122(18 Suppl 3):S706-19.
9. Lown B, Kleiger R, Wolff G. The Technique of Cardioversion. Am Heart J. 1964;67:282-4.
10. Myerburg RJ, Castellanos A. Electrode positioning for cardioversion of atrial fibrillation. Lancet. 2002;360(9342):1263-4.
11. Oral H, Souza JJ, Michaud GF, et al. Facilitating transthoracic cardioversion of atrial fibrillation with ibutilide pretreatment. N Engl J Med. 1999;340(24):1849-54.
12. Saliba W, Juratli N, Chung MK, et al. Higher energy synchronized external direct current cardioversion for refractory atrial fibrillation. J Am Coll Cardiol. 1999;34(7):2031-4.

13. Sung RJ. Facilitating electrical cardioversion of persistant atrial fibrillation by antiarrhythmic drugs: update on clinical trial results. Card Electrophysiol Rev. 2003;7(3):300-3.
14. Tacker WA Jr, Niebauer MJ, Babbs CF, et al. The effect of newer antiarrhythmic drugs on defibrillation threshold. Crit Care Med. 1980; 8(3):177-80.
15. Troup PJ, Chapman PD, Olinger GN, et al. The implanted defibrillator: relation of defibrillating lead configuration and clinical variables to defibrillation threshold. J Am Coll Cardiol. 1985;6(6): 1315-21.
16. Warner ED, Dahl C, Ewy GA. Myocardial injury from transthoracic defibrillator countershock. Arch Pathol. 1975;99(1):55-9.

capítulo 30

Francisco José Lucena Bezerra ■ Caetano Nigro Neto

Analgesia e Sedação na Sala de Emergência

INTRODUÇÃO

Analgesia e sedação

Sedação e Analgesia são realizadas rotineiramente na sala de emergência para facilitar a realização de procedimentos dolorosos. Tem como objetivo o alívio da dor, da ansiedade e do sofrimento; a maximização da amnésia; a redução de movimentos para a realização do procedimento; ao mesmo tempo em que garante o conforto e a segurança do paciente.

O paciente preferencialmente deve estar acompanhado de um adulto responsável e uma avaliação pré-sedação é necessária para identificar fatores de risco e situações clínicas que possam contraindicar o procedimento na sala de emergência. Após a coleta dessas informações, o paciente deverá ser esclarecido sobre o procedimento para, em seguida, assinar o termo de consentimento. A equipe médica, incluindo enfermeiros e técnicos/auxiliares de enfermagem, que trabalha no setor de emergência do hospital deve estar familiarizada e treinada para oferecer suporte ventilatório com manuseio das vias aéreas, além de saber conduzir uma reanimação cardiovascular eficiente para poder fornecer seguramente a sedação para procedimentos na sala de emergência.

A sala de emergência deve conter um local para guardar os materiais e drogas para reanimação, como, por exemplo, um carrinho de reanimação com máscara facial e bolsa valva-máscara, tubos oro-traqueais, máscara laríngea, fio guia, cânulas oro/nasotraqueais e laringoscópio (funcionantes de acordo com idade e peso apropriado). Além disso, devem estar presentes um desfibrilador, monitores multiparamétricos com eletrocardiograma contínuo, oxímetro de pulso, além de aparelho de pressão arterial não invasiva. Esses materiais devem ser checados diariamente. A sala ainda deve conter uma fonte de oxigênio (com fluxômetros e cilindros de oxigênio disponíveis) e aspirador funcionante para sucção das vias aéreas (Tabela 30.1).

Tabela 30.1 Equipamento e medicações sugeridos para o "carrinho" de emergência de sedação para procedimento.

Acesso venoso	Luvas, torniquete, álcool *swab*, gases estéreis, catéter endovenoso (jelco 22-24 G), equipo de soro, soluções cristalóides, agulhas de aspiração, seringas (5, 10 e 20 mL), micropore
Equipamento básico de via aérea	Fonte de oxigênio (com fluxômetro), aspirador, sondas de aspiração, máscara facial (adulto e pediátrico), bolsa valva-máscara (*AMBU*®), cânulas oro/nasotraqueais
Equipamento de via aérea avançada	Máscara laríngea (peso apropriado), laringoscópio com lâminas funcionantes e diariamente testadas, tubos endotraqueais (idade apropriada), fio guia para tubos endotraqueais
Antagonistas	Naloxona e Flumazenil
Medicações de emergência	Adrenalina, Efedrina, Atropina, Lidocaína, Glicose 50%, Amiodarona, Hidrocortisona/Decadron, Difenidramina, Tridil®

DEFINIÇÕES DE SEDAÇÃO

Sedação para procedimento

O termo se refere à administração de sedativos ou agentes dissociativos, com ou sem a associação de analgésicos, para induzir um estado de alteração da consciência que permita ao paciente tolerar procedimentos dolorosos ou desconfortáveis enquanto preservadas as funções cardiorrespiratórias. O grau de profundidade da sedação vai variar de acordo com as necessidades do procedimento e do paciente.

Sedação leve

Descreve um estado de consciência farmacologicamente induzido onde o paciente se encontra com o nível de vigília próximo do normal e capaz de responder a comandos verbais. Embora as funções cognitiva e motora possam estar diminuídas, as funções cardiorrespiratórias estão preservadas.

Sedação moderada

Descreve um estado de depressão da consciência farmacologicamente induzido onde o paciente é capaz de responder a comandos verbais por si próprio ou sob estímulo tátil suave. O paciente mantém uma ventilação espontânea e não há necessidade de se manter uma via aérea patente com estabilidade cardiovascular. O paciente geralmente apresenta dificuldade para elaborar a fala e poderá apresentar amnésia com esse nível de sedação. Esse tipo de sedação pode ser obtido com benzodiazepínicos associado a um opióide.

Sedação dissociativa

Descreve um estado de depressão da consciência farmacologicamente induzido semelhante a catalepsia, e caracterizado por uma analgesia profunda e amnésia com preservação dos reflexos de proteção de via aérea e respiração espontânea. A Ketamina é o agente mais característico com essa capacidade, facilita a analgesia para procedimentos muito dolorosos, bem como pode ser usada para imobilização de pacientes agitados.

Sedação profunda

Descreve um estado de depressão da consciência farmacologicamente induzido onde o paciente não é facilmente desperto, mas responde a comandos verbais após repetidas estimulações táteis ou dolorosa. Os pacientes podem apresentar dificuldade de manter a respiração espontânea e uma assistência para manter uma via aérea patente pode ser necessária. A função cardiovascular normalmente está mantida, mas a monitorização pode evidenciar mudanças na frequência cardíaca, pressão arterial e até ritmo cardíaco. O agente mais comumente empregado nesse tipo de sedação é o propofol. Para procedimentos muito dolorosos, um opióide pode ser associado.

Anestesia geral

Descreve um estado de depressão da consciência farmacologicamente induzido onde o paciente se encontra não responsivo, inclusive a estímulo doloroso. A capacidade de manter a ventilação está comprometida e frequentemente o paciente precisa de assistência para manter a via aérea patente, necessitando de ventilação com pressão positiva devido à depressão respiratória. A função cardiovascular também pode ser afetada.

AVALIAÇÃO PRÉ-SEDAÇÃO
Anamnese e antecedentes pessoais

Uma breve consulta sobre a história médica do paciente deve fornecer informações importantes sobre a condição clínica atual. Os sistemas cardíaco, respiratório, endócrino, gastrointestinal (GI), além da presença de patologias renais e hepáticas, devem ser interrogados.

Também uma história de alergia a alguns produtos e medicações devem ser pesquisados (ex. alergia a ovo e soja, dois componentes presentes na fórmula do propofol), bem como uma história pessoal ou familiar de "problemas com a anestesia" ou reações adversas à sedação prévia e o uso de medicações concomitantes.

Avaliação do risco

A classificação desenvolvida pela Sociedade Norte-Americana de Anestesiologia (ASA) serve para avaliar o risco cirúrgico, contudo ela pode ser usada para guiar quais tipos de paciente merecem uma interconsulta com o anestesista para garantir uma sedação segura. Por este sistema, o paciente é classificado em seis níveis:

- **ASA I**: paciente saudável sem comorbidades;
- **ASA II**: paciente com leve a moderada doença sistêmica sem limitações funcionais (leve insuficiência renal crônica, anemia por deficiência de ferro, asma leve, *diabetes mellitus* controlada);
- **ASA III**: paciente com doença sistêmica grave, com limitações funcionais, mas não é incapacitante (asma moderada a grave, diabetes mal controlado, pneumonia, doença cardíaca congênita, fibrose cística);
- **ASA IV**: pacientes com doença sistêmica incapacitante que é uma ameaça constante à vida (displasia bronco pulmonar severa, doença cardíaca avançada);
- **ASA V**: paciente que não se espera sobreviver 24 horas, com ou sem cirurgia (choque séptico, trauma grave);
- **ASA VI**: paciente clinicamente morto sendo mantido para colheita de órgãos.

Pacientes ASA I e II são geralmente razoáveis candidatos para sedação leve, moderada ou profunda. Naqueles pacientes com ASA III, IV e V, pacientes com necessidades especiais ou pacientes com anomalias de via aérea pode se solicitar uma interconsulta com um anestesista para auxiliar na sedação para procedimento. Vale reforçar que, no ambiente do pronto-socorro, muitos procedimentos são realizados em caráter de emergência, não havendo tempo para interconsulta com anestesistas.

Avaliação da via aérea

A avaliação das vias aéreas é uma ferramenta fundamental antes de se prosseguir com a sedação para procedimento. Frequentemente sedações profundas podem estar associadas com a depressão dos reflexos das vias aéreas e ventilação. Portanto, o diagnóstico de condições que contribuem para a dificuldade na obtenção das vias aéreas são aspectos importantes da avaliação pré-sedação. Na prática clínica, a classificação de Mallampati é um método de pontuação crescente de I a IV que prevê uma probabilidade reduzida à intubação bem sucedida com a laringoscopia direta (Figura 30.1 e Tabela 30.2). Classes I e II são raramente associadas com intubação difícil, enquanto a classe IV é associada geralmente com intubação difícil. O sistema de classificação de

Mallampati não é infalível, mas pode servir como um guia para alertar o clínico sobre a possibilidade de encontrar uma via aérea difícil.

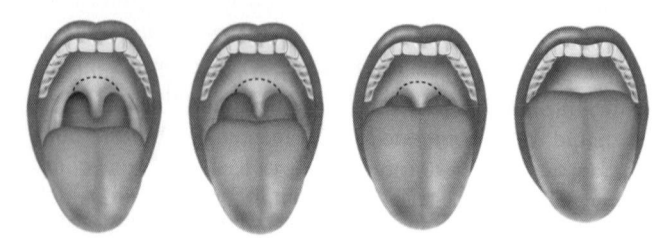

Figura 30.1 Exemplo da classificação de Mallampati.

Tabela 30.2 Classificação de Mallampati.	
Classe I	Capaz de visualizar a úvula, palato mole, pilares amigdalianos.
Classe II	Capaz de visualizar o palato mole e úvula. Os pilares amigdalianos estão escondidos pela língua.
Classe III	Apenas o palato mole e base da úvula são visíveis.
Classe IV	Pode ser visto apenas o palato mole (úvula não é visualizada).

Deformidades craniofaciais e cervicais podem ser problemáticas durante o manuseio da via aérea, contribuindo para o aumento do risco de problemas respiratórios durante a sedação. Uma mobilidade limitada do pescoço, situações de artrite crônica, diabéticos (*stiff joint syndrome*), obesidade mórbida, micrognatia ou outras deformidades craniofaciais ou cervicais também são fatores que podem dificultar a ventilação em pacientes sedados.

Trismo significativo com limitação da mobilidade da articulação temporomandibular ou abertura bucal podem também dificultar a ventilação e manter uma via aérea segura.

Pacientes com apneia obstrutiva do sono e grávidas podem experimentar rápida dessaturação e apneia com doses sedativas relativamente pequenas. Tais pacientes podem também ter obesidade mórbida, hipertensão pulmonar e *cor pulmonale*, todas associadas à limitada reserva pulmonar.

Jejum pré-sedação

A sedação para procedimentos eletivos é aconselhada da seguinte forma: duas horas para líquidos claros, quatro horas para crianças em amamentação exclusiva, seis horas para alimentos sólidos, fórmula ou leite. No entanto, há pouca evidência que esta abordagem na verdade previna aspiração em procedimentos na sala de emergência. Vários estudos compararam o efeito do tempo de jejum (0 para > 8 horas) na incidência de vômito e aspiração durante a sedação para procedimentos na sala de emergência. Nenhum desses estudos demonstrou uma significativa diferença nas taxas de êmese ou aspiração ao comparar os tempos de jejum. A evidência atual não oferece suporte para a justificativa de que aderir a um tempo mínimo de jejum reduz efeitos adversos em sedação para procedimento, especialmente em situações de emergência, e não parece haver diminuição no risco de aspiração quando o jejum de 2 horas é comparado ao jejum de 8 horas.

PRINCIPAIS ANALGÉSICOS E SEDATIVOS

Opioides

Opioides são as principais drogas para analgesia utilizadas na prática clínica. Agem seletivamente nos neurônios que transmitem e modulam a nocicepção. Os receptores dos opióides (*mu*) são encontrados no cérebro, na medula espinhal e nos tecidos periféricos.

Em geral, os opiáceos sintéticos têm efeitos mínimos sobre o sistema cardiovascular. São modesto vasodilatadores; na presença de hipovolemia podem causar hipotensão e, devido a inibição do tônus simpático, podem favorecer o surgimento de bradicardia.

Todos os opióides desencadeiam depressão respiratória dose-dependente mediada por receptores *mu2*. Quimiorreceptores periféricos e central respondem à hipóxia ou hipercapnia com aumento da frequência respiratória e volume corrente. Embora ambos, hipercapnia e hipóxia, aumentam a frequência respiratória e volume corrente, a $PaCO_2$ influencia mais marcadamente os controles da respiração. Os opioides s inibem significativamente a resposta ao CO_2. Até mesmo doses moderadas de opióides administradas a indivíduos acordados podem afetar a resposta ventilatória à hipoxia. Essa informação é importante para pacientes que dependem da resposta respiratória à hipóxia, como pacientes com DPOC, recém-nascidos e idosos; os opióides podem inibir essa resposta e provocar hipóxia nessa população.

Opioides também causam um efeito dose-dependente na consciência e a depressão da consciência durante a administração de opióides é uma indicação importante para a necessidade de se aumentar a vigilância. O metabolismo cerebral é apenas modestamente reduzido por opioides, mas vale lembrar que pacientes com patologias intracranianas possuem a pressão intracraniana (PIC) elevada, e nesses pacientes o uso de opioides pode promover depressão do sensório e inibição da resposta respiratória ao CO_2 e essa PIC pode ser marcadamente agravada pela hipercapnia.

Os opioides formam um grupo misto de analgésicos potentes, e embora a morfina seja o medicamento de referência, opioides sintéticos como fentanil, alfentanil, sufentanil e remifentanil são mais úteis para complementar sedativos para procedimentos dolorosos.

Morfina

A morfina é o protótipo do opioide agonista. Pode ser administrada por via oral, intramuscular (IM), intravenosa (IV), subcutânea (SC), ou intranasal, além de intraespinhal e peridural. Possui metabolização hepática e eliminação renal com duração da ação de cerca de 4 horas. Como demora a cruzar a barreira hematoencefálica, seu efeito pode demorar de 10 a 40 minutos o que dificulta a sua titulação. A dosagem necessita ajuste em pacientes com insuficiência renal. A principal e mais temida complicação é a depressão respiratória que pode ser profunda, duradoura e imprevisível. É caracterizada por uma inibição/diminuição da resposta dos centros respiratórios ao aumento do CO_2.

Dos opioides é o que mais causa liberação de histamina, o que pode causar prurido, broncoespasmo, hipotensão ortostática. No sistema cardiovascular, morfina pode causar inibição do nó sinoatrial e aumento do tônus vagal com bradicardia, hipotensão pode acontecer quando associada a benzodiazepínicos. No sistema digestório, causa íleo paralítico, espasmo em vias biliares e esfíncter de Odi, além da ação central nas zonas gatilhos do vômito no bulbo. Miose e retenção urinária também são observados.

Na injeção intravenosa para sedação e analgesia deve-se titular o efeito, iniciar administração com 2 mg a cada 5 a 30 minutos até dose de 0,1 mg/kg; essa dose pode ser repetida a cada 2 a 4 horas. Após administrar morfina no paciente, esse deve ter os sinais vitais monitorados a intervalos regulares. Essa regra deve ser usada para todos os opióides administrados.

Fentanil

É aproximadamente 100 vezes mais potente que a morfina. Seu uso é geralmente associado com condições cardiovasculares muito estáveis. A dose de sedação para procedimento é geralmente de 0,5 a 1,5 mg/kg IV ou intranasal, com uso de atomizadores. O início da ação é de 2 a 3 minutos, com efeito máximo depois de 15 a 20 minutos. O efeito diminui rapidamente devido à redistribuição e à meia-vida de eliminação que é de 3 a 4 horas. No entanto, após doses repetidas ou uma infusão contínua, tem tendência a se acumular no organismo. Apresentação: frascos com 50 mcg/mL para uso intravenoso.

Sufentanil

É um opióide sintético de 5 a 10 vezes mais potente que o fentanil. A dose indicada varia de 0,5 a 5,0 mcg/kg, e seu tempo de latência é similar ao fentanil, com duração da ação mais longa (30 a 60 minutos). A meia-vida de eliminação de sufentanil é ligeiramente menor do que o fentanil (2 a 3 horas). Após doses repetidas ou uma infusão contínua, o acúmulo limitado e a rápida eliminação nos tecidos permitem uma rápida recuperação. Apresentação: frascos com 50 mcg/mL para uso intravenoso.

Benzodiazepínicos

Os benzodiazepínicos são o protótipo sedativo-hipnótico, atuam aumentando a atividade dos receptores do ácido gama-aminobutírico (GABA), parte de uma das principais vias inibidoras do sistema nervoso central. São uma classe de medicamentos que constituem a base para sedações intravenosas tradicionais. Os benzodiazepínicos fornecem amnésia anterógrada dose-dependente e espasmólise, mas não fornecem nenhuma analgesia. A administração IV proporciona rápido início e facilidade de titulação. O principal efeito adverso dos benzodiazepínicos é a depressão respiratória, principalmente quando associados a Opioides.

Em pacientes saudáveis, doses de sedação de midazolam (0,05 a 0,2 mg/kg IV) e de diazepam (0,04 a 0,8 mg/kg IV) raramente são um problema. Depressão do sistema respiratório e circulatório são raras, exceto em pacientes com hipovolemia ou insuficiência cardíaca.

Diazepam

Diazepam possui um histórico mais estabelecido como um espasmolítico, devido ao seu efeito no relaxamento muscular; no entanto, seu uso é menos favorecido para sedações por causa de seu início lento e da longa meia vida de eliminação. Seu metabolismo gera o n-desmetil diazepam que possui uma meia-vida de eliminação prolongada, maior que 20 horas e que pode se acumular durante tratamento. As infusões contínuas devem ser evitadas devido ao risco de sedação prolongada, causado pelo acúmulo da droga e de seus metabólitos.

A administração de diazepam em portadores de insuficiência coronariana não produz alteração na frequência cardíaca, promovendo discreta queda na pressão arterial sistêmica, resistência arterial e volume sistólico. Para sedação em pacientes conscientes utiliza-se 0,04 a 0,8 mg/kg IV. Doses de 2 a 20 mg/hora têm sido empregadas para o tétano e a síndrome de abstinência alcoólica.

É capaz de precipitar *delirium*, confusão e excitação paradoxal, tromboflebite e dor durante injeção, sendo altamente esclerosante, exigindo para sua administração veias de grosso calibre e diluição.

Apresentação: ampolas de 10 mg em 2 mL para uso IV ou IM. A administração IM produz níveis séricos erráticos e imprevisíveis.

Midazolam

Midazolam é o benzodiazepínico mais favorecido para sedação, pois tem início rápido e dose-dependente, Após uma dose de *bolus* intravenoso de 0,05 a 0,15 mg/kg, o início de ação é de 30 a 60 segundos, o efeito máximo é atingido após 3 a 5 minutos e a duração da ação é de 20 a 80 minutos devido à redistribuição. O midazolam é o benzodiazepínico de escolha para sedação em curto prazo, pois tem a maior lipossolubilidade, ínicio de ação mais rápido e duração de ação mais curta. Em razão de sua curta duração de ação pode ser utilizado em infusão contínua.

Para sedação a longo prazo, tem sido recomendada uma infusão contínua de midazolam 0,5 a 1,0 mg/kg/min. Midazolam é metabolizado no fígado por oxidação (CYP_{3A4}) para um número de metabólitos ativos (incluindo 1-hidroxi-midazolam-glicuronídeo), que posteriormente são excretados pelo rim. Midazolam tem uma ligação de alta proteína (95%), principalmente a albumina; em razão da extensa ligação proteica os efeitos sedativos podem ser importantes em pacientes hipoproteinêmicos e hipoalbuminêmicos, em virtude da maior fração de droga livre no plasma. O *clearance* do midazolam é de 4 a 8 ml/kg/minutos e a meia-vida de eliminação é de 1 a 4 horas. Midazolam tem sido usado para uma série de procedimentos mais curtos mas também pode ser utilizado em infusões prolongadas. No entanto, como com muitos outros sedativos, a farmacocinética do midazolam é contexto sensitiva. Além disso, ele deve ser usado com cautela em idosos e pacientes com comorbidades significativas e não é recomendado em recém-nascidos e prematuros. Pode causar *delirium* e síndrome de abstinência após suspensão; depressão respiratória e hipotensão arterial sobretudo se associado aos opioides. Apresentação: frasco-ampolas: 3 mL com 15 mg e 10 mL com 50 mg.

Propofol

Propofol é um ácido fraco lipofílico ionizado em pH 7,4. Por causa de seu perfil farmacocinético favorável é comumente usado para sedação para procedimentos. Ele atua pela estimulação do receptor ácido gama-aminobutírico (GABA-A), subunidade alfa-1. Propofol também inibe receptores N-metil-D-aspartato (NMDA), mas em menor escala. Seu tempo de latência é curto (30 a 60 segundos), a sua duração de ação é de 5 a 10 minutos devido à redistribuição. Propofol tem um alto *clearance* que ultrapassa o fluxo sanguíneo hepático. Excretado principalmente pelos rins, a meia-vida de eliminação é de 3 a 9 horas, o que acarreta o risco de acumulação durante o uso a longo prazo. Propofol possui alta afinidade por proteínas plasmáticas (98%), predominantemente à albumina. Dose em bolus é 1 a 5 mg/kg, dependendo da idade (0,5 mg/kg em idosos), comorbidades (hepatopatas) e estado geral. Dor no local da injeção é um problema, mas pode ser minimizado com a adição de lidocaína 2% sem vasoconstrictor, ou com pré-tratamento com opióides ou uso de propofol a 0,5% (diluído). É uma droga inotrópica e cronotrópica negativa, assim, qualquer diminuição do débito cardíaco não é compensada por um aumento da frequência cardíaca. Além disso, propofol inibe o tônus simpático causando vasodilatação, o que frequentemente causa diminuição significativa do débito cardíaco após uma dose em *bolus*, sendo mais pronunciado em pacientes com insuficiência cardíaca, em idosos e recém-nascidos. Em pacientes com hipovolemia ou em ventilação mecânica esses efeitos hemodinâmicos são mais pronunciados. A associação com fentanil também potencializa a depressão cardiovascular e respiratória.

Propofol induz uma depressão respiratória dose-dependente. Apneia ocorre relativamente frequentemente em indivíduos jovens saudáveis após uma dose de indução (25% a 30%). Incidência e a duração varia de acordo com a idade, a dose e taxa de injeção e a co-administração (coadminisração)de outros sedativos/analgésicos.

A síndrome da infusão do propofol é uma condição rara, descrita em pacientes expostos ao propofol por um longo tempo e em altas doses. Foi descrita pela primeira vez em crianças criticamente doentes submetidas à sedação de longo prazo e em doses excessivas; é caracterizada por insuficiência cardíaca, rabdomiólise, acidose metabólica, hepatomegalia, falência renal, hipercalemia, hipertrigliceridemia e cursa com alta mortalidade. Tratamento consiste na cessação imediata da infusão do propofol e início precoce de diálise.

- **Indicações:** para sedação contínua de curta duração, quando há necessidade de avaliações periódicas do nível de consciência; intubações orotraqueal; cardioversão elétrica e taquiarritmias; redução dos espasmos tetânicos; tratamento do estado de mal epiléptico refratário a outras medicações; redução de náuseas, vômitos e do prurido. É isento de conservantes, constituindo meio favorável para a proliferação bacteriana e, portanto, deve ser mantido refrigerado e manuseado com assepsia rigorosa e após aberto deve ser usado em até 12 horas.

Haloperidol

É um antipsicótico da classe das butirofenonas. Promove inibição central da recaptação de catecolaminas nas terminações nervosas e antagoniza os efeitos da dopamina nas sinapses cerebrais e nos gânglios da base. Apresenta pequeno efeito sedativo sem depressão respiratória e hipotensor na presença de hipovolemia e betabloqueadores. É utilizado no tratamento do *delirium* e estados confusionais com agitação psicomotora. Pode ser administrado através das vias oral e parenteral (IV, IM). O início de ação se dá em até 30 minutos, com pico de ação 45 minutos após dose inicial de 0,5 a 10 mg IV. Possui metabolização hepática e eliminação renal com duração de ação em torno de 38 horas. Recomenda-se a realização de um ECG inicial antes da administração desse medicamento, devido a relatos de prolongamento do intervalo QT e desenvolvimento de arritmias fatais como *torsades de pointes*. A *torsades de pointes* é relatada em até 3,5% dos pacientes recebendo haloperidol intravenoso, e por isso deve ser evitada em pacientes com intervalo QT longo ou história prévia de *torsades de pointes*. Laringoespasmo, broncoespasmo e colestase são efeitos colaterais raros.

A Síndrome neuroléptico-maligna é uma reação idiossincrásica caracterizada por temperatura corporal aumentada, rigidez muscular, rabdomiólise, estado mental alterado e instabilidade autonômica. É causada por drogas bloqueadoras da receptores dopaminérgicos hipotalâmicos (neurolépticos, metoclopramida, droperidol, proclorperazina, anfetaminas e cocaína) ou pela suspensão de drogas que facilitam a transmissão dopaminérgica (amantidina, bromocriptina, levodopa) associada com disfunção simpatoadrenal A maioria dos casos é causada na vigência do tratamento com neurolépticos. Porém o risco desses efeitos colaterais é maior em idosos, com deficiência de ferro sérico, desidratação e estados catatônicos. Deve ser evitado em pacientes portadores de doença de Parkinson. Encontra-se em frasco ampola de 1 mL com 5 mg.

Ketamina

Ketamina é um derivado de fenciclidina que, ao contrário dos agentes sedativos-hipnóticos, produz um estado dissociativo. Devido ao bloqueio do receptor excitatório N-metil-D-aspartato, causa dissociação entre o sistema límbico sensorial e o sistema cortical superior do cérebro. Uma vez que o limiar da dose de cetamina é alcançado, qualquer dosagem adicional aumenta o tempo de eliminação, mas não aprofunda o estado dissociativo. Cetamina fornece excelente analgesia e amnésia enquanto preserva o tônus muscular das vias aéreas, reflexos das vias aéreas, e a respiração espontânea. Características distintas são os olhos abertos com nistagmo e catalepsia, caracterizada por um tônus muscular normal ou aumentado. Apesar do interesse em regimes de combinação, a sedação pura com cetamina permanece ainda um dos métodos mais utilizados para sedação. Após administração de uma dose IV lenta entre 30 e 60 segundos (1 a 2 mg/kg), ela promove a recuperação rápida e evita a apneia transitória que pode ocorrer com um *bolus* rápido.

Administração intramuscular (4 a 5 mg/kg) ou intranasal (1 a 2 mg/kg) é uma opção eficaz quando acesso IV é difícil; no entanto, há um risco aumentado de êmese. A Ketamina aumenta muito a salivação, mas o efeito mais notório da Ketamina é o fenômeno de emergência que pode incluir agitação, delírio e combatividade. Tradicionalmente o propofol pode ser administrado juntamente com a Ketamina para minimizar esse fenômeno. A Ketamina é simpatomimética, inibindo a captação de catecolaminas, este efeito é vantajoso quando combinada com outros sedativos; no entanto, este efeito também a torna relativamente contraindicada em pacientes com hipertensão não controlada ou doença cardiovascular. A Ketamina também está associada com uma taxa de 0,3% de laringoespasmo idiossincrático e um possível aumento da pressão intracraniana, ditando o cuidado ao usá-la em pacientes com problemas de via aérea ou com patologias intracranianas.

Barbitúrico

O tiopental sódico é o único barbitúrico sedativo endovenoso usado clinicamente no Brasil. É considerado um barbitúrico de ação ultra curta devido a sua rápida redistribuição. No entanto, com infusão contínua ou dosagem repetida a duração de ação aumenta significativamente, devido a uma meia-vida de eliminação longa por acúmulo em tecidos gordurosos. Os barbitúricos agem no sistema nervoso central sobre os receptores inibidores gabaérgicos e causam diminuição do metabolismo cerebral, do fluxo sanguíneo cerebral, reduzindo a PIC, e aumento na liberação de ADH.

Tiopental é um fármaco lipofílico; a pH 7,40, 60% está presente de forma ionizada. Após uma dose de indução (2 a 5 mg/kg), o início de ação é rápido (10 a 30 segundos) e a duração da ação é de aproximadamente 7 a 10 minutos devido a redistribuição. Não possui ação analgésica. Tiopental sofre metabolismo hepático, e muitos metabólitos são farmacologicamente ativos. Em altas doses, a droga exibe cinética de ordem zero. Tiopental é uma droga de *clearance* baixo com um volume de distribuição relativamente grande e uma meia-vida de eliminação longa (5 a 12 horas), portanto, o risco de acumulação é alto com doses repetidas e infusão contínua. Tiopental é altamente vinculado à proteínas plasmática (75%), principalmente a albumina. Alterações nos níveis de proteína plasmática afetam o grau de ligação a proteínas, portanto, uma considerável redução na dose de indução (2,0 a 2,5 mg/kg) pode ser necessária em idosos, recém-nascidos e pacientes com comprometimento cardíaco, renal ou hepático. Tiopental é uma solução alcalina (pH 10-11) e provoca dano tecidual quando administrado fora da veia. Uma proporção menor de tiopental sofre transferência placentária e uma quantidade modesta é excretada através do leite materno.

As reações alérgicas aos barbitúricos são ocasionalmente vistas e ocorrem em graus variáveis. Os barbitúricos são contraindicados em pacientes com Porfiria e o tiopental pode desencadear broncoespasmo, devido a liberação de histamina, portanto deve ser utilizado com cautela em pacientes asmáticos.

Tiopental possui efeitos inotrópicos negativos e reduz o tônus simpático, assim, reduzindo a pressão venosa e retorno venoso, causando uma diminuição significativa no débito cardíaco, o que o torna não desejável em pacientes com insuficiência cardíaca significativa ou hipovolemia.

Tiopental também induz a uma depressão respiratória dose-dependente. Após uma dose de indução um breve período de apneia pode acontecer em que a respiração do paciente pode necessitar de manobras de liberação da via aérea e ventilação com máscara facial. A coadministração de opioides aumenta os efeitos depressores respiratórios do tiopental por ação sinérgica.

Etomidato

Etomidato é um derivado de imidazólico carboxilado. Após uma dose de indução (0,2 a 0,4 mg/kg) o início da ação é de 30 a 60 segundos e a duração da ação é de 5 a 10 minutos devido a redistribuição, mesmo que a meia-vida de eliminação seja de aproximadamente 75 minutos. Um segundo *bolus* de 0,05 a 0,1 mg/kg pode ser administrado caso necessário. O volume de distribuição do etomidato é 2 a 4,5 L/kg e a ligação às proteínas é de 76%. Etomidato é metabolizado por esterases no fígado e plasma; menos de 2% é excretada inalterada na urina. Etomidato possui pouco efeito inotrópico negativo e a respiração é minimamente afetada, tornando-o atrativo para pacientes com função cardíaca reduzida. Náusea e vômito são comuns na fase de recuperação, como também são as mioclonias durante logo após a injeção. A incidência de mioclonia pode ser diminuída com a administração prévia de fentanil (25 a 50 mcg) ou midazolam (1 a 2 mg). A principal preocupação com etomidato é a supressão da síntese de esteroides. Isso foi descrito pela primeira vez em pacientes críticos recebendo infusão contínua de etomidato, mas também pode acontecer após uma única dose em *bolus*, embora este último não parece ser associada com aumento da mortalidade.

Seu efeito hipnótico é mediado pelos receptores $GABA_A$ e não possui efeito analgésico, nem altera o tônus broncomotor. É uma excelente opção para pacientes hemodinamicamente instáveis.

ANTAGONISTAS DOS SEDATIVOS

Naloxona

É um antagonista opioide puro que se liga a todos os receptores opióides endógenos (μ, δ, κ). Indicada para tratamento da depressão respiratória causada por opioides seja por *overdose* em usuários de droga, ou em situações clínicas como pós-operatório, e para detectar dependência ao uso de opioides.

Na dose de 1 a 4 mcg/kg IV, reverte prontamente a depressão respiratória. Possui um curto tempo de duração (30 a 45 minutos), o que enfatiza que doses suplementares ou mesmo uma infusão contínua

(5 mcg/kg/hora) seja necessária para para manter o seu efeito antagonista. Sua metabolização é hepática e a meia vida de eliminação é entre 60 a 90 minutos. Devido ao efeito de primeira passagem hepática, o uso oral não é recomendado. Náuseas e vômitos podem acontecer com injeção rápida, a síndrome de abstinência aos opióides, que cursa com ansiedade, dor abdominal, vômitos e ereção dos pelos pode acometer os usuários de droga; o desaparecimento súbito da analgesia em pacientes no pós-operatório, pode ocasionar taquicardia, hipertensão arterial, arritmia cardíaca e até mesmo edema agudo de pulmão.

Apresentação: frasco-ampola: 0,4 mg/mL (Narcan®).

Flumazenil

Flumazenil competitivamente antagoniza os efeitos sedativos e inclusive a depressão respiratória causada por *overdose* de benzodiazepínicos no receptor $GABA_A$. O principal uso do flumazenil é para *overdose* iatrogênica. O flumazenil também pode ser usado para auxílio diagnóstico da etiologia do coma, embora deva ser usado com cautela, especialmente no cenário de associação com antidepressivos tricíclicos, pois podem ocorrer convulsões ou arritmias. Convulsões são um potencial efeito adverso da administração de flumazenil e são consideradas uma manifestação clínica da reversão do efeito anticonvulsivante dos benzodiazepínicos. Qualquer história de dependência a benzodiazepínicos, história de convulsão prévia e medicações simultâneas deve ser interrogado antes do paciente ser sedado. Pacientes que tradicionalmente são considerados de risco para desenvolver convulsões após uso de flumazenil, são aqueles que ingeriram uma droga pro-convulsivante (por exemplo, um antidepressivo tricíclico), aqueles com história de convulsão e aqueles que usam cronicamente benzodiazepínicos. Outra indicação para o uso de flumazenil inclui o tratamento das 'respostas paradoxais' que ocorrem durante sedação para procedimento, onde a desinibição de vias inibitórias centrais pode levar à agitação e comportamento combativo.

Com essa droga, a utilização clínica dos benzodiazepínicos se tornou mais segura e previsível, sobretudo nos procedimentos de curta duração, como cirurgias e procedimentos diagnósticos ambulatoriais. A dose de flumazenil deve ser titulada individualmente para obter o nível de consciência desejado. A reversão da maioria dos efeitos indesejáveis de uma *overdose* de benzodiazepínicos pode ser revertida em aproximadamente 2 minutos com um *bolus* IV de 0,2 mg. Caso necessário, doses de 0,1 mg podem ser administradas a cada 60 segundos até uma dose total de 1 mg. A resposta é rápida, com início de ação em 1 a 2 minutos, efeito máximo em 6 a 10 minutos e duração aproximada de 60 minutos. Como possui uma duração mais curta que a maioria dos benzodiazepínicos, a re-sedação pode acontecer. Nesses casos, pode ser usado uma infusão contínua de 0,1 a 0,4 mg/h para manter o antagonismo.

SEDAÇÃO NA PRÁTICA CLÍNICA

Agitação psicomotora e alteração de consciência

Médicos de emergência regularmente encontram pacientes agitados no departamento da emergência, cujas causas variam de psicose a intoxicação. Embora a educação verbal seja recomendada como tratamento de primeira linha, em alguns casos isto pode ser ineficaz e a administração de medicações pode ser necessária para impedir que esses pacientes prejudiquem a si mesmos ou outros, incluindo a equipe médica. O tipo de agitação deve orientar a escolha de medicação, se a agitação não é psiquiátrica na origem, geralmente não deverá ser tratada com antipsicóticos. Hipoglicemia, por exemplo, deve ser tratada com glicose, hipóxia com oxigênio, tempestade tireotóxica com apropriado betabloqueadores medicamentos antitireóide, etc.

Síndromes de abstinência (álcool, benzodiazepínicos) são normalmente tratadas com benzodiazepínicos, ou quando houver efeitos colaterais com altas doses de antipsicóticos, pelo risco de exacerbar os sintomas do *delirium*.

A droga de escolha para tratar o *delirium* é o haloperidol, por via oral ou intramuscular. A via intravenosa não é contraindicada, mas deve ser evitada pelo maior risco de efeitos colaterais. Fique atento ao usar estes medicamentos com pacientes cardíacos por causa do potencial para prolongar a QT. A ação no receptor dopaminérgico D_2, que está localizado principalmente nos gânglios da base, faz com que o haloperidol seja associado com distúrbios do movimento e rigidez (distonia), principalmente com doses acima de 3 mg/dia. Portanto, se o haloperidol é administrado, um segundo agente normalmente deve ser dado também para reduzir os efeitos colaterais. Alternativamente, neuroléplicos atípicos, como risperidona, quetiapina ou olanzapina podem ser administrados.

Diretrizes atuais sobre o estado de sedação afirmam que o objetivo adequado da sedação é para acalmar o paciente sem indução do sono, o que pode ser atingido com medicações orais, que por seu lado também possuem menos efeitos colaterais quando comparadas a medicações parenterais. Teoricamente isso permite que o paciente possa participar no seu tratamento e interagir com a equipe médica. Isso também tem um lado prático, pois os pacientes que estão despertos e colaborativos são geralmente mais fáceis de serem encaminhados para a internação ou outro departamento, já que os pacientes fortemente sedados não podem ser avaliados por outras clínicas (Algoritmo 30.1).

Edema agudo de pulmão

A morfina talvez seja um dos mais comuns medicamentos utilizados no tratamento de edema agudo de pulmão. Baseado em antigos estudos que envolvem situações onde não envolve o edema agudo de pulmão, ela é atribuída a produção de uma vasodilatação suave, indução do relaxamento respiratório e exercer um efeito calmante sobre aqueles com dispneia aguda. Apesar do uso empírico, há evidências limitadas para apoiar o uso da morfina em insuficiência cardíaca aguda e vários ensaios pequenos sugerem potencial efeito deletério. No estudo ADHERE o uso de morfina demonstrou ser um preditor independente de mortalidade hospitalar, assim, na melhor das hipóteses, morfina parece ser de utilidade marginal e, na pior das hipóteses, um possível contribuinte para um desfecho ruim.

Infarto agudo do miocárdio

Evidências atuais indicam que os opióides produzem efeitos importantes para proteger o miocárdio contra lesões de Isquemia e Reperfusão. A morfina reduz o tamanho da área infartada em ratos via δ-receptores, além de reduzir lesões de isquemia-reperfusão como a inibição da ativação de neutrófilos. Parece razoável que opióides, como

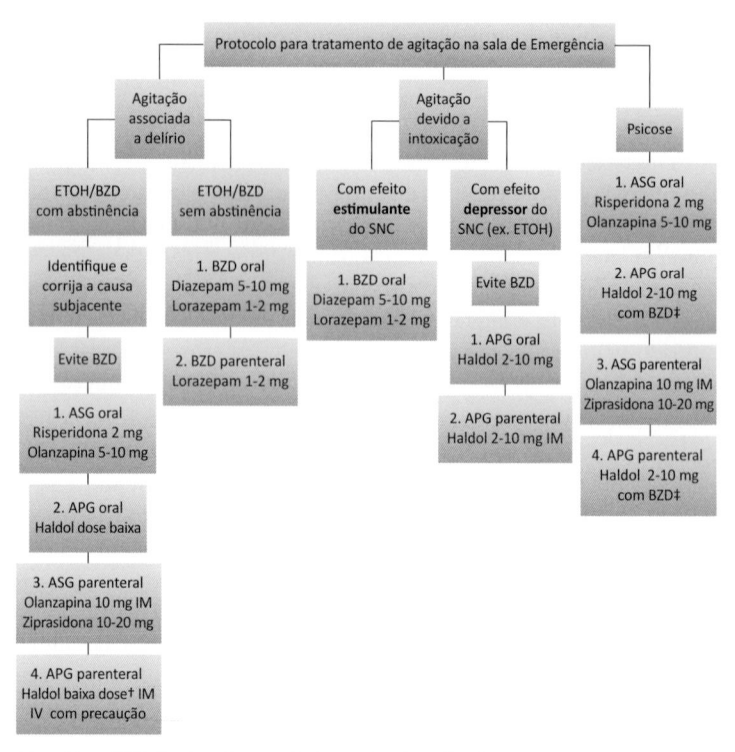

Algoritmo 30.1 Protocolo para tratamento de agitação.

Adaptada de *Curr Emerg Hosp Med Rep* (2015) 3:188–194.

†Doses acima de 3 mg/dia estão associadas com risco de síndrome extrapiramidal em pacientes com delírio.

‡ Em caso do antipsicótico não alcançar o efeito desejado, pode-se associar Lorazepam 1-2 mg oral ou parenteral.

ETOH: álcool, BZD: benzodiazepínico, ASG: antipsicótico de segunda geração, APG: antipsicótico de primeira geração.

sulfato de morfina, sejamuma escolha adequada para o tratamento da dor associada ao Infarto Agudo do Miocárdio (IAM). Doses de 2 a 4 mg IV podem ser repetidas a intervalos de 5 a 30 minutos, no total de 10 mg. Síndromes coronarianas sem supra do segmento ST sulfato de morfina deve ser utilizado se houver persistência da dor após uso de nitrato sublingual (por exemplo, após 3 comprimidos de nitroglicerina sublingual) ou após recorrência da dor apesar de tratamento anti-isquêmico otimizado. A menos que contraindicada por hipotensão ou intolerância, morfina pode ser administrada com NTG intravenosa, com monitoramento cuidadosa de pressão arterial.

A principal reação adversa à morfina é hipotensão, especialmente na presença de hipovolemia e/ou terapia com vasodilatadores. Esta reação geralmente responde ao posicionamento supino, ou Trendelenburg, ou bolus de solução salina intravenosa e atropina quando acompanhada de bradicardia; raramente requer vasopressores ou naloxona para restaurar a pressão arterial.

Náuseas e vômitos ocorrem em aproximadamente 20% dos pacientes. Depressão respiratória é a mais grave complicação de morfina; hipoventilação grave que requer intubação raramente ocorre em pacientes com IAM sem supradesnivelamento do segmento ST. Naloxona (0,4 a 2,0 mg IV) pode ser administrada por overdose de morfina com depressão respiratória ou circulatória. Outros opioides podem ser considerados em pacientes alérgicos à morfina, ex.: fentanil 50 mcg.

Pacientes que usam rotineiramente anti-inflamatórios hormonais AINE's, exceto aspirina, agentes inibidores seletivos e não seletivos da COX_2, devem ter esses agentes descontinuados na época do IAM, uma vez que aumentam risco de mortalidade, reinfarto, insuficiência cardíaca e choque entre aqueles pacientes que tomavam AINEs dentro de 7 dias antes do IAM.

Sedação para cardioversão elétrica

A cardioversão externa é um procedimento doloroso, curto e com uma intensidade de estímulo semelhante ao de uma incisão cirúrgica. O nível de sedação necessária para cardioversão é "sedação profunda" ou anestesia geral. Profundidades adequadas de sedação são importantes para evitar a recordação/memória de uma experiência desagradável em primeiro lugar e, em segundo lugar, para atenuar a elevação de catecolaminas resultantes da resposta ao estresse. Isto é particularmente importante em uma população de pacientes com uma taxa elevada de isquemia miocárdica, e quando o restabelecimento do ritmo sinusal é o objetivo final.

O sedativo ideal deveria ter um início e despertar rápidos, estabilidade cardiovascular, não causar depressão respiratória e conter algum componente analgésico. Propofol, tionembutal e etomidato parecem ser boas escolhas para sedação em pacientes que necessitam de cardioversão elétrica para fibrilação atrial, *flutter* atrial e taquicardia paroxística supraventricular (Tabela 30.3). Midazolam e diazepam tem um

Tabela 30.3 Sugestão de esquemas de sedação com as devidas características e efeitos colaterais.

Medicamentos	Dose	Características da sedação	Efeitos adversos
Ketamina + Propofol	(1:1) 0,375-1,5 mg/kg IV	Analgesia, amnésia, ansiólise, sedação profunda, indução e despertar rápidos	Depressão respiratória, vómitos, bradicardia transitória, fenômeno de emergência
Ketamina + Midazolam	1 mg/kg + 0,02-1 mg/kg IV	Analgesia, amnésia, ansiólise, sedação profunda	Depressão respiratória, vômito, vertigem, fenômeno de emergência, hipertensão e taquicardia
Etomidato + Fentanil	0,2 mg/kg + 1 mcg/kg IV	Analgesia, ansiólise, indução e despertar rápidos	Mioclonia, depressão respiratória, hipotensão, memória explícita
Propofol + Fentanil	1 mg/kg + 1-2 mcg/kg IV	Analgesia, amnésia, ansiólise, indução e despertar rápidos	Depressão respiratória, hipotensão
Midazolam + Fentanil	0,04-0,3 + 1-3 mcg/kg IV	Analgesia, amnésia, ansiólise, indução e despertar lentos	Depressão respiratória, vômitos, bradicardia transitória, vertigem

Adaptada de Eberson CP, Hsu RY, Borenstein TR. Procedural Sedation in the Emergency Department. J Am Acad Ortho Surgeons 2015;(23):4,233.

tempo de recuperação significativamente mais longo e podem produzir confusão no período de recuperação, além de que grandes doses podem levar a efeitos sedativos prolongados, com os riscos associados de depressão respiratória no período de recuperação. Por isso os benzodiazepínicos talvez devam ser considerados como agentes de segunda linha para sedação para cardioversão.

Como mencionado anteriormente, se o paciente possui via aérea difícil e comorbidades médicas significativas, talvez seja necessário solicitar a assistência de um anestesista. Muitos pacientes com fibrilação atrial são classificados como ASA III, ou seja, um paciente com doença sistêmica grave que não é incapacitante. É sabido que pacientes ASA III não toleram muito bem efeitos adversos, e de particular preocupação seria um evento cardiorrespiratório secundário à sedação excessiva. Outro aspecto importante durante a avaliação pré-sedação é a via aérea do paciente. Saber avaliar e antecipar uma via aérea difícil é um requisito importante para toda a equipe envolvida com sedação profunda. Nesse cenário, vale ressaltar que o subgrupo mais comum deste tipo de complicação respiratória são os pacientes obesos. Não só o manuseio da dose ideal de sedação é imprevisível nesses pacientes, bem como a dificuldade de ventilar e intubar; mesmo na ausência de apnéia obstrutiva do sono, obesos são frequentemente difíceis de ventilar com uma bolsa reservatório e máscara, além de serem potencialmente difíceis de acessar a via orotraqueal.

A monitorização tradicional para sedação para procedimento inclui a pressão arterial não-invasiva, oxímetro de pulso, observação paciente, ECG e capnografia. Deve ser salientado que apenas a oximetria de pulso é um monitor ruim da adequação da ventilação do paciente. Um paciente que tem oxigênio suplementar (ex.: catéter nasal) pode facilmente manter seus níveis de oxigênio, mas desenvolver hipoventilação com retenção de dióxido de carbono a níveis perigosos. As graves consequências disto são as arritmias, sonolência e coma levando a mais depressão respiratória, convulsões e cardiorrespiratória. Por estas razões, em casos de sedação profunda e prolongada, onde a depressão respiratória torna-se provável, é importante medir os níveis de dióxido de carbono através de capnometria, bem como a saturação de oxigênio.

BIBLIOGRAFIA

1. AA Kreshak, FL Cantrell, RF Clark, et al. A poison center's ten-year experience with flumazenil administration to acutely poisoned adults. J Emerg Med. 2012;43(4):677-82.

2. Adams JP, Murphy PG. Obesity in anaesthesia and intensive care. Br J Anaesth. 2000;85(1):91-108.

3. Anderson JL, Adams CD, Antman EM, et al. ACC/AHA 2007 guidelines for the management of patients with unstable angina/non ST-elevation myocardial infarction: a report of the American College of Cardiology/ American Heart Association Task Force on Practice Guidelines (Writing Committee to Revise the 2002 Guidelinesfor the Management of Patients With Unstable Angina/Non ST-Elevation Myocardial Infarction): developed in collaboration with the American College of Emergency Physicians, the Society for Cardiovascular Angiography and Interventions, and the Society of Thoracic Surgeons: endorsed by the American Association of Cardiovascular and Pulmonary Rehabilitation and the Society for Academic Emergency Medicine. Circulation. 2007;116(7):148-304.

4. Antman EM, Hand M, Armstrong PW, et al. 2007 Focused Update of the ACC/AHA 2004 Guidelines for the Management of Patients With ST-Elevation Myocardial Infarction: a report of the American College of Cardiology/American Heart Association Task Force on Practice Guidelines: developed in collaboration With the Canadian Cardiovascular Society endorsed by the American Academy of Family Physicians: 2007 Writing Group to Review New Evidence and Update the ACC/AHA 2004 Guidelines for the Management of Patients With ST-Elevation Myocardial Infarction, Writing on Behalf of the 2004 Writing Committee. Circulation. 2008;117(2):296-329.

5. Bell A, Treston G, McNabb C, et al. Profiling adverse respiratory events and vomiting when using propofol for emergency department procedural sedation. Emerg Med Australas. 2007; 19(5):405-10.

6. Bellolio MF, Gilani WI, Barrionuevo P, et al. Incidence of adverse events in adults undergoing procedural sedation in the Emergency Department: a systematic review and meta-analysis. Acad Emerg Med. 2016;23(2):119-34.

7. Buonsenso D, Barone G, Valentini P, et al. Utility of intranasal Ketamine and Midazolam to perform gastric aspirates in children: a double-blind, placebo controlled, randomized study. BMC Pediatr. 2014; 14:67.

8. Dewdney C, MacDougall M, Blackburn R, et al. Capnography for procedural sedation in the ED: a systematic review. Emerg Med J. 2017; 4(7):476-484.

9. Eberson CP, Hsu RY, Borenstein TR. Procedural sedation in the emergency department. J Am Acad Orthop Surg. 2015;23(4):233-42.

10. Fallah R, Ferdosian F, Shajari A. Non-parenteral medications for procedural sedation in children-- a narrative review article. Iran J Child Neurol. Summer 2015;9(3):1-8.

11. Flood P, Hathmell JP, Shafer S, editors. Stoelting's pharmacology and physiology in anesthetic practice. 5th ed. New York: Lippincott Williams & Wilkins; 2014.

12. Godwin SA, Burton JH, Gerardo CJ, et al. Clinical policy: procedural sedation and analgesia in the emergency department. Ann Emerg Med. 2014 Feb;63(2):247-58

13. Gross JB, Blouin RT, Zandsberg S, et al. Effect of flumazenil on ventilatory drive during sedation with midazolam and alfentanil. Anesthesiology. 1996;85(4):713-20

14. Hansen TG. Sedative medications outside the operating room and the pharmacology of sedatives. Curr Opin Anaesthesiol. 2015;28(4):446-52.

15. Iohom G, Ronayne M, Cunningham AJ. Prediction of difficult tracheal intubation. Eur J Anaesthesiol. 2003;20(1):31-6.

16. J Wood, C Ferguson. Procedural sedation for cardioversion. Emerg Med J. 2006; 23(12): 932-4.

17. Lewis SR, Nicholson A, Reed SS, et al. Anaesthetic and sedative agents used for electrical cardioversion. Cochrane Database Syst Rev. 2015; (3):CD010824.

18. Lurdes Tse, Alasdair M. Barr, Vanessa Scarapicchia, et al. Neuroleptic malignant syndrome: a review from a clinically oriented perspective. Curr Neuropharmacol. 2015; 13(3):395-406.

19. Peacock WF, Hollander JE, Diercks DB, et al. Morphine and outcomes in acute decompensated heart failure: an ADHERE analysis. Emerg Med J. 2008; 25(4):205-9.

20. Phillip D. Levy, Abdel Bellou. Acute heart failure treatment. Curr Emerg Hosp Med Rep. 2013 Jun 1; 1(2):1-15.

21. Prause G, Ratzenhofer-Comenda B, Pierer G, et al. Can ASA grade or Goldman's cardiac risk index predict peri-operative mortality? A study of 16,227 patients. Anaesthesia. 1997;52(3):203-6.

22. S J Harrison, J Mayet. Cardioversion and the use of sedation. Heart. 2004; 90(12): 1374–6.

23. Santos ES, Trindade PHD, Moreira HG, editores. Tratado Dante Pazzanese de emergências cardiovasculares. São Paulo: Atheneu: 2016.

24. Sivilotti ML. Flumazenil. Naloxone and the 'coma cocktail'. Br J Clin Pharmacol. 2016;81(3):428-36

25. Strawn JR, Keck PE Jr, Caroff SN. Neuroleptic malignant syndrome. Am J Psychiatry. 2007;164(6):870-6.

26. Wilson MP, Nordstrom K, Vilke GM. The agitated patient in the Emergency Department. Current Emergency and Hospital Medicine Reports. 2015; 3(4):188-94.

Índice Remissivo